科学出版社"十四五"普通高等教育研究生规划教材

肛肠外科学

第 2 版

主　审　陈孝平

主　编　李春雨

副主编　姜可伟

编委名单（按姓氏笔画排列）

王建新　山东大学第二医院　　　　　　王振军　首都医科大学附属北京朝阳医院

王继见　重庆医科大学附属第二医院　　刘　正　中国医学科学院肿瘤医院

刘　海　中南大学湘雅三医院　　　　　刘铜军　吉林大学第二医院

孙大庆　天津医科大学总医院　　　　　孙跃明　南京医科大学第一附属医院

李　立　四川大学华西医院　　　　　　李进军　首都医科大学附属北京安贞医院

李春雨　中国医科大学附属第四医院　　李航宇　中国医科大学附属第四医院

吴　斌　中国医学科学院北京协和医院　何小文　中山大学附属第六医院

何国栋　复旦大学附属中山医院　　　　迟　强　哈尔滨医科大学附属第二医院

张　宏　中国医科大学附属盛京医院　　张　森　广西医科大学第一附属医院

张连阳　陆军军医大学陆军特色医学中心　陈进才　西安交通大学第一附属医院

林建江　浙江大学医学院附属第一医院　赵　任　上海交通大学医学院附属瑞金医院

姜可伟　北京大学人民医院　　　　　　袁维堂　郑州大学第一附属医院

唐卫中　广西医科大学附属肿瘤医院　　陶凯雄　华中科技大学同济医学院附属

韩方海　中山大学孙逸仙纪念医院　　　　　　　协和医院

编写秘书　路　瑶　中国医科大学附属第四医院

科学出版社

北　京

内 容 简 介

本教材由中国科学院院士、国家级规划教材《外科学》主编陈孝平教授担任主审并作序，由李春雨教授牵头，长期工作在临床、教学和科研一线的专家组成的编写团队编写而成，具有较高的权威性和影响力，是一部高质量、高水平的研究生规划教材。这次修订在第一版教材基础上，继续遵循"评述结合"的编写方式，注重培养学生提出问题、分析问题、解决问题的能力。为助力信息化教学，本教材将近年来最新的研究进展与学术共识在纸质教材上以二维码形式呈现。本次修订对一些章节进行了增减，如增补达芬奇机器人、肠道菌群、盆底疾病及科研方法等，以进一步增加本教材的可读性。本教材设计合理、内容新颖、重点突出、临床实用，具有极高的学术价值和实用价值。

本教材可供普通外科学、肛肠外科学专业的硕士、博士研究生及住院医师使用。同时，亦可供本专业的规培医师和专培医师阅读。

图书在版编目（CIP）数据

肛肠外科学 / 李春雨主编. —2 版. —北京：科学出版社，2022.12
科学出版社"十四五"普通高等教育研究生规划教材
ISBN 978-7-03-074563-7

Ⅰ. ①肛… Ⅱ. ①李… Ⅲ. ①肛门疾病－外科学－研究生－教材
②直肠疾病－外科学－研究生－教材 Ⅳ. ①R657.1

中国国家版本馆 CIP 数据核字（2023）第 007071 号

责任编辑：朱 华 / 责任校对：刘亚琦
责任印制：赵 博 / 封面设计：陈 敬

科学出版社 出版
北京东黄城根北街 16 号
邮政编码：100717
http://www.sciencep.com

北京盛通数码印刷有限公司 印刷
科学出版社发行 各地新华书店经销
*

2022 年 12 月第 一 版 开本：787×1092 1/16
2024 年 1 月第 二 次印刷 印张：20 1/2
字数：521 000
定价：110.00 元
（如有印装质量问题，我社负责调换）

主 审 简 介

陈孝平，中国科学院院士，肝胆胰外科领域专家。华中科技大学同济医学院名誉院长，华中科技大学同济医学院附属同济医院外科学系主任、肝胆胰外科研究所所长。器官移植教育部重点实验室主任、国家卫生健康委员会器官移植重点实验室主任、中国医学科学院器官移植重点实验室主任。

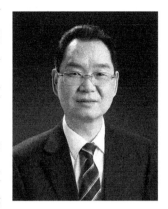

在肝胆胰外科领域做出了较系统的创新性成果：提出新的肝癌分类和大肝癌可安全切除的理论；建立控制肝切除出血技术 3 项和肝移植术 1 项；提出小范围肝切除治疗肝门部胆管癌的理念，建立不缝合胆管前壁的胆肠吻合术和插入式胆肠吻合术；改进了胰十二指肠切除术操作步骤，创建陈氏胰肠缝合技术等。这些理论和技术应用到临床，效果显著。

曾获得国家科学技术进步奖二等奖、国家级教学成果奖二等奖、教育部提名国家科学技术进步奖一等奖、中华医学科技奖一等奖、何梁何利基金科学与技术进步奖、中国抗癌协会科技奖一等奖、湖北省科技成果推广奖一等奖、湖北省科技进步奖一等奖各 1 项，并获得中国肝胆胰外科领域杰出成就金质奖章、湖北省科学技术突出贡献奖。先后被评为全国教学名师、全国卫生单位先进个人、卫生部有突出贡献的中青年专家，并获得全国"五一"劳动奖章和全国医德标兵称号。2017 年获得亚太肝胆胰协会颁发的突出贡献金质奖章，2019 年获得"最美科技工作者"称号，2020 年获得全国创新争先奖章。英国爱丁堡皇家外科学院荣誉院士，University of Insubria Medical School 前任校长 Renzo 教授在 *Nature* 发表署名文章，称陈孝平为"国际肝胆胰外科技术改进与创新的领导者"。

现任亚太腹腔镜肝切除推广与发展专家委员会主席，中国腹腔镜肝切除推广与发展专家委员会主任委员，国际肝胆胰协会中国分会主席，亚太肝癌协会常委，美国外科学会 Honorary Fellowship，美国外科学院 Fellowship，国际外科专家组（ISG）成员（中国大陆仅 1 名），中华医学会外科学分会常务委员兼肝脏学组组长，中国医师协会外科医师分会副会长和器官移植分会副会长，中国抗癌协会腔镜与机器人外科分会主任委员，武汉医学会会长。

主 编 简 介

　　李春雨　男，1966 年出生，辽宁葫芦岛人。教授、主任医师、硕士生导师。现任中国医科大学附属第四医院肛肠外科主任，兼任中国医师协会肛肠医师分会副会长、中国医师协会医学科普分会常务委员、中国医师协会肛肠医师分会科普专业委员会主任委员、国家健康科普专家库第一批成员、国际盆底疾病协会常务理事、中国医药教育协会肛肠疾病专业委员会副主任委员、中国中西医结合学会大肠肛门病专业委员会副主任委员、中国非公立医疗机构协会肛肠专业委员会副主任委员、中国医师协会外科医师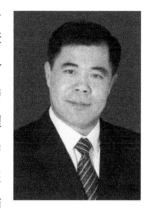
分会肛肠医师专业委员会副主任委员、中国医师协会结直肠肿瘤专业委员会早诊早治专业委员会副主任委员、中国临床肿瘤学会肿瘤微创外科专家委员会委员、辽宁省医学会肛周疾病学组主任委员、辽宁省免疫学会肛肠分会主任委员、沈阳市医师协会肛肠科医师分会主任委员，科学出版社普通高等教育"十三五"研究生规划教材《肛肠外科学》主编，高等学校"十三五"本科系列教材《肛肠病学》（第 2 版）主编，高等学校医学研究生创新教材《结直肠肛门外科学》主编，科学出版社普通高等教育"十四五"本科规划教材《肛肠外科学》（案例版）主编，《结直肠肛门外科》、《中国肛肠病杂志》等 10 余家杂志常务编委或编委。

　　毕业于中国医科大学，获医学硕士学位；从事结直肠肛门外科医疗、教学、科研工作 30 余年，具有丰富的临床经验；先后赴新加坡中央医院、上海长海医院研修，师承世界著名肛肠外科专家萧俊教授、喻德洪教授和陈春生教授。秉承"微创、无痛、科学、规范"的治疗理念，对结直肠肛门外科有较深的造诣，尤其擅长肛肠疾病的微创治疗。

　　在国内外核心期刊上发表学术论文 100 余篇，发表医学科普读物 150 余篇。参与国家自然科学基金科研课题 2 项，承担省、部级科研课题 10 项。获辽宁省科技进步奖二等奖 1 项、三等奖 3 项，辽宁省自然科学成果奖二等奖 3 项、三等奖 6 项，沈阳市科技进步奖三等奖 1 项。获得国家实用型专利 5 项。出版教材、专著及科普图书 38 部。

　　2010 年荣获第三届沈阳优秀医师奖、2011 年荣获首届中西医结合优秀青年贡献奖、2015 年荣获"中国医科大学优秀教师"荣誉称号，2016 年在援疆期间，荣获"全国第八批省市优秀援疆干部人才"、"新疆塔城地区第二批优秀援疆干部人才"和"辽宁省第四批优秀援疆干部人才"等荣誉称号。

副主编简介

姜可伟 男，1973年12月出生。医学博士，副教授、硕士生导师。现任北京大学人民医院胃肠外科副主任，外科主任医师。兼任国家卫生健康委员会能力建设与继续教育外科学专家委员会副主任委员、九三学社中央医药专门卫生委员会委员、九三学社中央科普工作委员会委员、全国卫生专业技术资格考试专家委员会外科学专业委员会委员兼秘书、全国医师定期考核外科专家委员会委员、中国医师协会外科医师分会常务委员兼总干事、中国医师协会住院医师规范化培训外科专业委员会委员兼总干事、中国医师协会外科医师分会上消化道外科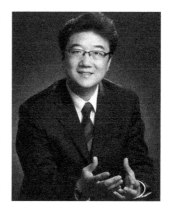医师委员会副主任委员、中华医学会外科学分会结直肠外科学组委员、北京医师协会外科专科医师分会常务理事、中国卫生经济学会卫生政策与技术经济评价专业委员会委员；担任《中华外科杂志》、《中国实用外科杂志》、《中华胃肠外科杂志》、《中华实验外科杂志》、《中华消化外科杂志》、《中华肿瘤防治杂志》、《中华结直肠疾病电子杂志》、《中华疝和腹壁外科杂志》（电子版）、《中华普外科手术学杂志》（电子版）、《中华胃食管反流病杂志》（电子版）、《腹腔镜外科杂志》、《中国循证医学杂志》、《中华解剖与临床杂志》等期刊的编委。

1997年毕业于北京大学医学部（原北京医科大学）临床医学专业，获学士学位。2003年获北京大学医学部医学博士学位。2009～2010年以访问学者赴美国 University of California, San Diego Medical Center 从事普通外科临床研究工作。2008～2014年担任北京大学人民医院外科教研室副主任。擅长胃肠道肿瘤（胃癌、结直肠癌、胃肠道间质瘤）、神经内分泌肿瘤、甲状腺肿瘤、肛肠疾病的诊断、外科手术以及综合治疗。主要研究方向为实体肿瘤的发生、发展、转归的相关因素及分子机制研究，外科感染致病细菌及其耐药性的快速鉴定和监测等。近5年在国内外学术期刊上发表论文40余篇（第一著者SCI论文10篇，总影响因子24.796）；参与研究制定中华人民共和国卫生行业标准2项，分别为《结直肠癌诊断》（WS 386—2012）和《胃癌诊断标准》（WS 316—2010）；参编国家卫生健康委员会规划教材、普通高等教育"十二五"规划教材、高等医药院校研究生系列教材等6部，译著19部，其中包括 *Thyroid Surgery*（2015年AME出版社出版）1部（担任副主编）。参与的研究工作中有4项通过由教育部组织的科技成果鉴定；先后获得国家级教学成果一等奖2项、北京市教学成果一等奖1项、北京市教学成果二等奖1项、北京大学教学成果一等奖2项。先后承担国家高科技研究发展计划（863计划）、国家自然科学基金国家卫生标准制定项目计划、北京市科技计划等多项科研课题。

序

    2016 年由李春雨教授牵头编写的《肛肠外科学》一书，深受国内高校广大师生的欢迎。本版是在第一版教材基础上进行修订，着重强调研究生在临床实践、创新思维中拓展知识、启迪思维，注重培养学生提出问题、分析问题、解决问题的能力。为实现此目标，本次修订对一些章节进行了增减，如增补达芬奇机器人辅助手术、肠道菌群紊乱、盆底疾病及科研方法等。为助力信息化教学，在纸质教材上另配有二维码内容。

    参与编写的作者均为国内著名高校长期工作在临床、教学和科研一线的专家，具有扎实的理论基础和丰富的临床经验。这是一部高质量、高水平的肛肠研究生教材，具有较高的权威性和影响力。愿此书的出版能够对肛肠医学的发展，对临床肛肠疾病诊治水平的提高有所帮助。

    教材设计合理、内容新颖、重点突出、临床实用，可供包括肛肠外科在内的所有普通外科学专业的硕士、博士研究生使用，亦可供本专业临床规范化培训的住培医师阅读参考。

    希望教材的出版不仅能推动肛肠学科的发展，更能培养出高素质、研究型医学人才，故欣然作序。

中国科学院　院士

陈孝平

2022 年 11 月

前　言

为适应新世纪临床医学需求，培养高素质的临床医学人才，于2016年出版《肛肠外科学》至今已有6年，此教材在全国大多数医学院校广泛使用，受到广大师生的青睐与好评。《肛肠外科学》的编写，主要适用对象是肛肠外科专业研究生及住院、规范化培训医师。目的是培养肛肠外科研究生的创新思维和解决临床问题的能力，注重培养学生基于临床实践提出问题、分析问题和解决问题的能力。肛肠外科学的发展日新月异，新的研究成果不断涌现。本版教材是在第1版教材基础上进行修订，更新了近年来最新的研究进展、学术共识与争议，继续遵循"评述结合"的写作方式，为助力信息化教学，在纸质教材上配二维码，可实现无缝链接PPT、思考题及参考答案等资源。在编写过程中，对每种疾病的诊疗现状进行了回顾，对目前诊疗中存在的学术争议进行了分析，并对本领域的研究热点及发展趋势进行了展望。本次修订对一些章节进行了增减，如增补了达芬奇机器人手术系统在肛肠外科中的应用前景、肠道菌群与肛肠疾病的相关性研究进展与思考、结直肠间质瘤的外科治疗研究现状与方法选择、盆底疾病外科治疗的研究现状与展望、肛周坏死性筋膜炎病因及发病机制探索与思考及肛肠外科的科学研究与方法等。这些增补不仅反映了肛肠外科学领域的最新进展，也使得教材更加充实全面。

为保证本教材的权威性，聘请中国科学院院士、《外科学》教材主编陈孝平院士担任主审，并为之作序，在此深表诚挚的谢意。编委由长期工作在临床、教学和科研一线的老、中、青年专家组成，参编人员均为研究生导师，具有丰富的研究生培养经验。部分第1版参编人员鉴于年龄等原因未能参加本次修订，但我们将始终铭记他们为本书所做出的杰出贡献。

这本研究生教材是集体智慧的结晶。在整个成书的过程中，科学出版社的各级领导为本书的出版搭建了很好的平台，各位编委倾注了大量的心血，编写秘书在稿件整理方面也付出了艰辛的努力，在此一并致以衷心感谢！

尽管参编人员和出版社都付出了极大的努力，由于主编水平有限，如有纰漏与瑕疵，衷心希望广大师生和同仁不吝赐教，使之与时俱进、不断完善。

2022年6月

目　　录

第一章 总 论

第一节 肛肠外科的历史、现状与未来

肛肠外科学是研究肛门、直肠和结肠疾病的科学，包括肿瘤性疾病、功能性疾病、炎性肠病、先天性疾病、损伤性疾病等多种疾病。近年来，肛肠外科新理论、新技术不断涌现，临床诊断与治疗发生了日新月异的变化，成为发展较快学科之一。其不仅在临床研究方面，而且在基础研究方面也取得了可喜的成就，成为医学界关注的焦点。

一、肛肠外科的历史

对于肛肠疾病的治疗，中、西医都有悠久的历史和丰富的经验。中、西医各自的理论体系和诊疗技术在各自发展的过程中逐步形成并发挥作用。西医传入中国后，我国则存在中、西医两种肛肠病学，互相交流，取长补短，中西结合，迅速发展，在我国形成了具有中国特色的肛肠外科学。

早在春秋时期的《山海经》中首先提出痔、瘘的病名。对肛肠疾病最早的论述见于战国时期的《黄帝内经》，该书论述了肛肠的解剖、生理。《黄帝内经·素问》载，因而饱食，筋（静脉）脉（动脉）横（扩张）解（同懈，松懈），肠澼（便血，下痢）为痔，为最早介绍了痔的典籍。宋代《太平圣惠方》首先记述枯痔钉插入痔核的疗法，开启了非手术治疗痔病的新视野。1973 年长沙马王堆汉墓出土的帛书《五十二病方·足臂十一脉灸经》中记载"牡痔居窍旁……絮以小绳，剖以刀"，这是世界上最早记载关于痔结扎疗法的论述。

唐代《备急千金要方》最早阐述了肛周脓肿破溃成瘘的机制。明代徐春甫《古今医统大全》对肛瘘的挂线疗法作了精辟的论述，"……药线日下，肠肌随长，僻处既补，水逐线流，未穿疮孔，鹅管自消"。祖国医学对于肛肠解剖、生理、病理和肛肠的辨证和治疗有着系统的体系，为后期肛肠外科学发展奠定了理论基础。中华人民共和国成立后，我国学者改用弹力橡皮筋代替药用棉线，减轻了棉线切割疼痛，缩短了疗程，成功地解决了高位肛瘘肛门失禁的难题，在世界医学领域产生了深远的影响。

随着人们生活水平的提高，肛肠疾病越来越多，对其诊治逐渐受到人们的重视，故此，现代肛肠外科涌现出一批开创者和启蒙者。诸如，早在 20 世纪 50 年代丁泽民研制改进我国的传统枯痔药物，将含砒的枯痔散改为无砒枯痔液治疗内痔。20 世纪 60 年代张庆荣提出股薄肌移植代替肛门括约肌的手术治疗肛门失禁。黄乃健于 1964 年研究的牵拉式内痔套扎器可用于治疗内痔、结直肠黏膜脱垂。1970 年张有生在总结怀特黑德手术（痔环切术）和外剥内扎术基础上，提出环痔分段结扎术。1977 年史兆歧研制成消痔灵注射液及四步注射疗法。1980 年喻德洪在国内首创外科治疗慢性难治性便秘及肠造口康复治疗。2010 年我国学者在吻合器痔上黏膜环形切除术（procedure for prolapse and hemorrhoids，PPH）基础上进行改良，提出选择性痔上黏膜切除吻合术（tissue selection therapy，TST）治疗重度痔，此术式选择性切除痔上黏膜组织，既不损伤肛门括约肌，又保护了肛垫，可有效预防术后大出血和吻合口狭窄。

在国外，肛肠外科随着医疗技术的进步得到了飞速发展。7世纪拜占庭帝国，御医妇产科医生伊提厄斯认为血液下流引起痔，很像动脉瘤，应该彻底切除。17世纪，法国医生克里斯在无麻醉下用球头镰形探针刀迅速切开瘘管，治愈了法皇路易十四的肛瘘。18世纪，普鲁士宫廷医生Stahl提出肛门静脉回流受阻导致痔静脉曲张的病因学说。对于大肠肿瘤，人们的认识始于18世纪初，直到19世纪才得到迅猛发展。由于Lembert发现将肠断端浆膜面仔细对拢可使肠道得到良好愈合，肠道吻合技术得到发展，进而为大肠肿瘤切除奠定了基础。1895年外科医师Halsted提出"肿瘤初期阶段沿淋巴结扩散，彻底清除引流区域淋巴结能治愈肿瘤"的理论为现代肛肠外科的发展奠定了基础。1908年Miles在总结前人的基础上报告了经腹会阴直肠切除术（迈尔斯手术/Miles手术）治疗低位直肠癌，这一经典术式一直沿用至今。1932年Dukes提出了大肠癌的临床病理分期，为外科治疗和预后评价提供了重要依据。1939年首先由Dixon报道了低位直肠前切除术，成为目前应用最多的保留肛门的直肠癌根治术。1956年日本松永藤雄研制的光导纤维结肠镜大大提高了大肠疾病的诊断，逐渐发展的流式细胞术成为判断肿瘤恶性程度的新手段。1975年美国Thomson提出内痔肛垫下移学说，1998年意大利Longo根据肛垫下移学说提出吻合器痔上黏膜环切术治疗重度痔，开创了痔病治疗的新纪元。

总之，肛肠外科无论是中医还是西医，都有着深厚的历史及技术积淀，是千百年来总结前人经验，不断创新，从普通外科中脱颖而出、发展较快的一个学科。

二、肛肠外科的发展与现状

（一）检查技术不断涌现，诊断水平日臻完善

医学的进步必然伴随着医学诊断技术的不断发展与革新。近年来肛门镜、结肠镜等检查的大量应用，因其能直观清晰观察肠道病变，大大地提高了肠道疾病早期诊断率。但由于检查中常常会引起受检者腹痛等不适，在我国的检查率并不高。在超细肠镜、胶囊内镜（capsule endoscope，CE）出现后此种情况得到了缓解，在全麻肠镜广泛应用后，肠镜检查更是如数字X射线摄影（DR）、计算机断层成像（CT）般易于让患者接受，提高了肠镜的检查率。同时，内镜下治疗技术，如内镜下黏膜剥离术（endoscopic submucosal dissection，ESD）、内镜黏膜切除术（endoscopic mucosal resection，EMR）等快速发展，为医师对肠道疾病治疗提供了更多的选择。直肠腔内超声主要用于评估直肠新生物浸润的深度，其可通过黏膜下层的完整性来分辨良性息肉和浸润性肿瘤，亦可分辨浅层的$T_1 \sim T_2$及深层$T_3 \sim T_4$肿瘤。腔内超声在阳性淋巴结检出率及术后局部复发的早期监测方面都有着不可替代的优势。医学三维重建（three dimensions reconstructure，3D）是借助计算机对生物组织结构影像的连续图像进行后处理，获得三维图像并能进行定量测量的一项形态学研究的新技术与新方法。医学三维重建可以帮助医师对患者病灶细节进行评估，从而更加准确地预估病情，确定个体化治疗方案。

（二）微创理念不断完善，治疗技术日新月异

随着对疾病病因、病理认识的逐渐深入，对治疗研究的不断发展，结合微创理念的不断深入，肛肠疾病治疗亦趋于微创化。

国内外学者针对痔的治疗始终保持着微创理念。注射疗法是目前国内外普遍应用的一

种非手术疗法，其优点是治疗内痔的疗效确切，与手术比较，痛苦小、恢复快，适用于Ⅰ～Ⅲ期内痔，特别对于出血症状改善效果明显。PPH是1998年意大利 Longo 教授依据肛垫下移学说而提出的痔病治疗的微创技术。与传统手术相比，通过手术将脱垂的肛垫复位，并在手术的过程中尽可能保留肛垫的结构，以达到术后不影响或尽可能少地影响精细控便能力的目的。此种术式疗效明确，术后肛门局部疼痛轻，手术时间短，术后住院时间短，恢复正常生活早，远期并发症少。主要应用于Ⅱ～Ⅳ期内痔、以内痔为主的环形混合痔，其他手术失败的Ⅱ、Ⅲ期痔及结直肠黏膜脱垂等。TST是利用开环式微创痔吻合器进行治疗的一种手术方式，是基于中医肛肠外科分段齿状结扎术和PPH研发的一种治疗痔的微创手术，可选择性切除部分增生痔核上直肠黏膜，减轻创伤，保留正常直肠黏膜组织，降低术后出血及直肠狭窄风险，疗效确切。

自1910年瑞典内科医生 Hans Christian Jacobaeus 首次将腹腔镜技术应用于人类以来，距今已110余年。1987年 Phillipe Mouret 进行首例腹腔镜胆囊切除术（laparoscopic cholecystectomy，LC），取得满意效果。接着，腹腔镜技术逐渐应用于腹部外科手术，并在结直肠肿瘤的微创治疗中发挥重要作用。Jacobs 等学者于1990年在美国完成首例腹腔镜右半结肠切除术，并于1991年首次报道了腹腔镜下直肠癌切除术，腹腔镜技术便在世界范围内广泛开展。美国国家综合癌症网络（National Comprehensive Cancer Network，NCCN）在2010年版的结肠癌临床实践指南中明确指出，由经验丰富的外科医师进行操作的腹腔镜辅助结肠癌手术已被纳入治疗结肠癌的手术方式中。虽然存在穿孔、出血、吻合口瘘、误伤输尿管及气腹等特有的并发症，但总的并发症发生率与传统大肠癌根治术无明显差异；并且腹腔镜技术具有创伤小、出血少、住院时间短及术后疼痛轻等优点。更有研究表明，行腹腔镜直肠癌根治术患者术后的排便控制能力优于传统开腹手术组。从循证医学的角度看，腹腔镜技术已确立了在结直肠手术中的重要地位，并且已经逐步普及与推广。

吻合器的发明与使用大大方便了医生的操作，缩短了手术时间，增加了手术安全性。1980年 Knight 等首次报道双吻合器吻合法应用于低位直肠癌经腹前切除术。双吻合器吻合法（DST）指在切除结直肠病变前，先用线形缝合器闭合病变远侧肠管；切除病变肠管，将已闭合残端用端端吻合器与近侧肠管吻合。与单吻合器吻合法相比，双吻合器吻合法具有更加快速、可靠的特点。同时可以避免偶尔非常困难的远侧直肠荷包缝合；避免术中开放远侧肠腔，减少术野污染机会；对远近端肠管直径悬殊的患者也能比较容易地进行吻合，因而更适用于低位或超低位直肠吻合。吻合器的应用使得直肠癌前切除术（anterior resection，AR）明显增加，并进一步发展为低位前切除（low anterior resection，LAR）和超低位前切除（ultra low anterior resection，ULAR），大大提高了保肛率。

2007年法国医师 Marescaux 利用阴道为一位女性患者施行了第1例"无瘢痕胆囊切除术"，成为经自然腔道内镜手术（natural orifice transluminal endoscopic surgery，NOTES）的一大飞跃，并开创了一种全新的手术方式，真正达到了外观无瘢痕的美容效果。2009年 Cheung 等报道了首例经自然腔道内镜下乙状结肠切除术。但 NOTES 目前尚处于探索阶段，仍有许多困难有待克服和解决，如手术器械的限制、安全的腹腔入路、空腔脏器穿刺口的安全闭合、腹腔感染及内镜缝合技术等。因此，NOTES 的安全性、可行性还缺乏大样本及随机对照试验结果，广泛应用于临床尚需时日。2006年香港完成了亚洲第一例机器人辅助经腹会阴直肠切除术，成为微创外科的另一个研究热点。2000年美国食品药品监督管理局（FDA）批准了达芬奇机器人手术系统。达芬奇机器人手术系统用于腹腔镜结直肠外科手术则具有减少手术操作震颤、改善手术二维视野和加强腹腔内精确操作的优势，但是，其高昂的费用和较长的手术时间仍是短期内制约其发展的因素。单孔腹腔镜手术、NOTES及机器人技术的兴起，使肛肠外科正朝着进一步微创化的方向发展。然而，由于受操作通道、手术部位的局限，对邻近脏器的牵引以及手术费用昂贵等因素的制约，短期内上述新技术仍将在探索和实践中不断谋求发展，传统的腹腔镜技术在今后相当长的一段时期内仍将作为微创结直肠外科手术的主流技术，并需进一步推广与发展。

EMR 主要针对基底宽广的无蒂息肉及扁平或凹陷的病灶。在内镜下先于病灶部位的黏膜下注射生理盐水，使原来低平的病灶隆起，明显高于黏膜平面，同时肌层与病灶间距离也增大，便于圈套器完整地套住肿块根部，减少了肿瘤残留的可能性，同时热凝时圈套器离肌层较远而减少了肌层的损伤，因而减少了肠壁穿孔的发生。ESD 主要适用于早期癌、巨大平坦息肉、黏膜下肿瘤等肠道疾病的治疗。通过 ESD 可以完整剥离病变；虽然出血及穿孔时有发生，但其对机体创伤轻微，优越性明显，对于肠道疾病早期微创治疗仍具有巨大意义。近年来，国内外学者普遍认为对于低度恶性的早期结直肠癌，完整的内镜切除术已经足够，但术后应定期行内镜随访，特别是对无蒂的早期大肠癌，更要严密随访。

（三）加速康复外科理念，减轻患者痛苦

近年来，加速康复外科（enhanced recovery after surgery，ERAS）涉及各个领域的手术，明显地加快了患者的康复，缩短了手术后住院日。国内外科学术会议也对此颇感兴趣，进行了交流与讨论。加速康复外科，又称快速康复外科（fast track surgery，FTS），在英语中"fast track"一词常用以描述事物能迅速完成的途径和方法，"fast track surgery"指手术快速完成之意。但"surgery"一词在此并非单指手术操作的部分，而是指手术治疗的完整过程，涵盖术前准备到治疗结束出院。

最早，"fast track surgery"起于心脏外科手术，现已扩展到各类手术，在普通外科范畴内，文献中报道较多的是结直肠外科（colorectal surgery）。自丹麦外科医师 Wilmore 和 Kehlet 提出加速康复外科理念后，外科治疗理念就在逐步发生改变。加速康复外科是基于对围术期病理生理学的良好理解，用循证医学的原则整合新的麻醉、镇痛及微创技术的一种围术期的临床多学科的综合运用措施。主要包括快通道麻醉（fast track anesthesia）、微创外科（minimally invasive surgery，MIS）、最佳镇痛技术、强有力的术后管理（如术后早期进食、运动）等。2006 年 Wind 等提出加速康复结肠外科的要点是尽力降低手术治疗对患者引起的应激反应，加速患者的康复。加速康复外科这理念的推广、应用，不仅对某一类手术围术期处理加以总结升华，也对各类外科手术围术期的规范化提出了严格的要求。随着医学技术的发展，加速康复外科的内容、方法必将进一步拓展。加速康复理念，与肛肠外科相结合可以大大地减少患者痛苦，缩短住院时间，加快疾病康复，从根本上打消患者顾虑，增强患者治愈疾病的信心，从而从根本上解除患者的病痛，造福广大患者。

（四）新兴理论迅猛发展，促进学科快速进步

盆底疾病是由盆底功能障碍引起的便秘、大便失禁、尿失禁、盆腔脏器脱垂及性功能障碍等疾病的统称，是近年来影响患者生活质量的常见病、多发病。由于对盆底疾病的研

究不断深入，认识不断提高，现在已由单—学科治疗向多学科综合治疗转变。深化肛肠外科认识更加完善了盆底理论，全方位认识疾病，从而提高治愈率。与此同时，盆底理论的提出也促使肛肠外科从单维度向多维度发展，更加深化肛肠外科理论认识，加强学科疾病治疗，从而加快学科进步。

研究发现，肠道菌群失调与结直肠癌的发生发展密切相关。宿主的生活和饮食习惯可使肠道菌群动态变化，当肠道菌群构成结构和功能受到破坏时，可以通过破坏肠黏膜上皮细胞、参与宿主机体代谢和产生致癌物质等方式增加异常病灶，最终诱发结直肠息肉和癌变。而结直肠手术又可能损害肠道屏障功能，导致术后肠道细菌易位。因此，肠道菌群指标，将逐渐成为肛肠疾病治疗新的评估方向，从而拓展学科认知。

（五）多学科综合治疗

多学科综合治疗（multidisciplinary treatment，MDT）模式，可以追溯到 20 世纪 60 年代，是以多学科综合治疗、多学科专家组治疗等为基本模式，由多位专家共同参与的规定时间、地点的日常例行工作组织。多学科综合治疗的形成，主要针对围术期患者护理行为的优化及改良，使患者获得最大的利益，避免非本专业知识缺陷，减少手术并发症的发生，提高治愈率，如结直肠恶性肿瘤、炎性肠病、慢性便秘等多学科综合治疗。从行业管理、学术研究、人才培养三方面入手，推进最新多学科综合诊断治疗规范的应用，力争实现专业化、规范化诊疗，从根本上提高我国肛肠疾病诊疗水平。

（六）肛肠队伍不断壮大，肛肠学科方兴未艾

我国肛肠队伍由中医、西医和中西医结合三支力量共同组成，团结合作，继承祖国传统医学，汲取国外先进经验，古为今用，洋为中用，使我国肛肠外科进入一个崭新的阶段。1980 年 7 月在福州市成立了中国中医药学会肛肠分会，1992 年在上海成立了中华医学会外科学分会结直肠肛门外科学组，1992 年在天津成立了中国中西结合学会大肠肛门病专业委员会，2006 年 10 月在北京成立了中国医师协会肛肠医师分会。此外，还有中国抗癌协会大肠癌专业委员会、世界中医药学会联合会肛肠病专业委员会等 26 个学术团体，促进了学术交流。1981 年《中国肛肠病杂志》创刊，主编黄乃健；1995 年《结直肠肛门外科》创刊，主编高枫；1998 年《中华胃肠外科杂志》创刊，主编汪建平；2012 年《中华结直肠疾病电子杂志》创刊，主编王锡山，提供了学术平台。出版的肛肠类教材、专著有 200 余部，其中教材有《肛肠外科学》（李春雨主编，科学出版社）、《结直肠肛门外科学》（李春雨主编，人民卫生出版社）、《肛肠外科学》（案例版，科学出版社）、《肛肠病学》（李春雨主编）、《中医肛肠科学》（何永恒主编）、《中西医肛肠病学》（陆金根主编）等；专著主要有《肛门直肠结肠外科》（张庆荣主编）、《丁氏痔科学》（丁泽民主编）、《现代肛肠外科学》（喻德洪主编）、《中国肛肠病学》（黄乃健主编）、《中华结直肠肛门外科学》（汪建平主编）、《肛肠外科手术技巧》（李春雨、汪建平主编）、《肛肠外科手术学》（李春雨、汪建平主编）、《临床肛肠外科学》（李春雨主编）及《现代肛肠外科学》（李春雨主编），为我国肛肠外科的发展奠定了坚实的理论基础。许多高等医药院校开设了肛肠专业课并设有硕士或博士研究生培养点，培养出一代又一代硕士生、博士生，涌现出一大批中青年肛肠专家和技术骨干。

纵观肛肠外科学的发展历程，我们深刻地认识到，其临床诊疗发展的目标是在去除病

变的基础上保留重要功能，改善患者生存质量。为此，应以精准医疗循证医学与微创观念为前提，开展前瞻性、多中心临床与基础研究，加强专科医师培养与教育，使诊疗行为专业化和规范化，进一步提高我国肛肠外科的整体水平。

三、肛肠外科的未来

到 20 世纪中期，随着外科范围的扩大，外科学向专业化发展已成为必然。现代医学学科越分越细，研究越来越专。目前，从事肛肠外科的专科医生与日俱增，许多医院和地区相继成立了肛肠外科或肛肠医院。新理论、新技术不断涌现，新的医疗设备和治疗手段，尤其是手术器械不断更新，如吻合器、腹腔镜及机器人等微创技术在肛肠外科的广泛应用，使临床诊断与治疗发生了日新月异的变化。临床学科专业化已成为全世界医学发展的必然趋势，肛肠外科随着自身不断发展而脱离普通外科，成立了自己的专科。"学有所长，术有专攻"，其肛肠外科不同于其他外科专业的模式，具有发展迅速、理论新颖、治疗多元化、吸收百家之强的特点，呈现百家争鸣、百花齐放的盛况。

（李春雨　路　瑶）

思 考 题

1. 肛肠外科学研究内容有哪些？
2. 肛肠外科学发展前景如何？

第二节　慢性疼痛的现代肛肠外科治疗现状与展望

国际疼痛研究协会（International Association for the Study of Pain，IASP）将疼痛定义为伴随着组织损伤或潜在的组织损伤并由这种损伤引起的一种不愉快的感觉和情绪体验，或与此相似的经历。疼痛本身是一组复杂而又强烈的病理、生理改变的临床表现。疼痛可以是局部的，也可以是全身性疾病的反映。

疼痛的分类从病程上看可分为急性疼痛和慢性疼痛。急性疼痛主要分为炎症性疼痛和外伤性疼痛两类，炎症性疼痛又分为感染性（如阑尾炎痛和手指/脚趾感染痛等）和非感染性（如劳损性疼痛和痛风等）；慢性疼痛最常见的有风湿和类风湿痛、头痛、肩痛和腰腿痛等；病因复杂而不明确。慢性疼痛是指疼痛持续超过相关疾病的一般病程或超过损伤愈合所需的一般时间，或疼痛复发持续超过 1 个月；2021 年曹伯旭等发文提出，慢性疼痛是指持续或反复发作超过 3 个月的疼痛，其发生发展涉及生物、心理和社会等多种因素。以上哪个说法更为准确、如何界定，目前仍未有充足的证据给予支持。

慢性疼痛非常常见，影响着世界范围内约 20%的人群，且 15%～20%的门诊患者都有慢性疼痛。它失去了一般生理伤害性感受的警示作用，是世界范围内备受关注的重要健康问题之一。

疼痛对患者有两方面的意义，一是疼痛意味着机体有损伤，这种损伤多为躯体组织损伤，但也可能是精神性损伤，慢性疼痛如不加治疗，其本身反过来也可能严重损伤机体；二是疼痛时会引起自主神经反应、情感反应、躯体运动反应和行为反应，这对机体是一种保护反应，提醒其主动求治。患者不仅在生理和心理上承受着难以避免的痛苦，其生活质量也会严重降低。

慢性疼痛通常分为中枢性疼痛、组织损伤刺激、心理性疼痛、行为性疼痛 4 种。中枢性疼痛是由中枢神经系统病变导致的疼痛，多为传入神经损伤，中枢性疼痛患者常有异样疼痛感。组织损伤刺激是慢性疼痛中最常见的一种，包括癌症、肌筋膜炎综合征、慢性退行性关节炎等疾病。损伤组织刺激是慢性疼痛的一种重要因素。心理性疼痛较为少见，它一般没有机体组织的损伤或者病理改变，完全是由于抑郁和悲观失望或社会因素的影响，引起心理性或者精神性疼痛，少数患者可能有轻微的组织损伤或者非组织损伤的信息，但被敏感的心理状态予以增强，就表现出心理性疼痛。行为性疼痛更为少见，仅见于中年人群，其疼痛形式表现特殊，常有行为表现疼痛，因个体差异，行为性疼痛表现形式亦不同，严重者无法从事社会活动和工作。

慢性疼痛常合并表现出精神抑郁、悲观等情绪，患者不仅有实质性的组织损伤同时还伴有严重的心理障碍。因此，在治疗慢性疼痛时不能单纯治疗组织损伤，必须同时合并心理支持和抗抑郁治疗，只有这样才可有效地减轻患者疼痛感觉，恢复正常功能。

一、肛肠外科常见的慢性疼痛疾病治疗现状

与肛肠外科密切关联的慢性疼痛相对较少，能用现代肛肠外科技术治疗的病种更为少见。而肛门直肠神经症、功能性肛门直肠痛是慢性疼痛中常见的两种疾病。肛门术后慢性疼痛综合征也可划归于慢性疼痛疾病范畴。

（一）肛门直肠神经症

在肛肠外科，这是一种顽固性、长期性、难治性的疾病。它是由自主神经功能紊乱、直肠功能失调等产生的一种综合征，临床上女性多于男性。本病多因慢性疾病久治不愈或治疗不当，导致患者长期紧张、思虑过度、精神受刺激而引起。无相当的阳性体征，实验室检查亦为阴性。国外研究表明，肛管直肠生理检查（包括肛管测压、直肠耐受性和顺应性、直肠肛管反射、阴部神经运动终极潜伏期和直肠内黏性液体排空）、肛管直肠腔内超声和括约肌活检并不能提示任何特征性发现。因此，治疗从本质上讲是实验性的。

神经性肛痛症分类归属于肛门直肠神经症。患者表现为不明原因的肛门疼痛，表达为刺痛、跳痛、坠痛、胀痛或收缩痛等，轻者仅肛门疼痛，重者则疼痛波及腰骶部，有静息痛的特点。

神经性肛痛症可归结为：患者遭受不良因素影响，致精神受到刺激，造成高级中枢神经系统兴奋和抑制过程失调，自主神经功能紊乱，交感神经异常兴奋，引起内括约肌的异常收缩而导致。闲暇时可唤起患者的不良记忆，使疼痛发作，睡眠时属于交感神经支配期，交感神经兴奋可使内括约肌痉挛而产生疼痛，因此，患者有夜间发病被痛醒的现象。交感神经的兴奋性过高，使内括约肌处于一种超敏感状态，遇到刺激就会产生痉挛疼痛，消除炎症刺激虽可减少发作诱因，对减轻症状有一定的作用，但不能根治，易反复发作，内括约肌离断术是彻底的根治方法。采用后位内括约肌离断术，经手术治疗后症状完全消失，随访 1 年无复发。

（二）功能性肛门直肠痛

功能性肛门直肠痛（functional anorectal pain，FAP）是一组发生在肛门和（或）直肠的非器质性多发病，以疼痛和坠胀不适为主，可伴里急后重、便意频繁增加，易反复发作，严重影响患者的生活质量。目前 FAP 病因、病机不明，临床无特定的治疗措施，只能进行探索性的对症处理。按照疼痛特点不同，FAP 分为慢性肛门直肠痛和痉挛性肛门直肠痛两种类型。

1. 慢性肛门直肠痛 至少持续 20min，排除炎症等其他诱因引起的疼痛。根据向后牵拉是否引起耻骨直肠肌疼痛，又分为肛提肌综合征和非特异性功能性肛门直肠痛。治疗方法多样，但手术治疗主要用于肛提肌综合征（levator ani syndrome，LAS）。文献报道，手术对少数患者短期效果较乐观，但后续会造成肛门失禁，故一般不主张手术治疗。手指按摩或扩肛均能减轻因括约肌紧张导致的疼痛。

2. 痉挛性肛门直肠痛 是发生在肛门直肠区域短暂的、反复发作的一过性疼痛，疼痛持续时间仅为几秒，通常能够自行缓解，不遗留任何症状，直到下次发生。该病在一般人群中患病率为 2%～8%，好发于女性。

痉挛性肛门直肠痛发作时具有下列特征：疼痛在白天或者晚上突然发生，发作时间及两次发生间隙无规律，在夜间患者会被疼醒；疼痛症状可以自行迅速减轻并消失，无不良后果；直肠疼痛部位较固定；疼痛程度很重，非常不适，经常描述为"啃咬感""酸痛感""绞痛感"等，有些患者在发作时因剧痛而晕厥；疼痛持续时间很短，多数患者仅持续很短几分钟。对这种疾病的治疗有内治法、外治法和其他治疗方法。扩肛法属于外治法范畴，扩肛可以减轻患者疼痛，其作用机制可能是通过扩肛达到松弛括约肌的目的。

痉挛性肛门直肠痛与泌尿生殖系统疼痛综合征（外阴痛、前列腺痛）一样，发病机制不明。应激反应和久坐通常可加重痉挛性肛门直肠痛和疼痛发作频率。而患者体检通常无特殊发现，诊断时必须排除引起疼痛的直肠良、恶性疾病，避免误诊。直肠炎的症状与痉挛性肛门直肠痛相似，也可通过乙状结肠镜和结肠镜检查确诊。该病在国内外报道较少，很多文章只是简单的病例报道，缺乏临床试验对照研究，所以疗效还有待于进一步研究。

（三）肛门术后慢性疼痛综合征

1998 年，有报道指出创伤和手术是慢性疼痛发病的主要危险因素。该文指出在英国 10 个疼痛门诊部的 5130 名慢性疼痛患者中，有 40% 的患者在手术或外伤后发展为慢性疼痛。该研究极大地提高了人们对此问题的关注。

术后持续性疼痛也称为慢性手术后疼痛综合征（chronic postsurgical pain syndrome），可能与术后镇痛不全有关。目前认为，肛门术后持续性疼痛是指在找不到肛门疼痛部位可能原因前提下，发生在肛门手术后持续 1 个月以上的疼痛。由于肛肠手术可能加重原来已经存在的疼痛性疾病（如肛裂、肛窦炎、直肠肛门慢性感染、功能性肛门直肠痛等），因此首先要排除与术后持续性疼痛相关的术前疾病。传统观念认为，肛肠术后持续性疼痛是并发于肛门原发疾病手术基础上的，近年来随着麻醉学及外科临床研究的不断深入，临床医生的观点倾向于肛门术后持续性疼痛不完全是肛肠手术的并发症，而是一个具有独立性和临床特征的疾病。因为，肛门部位有其独特的解剖及生理特点，受脊神经支配区域的神经非常丰富。

肛门术后慢性疼痛综合征临床诊断标准可概括为：肛门手术创伤引起的疼痛（须排除术前疾病，如痔、肛瘘、肛裂、肛窦炎、炎性肠病、肛周脓肿、肿瘤等）；术后持续疼痛1个月以上（肛门术后持续性疼痛具有肛门部位慢性神经病理疼痛的特征）；这种疼痛往往病因不明或者必须排除引起疼痛的其他原因（如直肠肛门恶性肿瘤或直肠肛门慢性感染等，肿瘤的放疗或浸润常延缓疼痛的发生）。

导致肛门术后持续性疼痛的原因可以归纳为术前、术中、术后3个方面：术前常见因素有疼痛性疾病存在、反复的肛肠手术、患者心理脆弱、工作相关性损伤等；术中常见因素有临床术式的选择、具有神经损伤危险的手术、术者的技能和经验等；术后常见因素有创面创伤性刺激、伤口换药刺激、排便及分泌物刺激等。

肛门术后慢性疼痛综合征发生的病因和病理是多方面的，首先是肛门手术区域的神经末梢损伤和组织损伤所产生的持久伤害性感受传入，其次是伤口愈合期的炎性反应刺激，这些均导致外周和中枢敏感化和病理性疼痛的发生。因此，减少肛门术后慢性疼痛发生的外科策略包括避免不必要或者反复的手术操作、微创术式的选择等。"微创"是一种理念，创伤小、多种手术方式并用是微创的关键，从而避免广泛或持久的神经和组织损伤，如大量临床观察证实，重度混合痔行PPH较传统的外剥内扎术，患者术后伤口疼痛发生率明显降低。另外，也有报道表明，在专业化的肛肠团队诊疗，肛肠术后持续性疼痛的发生率较低。这些提示肛肠学科队伍的临床技能和经验，在减少术后慢性疼痛发生率方面具有非常重要的作用。

对于肛肠病术后疼痛而言，仍有许多问题需要研究解决，如诊断治疗的评价体系的建立；疼痛模型的建立；中药止痛起效慢的问题；心理疗法在该疾病中的应用及系统理论的完善等。只有在新理论、新技术指导下，在多中心、大样本、前瞻性的研究下，才有可能取得理想的止痛疗效。

二、慢性疼痛的现代肛肠学治疗展望

慢性疼痛是21世纪全球的主要健康问题，是一种令人非常痛苦的疾病。世界卫生组织（WHO）于2000年明确提出"慢性疼痛是一类疾病"。世界疼痛大会将疼痛确认为继呼吸、脉搏、体温和血压四大生命体征之后的第五大生命体征。在北美地区是仅次于上呼吸道感染的第二大常见病，也是临床多学科面临的医学难题之一。现代肛肠病学中的慢性疼痛更是医学难题中的难题，它的发展仍然依赖于现代医学中关于慢性疼痛的诊疗技术发展。

与急性疼痛比较，慢性疼痛患者具有神经系统的结构异常或者功能异常；病因涉及面广且不明确；发病机制涉及外周神经系统、中枢神经系统和外周-中枢神经系统三个方面，且具有随病程而变化；自主神经系统和情绪变化大等特点。

慢性疼痛治疗的进展主要表现在对传统镇痛药物作用的重新评价及微创介入治疗的广泛应用。慢性疼痛的治疗需要多学科的参与，且神经外科治疗占有重要地位。

立体定向技术、显微外科和电生理技术使慢性疼痛的神经外科治疗手段向微创和安全的方向发展，在临床上的应用也越来越广泛。

慢性疼痛综合征治疗的目的：①增强患者对自身疼痛和影响因素的认识；②配合有效的支持性心理治疗，增强患者战胜慢性疼痛的信心和能力；③终止慢性疼痛的恶性循环状态，这是诸多治疗方法中最主要的步骤；④减少慢性疼痛患者的用药种类和剂量，以最大限度地减轻药物毒副作用及对机体的不利影响；⑤实施有效的疼痛康复工程，降低疼痛的复发率；⑥尽量避免不必要的手术创伤。

在慢性疼痛的多种治疗方式中，跨学科治疗拥有疗效好、花费少、医源性并发症少等优势。在 20 世纪 40 年代，美国塔科马总医院的 John Bonica 等意识到，慢些疼痛由于其复杂性，需要生物、心理、社会多学科的综合治疗，随后慢性疼痛跨学科疗法在世界各地发展起来。尽管跨学科疗法的组成部分有所不同，但 Okifuji 等认为，典型的跨学科治疗方案包括：药物治疗、分级物理锻炼、疼痛和心理的综合治疗。最重要的是我们要认识到慢性疼痛是一种复杂的疾病，传统的生物医学模式不能充分解决其相关问题。跨学科慢性疼痛治疗方案最初始于美国，现已在全世界蓬勃发展。

国际疾病分类（ICD）是由世界卫生组织所制定的。2018 年国际疾病分类（*International Classification of Diseases*，ICD）第 11 版（ICD-11）第一次收录慢性疼痛并做了七个亚类分类，包括：①慢性原发性疼痛；②慢性癌症相关性疼痛；③慢性创伤后和术后疼痛；④慢性神经病理性疼痛；⑤慢性继发性头痛或颌面痛；⑥慢性继发性内脏疼痛；⑦慢性继发性肌肉骨骼疼痛，涵盖了大部分肛肠外科临床中常见的慢性疼痛。

慢性疼痛目前仍然是人类健康的重要难题，是现代医学发展的重要课题。与慢性疼痛的现代肛肠外科治疗相关的资料较少，仍需肛肠外科同仁的大胆探索和不懈努力。

（陈进才）

思 考 题

1. 简述慢性疼痛的定义及分类。
2. 简述慢性疼痛患者的特点。
3. 简述慢性疼痛综合征治疗的目的。
4. 如何减少肛门术后慢性疼痛综合征的发生？

第三节 微创技术在肛肠外科的现状及应用前景

在医学史上，以最小的侵袭或损伤达到最佳治疗效果是医务人员不断追求的目标。不过，在很长的时间里这种观念都未被系统化和理论化。1985 年英国泌尿外科医生 Payne 在文献中首次使用"minimally invasive procedure"一词，此后"minimally invasive"理念被迅速而广泛地接受，在国内被翻译为"微创"。目前，随着内镜、腔镜以及介入治疗等技术的飞速发展，已经形成了由微创理论和微创技术两部分构成的微创医学体系，其中的微创技术包括内镜技术、腔镜技术、介入超声技术、介入放射技术等基本技术，广泛应用于普通外科、心胸外科、泌尿外科和妇科等专业学科。在肛肠外科中，微创理论和技术也已经深入到各个细分领域，发展和研究重点集中在结直肠疾病的腔镜、内镜治疗以及肛周疾病的微创化手术等方面。本节计划介绍微创技术在肛肠外科中的应用前景，不过鉴于已有专门章节探讨腹腔镜等治疗，相关内容将不再赘述，仅介绍其他几种与肛肠外科关系密切的微创技术。

一、经肛门内镜显微手术及其衍生技术

（一）发展历程

20 世纪 80 年代初期，德国医生 Buess 等通过改良腹腔镜器械设计出经肛门内镜显微手术（transanal endoscopic microsurgery，TEM）专用设备，首先在动物模型上进行了直肠黏膜切除试验，随后于 1983 年为一名患者成功切除了直肠腺瘤，由此 TEM 在国外缓慢开展起来并于 1995 年由蒙家兴等引入国内。

TEM 设备由四部分组成：特殊设计的直肠镜、视觉显像系统、压力调节充吸气装置及专用器械。其中直肠镜外径 4cm，为了处理直肠不同部位的病变，有轴长 12~20cm 的不同规格，可以利用双关节活动臂装置固定于手术台，直肠镜上有 4 个由特制橡胶袖套密封的通道，1 个供立体视镜使用，通过立体视镜可以看到放大 6 倍的手术野 3D 影像，另外 3 个供手术器械插入。开启压力调节充吸气装置时会向直肠腔内注入 CO_2，自动调压并维持在 12~15mmHg，还能排出电灼时产生的烟雾。专用器械包括特制的持针钳、剪刀、镊子、吸引器头、针形高频电刀、银夹施夹器和弯头超声刀等。在操作的时候需要根据病变位置选择体位以保证病变位于视野正下方，用针形电刀电灼勾勒出预切除边界（良性肿瘤距边缘≥0.5cm，恶性肿瘤距边缘≥1cm），根据肿瘤的情况选择黏膜下切除或全层切除，在关闭创面时用可吸收缝线进行腔内连续缝合，银夹夹闭缝线两端替代打结。

虽然 TEM 已经有超过 30 年的历史，但是一直未能广泛推广，原因主要在于 TEM 的两个缺陷：①需要价格昂贵的专门设备；②器械操作的自由度受直肠镜内通道的限制，局限于旋转和前后方向两维操作，对于操作人员的技术有严格要求，术者学习曲线长。为了克服这些困难，Atallah 等将单孔腹腔镜的通路装置放入肛门，通过气腹设备扩张直肠后使用腹腔镜器械进行经肛门直肠手术，并将这种手术方式命名为经肛门微创手术（transanal minimally invasive surgery，TAMIS）。与 TEM 相比，TAMIS 的经济负担和技术要求更低，同时由于各种通路装置都是软性材质，对肛门功能的影响较小，术后出现肛门失禁的可能性更低。不过在进行 TAMIS 的操作过程中，通路装置难以固定，同时也会限制器械的横向操作自由度，因此，Hompes 和高志刚等先后利用手套通路进行 TAMIS：扩肛后放入环状扩肛器（circular anal dilator，CAD）并缝合固定，把直径 5cm 的伤口保护牵开器内环经 CAD 置入直肠内，待张开后会卡在 CAD 的内缘，将无菌手套套在伤口保护牵开器外环上，翻转外环数次，以收紧伤口、保护牵开器，从而将手套固定于 CAD 上与直肠形成一个密闭的腔，剪开手套的手指尖端，放入腹腔镜穿刺套管，用丝线或者橡皮筋缠绕结扎固定，使用气腹设备扩张直肠后就可以获得良好的视野和操作空间。与 TEM 和 TAMIS 相比，手套通路 TAMIS 对器械缺乏支撑，需要双人操作，但是不必受限于 TEM 设备以及单孔腹腔镜的通路装置，操作具有更大的自由度，具有腹腔镜基础的医生不需要额外的学习曲线，经济性和可行性更高，尽管目前采用手套通路 TAMIS 的病例数较少，但是优点明显，具有一定的推广价值。

（二）适应证

TEM 的设计初衷是为了切除较大的直肠腺瘤，特别是位于直肠中上段的腺瘤，此区域病变无法通过传统的经肛门局部手术切除，各种内镜治疗技术，包括内镜黏膜切除术（EMR）和内镜黏膜下剥离术（ESD），都有各自的技术限制，而 TEM 能够对于距肛缘 4～20cm 的各种腺瘤，包括宽基和无蒂腺瘤进行完整切除。DeGraaf 的研究显示，与局部切除相比，利用 TEM 切除直肠腺瘤具有更高的切缘阴性率和更低的局部复发率。在安全性方面，TEM 切除直肠腺瘤的主要并发症包括肛门失禁、吻合口瘘、出血和直肠阴道瘘等，Langer 和 Barendse 分别比较了 TEM 与局部切除以及 EMR 的并发症发生率，结果显示，TEM 的安全性优于后两者。由此可见，TEM 在治疗直肠腺瘤方面具有明显的优势。

对于浸润深度不超过黏膜下层（T_1）的早期直肠癌，通常认为，当肿瘤尚未突破黏膜固有肌层的时候，较少出现局部淋巴结或远处转移。如果对此类患者进行开腹或腹腔镜根治术，并发症发生率较高，甚至可能出现死亡，因此人们尝试使用 TEM 进行治疗。初期结果显示，对于早期直肠癌，虽然 TEM 的安全性较好，但是局部复发率高于根治术。分析复发的相关因素，发现与分化程度、淋巴管浸润情况、切缘是否阳性、肿瘤直径、黏膜下层的浸润深度等密切相关。此后 Palma 通过严格的术前筛选，选取分化良好、没有淋巴管或血管受累的低风险早期直肠癌患者进行 TEM 治疗，术后的 5 年存活率和局部复发率与根治术无明显差异。目前认为，对于低风险早期直肠癌患者可以考虑 TEM 治疗，不过在术前应充分评估病情，包括精确的病理学评估和术前分期，病理学评估不仅要明确诊断，还应确定具体的病理类型，排除低分化腺癌、黏液腺癌和印戒细胞癌；在术前分期方面，磁共振能够显示肿瘤是否存在系膜和淋巴结受累，但是无法清楚区分黏膜和黏膜下层，而腔内超声对浸润深度的判断准确性更高，必要时可联合使用，以提高术前分期的准确性。

对于 TEM 在进展期直肠癌中的应用，目前处在临床试验阶段。

除了直肠腺瘤和直肠癌，TEM 还可以用于治疗其他疾病。直肠类癌恶性程度低，多呈局部浸润性生长而少有转移。1994 年 Mentges 首先报告了使用 TEM 切除直肠类癌，Ishikawa 等对直肠类癌患者分别给予 TEM 和根治性手术治疗，两组复发率没有差异，可由此见，TEM 治疗直肠类癌也是安全有效的。另外，TEM 还可以治疗间质瘤、直肠吻合口狭窄、直肠阴道瘘或直肠尿道瘘等。

TAMIS 和手套通路 TAMIS 的适应证与 TEM 基本一致，不过由于单孔腹腔镜通路装置和 CAD 的长度较短，因此对于直肠上段的病变处理较为困难。

（三）最新进展

TEM 及其衍生技术包括经肛全直肠系膜切除术（transanal total mesorectal excision，taTME）和经自然腔道内镜手术（natural orifice transluminal endoscopic surgery，NOTES）。

既往认为，对于进展期直肠癌，TEM 无法完成淋巴结清扫，只能用于存在根治术禁忌证或远处转移患者的姑息切除，作用有限。不过近年来，国内外相继有学者利用 TEM/TAMIS 技术对进展期直肠癌进行 taTME 研究，以达到根治性治疗的效果，操作过程如下：利用 TEM/TAMIS 在肿瘤远端行荷包缝合，在荷包线远端环形切断直肠及其系膜，进入盆筋膜脏、壁两层之间，遵照 TME 标准自下而上游离并切除直肠，标本经肛门取出，手工或吻合器吻合肠道。对于超低位直肠癌可以先行切断直肠，向头侧适当游离后再进行荷包缝合以及后续操作。

与腹腔镜手术相比，taTME 的优势在于：①由于先行切断直肠，能够更加精确地选择远切缘与肿瘤间的距离；②对于骨盆狭窄和肥胖患者，直肠及其系膜的游离更加容易；

③标本经肛门取出，腹部不必另行切口，更符合微创和美容的要求。不过目前 taTME 还有亟待解决的问题：由于器械的限制，结扎肠系膜下动脉等操作难以完成，需要腹腔镜或内镜辅助，肿瘤治疗的安全性以及腹腔感染的风险还需要大样本、多中心的前瞻性随机对照研究验证。近期还出现了机器人辅助 taTME 的相关文献报道，不过病例数更少，尚处于临床试验的早期阶段。

NOTES 是目前微创领域的研究热点之一，它原指利用自然孔道（口腔、肛门、阴道、尿道）将软性内镜插入体腔，穿刺空腔脏器壁（胃壁、结肠壁、阴道壁、膀胱壁）进入腹腔，完成腹腔内脏器手术。近年来由于内镜器械操作的局限性，研究者也开始使用腔镜器械进行 NOTES 操作。支持者认为 NOTES 将微创化发挥到了极致，由于体表完全没有切口，进一步降低了术后疼痛以及切口相关并发症的发生率。

由于经阴道途径仅仅限于部分女性患者，而经胃途径由于解剖结构的原因，只能选择内镜器械，操作受限，因此陆续有学者在 TEM 基础上进行经肛门的 NOTES 研究：利用 TEM/TAMIS 技术在腹膜反折上方切开直肠壁，形成进入腹腔的通路，利用腔镜或内镜器械进行结肠或小肠切除、胆囊切除以及妇科操作，通过直肠切口取出标本，然后关闭直肠壁。事实上 taTME 也符合 NOTES 定义，可以被看作经肛门 NOTES 的一种。目前除了直肠或乙状结肠切除，其他经肛门的 NOTES 手术都还处在动物模型的试验阶段，其腹腔感染的风险以及直肠壁能否安全关闭尚需进一步评估。

二、痔的微创化手术

自 20 世纪 70 年代开始，随着肛垫理论和肛垫下移学说的提出，人们对痔有了新的认识，治疗也彻底将痔切除转变为尽可能保留肛垫结构，通过手术使脱垂肛垫复位，以达到尽可能不影响精细控便能力的目的。痔环切术等破坏性大、并发症多的术式被逐渐淘汰，同时出现了新的微创化术式：PPH、TST 和多普勒超声引导痔动脉结扎术（doppler-guided hemorrhoidal artery ligation，DGHAL）。

PPH 于 1998 年由 Longo 首次完成，通过环形切除痔组织上方的黏膜和黏膜下组织，吻合后使脱垂的痔团上提，同时阻断痔区血供，从而缓解痔团脱垂和出血症状。与传统手术相比，PPH 术不切除痔团本身，尽可能地保护了局部解剖结构；在感觉神经丰富的肛管和肛周不留切口，减轻了术后疼痛；吻合位于肛管直肠环上，括约肌损伤的机会相对减少。

TST 是在 PPH 基础上改良而成的微创治疗技术。该术式可根据痔核的好发部位、大小、数量等来调节痔黏膜切除的范围，从而可以更好地保护肛垫结构和肛门功能。

DGHAL 是利用多普勒超声对直肠上动脉分支准确定位并结扎，由此减少进入肛垫的血液，降低肛垫压力，达到缓解出血、疼痛的目的，同时通过结扎操作对脱垂肛垫起悬吊、复位的作用，结扎后局部还会出现慢性炎症和纤维化，从而固定肛垫。

上述术式都具有简便易学的特点以及微创化手术的优势，损伤小、术后疼痛轻、愈合快、并发症发生率低，因此具有广阔的应用前景。

三、肛瘘的微创化手术

在肛门良性疾病之中，肛瘘的发生率仅次于痔，居第二位，传统手术方法包括瘘管切开或切除、挂线、瘘管旷置引流术、经肛直肠黏膜瓣内口修补术等，共同的缺点是创伤大、愈合时间长（6～8周愈合期），部分患者会出现肛门功能受损甚至大便失禁，发生率在高位复杂性肛瘘可达10%～50%。

近年来出现了利用生物学材料治疗肛瘘的新方法。研究者们首先尝试使用纤维蛋白胶，但愈合率并不令人满意，特别是对于复杂性肛瘘，失败率更高。此后O'Connor以及王振军等分别利用猪小肠黏膜制成的生物材料和异体脱细胞真皮基质，通过填塞治疗肛瘘获得成功。这些疗法代表了肛瘘治疗模式有向微创、肛门功能和外观保护转变的趋势。

2007～2009年，Rojanasakul先后两次报告了采用经括约肌间瘘管结扎术（ligation of intersphincteric fistula tract，LIFT）可治疗已经形成瘘管的经括约肌瘘，包括复杂性肛瘘，以及采用其他术式（挂线、纤维蛋白胶、肛瘘栓等）治疗失败的病例，这种术式的理论依据是通过确切地闭合内口并且彻底清除感染肉芽组织达到使肛瘘愈合的目的。该术式在操作过程中不用切断肛门括约肌，避免了肛门功能的损伤。2014年由Hong进行的系统综述显示，在采取LIFT治疗的1110例肛瘘患者中，经过平均10个月的随访，手术成功率约为76.4%，没有肛门失禁的发生。

王振军等对LIFT进一步加以改进，将其与脱细胞基质材料结合在一起，形成兼备二者优点的新术式，将其命名为LIFT-Plug，操作要点：术中找到瘘管外口，用探针自外口插入，探查瘘管走行，找到内口，当内口不易穿出时不必勉强捅出，以免造成假内口，触摸探针接近直肠黏膜即可。以探针作为引导，在瘘管上方沿括约肌间沟行1.5～2.0cm弧形切口，进入内外括约肌间平面，尽量沿瘘管向内括约肌（直肠黏膜）侧和外括约肌侧分离，切除1～2cm瘘管，内括约肌侧用可吸收线缝扎，刮匙彻底刮除内外括约肌间的感染肉芽组织以及外口至外括约肌间剩余瘘管内的感染肉芽组织，甲硝唑生理盐水冲洗。从外口引入脱细胞真皮基质，用可吸收缝线将其一端与外括约肌缺损处一起缝闭，修剪外口处材料使之与皮肤平齐。内外括约肌间切口间断疏松缝合。通过对经LIFT-Plug治疗的近千例患者的观察随访，证实其临床治愈率高，组织损伤程度小，是一种治疗括约肌间肛瘘的理想术式，值得临床推广。

四、总结

在肛肠外科的发展中，随着医学新知识、新材料、新器械的研发以及周边相关科学技术的发展，微创技术必将进一步完善、提高，不同技术还会相互融合与创新，如何熟练掌握这些微创技术，从而为患者提供创伤最小化的服务，是每一个肛肠外科医师需要面对的问题。同时我们还应该注意到，强调微创并不是意味着对传统手术的直接抛弃，在疾病发展的不同阶段，合理适时地选择不同的治疗方法，有机地将微创技术与常规手术结合起来，将不同微创技术结合起来，才能真正减少损伤，真正体现"以患者为主体"的微创理念。

（王振军　李竹林）

思 考 题

1. TEM的衍生技术有哪些？
2. LIFT-Plug术式较肛瘘既往的术式有哪些优势？

第四节 腹腔镜手术系统在肛肠外科中的应用前景

以腹腔镜外科为代表的微创技术是近 20 年来迅速发展的新兴学科，给外科临床带来了革命性的飞跃，自 1987 年开展第 1 例腹腔镜胆囊切除术（laparoscopic cholecystectomy，LC）以来，腹腔镜手术系统的发展和应用开辟了微创外科时代的历史新纪元，传统的外科理念悄然变更。

一、腹腔镜肛肠外科的诞生和发展

最初，普通外科医生 Fervers 于 1933 年首次应用腹腔镜技术实施肠粘连松解术。由于他用氧气制造气腹，使用烧灼法松解腹腔内粘连，因此造成腹腔内爆炸。由于二氧化碳气体的惰性以及吸收后易从肺中排出，且形成气体栓塞的危险系数相对较低，Fervers 最先建议将氧气或空气气腹改造成二氧化碳气腹。至 20 世纪 80 年代，先后经过妇产科医生 Palmer、Lmemdioff、Cuschieri、Kurt Semm、Philippe Mouret 和外科医生 Dubois 等对腹腔镜技术应用的不懈努力，腹腔镜手术系统逐渐在临床上得以开展和广泛应用。在过去的三十多年中，腹腔镜外科得到了迅猛的发展，腹腔内各脏器的手术几乎均可在腹腔镜辅助下完成。但由于腹腔镜肛肠手术技术难度大，学习曲线长，存在争议多，腹腔镜肛肠手术的普及和发展明显滞后于腹腔镜胆囊切除术。

1991 年 Jacobs 等实施了第 1 例腹腔镜结肠切除手术。随后，1993 年 Wexner 等首次通过 74 例腹腔镜结直肠癌手术患者的临床病理资料较全面地报道了腹腔镜结直肠癌手术的原则、方法、预后分析等问题。同年，Alexander 报道了腹腔镜结肠癌术后 Trocar 部位肿瘤复发；1994 年，Berends 报道 Trocar 肿瘤种植的发生率约为 21%；1995 年，Wexner 总结出 Trocar 部位肿瘤种植的发生率约为 4%。以后，随着手术技术的改进和手术经验的提高，腹腔镜结直肠癌手术的并发症逐渐下降。2002 年，Ziprin 报道了当年 27 篇腹腔镜结直肠癌患者的手术资料，总的并发症发生率为 0.71%，与传统开腹手术无显著差异；同时发现 Trocar 部位的肿瘤种植转移不是腹腔镜手术本身的问题，而与学习曲线有关。

单孔腹腔镜手术（LESS）是在传统腹腔镜手术基础上由四孔、三孔、两孔改为一孔后进行的手术，其初衷是进一步减少创伤和提高美容效果。由于结直肠手术相对复杂，对于需行根治性手术的肿瘤患者，需要更加熟练精细的操作。直到 2008 年，Bucher 与 Remzi 等分别成功地为结直肠良性息肉患者实施了单孔腹腔镜右半结肠切除术，LESS 才开始在结直肠手术中报道。2009 年，Bucher 等顺利为一位结肠癌患者开展了单孔腹腔镜根治性左半结肠切除术，开启了 LESS 在结直肠恶性肿瘤中应用的大门。2010 年左右，国内逐渐开始单孔腹腔镜结直肠手术的开展和报道。

二、腹腔镜肛肠手术的特点

腹腔镜肛肠手术不同于其他手术的原因是，肛肠手术尤其是恶性肿瘤的手术需要游离、切除血管和肠管，因此需要在腹腔内进行区域性广泛解剖分离。由于视频图像处理技术的改进，尽管腹腔镜下操作使术者失去了触觉体验，高质量和高清晰度的视频信号使得术者对腹腔镜下解剖结构的辨认更容易进行，解剖游离更精确，尤其是复杂性手术，如腹腔镜结直肠癌根治性切除术。

离断大血管是腹腔镜结直肠手术比较独特的要求，单纯电凝仅对较细的血管合适。可以采用标准的腹腔镜施夹器，但是剥离血管周围组织的过程非常困难，这使得上夹过程变得异常复杂。吻合器技术的发展，如配用 2.5mm "U" 形钉的内镜下血管闭合切割器以及 Hom-o-lock 夹钳，使大血管离断时可获得良好的止血效果。配用 3.5mm 或者更大 "U" 形钉的内镜闭合切割器在腹腔内可以用来在镜下离断肠管。这项技术随着可弯曲型吻合器的应用而得到很大的提高。可弯曲型吻合器可用来闭合传统直线型吻合器无法到达的位于骨盆深部的直肠，甚至可以用于肛管水平的低位直肠吻合。

超声刀和 Ligasure 等能量器械技术的发展，使得腹腔镜下对组织和血管的解剖和游离更加游刃有余，术中精确地止血避免了出血对组织解剖层次辨认的困难。游离组织时可以应用标准电凝工具，但游离范围较大时，应用能量器械将使操作更加便捷。Ligasure 血管闭合系统，可以闭合直径达 7mm 的血管，它通过改变组织胶原结构来达到闭合血管的目的，止血效果安全可靠。

与开放的结直肠手术相比，腹腔镜结直肠手术的优势有：①清晰度和放大作用使术者在更加清晰层面解剖，对血管的处理更加从容，更利于精细化解剖以及神经保护；②术后疼痛轻；③肠道功能恢复快；④腹部伤口感染率、伤口裂开发生率低；⑤术后肠粘连发生率低；⑥患者总体恢复快，住院时间短。还有研究显示：腹腔镜手术后患者的全身炎症反应小，白细胞介素-6（interleukin-6，IL-6）、C 反应蛋白（C reactive protein，CRP）和中性粒细胞水平上升不明显，对患者全身的免疫抑制作用小。缺点是手术难度较大，学习曲线长，有报告指出腹腔镜结直肠手术的学习曲线是 20～50 例。

与传统的腹腔镜结直肠手术相比，单孔腹腔镜结直肠手术是安全、可行的，且对于严格选择的病例，术后并发症发生率低，切口更加微创、美观，但应由有经验的外科医生实施。

三、腹腔镜在肛肠外科中的临床应用

（一）腹腔镜在肛肠良性疾病中的临床应用

对于肛肠良性疾病，腹腔镜手术施展的空间较大，面临的挑战也较大。虽然不像恶性肿瘤患者术后存在生存率低的担忧，但由于结肠憩室病或炎性肠病过程中的炎性反应，或经肠镜无法切除的肠息肉病，肛肠良性疾病实施腹腔镜手术从技术上来说更富挑战性。

直肠脱垂手术需要解剖游离直肠周围结构，除部分患者需行直肠切除固定术外，腹腔镜直肠脱垂手术不需要切除和吻合肠管，因此这是一个非常有利于腹腔镜操作的优势。Solomon 曾报道一篇比较腹腔镜组和开放组的随机对照试验，结果显示腹腔镜组在缩短住院时间、减少镇痛药物剂量和治疗费用方面显著优于开放组。腹腔镜治疗结肠憩室病方面显著优于开放组，能够减少并发症和缩短住院时间。结直肠带蒂或广基息肉，肠镜切除后标本破碎或切缘未能评估或具有预后不良的组织学特征，可行腹腔镜结肠切除和区域淋巴清扫。治疗肠镜无法切除的结直肠息肉方面，有腹腔镜经验的医师可考虑腹腔镜手术作为首选治疗。克罗恩病和溃疡性结肠炎等炎性肠病病变肠管范围往往较广泛，如好发于回盲部的克罗恩病更适宜行腹腔镜下回结肠切除术，具有并发症少、住院时间缩短等优势。复杂的病变，包括回肠乙状结肠瘘也可以由经验丰富的手术医师行腹腔镜手术治疗。此外，腹腔镜下结肠切除术、回肠肛管吻合术还可用于治疗溃疡性结肠炎。从长远来看，腹腔镜手术在治疗肛肠良性疾病时会占据越来越大的比例。

（二）腹腔镜在肛肠恶性疾病中的临床应用

腹腔镜技术在结直肠癌手术中的优势较为明显，多项随机对照试验研究结果显示了腹腔镜技术短期效果的优势且长期疗效与开放手术相当。对于一些复杂的操作，如扩大范围的淋巴结清扫，腹腔镜在术野转换、不增加创伤切口等方面较开放手术具有优越性。如在完整结肠系膜切除（complete mesocolic excision，CME）原则下的右半结肠癌根治术，由于涉及胰头、胰颈、十二指肠区域的解剖，需要裸化肠系膜上静脉的外科干以及胃结肠干等结构，腹腔镜下具有的全景显露和高清图像放大作用使得手术过程解剖更精细、层次辨认更清晰、术中渗血更少。对于一些特殊情况，腹腔镜手术也显示出较大的优势。如对肥胖患者实施腹腔镜手术，虽然手术时间较长、中转开放率较高，但是其近期结果和远期疗效均与正常体重者无异。

（三）腹腔镜低位直肠癌全系膜切除保留肛门根治术的可行性

低位直肠癌患者能否施行保肛根治术，以及腹腔镜手术能否达到与开腹手术同样的疗效尚有分歧。从 20 世纪 80 年代 Heald 等提出全直肠系膜切除（TME）的概念，近年来大量临床研究证明，中、低位直肠癌行标准的 TME 术后局部复发率明显下降（5%～7.1%），而传统手术方式治疗直肠癌的局部复发率为 18.5%。直肠癌 TME 在临床的成功经验为低位直肠癌保肛术式的微创化奠定了基础，用腹腔镜技术行中、下段直肠癌低位和超低位吻合的保肛根治术逐渐增多。目前已有越来越多的报道认为腹腔镜直肠癌保肛根治术比传统开放手术更优越，尤其是对 Dukes C 期直肠癌患者。

（四）保留自主神经应注意的问题

直肠癌手术术中保留骨盆自主神经是近年提倡的一种手术方式，为能做到熟练操作，首先要熟悉有关解剖知识。

交感神经腹腔丛包绕腹主动脉下行，至第 5 腰椎体前面，左、右髂总动脉之间，称为上腹下丛，又名骶前神经，此丛发出左、右腹下神经干，走行于直肠系膜内两侧，至第 3 腰椎高度，与同侧的骨盆内脏神经（即含有副交感神经纤维的第 2～4 骶神经前支）共同组成下腹下丛，分布于盆腔脏器。左、右腹下神经主要司射精功能，骨盆内脏神经的副交感神经纤维专司勃起功能，下腹下丛与排尿功能有关。直肠癌保留骨盆自主神经就是指保留上述交感与副交感神经。

一般认为，直肠癌保留骨盆自主神经手术适用于男性，小于 60 岁的患者。术前应通过纤维结肠镜、CT 断层扫描或直肠腔内超声等辅助检查充分地对癌灶进展程度进行评估，力求做到准确的术前分期、分级。全部保留骨盆自主神经适用于 T_2 期直肠癌；切断交感神经保留骨盆内脏神经适用于 T_3 期的直肠癌；部分保留骨盆内脏神经，可改善术后排尿功能障碍，适用于有关淋巴结转移的直肠癌。

腹腔镜具有视觉放大的作用，可使左、右腹下神经干比开放手术中更容易辨认。建议在腹腔镜直肠癌 TME 处理直肠系膜时，随时注意发现条索状纤维结构（下腹下神经、盆腔自主神经等），一经发现应注意保护。在神经干与直肠深筋膜之间仔细分离直肠系膜，同时切断该神经通往直肠的分支，直至该神经进入盆底。

骨盆内脏神经在手术中很难辨认，处理侧韧带附近组织应尽量贴近直肠侧壁进行操作，可防止对其造成损伤。

腹腔镜具有独特的视角，术者可抵近观察盆底及直肠远端情况，并在直视下进一步向远端游离。沿骨盆筋膜脏、壁层之间的疏松结缔组织间隙，锐性分离直肠后间隙，保持直肠系膜的完整性，锐性解剖两侧，沿 Denonvilliers 筋膜分离直肠前壁。对女性患者，可在助手行阴道指诊指示下，分离直肠前壁与阴道之间组织，防止阴道损伤。

直肠远端充分游离后，在癌肿肛侧缘下 2cm 以上处切断闭合直肠远端。由于盆腔空间有限，较低位的直肠癌，闭合较困难，对于男性患者或肥胖患者更是如此。因此尽量对闭合处肠管进行裸化，剥离肠壁周围的脂肪组织，直至显露肠壁肌层。有时需要助手行直肠指诊，指示癌肿下缘位置，协助术者进行肠壁裸化，然后切断远端肠管及行肠管的吻合。

（五）腹腔镜直肠癌 TME 术中应注意的问题

肠系膜下动、静脉向系膜根部方向在解剖中是逐渐分开走行的，动脉直接起自腹主动脉，静脉则上行经 Treitz 韧带下方进入胰腺深面汇入脾静脉。处理肠系膜下血管有几种方式，可用超声刀或电刀分离动脉血管周围组织，可清晰地显露动脉管壁，选用多种闭合夹夹闭并切断，以 Treitz 韧带为解剖标志，显露肠系膜下静脉予以夹闭、切断，操作要细致轻柔，以免造成不必要的出血。也可选用直线切割闭合器将动、静脉一并切断。切断前先于动脉近端夹闭一钛夹，以求稳妥。

腹腔镜直肠癌 TME 术中更要注意双侧输尿管的保护，因腹腔镜光学视管在抵近脏器或组织时，术野容易局限，术者应时刻环视大视野，对输尿管的具体走行做到"心中有数"。

处理乙状结肠系膜有两种方式。一种是从外侧开始，先用超声刀打开侧腹膜，向内侧分离乙状结肠系膜。此种方式较容易引导术者进入正确的解剖层次，便于显露左输尿管。左输尿管跨过左髂总动脉末端前方，直径约 0.5cm，白色，具有规律性的蠕动。另一种是可从内侧开始处理乙状结肠系膜，于乙状结肠系膜根部打开后腹膜，向外侧分离系膜。用这种方式应注意解剖层次不要过深，否则解剖到侧腹壁时易将左输尿管连同乙状结肠系膜一并掀起，切断系膜血管时会伤及输尿管。

在小骨盆入口以上左输尿管与结直肠肠壁间有一定距离，损伤概率较小。在小骨盆入口处，左输尿管与直肠壁距离很近，处理此处系膜要注意切勿误伤，并应警惕超声刀或电刀热效应对输尿管的损伤。

透过后腹膜常可清晰看到右输尿管走行，在处理肠系膜血管时，注意在右输尿管的左侧打开后腹膜，防止损伤右输尿管。

（六）腹腔镜超低位直肠前切除术联合经肛门括约肌间切除术

直肠癌治疗的发展一直围绕根治癌肿、延长生存期和保留肛门功能、提高生活质量两条主线。TME 的推广，使直肠癌局部复发率降低到 5% 甚至更低；同时，术前放化疗可使癌灶缩小、分期降低，也使癌肿向远侧和环周浸润深度明显缩小，上述进展为更多地施行根治性保肛手术提供了条件。对于直肠癌下缘位于齿状线上 2cm 以上，或距肛缘 5cm 以上的患者，因可以完整切除直肠系膜并切除癌远侧 2cm 肠管达到"黄金法则"的要求。医生在一般情况下选择施行保肛手术，其疗效与 Miles 手术相当，局部复发率没有增加。目前对于更低位的直肠癌，如直肠癌灶下缘距离齿状线≤2cm 或距离肛缘 4～5cm 的癌肿，由于无法获得癌灶远端 2cm 的肠管切除距离、担心潜在的盆腔转移灶和肛门功能不良，临床上一般选择 Miles 手术。腹腔镜超低位直肠前切除术联合经肛门括约肌间切除（intersphincteric resection，ISR）等手术方法均有成功的报道。

腹腔镜组的腹腔内手术部分与经腹会阴直肠切除术的腹腔内手术部分相同，要求术者尽可能低地向盆底游离直肠，在助手的指引下尽可能使直肠完全游离至齿状线水平。部分患者可以经外括约肌环和肠管壁（内括约肌）间继续向下游离 1～2cm。肛门手术组于直肠癌向下侵犯最低侧所在象限，在癌灶下缘 2cm 处垂直于肛管长轴切开肛管和内括约肌全层，然后沿内外括约肌间隙向上游离。在腹部游离最低处——齿状线水平切断直肠，与腹腔手术组会师。术中将癌远切缘送快速病理检查，证实切缘无癌残留施行保肛手术。经肛门行结肠与肛管间断全层缝合，吻合结肠肛管。

目前，国内外采用腹腔镜直肠癌经肛门内外括约肌间切除术的例数还不多，笔者推荐腹腔镜直肠癌 TME 加经括约肌间切除术用于保留肛门意愿强烈的低位直肠恶性肿瘤患者，主要适用于：①低位直肠的广泛、广基绒毛状腺癌或腺瘤恶变患者；②早期（T_1～T_2）直肠癌患者；③部分 T_3 直肠癌，特别是接受术前放化疗者；④直肠恶性间质瘤患者；⑤癌灶距离肛门有一定距离，但因盆腔极度狭窄而无法行盆腔吻合者。

四、经自然腔道内镜手术和单孔腹腔镜手术在肛肠外科中的应用

随着微创技术理念的应用和发展，腹壁无瘢痕化已成为腹腔镜手术研究的新热点，其基本入路包括经自然腔道内镜手术和单孔腹腔镜手术。

（一）经自然腔道内镜手术

经自然腔道内镜手术（NOTES）是指应用软式或硬式内镜经过食管、胃、结直肠、阴道、膀胱等自然腔道，进入纵隔、胸腔或腹腔内进行疾病诊断和治疗的手术方式。与传统手术方式相比，NOTES 具有痛苦少、体表无瘢痕、创伤小、恢复快等优势，更加符合当代超级微创治疗的理念。手术入路的选择是 NOTES 技术成功的关键内容之一。目前，临床上常规开展的 NOTES 肛肠手术入路包括经直肠以及经阴道入路。我国 NOTES 专家共识指出，经直肠入路手术肠壁切口以选择腹膜反折以上（距肛门口 15～20cm 处，其与患者身高有关）右侧（前）壁为佳，防止于直肠后方切口，以免进入肠系膜内。因此，肠腔内的方向判断对精准选择切口十分重要，建议结合术中患者的体位通过观察直肠腔内液平面确定内镜在肠腔内的方向。经阴道入路具有性别局限性，不主张对未婚未育或者已婚计划再育的女性实施经阴道的 NOTES。尽管 NOTES 技术已逐渐展现出其独特的优势，但是其手术操作难度较大，需要术者具备丰富的经验和扎实的内镜操作技术，因此，需要经过专业化培训合格的医生方可常规开展 NOTES 技术。

（二）单孔腹腔镜手术

单孔腹腔镜手术（LESS）是取脐孔这一人体唯一的自然瘢痕作为手术径路，一般仅在脐部切开 2～3cm 的小切口放入各种腹腔镜手术器械，完成一般多孔腹腔镜手术或开腹手术相同的手术。LESS 在保证治疗效果的同时，以追求最小创伤、最大保持患者形态完整

为目标，具有美容、微创、快速康复的效果，故又被称为"无瘢痕手术"。

同 NOTES 相比，LESS 因其技术难度较低，在世界范围内广为推广。可能与以下原因有关：①除脐部遗留不明显的手术瘢痕外，LESS 可达到 NOTES 技术所带来的腹壁美容效果；②LESS 技术使用 5mm 腹腔镜，能够很好地解决内镜下正位图像难以控制的问题，术野光亮度和图像清晰度比软性内镜大为增强；③由于无须使用庞大、繁杂的内镜设备，LESS 节省了手术室的空间和医院的设备成本；④LESS 使用普通腹腔镜手术器械，更符合腹腔镜外科医师的操作习惯，其操作难度和手术风险较 NOTES 大大降低。

单孔腹腔镜结直肠手术是在传统腹腔镜手术基础上发展而来，通过腹部单一小切口置入多枚腹腔镜器械实施结直肠手术的一种手术方式。自从 2007 年首次应用并取得良好效果以来，作为更微创的手术，很快获得了普遍认可。Geisler 等通过对 102 例行单孔腹腔镜结直肠手术的患者的研究指出，合适的病例选择结合有经验的腹腔镜医师，即使较复杂的腹腔镜结直肠手术也可通过单孔来实施。此后单孔腹腔镜结直肠手术的报道逐渐增多，2010 年国内外均有了单孔腹腔镜在结直肠癌中应用的报道。尽管经过了十多年的发展，单孔腹腔镜结直肠癌手术尚处于起步阶段，尤其是在恶性肿瘤远期预后方面尚缺乏大样本的报道。目前关于单孔腹腔镜结直肠癌手术主要的争议在于高难度的手术操作未必能够带来明确的优势，而且远期预后尚无定论。

（三）腹腔镜手术系统的展望

回顾 30 年来腹腔镜结直肠手术的发展历史，腹腔镜结直肠手术从最初的探索起步阶段逐渐走向腾飞发展阶段，包括 NOTES、LESS 等技术已在国内多家医疗机构常规开展。预计在未来的发展过程中，随着包括中国学者在内的高质量临床研究，包括腹腔镜右半结肠癌手术根治范围的研究、保留左结肠血管和清扫第 253 组淋巴结的腹腔镜直肠癌根治术可行性研究，以及荧光腹腔镜技术的广泛应用和发展，相信在未来关于腹腔镜结直肠癌手术治疗的国际指南中一定会加入"中国声音"，腹腔镜肛肠手术也因此必将迎来空前发展规模。

随着科技不断进步，外科手术也在不断革新，从普通的 2D 腹腔镜到高清晰分辨率加上立体效果的 3D 腹腔镜，以及超高清 4K 腹腔镜，甚至更高级显示器的应用发展为腹腔镜结直肠手术带来了巨大的变革。依托 5G 远程通信技术可使传输数据速度快、时间短，可以保证远程手术操作指令精准实时传达。可以预见，未来网络化远程手术的数量和质量均会全面提升，使得很多偏远地区的患者也能得到大医院顶级专家的即时手术治疗，从而大大提高诊治效率，促进医疗成本的节约，具有良好的社会效益和经济效益。

五、机器人手术系统在肛肠外科中的应用

（一）机器人手术系统简介

不仅腹腔镜技术在迅猛发展，机器人手术系统也开始进入结直肠手术领域。目前，主要采用的是 Da Vinci（达芬奇）机器人手术系统。其在 2000 年获得美国 FDA 认可并进入医疗市场。目前我国已引入达芬奇机器人手术系统。达芬奇机器人手术系统是传统腹腔镜技术的延伸和升华，是腹腔镜外科领域的突破。达芬奇机器人手术系统以高级机器人为平台，其设计理念是通过微创的方法，实施复杂的外科手术，由外科医生操纵台、床旁机械

臂系统和成像系统三部分组成。

操纵台属操纵杆式,主刀医师可舒适地坐在台前,双手操纵控制杆,手部动作按比例传递到机械臂尖端,完成手术操作,机械手操作精准无颤抖(除颤),与开放手术具有同样拓展甚至更为清晰的视野。术中还可随时调阅机器人存储的相关手术视频,实现远程会诊,甚至远程协助手术。

床旁机械臂系统模拟人手腕,具有前、后、左、右、旋前、旋后和环转的功能,并可顺时针或逆时针旋转,又称内手腕(endowrist)。比人手更灵活,在狭窄、复杂的环境中,能起到比人手和传统腹腔镜更好的效果。

腹腔镜成像系统拥有双摄像头、双光源,可独立采集同步视频信号,经电脑处理后输出到操纵台的双目镜上形成放大的 3D 视觉,传统腹腔镜无法做到。

达芬奇机器人进行手术操作的时候也需要将机械臂穿过胸壁和腹壁等,因此,达芬奇机器人手术系统可视为一种高级的腹腔镜系统。其优势为:①手术操作更精确,与腹腔镜(二维视觉)相比,3D 高清立体图像使手术精确度大大增加,术后恢复快,愈合好。②曲线较腹腔镜短。③创伤更小,使微创手术指征更广;减少术后疼痛;缩短住院时间;减少失血量;减少术中的组织创伤和炎性反应导致的术后粘连;增加美容效果;更快投入工作。④达芬奇机器人增加视野角度;减少手部颤动,机器人内手腕比腹腔镜更为灵活,能以不同角度在靶器官周围操作;较人手小,能够在有限狭窄空间工作;使术者在轻松环境中工作,减少疲劳,集中精力,使手术更完美;减少参加手术人员。

尽管达芬奇机器人手术系统在结直肠癌手术中的优势已十分显著,但较传统腹腔镜手术仍有不足之处,体现为:①手术时间延长:众多研究显示,达芬奇机器人通过提高手术操作的精确性,减少了主刀医师的操作时间,但其需要一定的机械装配时间,为 20~30min;而在手术过程中,机器人偶然出现的机械故障也需要时间去排除。总体来说,机器人结直肠癌根治术时间长于传统腹腔镜手术。尽管目前研究认为,延长的手术时间并未造成实际不良后果,但其潜在增加的麻醉反应、气腹 CO_2 吸收与应激创伤仍不容忽视。②机械臂活动范围受限:达芬奇机器人的机械臂从同一个塔台延伸出来,每条手臂的活动范围相对较小,在大范围手术(如结肠肝曲癌根治术)中可能造成较多不便。③力反馈缺失:目前的达芬奇机器人手术系统尚无力反馈功能。术者在缺少"手感"的情况下进行操作,仅依靠视觉判断力度,增加了手术难度。同时,在体积较小的 T_1 和 T_2 期肿瘤及 ESD 与 EMR 术后基底切缘阳性者的补救手术中,由于缺少力反馈,使病灶的术中定位较为困难。④价格昂贵:达芬奇机器人手术系统价格高昂,目前主流的第 3 代机器人售价以及配套的器械和无菌耗材费用、预防性维护费用均较高。高昂的支出抵消了达芬奇机器人手术系统节约人力的优势,限制了其在国内推广应用。

(二)机器人手术系统在结直肠癌手术中的应用

达芬奇机器人手术系统应用于结直肠癌手术较早。2001 年,Weber 等即首次安全开展 1 例乙状结肠和 1 例右半结肠良性疾病的机器人手术。虽然机器人技术几乎在同一时期被引入直肠-乙状结肠癌根治术和右半结肠癌根治术,但两者的发展并不平衡。与直肠-乙状结肠癌根治术的广泛开展相比,机器人在右半结肠癌根治术中的应用较少,发展也较为缓慢。

1. 直肠癌根治术 达芬奇机器人手术系统的技术特点决定其特别适合处理狭小盆腔内的复杂血管和脏器解剖。因而，达芬奇机器人手术系统在直肠癌根治术中得到了迅速的推广。多项 Meta 分析结果均显示：相较传统腹腔镜手术，达芬奇机器人手术系统显著降低了中转开腹率，延长了手术时间；但在住院时间、术后死亡率和并发症发生率方面，传统腹腔镜与达芬奇机器人手术系统的差异无统计学意义。因此，在直肠癌根治术中，机器人的应用是安全的。而在远期预后方面，多数回顾性研究认为，机器人手术与传统腹腔镜手术对 5 年总生存率、无病生存率和复发率的影响相似，但缺乏大样本随机对照试验研究的支持。

我国机器人结直肠癌根治术的手术量在逐年增长。尤其在腹腔镜难以进行切除和吻合的盆腔手术领域，机器人手术具有明显的优势。然而，机器人进入结直肠手术领域的步伐却相对缓慢，相关报道也较少。大概存在以下重要原因：①结直肠手术过程中需要在多腹区间进行移动，而目前达芬奇机器人较难达到要求；②纤细的机械臂在手术时不能很好地夹持大肠和小肠；③目前尚无机器人能用的切割闭合器或吻合器。综合目前文献，机器人直肠癌手术主要有两种术式。其一为混合法，即联合应用机器人和传统腹腔镜技术。如采用传统腹腔镜技术游离结肠（包括降结肠和脾曲），由机器人行 TME 术。其二为全机器人法，该法根据术中移动机器人平台的次数又分为两步法、三步法，即操作完成一个腹区后移动机器人进行下一个腹区的操作。也有术者采用一步法，即手术过程中不移动机器人，而是调换机械臂的位置以适应不同腹区的操作。

第二种术式中以一步法较受推崇。手术分两阶段进行。第一阶段是处理肠系膜下血管，完成乙状结肠到脾曲的游离（右下腹单极弯剪，右上腹 Maryland 双极抓钳，左上腹 Cardiere 抓钳），该阶段最初由腹腔镜技术进行全腹探查，并将小肠祥置于右上腹，充分暴露手术野。然后开始应用机械臂解剖肠系膜下血管并保护腹下神经丛。游离降结肠及脾曲。第二阶段为盆腔操作 TME，先将右上腹和左上腹机械臂卸载，并分别重装于左上腹和左下腹（左上腹 Maryland 双极抓钳，左下腹 Cardiere 抓钳），自直肠左侧开始游离至直肠后方。辨认并保留下腹下神经丛和远侧的盆神经丛，游离至肛提肌。切开腹膜反折游离直肠前方。一旦直肠完全游离，则撤离机器人。剩余步骤仍由传统腹腔镜技术完成。在手术过程中有多个步骤需要牵引肠管，如分离结肠时向中线牵引乙状结肠、向下牵引横结肠，分离直肠前方、后方时向后、前牵引直肠，这些步骤需要助手参与。因此，设计在患者腹部打 6 个孔（4 个用于安装机械臂），以便助手双手操作，最大限度地发挥协助作用。

2. 结肠癌手术 达芬奇机器人手术系统应用于右半结肠癌根治术的研究数据相对较少。虽然机器人手术几乎同时被引入右半结肠癌和直肠癌根治术，但相比直肠癌，机器人在右半结肠癌手术中的应用发展较为缓慢，其主要原因与现有的达芬奇机器人手术系统设计存在缺陷有关。与传统腹腔镜相比，现有的达芬奇机器人手术系统所提供的机械臂活动范围较小，由于直肠癌根治术所需的手术范围不大，因而并无明显影响；但右半结肠癌根治术的解剖和淋巴结清扫范围较大，为机器人的应用带来了较多困难。随着机器人技术的深入开展，部分临床中心也尝试摸索出了适合机器人的右半结肠癌根治术式。

随着越来越多的结直肠外科医师谨慎地应用机器人技术，不断地发现其优、缺点，其适应证也正在不断变化中。机器人右半结肠切除术、结肠全或次全切除术、直肠脱垂固定术等许多良、恶性疾病的术式也纷纷开展起来，且也取得了与传统腹腔镜相似的治疗效果。有文献显示，与传统腹腔镜相比，机器人结直肠手术有着相同的肿瘤学转归和相似的肠功能恢复，只是手术时间更长。

（三）机器人手术系统的展望

机器人结直肠手术安全、可行。其在盆腔解剖、游离脾曲、保护自主神经、显露肠系膜下动脉等方面较传统腹腔镜更具优势。可以预见，在不久的将来，随着相关配套手术器械的发展和丰富，机器人结直肠手术会更受欢迎。但目前机器人结直肠手术尚离不开传统腹腔镜技术和器械的辅助。机器人手术的适应证和操作目前也尚未规范化。同时，机器人技术也有其显著的缺点，如压力和触觉的丧失。手术者只能看到机械臂钳住了组织，却无法感觉钳得有多紧。只能根据看到的 3D 图像估计钳的压力；手术中机器人位置固定后移动较烦琐。如结肠全切除或次全切除，需多次变换手术部位时难度增加；另外，机器人手术技术费用昂贵，1 个内手腕只能使用 10 次，一次手术的耗材就价值数万元，且不属医疗保险范围，这些因素也大大限制了目前机器人手术在结直肠外科领域的开展。

1. 新型机器人手术系统的开发　显微手术操作有时需要放大 20～25 倍以便清晰地发现超微解剖结构，但现有达芬奇机器人手术系统提供的放大倍率仅为 10～15 倍，尚不能满足需求。为此，下一代机器人手术系统需提供 16～25 倍的视频放大系统以及第 5 条机械臂，为手术医师提供更为清晰细致的视野和更为灵活的操作平台。另外，为弥补力反馈的缺失，下一代机器人系统中还需加入 Firefly 荧光成像技术、Vein Viewer 技术和光纤 CO_2 激光技术，有助于实现血管的可视化，鉴别神经血管束、肝胆解剖以及确认吻合口血供情况；广泛瘢痕粘连及解剖困难平面的顺利处理；精确切割、凝固目标组织，同时防止外围组织的热损伤，且不受液体干扰。

2. 单孔机器人手术技术　相较传统腹腔镜技术，机器人更适合单孔操作。传统单孔腹腔镜往往左右反手操作，为术者带来极大不便。同时，单孔显著限制了各器械的活动范围，增大了操作的难度。然而，通过机器人手术系统，上述问题都能得到有效解决：通过调整机械臂控制程序，调换操作信号，左右反手问题得以轻松解决；机械手本身的多自由度操控也弥补了单孔的空间限制。机器人单孔结直肠癌根治术安全可行，在确保手术质量的同时，可将腹部切口微创到极致，更具发展前景。

3. 机器人经肛提肌外腹会阴联合切除术（extralevator abdominoperineal excision，ELAPE）　近年来，在经腹会阴直肠切除术的基础上，ELAPE 被认为显著降低了环周切缘阳性率，进而降低直肠癌术后原位复发率，改善患者预后。而机器人技术与 ELAPE 手术的联合，则为进一步改善患者预后提供了可能。ELAPE 手术要求严格依照 TME 原则游离至盆底，并切除部分肛提肌群，这正是机器人技术的优势所在。除了 TME 部分，机器人也可以协助进行肛提肌群的切除及盆底重建，效率优于手工操作。由此可见，机器人在扩大范围的盆底手术方面同样存在优势。医学技术的发展日新月异，理念上的进步远远大于技术的进步，尽管机器人外科尚有不足之处，随着机器人技术日臻完善，应用范围也会日渐扩大，有望成为取代腹腔镜结直肠癌微创手术的新潮流。

（李航宇　唐世磊）

思　考　题

1. 讨论腹腔镜肛肠外科手术系统的优势和劣势。

2. 讨论我国腹腔镜肛肠外科的未来发展趋势。

第五节　达芬奇机器人手术系统在肛肠外科中的应用前景

一、达芬奇机器人手术系统概述

　　微创外科是外科尤其是肛肠外科发展的必然趋势。达芬奇机器人手术系统的出现是微创外科发展史上一次重大的变革。近 20 年来，达芬奇机器人手术在我国结直肠手术领域飞速发展，2018 年全国共开展 3000 多例机器人辅助结直肠癌手术。达芬奇机器人手术系统通常包括医生控制系统、床旁机械臂系统及立体成像系统三个组成部分。达芬奇机器人手术系统拥有高清 3D 图像、动作校正及抖动过滤功能的机械臂，有利于在狭小空间进行复杂、精准的操作，有效滤过手部运动带来的震颤。达芬奇机器人手术的应用与发展有利于将肛肠外科手术的精准度提升到新的高度。

二、达芬奇机器人手术系统临床疗效及应用

　　目前，达芬奇机器人辅助结直肠手术已逐渐得到认可，克服了传统腹腔镜手术许多技术上的不足。临床研究表明，达芬奇机器人手术系统结直肠手术是安全可行的，尤其是在直肠癌的低位保肛手术方面显示出潜在优越性。在直肠解剖过程中，手术视野会受到很大限制，在肥胖或骨盆狭窄的男性中尤其明显。达芬奇机器人器械灵活，有利于术者更好地游离直肠及对盆腔神经丛和骶前血管等的识别和保护。当然，达芬奇机器人手术具有一定适应证。外科医师应合理把握治疗适应证，进而获得最佳的治疗效果。与传统腹腔镜手术相类似，达芬奇机器人手术不适用于心肺功能不全而不能耐受手术或远处器官转移者，且手术过程中应严格遵循 TME 的原则，即切除足够的组织和淋巴结进行彻底清扫等。达芬奇机器人手术有以下优点。

（一）灵巧性和可视能力强

　　达芬奇机器人可克服盆腔"相对死角"，即骨盆狭窄相关的技术困难，具有独特的移动缩减功能，大大提高手术的精准性和可视性。众所周知，传统腹腔镜手术对患者术后某些功能（如排尿、排便、性功能）恢复影响较大，这主要与腹腔镜直肠切除术中盆腔清除技术要求较高有关；而机器人手术具有仪器灵巧性和可视能力增强等优点，外科医师可最大限度地减少对周围组织的损伤。

（二）降低中转开腹率

　　肿瘤与周围组织粘连致使术区暴露不充分，腹内脏器突发或误触出血而无法及时止血或术区模糊不清等均会引起中转开腹。机器人通过机械臂的精准性可减少术中出血量和降低创伤程度，同时配合三维成像系统在处理腹腔粘连时也优于传统腹腔镜，攻克腹腔镜手术器械无法到达的目标区域，一定程度上减少中转开腹的发生。Huang 等研究显示腹腔镜手术和机器人手术中转开腹率分别为 11.89%（49/412）和 5.72%（23/402）；一项国际多中心、前瞻性、随机对照研究显示机器人手术较腹腔镜手术降低中转开放的比例（8.1% vs

12.2%）。同时，研究显示随着外科医师机器人手术操作例数的增加，中转开腹率呈下降趋势。此外，研究报道达芬奇机器人辅助肛管癌手术也获得较低的中转开腹率。这些研究进一步证实机器人手术在降低中转开腹率方面优于腹腔镜手术。

（三）具有一定安全可行性

任何外科手术都是以达到肿瘤完整切除为目的，同时尽可能降低对周围组织的损伤。Tsukamoto 等研究报道 50 例行机器人手术的直肠癌患者均获得 R_0 切除。一项临床研究结果显示机器人手术治疗直肠脱垂术后功能恢复和复发率都在可接受范围内，具有较低的复发率。Han 等回顾性分析 999 例直肠癌患者的临床资料，结果显示机器人手术组与腹腔镜手术组围术期死亡率、并发症发生率比较差异无统计学意义。

（四）长期预后与腹腔镜手术相当

由于机器人用于结直肠癌手术时间较短，关于其长期肿瘤学结果的报道较少。一项多中心研究表明接受机器人 TME 患者的 3 年总生存率（overall survival，OS）为 97%，3 年无病生存率（disease free survival，DFS）为 77.6%。Park 等研究表明机器人与腹腔镜直肠癌手术的 5 年 OS 分别为 92.8% 和 93.5%，5 年 DFS 分别为 81.9% 和 78.7%，局部复发率分别为 2.3% 和 1.2%。当然，目前研究多为回顾性研究，且样本量较小，需要进行多中心前瞻性试验。

（五）改善患者术后生活质量

随着社会发展及人类生活水平提高，患者在追求治疗效果的同时也更加注重术后生活质量。腹腔镜 TME 术中盆腔自主神经损伤会影响消化系统及泌尿生殖功能恢复，直肠癌患者术后生活质量受到极大影响。Kim 等报道与腹腔镜手术组相比，机器人组患者术后 12 个月性功能优于腹腔镜组；同时机器人组保留自主神经更利于术后胃肠道及泌尿功能的恢复，缩短患者住院时间。此外，Panteleimonitis 等对 126 例行腹腔镜手术或机器人手术的患者术后泌尿生殖系统功能进行调查，结果显示对于男性患者，机器人手术可以显著提高对泌尿生殖功能的保护。

（六）缩短外科医师学习操作曲线，降低疲劳度

任何新技术都需要学习曲线，了解学习曲线是开展机器人肛肠外科专科教育十分重要的一环。达芬奇机器人作为智能时代的产物，可缩短外科医师学习操作曲线，降低疲劳度，缩短青年医师成长时间。达芬奇机器人手术系统学习曲线包括熟悉手术机器人系统的操作及掌握手术步骤两个方面。学习曲线可分为三个阶段。第一阶段：技术习得；第二阶段：技术巩固；第三阶段：技术掌握。有研究显示在进行 15～35 例机器人手术后即可完成学习曲线，而传统腹腔镜直肠癌手术的学习曲线所需的病例数为 30～70 例。然而上述研究所纳入的病例数量较少可能导致结果产生偏倚。随着达芬奇机器人手术技术的开展，新晋医师可不需要腹腔镜手术经验来学习机器人手术系统，这会大大缩短医师成长学习曲线。但如果外科医生已拥有丰富腹腔镜手术经验，可更好地识别解剖结构、游离组织，应对术中发生的紧急事件。因此，腹腔镜手术经验虽不是必需的，但会给机器人手术操作带来极大便捷。

三、达芬奇机器人手术系统面临的问题与分歧

1. 达芬奇机器人手术费用较高，研究显示机器人直肠癌手术的总费用约为腹腔镜的1.46 倍，患者自付部分约为腹腔镜的 3 倍。

2. 达芬奇机器人体积庞大且活动范围有限，机械臂的安装对接过程非常耗时，手术时间明显长于传统腹腔镜手术。当术中出现突发情况时，有时需中断手术流程。

3. 机器人手术中临床医师多依靠视觉和经验来钳夹肠管，这会丧失触觉反馈，增加肠道穿孔或受伤风险，严重时亦可能导致肿瘤播散。

4. 当前达芬奇机器人手术系统辅助结直肠癌外科研究多为单中心回顾性研究，尚缺乏为其广泛开展提供循证医学证据的大样本前瞻性随机对照研究。

四、达芬奇机器人结直肠手术的教学模式

培养外科医师达芬奇手术技术须制定合适的教学计划，包括基础知识教学、多平台模拟课程和各种不同难度、渐进难度的实践操作，同时要注重对结果的即时反馈。培训后必须对学员能力进行考核评估，对于不合格者需重新培训；医师外科实践必须要有相关机构的认证。基本模块的学习可包括了解机器人平台功能、机器人对接、不同结直肠手术 Trocar 布置，如何避免机械臂碰撞以及如何协调各个操作部件。高级模块包括手术步骤执行能力：血管分离、肠段切除、腔内吻合等。对每位学员制定一个评估量表，评价每位学员的学习效果。

五、达芬奇机器人手术系统在肛肠外科的展望

达芬奇机器人手术并不是凭空出现，他只是腹腔镜手术在朝向微创外科方向前进的进化产物。如腹腔镜手术刚出现一样，机器人手术目前也存在许多不足，需要时间来完善。达芬奇机器人技术最早用于直肠和乙状结肠癌手术，目前已较为成熟。机器人右半结肠癌手术起步稍晚，目前也已日趋成熟。

经自然腔道取标本手术（NOSES）可避免腹部辅助切口，利于术后恢复。机器人手术与 NOSES 技术结合可能不仅会确保安全性与根治效果，同时可加快术后恢复，但该结果的质量需要在临床研究领域的进一步验证。同时外科医师也应注意适应证，不能为了微创而微创，还是应以完整切除肿瘤，减少肿瘤播散，达到治愈为目的。taTME 对于中低位直肠癌，特别是骨盆狭窄、肥胖的患者有一定的适应证。机器人技术用于 taTME 尚在探索，既可以选择常规机器人系统结合单孔操作平台，也可以选择专门的柔性手术机器人。

虽然已有较多研究证实机器人手术的安全性和有效性，但我们应进一步行多中心前瞻性研究，在更大的范围和更高的层面上证实机器人手术的安全和有效，建立规范的机器人手术操作步骤，并且能够提升信度更高的长期随访结果以及肿瘤学的相关影响。为机器人技术在结直肠肿瘤手术治疗的临床应用提供有利的循证医学证据。在结直肠癌治疗效果越来越好的今天，如何提高患者的生活质量成为各个国家的学者们关心的问题，相信机器人手术系统通过本身的优势可在相关领域达到更高的水平。

（陶凯雄）

思 考 题

1. 与传统腹腔镜手术相比，达芬奇机器人手术的优点有哪些？
2. 达芬奇机器人手术禁忌证有哪些？
3. 达芬奇机器人手术围术期需要哪些准备？

第六节　加速康复外科在肛肠外科中的应用与展望

加速康复外科（enhanced recovery after surgery，ERAS）是近年来在国外兴起的一种新的外科模式，被欧美特别是欧洲的一些国家极力推广。加速康复外科也称促进术后恢复综合方案。ERAS 在肛肠外科尤其是结直肠手术中的应用是最成功的，结直肠外科的 ERAS 治疗在国外已达成共识，并将术后住院时间缩短至难以想象的 1.5 天。ERAS 不仅是简单的手术操作快捷，更是将麻醉学、疼痛控制及外科手术等多方面的新技术与新护理方法结合，通过一系列围术期综合措施的干预，降低手术后应激反应和术后并发症的发生率，从而达到快速康复的目的。ERAS 主要包括以下几项：简单的肠道准备、不常规行机械灌肠、多硬膜外麻醉、加强术后镇痛、多腹腔镜手术、早期移除胃管及引流管和术后早期活动等。ERAS 需要多学科协作，不仅需要外科医生、麻醉师和护士的共同努力，同样也需要患者及家属的配合和积极参与。

一、加速康复外科的发展

加速康复外科的理念由丹麦 Kehlet 教授于 20 世纪 90 年代末率先提出，是指采用有循证医学证据的一系列围术期优化措施而减轻患者围术期的手术应激，减少并发症，从而实现快速康复。随后，苏格兰、荷兰、瑞典、挪威、丹麦等欧洲 5 国率先成立了 ERAS 合作组并提出 ERAS 方案，此后欧美多个国家开展了大量关于 ERAS 的研究，并证明了其有效性和安全性。ERAS 开始应用于心脏外科手术中，随着 ERAS 理论的完善，逐步应用到普外科、泌尿外科等其他外科领域。

ERAS 在国内起步较晚，最早的报道见于 2006 年四川大学华西医院胃肠外科。近几年随着对于 ERAS 理解的加深和临床实践的增多，ERAS 在各学科逐步开展起来。有不少文章报道 ERAS 能显著降低术后患者的疲劳、疼痛、并发症的发生率，缩短胃肠功能恢复时间、住院时间。但是关于 ERAS 的文献中，大部分都是围绕结直肠手术的文献，关于其他疾病的文献报道较少。这可能与 ERAS 的研究主要是围绕结直肠手术开展及 ERAS 的要点在结直肠手术中最适用等因素有关。

二、加速康复在肛肠外科中的应用

加速康复是肛肠外科医生和患者的共同目标，早在 ERAS 理念提出之前，肠镜、腹腔镜、经肛门切除等微创技术的应用极大地促进了肛肠外科患者在术后的康复。ERAS 概念提出之后，肛肠外科医生将 ERAS 的理念应用于相关手术之中，显著提高了患者术后康复速度，显著缩短住院时间、减少并发症的发病率，使得肛肠外科的诊疗模式发生了革命性的变革。Nygren 和 Kehlet 等报道了 451 例择期结直肠切除术病例，333 例传统外科组患者平均住院时间 8 天，而 ERAS 组 118 例患者的平均住院时间仅为 2 天。尽管如此，ERAS 在欧美仍未被普遍接受，即便是在结直肠手术中，ERAS 的实施方案及观察指标仍存在差异和不规范性，应用 ERAS 的医疗机构和医师也是有限的。一项关于澳大利亚和德国结直肠外科中心的调查发现，高达 98% 和 93% 的外科医生仍在使用机械性肠道准备，80% 的外科医生仍在常规留置引流管，仅有 75% 的医生愿意采用硬膜外麻醉。国内也是如此，仅有少数几家大医院真正开展了 ERAS 的研究，且相关报道中结直肠手术占大部分。目前，我国大部分医生仍不甚了解和接受 ERAS，分析原因有：①ERAS 理念的提出至今不过 10 余年，对 ERAS 的研究仍有不足，尚不能支撑其作为围术期常规措施，况且现有的大部分随机对照试验研究和 Meta 分析大都是基于美国和欧洲的患者，基于中国患者的大样本研究较少；②ERAS 是一个典型的多学科协作（MDT）模式，需要多学科团队合作，外科医师、麻醉医师和专业护士缺一不可，不仅如此，ERAS 还需要患者及家属的参与和积极配合，对患者依从性要求较高；③术前不常规行肠道准备、术后不常规留置引流管及鼻胃管、术后早期进食等多项 ERAS 措施颠覆了传统外科的观念，甚至违背了传统外科的习惯，面对当前紧张的医患关系，外科医师不敢轻易打破常规；④ERAS 是一系列围术期的综合措施，而非具有表演性和观赏性的新技术，因此一些外科医师认为技术含量不高，不热衷于 ERAS。上述诸多因素给 ERAS 的实践带来了巨大的困难，因此，ERAS 在国内尚未得到广泛应用。

三、加速康复外科的重要组成内容

ERAS 是通过优化围术期诸多措施，从而缓解应激反应、减少术后并发症、缩短住院时间等，从而达到加速康复。相比传统外科治疗而言，ERAS 能够更好地得到细胞介导的免疫功能储备。ERAS 的每一项措施均经过大量的实验及临床应用，已证明是安全可行的。Wind 等于 2006 年提出了快速康复结肠外科（fast-track colon surgery）的要点：①术前告知患者及家属手术计划，以寻求患者及家属的理解与配合；②术前给予患者适当的营养支持，但应避免长时间应用；③给患者选用合理的麻醉方法，如胸段硬膜外麻醉；④采用微创手术技术；⑤不常规留置鼻胃管及引流管；⑥术前应用非阿片类镇静止痛剂；⑦应用胸段硬膜外置管持续镇痛；⑧术后早期应用促肠蠕动剂、缓泻剂；⑨术后早期经口进食；⑩术后早期下床活动。此方案成为当前 ERAS 的基本要点，并逐步扩展到其他外科领域。ERAS 主要包括术前、术中及术后的干预措施。

（一）加速康复外科手术前的干预措施

1. 术前教育　患者在得知患病后会产生恐惧、紧张和焦虑等负面情绪。在治疗过程中，这种负面情绪会影响患者术后的康复。而 ERAS 非常重视患者的心理支持，自患者入院起就需采用一系列规范有效的措施来消除患者的恐惧和焦虑。并向患者及家属告知疾病的发生、发展、预后等情况，使患者正确认识自身疾病，从而消除恐惧及紧张，使负面情绪导致的不良应激反应降至最低，加之 ERAS 的围术期处理与传统外科的方法有很大的不同，如术前不常规行肠道准备及留置鼻胃管、术前 2h 饮用碳水化合物，术后早期进食及出院等。因此，入院后应针对患者不同的心理状态及病情，向患者及家属告知 ERAS 的围术期计划，缓解患者的恐惧、紧张等负面情绪，让患者及家属做好身体及精神上的准备，以便其主动配合，促进术后快速康复。如果没有术前教育，患者及家属可能通过其他患者的就诊经验，片面甚至错误地了解情况，对治疗方案产生怀疑，不愿积极配合，影响术后加速康复。

2. 肠道准备 按传统的观点，肛肠外科手术前应常规行肠道准备，包括术前长时间禁食、口服抗生素和泻药、机械性灌肠等。其目的是降低术后腹腔内感染和吻合口瘘等并发症的发病率。然而，上述肠道准备不仅能引起患者腹胀、恶心呕吐、电解质失衡等不良反应，而且机械性灌肠还能破坏结直肠黏膜。近年来研究表明，术前肠道准备不但不能降低感染、吻合口瘘、切口感染等并发症的发病率，反而会引起术前脱水、肠管水肿、术后肠麻痹等不良反应，从而延缓术后恢复。因此，ERAS 主张不常规行术前肠道准备，只要肠内容物不影响手术操作即可。肠道准备，尤其是机械性灌肠仅适用于肠梗阻或术中行结肠镜检查的患者。

3. 术前禁食水 传统观念认为，为了避免麻醉和术中的误吸，需术前禁食 12h，禁水 4h。但长时间的禁食水易引起明显的口渴、饥饿和焦虑，从而易导致术后胰岛素抵抗。Kaska 等研究证实，传统长时间禁食水无循证医学证据，胃在 2h 内就能将胃内液体排空，因此术前 2~3h 进食水并不增加反流和误吸的风险。多国的麻醉学协会也推荐麻醉前 6h 禁食固体饮食，2h 禁水。并且，为了减轻胰岛素抵抗，并缓解饥渴、烦躁等不适感，ERAS 建议术前 2h 饮用碳水化合物。

（二）加速康复外科手术中的干预措施

1. 麻醉 术中保持最合适的麻醉深度而术后快速清醒是 ERAS 的最佳麻醉方式，因此麻醉时应多使用起效快、作用时间短的麻醉药物，使患者在麻醉后能快速清醒，利于术后早期活动。硬膜外麻醉现已成为肛肠外科手术的最佳麻醉方法。硬膜外麻醉不仅能减少机体的应激反应及心脑肺等脏器的损伤，而且能避免气管插管导致的损伤。Marret 等研究报道，在结直肠手术中，硬膜外麻醉虽不能缩短住院时间，却能持续缓解疼痛、减少深静脉血栓及心脑血管意外的发生率。对于肛肠外科手术患者来说，硬膜外阻滞位置应选择胸段，一般在肾上腺神经支配的节段水平以上，即第 8 胸椎以上节段，这样既可以显著减少儿茶酚胺和皮质醇的释放，又可以降低术后胰岛素抵抗的程度。相对于腰段阻滞，胸段硬膜外阻滞能有效地减少心肌工作量和耗氧量，而且更有利于胃肠功能的恢复。并且，胸段硬膜外麻醉对交感神经的阻滞能减少术后应激反应，改善预后。因此，在 ERAS 中应多采用硬膜外麻醉，一方面可减少麻醉药物的使用剂量，同时抑制应激反应，另一方面可减少手术相关并发症。

2. 术中保温 传统外科理念中该问题一直未引起足够的重视。手术室的温度经常较低，由于暴露于手术室低温环境和麻醉导致的体温调节功能障碍，大多数患者易出现低体温，即体温低于 36.0℃。相对于开腹手术，腹腔镜手术切口较小，因此通常认为腹腔镜手术出现低体温的发生率较低。但是 Stewart 等研究表明，在腹部手术中，腹腔镜手术与开腹手术的低体温发生率相似。术中长时间低体温可导致患者内稳态失衡和生理指标的紊乱。有研究表明，持续性术中低体温可抑制血小板功能，损害凝血功能，从而导致低温、凝血障碍和代谢性酸中毒三联征。Sessler 等的研究也表明，术中保温能降低切口感染的发病率、减少术中失血、降低围术期心血管并发症的发病率，并减轻患者术后的不适感。因此，在手术过程中提高手术室室温、加盖棉被、术中温盐水冲洗腹腔等，防止术中低体温的措施是有必要的。

3. 微创手术 内镜手术、腔镜手术等微创手术是 ERAS 的一个核心环节。微创手术不仅仅是小切口手术，它还能通过最轻的应激反应和炎性反应、最小的瘢痕愈合来获得最佳的治疗效果。微创手术既能减少疼痛、切口并发症和麻痹性肠梗阻的发生，又能促进术后心、肺、肾等器官的功能恢复。手术创伤可引起创伤组织释放炎症因子，从而抑制胃肠蠕动。不仅如此，手术创伤还能使交感神经兴奋，导致儿茶酚胺和胰高血糖素的分泌增加，从而抑制胰岛素受体及胰岛素的分泌，导致机体出现胰岛素抵抗，并使术后血糖升高，而术后高血糖是被大家所公认的导致术后并发症的危险因素。因此，在不影响手术质量的基础上，应尽量缩小手术切口或采用腹腔镜手术，以减轻术后切口的疼痛，减少术后应激反应，促进患者术后的恢复。

4. 引流管 传统外科理念要求留置引流管，主要有两个原因，一是引流管能引流出腹腔内腹水、血液等，防止继发感染；二是能有助于早期发现腹腔内出血、吻合口瘘等术后严重并发症。但是引流管能明显影响患者术后的活动，并且增加患者康复的心理障碍。因此，各类 ERAS 的文献中均不提倡使用引流管。若因创面大或术中有污染等情况，必须留置引流管时，应当于引流管引流量<200ml/d 时或术后早期（术后第 2 日）拔除引流管。现有不少研究也证实引流管并不能减少吻合口瘘及其他并发症的发病率，反而增加了切口感染的概率，并影响术后患者的活动，延长了住院时间。

5. 胃管及导尿管 对于经腹的肛肠外科手术来说，留置胃管是常规操作，其目的是减轻胃肠道内压力、降低吻合口瘘的风险，促进胃肠功能恢复。然而 Nelson 等的研究表明常规留置胃管并未降低吻合口瘘的发病率，也未能促进胃肠功能恢复，反而增加了肺部并发症的发病率。同时也表明不常规留置胃管能减少住院时间、减轻恶心呕吐等不适症状，从而提高患者术后的舒适度。因此，ERAS 主张不需要常规留置鼻胃管引流。

尿潴留是肛肠外科术后最常见的并发症，尤其是中、低位直肠手术患者，其主要原因有：①机械或局部疼痛对肛管的刺激可激活肾上腺素能系统。②全直肠系膜切除或淋巴结清扫时短暂或永久性损伤盆腔自主神经。③术后膀胱移位：直肠切除术后，特别是 Miles 手术后膀胱后方与骶前留有很大的空腔，膀胱和前列腺后方缺乏支持，而尿道膜部固定在尿生殖膈上，膀胱可在此平面向后移位，使尿道球部与前列腺部的成角加大，引起排尿困难，这是直肠术后排尿困难的重要原因之一。女性患者由于存在阴道及子宫的支持，膀胱移位不是很明显，因此尿潴留的发生率也较低。④术后盆腔水肿和炎症反应等围术期改变。⑤术后膀胱膨胀或麻醉性镇痛药物对排尿功能的影响。因此术后需常规留置尿管 4～7 天，但是留置尿管既增加患者的疼痛，又可导致尿路感染、膀胱结石、尿道狭窄、尿道膀胱损伤等并发症。Nicole 等表明，留置尿管并发尿路感染是最常见的医疗设备导致的院内感染之一。因此，术后应尽快拔除导尿管。早期拔除尿管不仅能降低泌尿系感染的风险，而且能提高患者的舒适度，利于患者术后早期活动，降低其他术后并发症的发病率。

6. 补液方案 全麻时应用肌松药或硬膜外麻醉均可引起外周容量血管扩张导致低血压，传统处理方法是在手术当日为患者输入 3.5～5.0L 液体，术后输入约 2L/d，但此方法易导致围术期体重增加 3～6kg。不仅如此，过量补液还会导致胃肠道黏膜水肿、失去张力，从而增加吻合口瘘的风险。因此，合理的处理方法应是使用血管收缩药物，而非大量输液。Brandstrup 等研究报道，减少液体输入量既能减轻心肺负担，减少肺水肿、吻合口瘘等术后并发症的发生，又能缩短住院日。Nisanevich 等做了一项研究，他们将 152 例腹部手术后患者分为正常补液组和限制性补液组。其中正常补液组在术前补充 10ml/kg 的乳酸林格液，术中以 12ml/（kg·h）补充 4h。限制性补液组以 4ml/（kg·h）补充乳酸林格液。结果发现限制性补液能明显降低术后并发症的发病率，且排气排便时间均早于正常补液组。因此，在维持生命体征平稳的前提下，应限制术中、术后患者的液体输入量。

（三）加速康复外科手术后的干预措施

1. 术后疼痛 疼痛是肛肠外科患者术后最常见的症状之一。术后疼痛不仅能导致强烈的不适感，而且会影响消化系统、心血管系统、呼吸系统、内分泌系统等。①疼痛对消化系统的影响：术后疼痛引起机体自主神经功能紊乱，且产生大量致痛及抑制因子，从而引起恶心呕吐、腹痛腹胀及消化道功能恢复延迟等；②疼痛对心血管系统的影响：术后疼痛会引起机体交感神经功能紊乱，从而产生大量儿茶酚胺，进而引起一系列交感神经系统症状，如心率增快、血压升高、心肌耗氧量增大等；③疼痛对呼吸系统的影响：术后疼痛通过自主神经系统影响机体呼吸功能，导致呼吸紊乱、酸中毒等；④疼痛对其他系统的影响：术后疼痛可引起交感神经和副交感神经功能紊乱，从而导致机体免疫功能抑制及尿潴留等。术后疼痛可分为两个阶段，第一个阶段由手术创伤引起，第二个阶段由应激反应、炎性反应释放的化学物质引起。术后疼痛能促进机体对手术的应激反应和器官功能紊乱，限制术后早期活动，从而延缓术后恢复。因此，术后镇痛非常重要，临床上常用的镇痛方法有间断使用非甾体抗炎药或阿片类药物。但是非甾体抗炎药镇痛效果较差，不能完全缓解重度疼痛，阿片类药物虽能完全缓解重度疼痛，但可引起呼吸抑制、恶心呕吐、尿潴留、肠梗阻等并发症。近年来术后持续硬膜外阻滞备受推崇，并且可以维持使用至术后 2~3 天，不仅可以缓解疼痛，还可以降低手术引起的应激反应。硬膜外置管持续镇痛对减轻术后早期活动引起的疼痛作用非常明显，并且可以降低心血管、胃肠道及泌尿系统的并发症。

2. 早期活动 ERAS 强调术后早期下床活动。但是对于术后活动可能引起的疼痛、出血、心率增快、血压增高等的恐惧，加之传统外科理念不强调术后早期下床活动，因此，一般来说患者在术后卧床 3 天左右才开始下床活动。长期卧床会增加胰岛素抵抗、使肌肉流失、降低肌肉强度、损伤肺功能、增加静脉血栓形成风险。因此，术后应鼓励患者早期活动，并与患者家属充分沟通，使家属协助患者早期下床活动。早期下床活动既可以促进肠道功能的恢复，又可以降低肺炎及血栓等的发病率，防止肌肉萎缩，利于患者术后的康复。切口疼痛方面，可以在停止硬膜外麻醉前开始使用非甾体抗炎药，直至出院时或出院后。非甾体抗炎药不仅能取代大剂量使用阿片类镇痛药带来的成瘾性等一系列问题，而且还能减轻术后炎症反应。

3. 早期进食 传统观念认为早期进食会增加术后腹胀和吻合口瘘的风险。但是有研究表明早期进食是有益的，不仅不会增加吻合口瘘的发生率，反而可降低术后感染的发病率，缩短住院时间。小肠在术后 12~24h 就能恢复蠕动，结肠需要 3~5 天才能恢复蠕动。因此，不应以肠鸣音的恢复作为经口进食的标志，而是在术后 6h 开始少量进水，术后 1 天开始进少量流食，术后 3 天争取进全流食，停止静脉输液。应根据患者自身情况和胃肠耐受情况，遵循少量多餐，逐渐增量的原则。术后早期根据患者自主需要及耐受情况自行调节饮水及进食量，有助于发挥自主神经的功能调节作用。早期经口进食不仅不会增加患者的不适感，反而能促进术后患者胃肠功能的恢复。

（四）出院标准及随访计划

ERAS 的最终目的是缩短住院时间，但是 ERAS 的临床意义不仅仅是缩短住院时间，ERAS 是以减少术后并发症、提高器官功能和降低再次入院率等为前提的。因此，应仔细和详尽地制定出院标准。ERAS 的出院标准有以下几项：①体温、脉搏、血压等生命体征平稳；②意识清楚；③无术后并发症；④能自行下床行走；⑤可进食固体食物；⑥通畅的肛门排气；⑦能自解小便；⑧口服止痛药物控制疼痛良好（NRS<4）；⑨患者自觉状态良好，且愿意并希望回家。为了患者能够顺利出院，并减少出院后焦虑、并发症及再次入院的可能性，医生应在患者出院前详细交代出院后的注意事项，包括鼓励经口进食及下地活动、出院后预计完全恢复所需时间、其间可能出现的问题及应对方法和出院后的随访计划等。通过 ERAS 的各项措施，大多数患者都能在术后 3 天左右达到出院标准，明显缩短术后住院时间，加快床位周转，提高卫生资源的利用率。对患者来说，ERAS 能提高生活质量，并减少住院费用，减轻经济负担。然而，切口感染、吻合口瘘等并发症多在术后 7~9 天才会出现。不仅如此，术后患者都有不同程度的不适感，故在出院后仍应继续完善相应治疗。定期随访也是必不可少的，一般随访计划为出院后 24h 内进行电话随访，术后一周行门诊随访，并探讨病理结果及下一步治疗方案。以后每周一次电话随访，直到术后 30 天。

四、加速康复外科尚存在的问题

大部分 ERAS 患者在术后 3 天左右即可出院。但是切口感染、吻合口瘘等术后并发症都在术后 7~9 天才会出现。患者在出院后出现上述并发症需再次就诊，甚至需再次入院。因此，医院需简化再次入院手续，避免延误患者病情的诊断及治疗。出院时患者虽能达到出院标准，但是应继续完善相应护理及治疗，这就对社区医院的医疗水准和服务水平提出了更高的要求。有研究报道，ERAS 组总体并发症发病率显著低于常规组，尤其是心肺并发症。不仅如此，ERAS 组患者术后排便时间和术后出院时间均早于常规组。但是再次住院率方面两组差异无统计学意义。

ERAS 是一系列围术期的优化措施，是由外科医师、麻醉师及护理人员等组成的一个典型的 MDT 模式。MDT 模式一般是指两个以上相关学科的专家，针对某一器官或系统疾病，通过定期、定时的会议，提出诊疗意见的临床治疗模式。在国外的大型医院，MDT 已成为治疗疾病的重要模式。但是，目前在国内 MDT 的具体构成、运作管理、协作模式及诊治流程等问题仍处于探索阶段。有报道指出，在缺乏 MDT 模式的医院，患者的康复程序会受到一些非医疗因素的不利影响。

五、加速康复外科的展望

因 ERAS 对病理生理变化有更好的理解，已经得到了广泛的认可。ERAS 已在许多手术中成功应用，大多数研究中肯定了其效果，如减少术后并发症、缩短住院日等。其中最为成功的是结直肠手术。结直肠手术中，ERAS 无论应用于腔镜还是开腹，其临床疗效均较好。一项研究表明，对于行部分肠切除术的结肠癌患者来说，最佳的治疗方式是联合应用腹腔镜手术和 ERAS 的围术期管理模式。ERAS 和腔镜手术的联合能减少围术期创伤，从而减少术后炎症因子的释放和免疫功能障碍，加快术后恢复。

ERAS 正处于完善和发展中，一些新措施如单孔腹腔镜手术或经自然腔道内镜手术等手术方式也可能整合到 ERAS 中。临床上全部应用 ERAS 的各项措施十分困难，虽然还没有研究证明单一 ERAS 因素的有效性，但应用部分 ERAS 措施的有效性已被证实。因此，根据不同患者及病种，选择性应用部分 ERAS 措施，制定个体化的 ERAS 方案，尤其是针对高龄患者的安全、经济和有效的围术期 ERAS 方案，这可能是当前更易被患者或外科医师所接受的方案，且将会是今后 ERAS 的重要发展方向之一。ERAS 的实现不仅仅是外科医师的职责，而且是需要外科医师、麻醉医师、护理人员等完整团队的共同努力，才能真正实现加速康复。ERAS 受多种因素的影响，虽然每种疾病的病理生理变化不同，但是减少围术期应激反应的目标是一致的。因此，随着对 ERAS 研究的不断完善和临床实践的持续积累，ERAS 的应用会越来越广泛，其原则和方法将进一步应用于外科的各个领域。

（张　宏　刘彦伯）

思 考 题

1. 简述加速康复外科在肛肠外科应用中的基本要点。
2. 加速康复外科手术后的干预措施主要有哪些？
3. 加速康复外科的出院标准主要有哪些？

第七节　营养支持在肛肠外科中的应用现状与展望

营养支持（nutrition support）是指在饮食摄入不足或不能摄入的情况下，通过肠内或肠外途径补充或提供维持人体必需的营养素。充分的营养是外科患者顺利恢复的关键因素。营养支持的内容均由大分子营养素组成，与普通的食物有根本的区别。肛肠外科的患者因肠道手术导致肠功能尚未恢复或是需要暂时控制饮食以保护肠道吻合口等情况，常较其他患者更加需要营养支持治疗。营养支持治疗可根据患者不同的营养状况，进行必要的营养补充。目的：①可以明显改善手术前患者的营养状态，提高手术耐受力和效果；②在术后需饮食控制的时间内提供较全面的营养支持；③减少患者术后并发症的发生；④提高重症患者的救治成功率。现代营养支持已不再是单纯供给营养的疗法，而是治疗疾病的措施之一，有时甚至是重要的措施。

患者需要的营养可分为三大类：①供应能量的物质，主要为碳水化合物和脂肪；②蛋白质，这是构成身体的主要成分，是生命的物质基础；③身体各部位的各种元素，如各种电解质、微量元素以及各种维生素。在肛肠外科患者常见的手术等各种创伤和感染因素的作用下，细胞外液有钠和水的潴留，而钾和磷排出增加，在蛋白质分解的同时，脂肪氧化增加，静脉输入脂肪可发现脂肪清除率加快，机体加速利用脂肪；由于创伤和感染后血液中会出现一系列激素水平的增高，如皮质激素、肾上腺素和垂体后叶素等，可导致血糖的增高，即胰岛素抵抗，从而降低对糖的利用；在积极补充亮氨酸、异亮氨酸、缬氨酸、赖氨酸、苏氨酸、蛋氨酸、苯丙氨酸和色氨酸等 8 种人体内不能合成的必需氨基酸的同时，还必须同时补充谷氨酰胺等条件必需氨基酸和诸如组氨酸、脯氨酸等所谓的非必需氨基酸。

一、营养支持的应用原则

目前,临床营养包括肠外营养(parenteral nutrition,PN)和肠内营养(enteral nutrition,EN)。PN 系指通过静脉途径给予患者每日所需的全部营养素,是营养治疗的一种方法。该方法不但能够提供足够的热量、氨基酸和各种必需的营养物质,防止或减少体内蛋白质的消耗,促进康复,还可使机体得到正常的生长发育,正氮平衡,伤口愈合和体重增加。EN 制剂则经肠道吸收入肝,在肝内合成机体所需的各种成分,整个过程符合生理,也无明显的并发症。凡对不能或不愿经口进食,而胃肠功能良好者,可将喂饲管自鼻腔入胃内、肠内或经胃造口、高位空肠造口进行管饲。营养支持绝非急诊处理措施,应该在患者生命体征稳定后按适应证指南和使用规范进行。且已有多个随机对照试验和系统评价的结果显示,对于大多数不存在营养不良风险的患者,围术期接受单纯的糖电解质溶液比较合适。在围术期给予这类患者 PN 可能会导致感染和代谢并发症的增加,增加不必要的医疗费用。

虽然 PN 在疾病的治疗过程中发挥着重要作用,但是随着基础实验和临床研究的不断深入及循证医学系统评价的影响,EN 在临床营养中的优点越来越明显。只要肠道有功能,EN 就优于 PN。与 PN 相比,EN 有助于肠屏障结构和功能的维持,有助于减少肝功能损害和感染及有关并发症的发生,能直接提供谷氨酰胺等条件必需营养素,从而可能会减少肠道细菌和毒素移位的发生,提高临床疗效,缩短住院时间,并降低营养药品的费用。

二、PN 的适应证和禁忌证

(一)适应证

(1)各种肛管及结直肠手术围术期。

(2)胃肠道皮肤瘘以及短肠综合征所导致的肠道实际吸收面积不足。

(3)各种病因导致的高代谢状态,如严重的感染、高热等。

(4)急性肠道炎症性疾病,如克罗恩病和广泛溃疡性结肠炎等。

(5)在接受大面积放疗和大剂量化疗时的肠道肿瘤患者。

(6)轻度肝、肾功能障碍的患者。

(二)禁忌证

休克、重度脓毒血症、重度肺衰竭、重度肝衰竭、重度肾衰竭等患者不宜应用或慎用。

三、EN 的适应证和禁忌证

(一)适应证

(1)经口摄食不足,如癌症及化疗、放疗,心源性恶病质者。

(2)因克罗恩病、肠系膜血管栓塞、肠扭转等各种情况切除较多的小肠而引起短肠综合征者。

(3)胃肠道瘘患者。

(4)炎性肠病患者。

（5）结肠手术与诊断的准备及术前、术后的营养补充。

（6）憩室炎、胆盐腹泻、吸收不良综合征及顽固性腹泻。

（7）肝、肾衰竭，此时应采用特殊用途的营养支持。

（8）先天性氨基酸代谢缺陷病。

（二）禁忌证

（1）严重的麻痹性肠梗阻、顽固性呕吐、腹膜炎或者急性腹泻。

（2）严重的吸收不良综合征及严重营养不良患者，在给予 EN 之前应先给予一段时间的 PN，以改善其小肠酶的活力及黏膜细胞的状态。

（3）重度的糖尿病及接受高剂量类固醇治疗的患者，都不能耐受一般 EN 的肠负荷，可选专用制剂。

四、营养支持的并发症

（一）PN 的并发症

PN 的并发症可以分为三类：技术性、代谢性和感染性。对 PN 并发症的及时预防和处理，将直接关系到 PN 的疗效。

1. 技术性并发症　各种技术性并发症均与中心静脉置管有关。其中多数发生在插管过程中，也有因导管护理不当引起者。常见有：

（1）气胸、血胸、液气胸：气胸多于置管时患者体位不恰当、穿刺方向不对，以致刺破组织而发生。如果导管穿破静脉及胸膜，血液可流入胸腔，或营养液输入胸腔引起血胸或液胸。所以，术者应熟悉深静脉及其周围组织的解剖，掌握准确的穿刺技术，正确安置患者的体位，才能避免上述并发症的发生。

（2）空气栓塞：在患者胸腔呈明显负压情况下（中直立体位、深吸气时），作穿刺置管、更换输液系统或连接管脱离，空气可逸入静脉。一旦发生后果非常严重，如经 14 号针头进入腔内的空气量，1s 内可达 100ml，能直接致死。故置管时须注意患者体位，并嘱患者平静呼吸。导管护理时要防止接头脱开。

（3）静脉血栓形成：该并发症多与导管质量及疾病有关。表现为颈根部肿胀或手臂增粗、静脉压升高、颈静脉充盈等。发生后应尽快拔除导管，必要时用肝素、链激酶治疗。

2. 代谢性并发症　与代谢有关的并发症有高渗性非酮性昏迷、高血糖或低血糖、电解质紊乱以及微量元素缺乏。其中最严重的是高渗性非酮性昏迷，主要由于在单位时间内输入大量高浓度葡萄糖，而内生胰岛素一时不能相应增加，此时糖代谢的平衡难以调节；同时，血液内高浓度的葡萄糖可引起渗透性利尿，造成失水、电解质紊乱和中枢神经功能失调，患者出现昏迷，但尿内无酮体。预防方法一般可先用低浓度葡萄糖溶液，逐日增加浓度，使机体能够逐渐适应，以致分泌足够的胰岛素。也可在营养液中加入适量的胰岛素，防止血糖过度升高，促进机体对葡萄糖的利用。一旦发生高渗性非酮性昏迷，应立即停输含有高渗葡萄糖的营养液，高渗的葡萄糖在混合液中被稀释，葡萄糖呈缓慢输入，机体基本能充分调节和利用，使该类并发症极少发生。

3. 感染性并发症　导管性脓毒血症是 PN 的最常见、最严重的并发症。原因有：①置管时没有遵循严格的无菌技术；②营养液是细菌繁殖的良好培养液，一旦导管护理不当，极易成为感染源；③导管成为血管内异物；④营养液配制过程或输注过程受细菌污染；⑤患者本身存在感染灶。在 PN 治疗过程中如出现不明原因的寒战、高热，则应认为已经存在导管性感染，应立即拔除导管，同时做血培养和导管头端培养。大多数患者在拔管后体温很快恢复正常，不需使用抗生素。若导管和血培养为细菌阳性，则为导管性脓毒血症，需立即抗生素治疗。

（二）EN 的并发症

EN 很少发生严重并发症，运用得当比较安全。常见的并发症有：

1. 鼻胃管移位和胃内容物潴留所致的误吸　常见于年老体弱、昏迷或胃潴留患者，当通过鼻胃管输入营养液时，可因呃逆后误吸，继而导致吸入性肺炎，这是较严重的并发症。

2. 腹胀和腹泻　与渗透压较高、输入速度过快及溶液浓度过高有关。其中输入速度过快是引起症状的主要原因。

五、营养支持的管理与监测

为了达到治疗目标，营养支持需要有一定的管理和监测。

（一）PN 的管理及临床监测

患者的 PN 内容应取决于科学的调查研究，而不是依赖于医院内不同医生各自的临床经验。输液管道必须保持高度无菌，单腔导管不可用作其他用途。置管后，医师应及时调整营养配方；护士则应完成从观察生命体征到运转输液系统的多方面工作，比如检查输液的速度，与患者及家属沟通以消除他们对 PN 的心理顾虑等。药剂师在 PN 管理中的作用也很重要，可以为医师提供相关的药物配伍禁忌、溶解度情况以及混合各种制剂的指导，以便通过 PN 来纠正各种代谢紊乱，又可减少不必要的周围静脉输液。

在管理的同时，需要对 PN 进行严密的监测，具体的监测指标如下：

1. 中心静脉插管后监测　中心静脉插管可通过上、下腔静脉分支的多种进路插入，但导管的尖端均应位于上、下腔静脉的根部。插管时发生异常情况的可能性与术者的操作经验有密切的关系。近年来，经外周静脉穿刺的中心静脉导管（peripherally inserted centralvenous catheter，PICC）的临床应用使得中心静脉插管更为安全、方便，值得推广应用。插管后应摄胸片以了解导管的位置。如为不透 X 线的导管，则可直接摄片；如为普通硅胶管，需注入 3ml 对比剂后摄片。

2. 对导管有关的感染的监护　除了穿刺点要用 PVP-碘每天 2 次灭菌外，还应严格避免微生物进入导管。可以应用 0.22μm 的滤器，有条件时可定期进行滤膜的微生物培养。营养液应用前后也可做定期的微生物培养检查。

3. 输液系统的监护　如监护进空气的除尘滤器、泵的选择、滤器的使用及各个连接点的可靠性检查等，以免各种事故的发生。

4. 体液平衡的监测　主要是水、电解质、氮平衡的监测。

5. 营养监测的基本项目

（1）中心静脉插管后检查有无并发症，应摄 X 线片。

（2）插管导管部位的皮肤应每天更换敷料，并用 PVP-碘作局部处理。

（3）准确的输液速度，最好用输液泵。

（4）每 3～7 天测一次体重。

（5）测上臂中点的周径及皮褶厚度，每 2 周 1 次。做血常规检查，每周 1 次。

（6）测体温、脉搏，每天 4 次；测血压，每日 1 次。

（7）记 24h 尿量及总出入量。

（8）病房的主治医师、住院医师及护士至少每天讨论病情 1 次。

（9）使用临床观察表格，逐日填写。

6. 实验室监测　一般包含氮平衡、血浆蛋白、血糖及电解质等项目，每天分析尿中的 K^+、Na^+ 和尿素氮的排出量。

（二）EN 的管理

一般分散于各个病房进行管理。多数医师和护士都能自行完成 PN 管的置入。特殊情况下，可以要求在专业护士或经验丰富的医生协助下进行内镜引导下的胃内、肠内导管的安置。

（林建江）

思 考 题

1. 肛肠外科患者的营养支持有什么特点？

2. 肠内营养支持的并发症有哪些？

第八节　肠道菌群与肛肠疾病的相关性研究进展与思考

一、肠道菌群总述

人类胃肠道聚集了 100 万亿以上的微生物，包括细菌、病毒、真菌等，这些统称为肠道菌群，其中细菌中 95% 为双歧杆菌和乳酸菌，其在结肠中的密度最大，有 $10^{11}\sim10^{12}$ 个/ml。在健康人体的胃肠道细菌中，拟杆菌门和厚壁菌门占比大于 90%，包括拟杆菌属、普氏菌属、卟啉单胞菌属、梭状芽孢杆菌、柔嫩梭菌属、真杆菌属、瘤胃球菌属和乳杆菌属等。其他丰度较少的门类有放线菌门（产气柯林斯菌属）、变形菌门（肠杆菌科细菌、幽门螺杆菌、华德萨特菌）、疣微菌门和产甲烷古菌等。细菌依据其需氧程度不同可分为厌氧菌、兼性厌氧菌和需氧菌，这些菌群包括常住菌和过路菌。肠道菌群以厌氧菌居多。除上述分类方法外还可按细菌对人体的作用将其分为有益菌、有害菌和中性菌 3 大类。当人体肠道中有益菌比例下降而有害菌数量上升时，再加之人体免疫力下降，极易导致多种疾病发生。肠道菌群与人体之间的关系错综复杂，贯穿于人体各种生理活动和病理过程，已成为人体不可或缺的一部分。

在机体发育生长过程中，肠道菌群起着重要作用。特别是在婴幼儿时期，它们易引起多类免疫功能异常而影响婴幼儿健康。在一项测试益生菌能否缓解婴儿的过敏性反应的双盲试验中，Kalliomäki 等发现，与对照组相比，Lactobacillus 实验组由于添加了益生菌显著降低了过敏反应的发生率。Goffau 等采用肠道基因芯片对 1 型糖尿病（T1D）儿童和健康儿童进行比较，发现 Bacteroidetes 和 Bacilli 的含量在 T1D 儿童中较高，而健康儿童体内产丁酸的微生物水平较高且微生物构成结构更加稳定。不仅如此，进入消化道的食物均需要肠道微生物及其产生的酶来处理，才能使人体从食物中获得营养物质和能量。可以说微生物及其产生的酶扩大了人类可消化吸收的物质范围。但是，每个人对食物中成分的转化和吸收存在很大"个体差异"，这种差异与肠道微生物及相关酶的差异有关。还有学者发现，肠道菌群甚至与寿命相关。有研究表明，某些突变的大肠埃希菌可以通过过量产生荚膜异多糖酸增加秀丽隐杆线虫的寿命。荚膜异多糖酸也在实验室培养的果蝇和在实验室培养的哺乳动物细胞中表现出类似的影响。而荚膜异多糖酸对人类寿命的影响还有待进一步的试验加以论证。综上所述，肠道菌群作为人体不可或缺的一部分，贯穿于人体各种生理活动和病理过程，伴随着人体的生老病死。

二、菌群失调

正常情况下，肠道各菌种与宿主相互依存、相互制约，维持一种动态的生态平衡，而一旦受到宿主及外环境变化的影响，平衡状态就会被打破，形成破坏生理性组合、生成病理性组合，从而造成肠道菌群失调。

（一）菌群失调分类

1. 肠道菌群失调 是指肠道正常微生态的失调，其中包括比例失调和定位转移两大类。比例失调按其严重程度可分为 3 度：

（1）Ⅰ度：只能从细菌定量上发生变化，临床上常无不适或有轻微排便异常症状。肠道正常菌群如大肠埃希菌及肠球菌可以减少，但为暂时性和可逆性的，菌群失调的病因去除后可自然恢复。

（2）Ⅱ度：肠道正常菌群显著减少，而过路菌过量繁殖引起菌群失调的症状，即使消除诱发原因仍保持原来的失调状态并转为慢性肠炎。

（3）Ⅲ度：肠道正常菌群被抑制而消失，被过路菌替代引起感染症状即菌群交替症。

2. 定位转移 也叫易位，是指原存在于肠腔内的细菌和（或）内毒素通过某种途径越过肠黏膜屏障进入肠系膜淋巴结、门静脉系统，继而进入体循环以及肝、脾、肺等远隔器官的过程。定位转移又可细分为横向转移和纵向转移两类。

（1）横向转移：指肠道正常菌群由原定位向周围转移。

（2）纵向转移：指正常菌群从原定位向肠黏膜深处转移。其常先有菌群失调致肠黏膜充血、水肿与炎症，而后细菌经淋巴、血液致淋巴结、肝脾、腹膜及全身感染。

（二）引起菌群失调的原因

引起肠道菌群失调的原因复杂多样，主要包括药物、饮食、年龄、肠道动力异常及免疫功能障碍等。

（三）常见的菌群失调

临床上常见的肠道菌群失调包括金黄色葡萄球菌肠炎、真菌性肠炎以及难辨梭状芽孢杆菌肠炎。

1. 金黄色葡萄球菌肠炎 多发生于患有急、慢性疾病同时长期和大量应用广谱抗生素的患者，抗生素抑制了肠道的正常菌群，使耐药的金黄色葡萄球菌大量繁殖产生肠毒素而引起肠炎。主要的临床表现有高热、腹泻、大量稀水便或蛋花汤样便、腹胀、肠鸣、脱水和休克，腹痛常不明显。

2. 真菌性肠炎　多发生于瘦弱的婴幼儿、年老体弱或有慢性病的人以及长期和大量应用广谱抗生素、肾上腺皮质激素及抗肿瘤药物的患者。本病的病变主要为胃肠道黏膜的炎症、出血、坏死或假膜形成。临床表现有慢性顽固性腹泻呈水样便或黏液便，可带脓血，腹痛不明显，抗生素治疗后常使症状加剧。

3. 难辨梭状芽孢杆菌肠炎　难辨梭状芽孢杆菌是抗生素引起假膜性肠炎的主要病因，且容易造成医院内感染和传播。该菌能分泌细胞毒素和肠毒素，引起结肠黏膜炎症假膜形成和出血。临床常在抗生素治疗后出现发热、腹泻（稀水便及血便）、腹胀和肠鸣等。难辨梭状芽孢杆菌肠炎由抗生素引起，主要为青霉素类、林可霉素、克林霉素、头孢菌素类等抗生素。

（四）菌群失调与肠道疾病

研究显示，多种疾病均伴有肠道菌群的失调，肠道菌群失调亦可引起肠内外的多种疾病，因此，肠道菌群失调与这些疾病相互作用、互为关联。肠道菌群失调主要表现为肠道菌群种类、数量、比例、定位及生物学特性上的变化，而正是由于上述的变化导致肠道免疫系统无法耐受这些已发生变化的菌群；同时，还会引起肠道内致病菌过度繁殖，分泌肠毒素，损害肠黏膜屏障，导致黏膜免疫失调，从而诱发炎性肠病及肠易激综合征。研究发现，结肠癌的发生、发展亦与肠道菌群失调密切相关。诸多研究证实，结肠癌人群与健康人群肠道微生物构成存在差异，结肠癌人群中表现出明显菌群稳态失衡。不仅如此，流行病学调查还发现，结直肠癌高发区与低发区人群在肠道菌群组成方面也有很大差异，不同饮食习惯的人群，肠道菌群构成截然不同，不同人群患结直肠癌的危险性也不同，提示肠道菌群的变化与结直肠癌的发生、发展密切相关。Scanlan 等对结直肠癌和腺瘤性息肉病患者肠道菌群构成进行分析后发现，结直肠癌及腺瘤性息肉病患者肠道菌群多样性和优势菌群丰度降低，但柔嫩梭菌和球形梭菌比例明显增加。同时有研究表明，肠道菌群组成在肠息肉、结肠癌患者恶性转化发生之前和早期已经发生改变，提示肠道菌群结构组成的改变可能对结肠癌的发生有促进作用。对于肠道菌群失调介导结直肠癌的发生，目前认为，肠道菌群失调导致结直肠肿瘤发生、发展的机制主要有以下两个方面：①肠道微生物紊乱使肠道黏膜促炎症反应信号传导机制异常，导致肠道黏膜上皮损伤加剧，最终出现瘤形成和恶变。许多研究表明，很多消化系统肿瘤的发生与慢性炎症相关，如果去除感染性的致病菌，同时辅以抗炎药物治疗，可以预防炎症癌变。肠道菌群失调介导的慢性和低炎症状态容易刺激肿瘤的形成，主要与免疫细胞及其产生的细胞因子有关。微环境中的免疫细胞及其产生的细胞因子、生长因子激活相关的信号通路，如 Wnt、Notch、TGF-β 等，影响结肠黏膜上皮细胞的自我更新；激活转录因子 NF-κB 和 STAT3，影响结肠组织修复和免疫稳态；激活通路 MAPK 和 Akt/PKB，影响结肠细胞的有丝分裂和生存。此外，研究发现菌群失调会释放大量的细菌毒素，诱发结肠炎等炎性肠病，肠道屏障功能的损伤会引起非致病性细菌的转位，进而影响免疫系统稳态，使其向致癌相关的免疫反应转变，进而诱导结肠癌的发生。②某些肠道微生物在参与营养物质代谢过程中的产物对肠道上皮细胞具有毒性作用，受损肠道黏膜上皮的不完全修复可导致其癌变概率增加。肠道菌群失调后，某些细菌代谢能力发生改变，其代谢产物也与正常稳态的代谢产物大不相同，有研究资料表明，结肠癌和肠息肉患者缬氨酸、亮氨酸、异亮氨酸、谷氨酸、酪氨酸水平比健康对照组明显升高，而甲胺水平低于健康对照组。Chan 等研究发现，脂质、葡萄糖、聚乙二醇酯在结肠癌黏膜层水平低于正常结肠黏膜组织，然而，含胆碱化合物、牛磺酸、鲨肌醇、甘氨酸、乳酸盐、磷酸氨基乙醇和磷酸胆碱在结肠癌黏膜中水平升高。

既然结肠癌发生、发展过程中的众多环节可能受到肠道菌群的影响，从而诱发肿瘤的形成与发展，那是否可以通过纠正肠道菌群失调来预防、抑制乃至治疗结肠癌呢？流行病学调查和基础研究资料表明，益生菌具有抗肿瘤效应，主要与调节肠道菌群、增强机体免疫力、直接抑制肿瘤相关分子有关。体内研究发现，益生菌有良好的抗肿瘤效应，大鼠给予长双歧杆菌后，结肠的癌前病变（隐窝异常病灶）降低 25%～50%。体外研究亦发现益生菌能够影响结肠癌细胞的增殖、凋亡和黏附等恶性生物学行为，乳酸菌衍生的聚磷酸酯可以诱导结肠癌细胞凋亡，聚酯素芽孢杆菌能够黏附在结肠腺癌细胞表面，剂量依赖性地抑制结肠癌细胞的增殖，青春双歧杆菌可以抑制 HT-29、SW480、Caco2 三种结肠癌细胞的增殖，改变细胞形态。

（五）菌群对免疫治疗的影响

肠道菌群不但能够影响机体的健康，亦会对肿瘤的免疫治疗效果产生影响。一项包含 249 名患者探索肠道细菌影响免疫疗法抵抗上皮性肿瘤效果的研究表明，接受抗生素治疗的患者对 PD-1/PD-L1 单克隆抗体类药物产生原发耐药性，很快就出现癌症复发，而且存活期更短。这说明抗生素治疗可能会影响免疫治疗的效果，而这种影响很可能是由异常的肠道微生物组成所导致的。但并非所有使用了抗生素的患者对这种免疫治疗药物均会产生耐药性，进而降低了免疫治疗的疗效。甚至发现部分患者不仅没有对免疫治疗药物产生原发耐药性，降低疗效，反而疗效有所增强。研究人员发现，一种被称作嗜黏蛋白阿克曼菌的相对丰度与癌症患者对这种免疫疗法表现出的临床反应相关联，并在随后通过一系列试验验证这一猜想，结果再次证明了肠道微生物有调节癌症免疫疗法的效果。

无独有偶，Gopalakrishnan 等在其研究中报道了人体肠道中的微生物能够影响黑色素瘤患者对抗 PD-1 免疫检查点阻断治疗的反应。免疫检查点阻断药物会激活人体自身的免疫系统来攻击癌细胞，从而让大约 25%的转移性黑色素瘤患者受益，但是这些免疫治疗反应并不总是持久的；因为接受免疫检查点阻断治疗后，仍有一半左右患者会出现复发的情况。Gopalakrishnan 等通过分析接受抗 PD-1 免疫治疗患者的粪便样品及口腔拭子（buccal swab，BS）样品，其中 BS 样品是来自面颊内的组织样品，开展 16S rRNA 测序和全基因组测序来确定 BS 样品和粪便微生物组的多样性、组成和功能潜力。最终发现，对抗 PD-1 免疫治疗作出反应的患者，其肠道中有益的梭菌/瘤胃球菌水平较高，有更多的 T 细胞进入到肿瘤中和更高水平能够杀死异常细胞的循环 T 细胞。而有更高拟杆菌水平的患者具有更高水平的循环调节性 T 细胞、髓源性抑制细胞和减弱的细胞因子反应，从而抑制了抗肿瘤免疫反应。研究者通过粪便微生物组移植（fecal microbiome transplant，FMT）将来自对抗 PD-1 免疫治疗作出反应患者和未作出反应患者的粪便微生物群分别移植到无菌小鼠体内。结果表明，接受了来自做出反应患者的粪便微生物群移植后的小鼠，其肿瘤生长速度得以显著减缓。

三、肠道菌群代谢产物

肠道菌群代谢产物是指人体进食后肠道中未能完全消化和吸收的食物，以及一些宿主体内的其他物质进一步被肠道菌通过厌氧发酵转化为一系列物质。其主要包括短链脂肪酸（short-chain fatty acid，SCFA）、氧化三甲胺（trialkyphosphine oxide，TMAO）、胆汁酸、乙醇、维生素以及某些含有硫、氢、碳元素的物质。饮食、药物、年龄、性别、肠道微环境（如肠道 pH、黏膜变化等）、疾病等都有可能造成肠道菌群代谢产物的异常。

（一）主要的菌群代谢产物

1. 短链脂肪酸（SCFA）　是一组由 1～6 个碳原子组成的饱和脂肪酸，又被称为挥发性脂肪酸。肠道中的 SCFA 90%～95% 为乙酸、丙酸和丁酸（摩尔浓度比例约为 3:1:1），主要来源于肠道菌对未消化的碳水化合物的酵解，与肠道的炎症、结直肠癌、代谢性疾病（如糖尿病、肥胖等）、高血压、阿尔茨海默病等诸多疾病都有很大的关联。乙酸盐在肠道 SCFA 中最为丰富，占总量的一半以上。乙酸转变为乙酰辅酶 A（acetyl coenzyme A，CoA）参与人体内的能量代谢，包括肌肉、脑、心脏、肾脏等组织器官的能量供应与调节。肠道中的丙酸主要由拟杆菌门和厚壁菌门细菌产生，是肝脏内能量来源，同时可以作用于羟甲基戊二酸单酰辅酶 A 还原酶来抑制肝脏中胆固醇的合成。丁酸是肠上皮细胞能量的主要供应来源，有保护肠道黏膜屏障和调控肠道细胞正常增殖分化的作用。SCFA 和胆汁酸均对机体免疫系统产生很大的影响。SCFA 是组蛋白去乙酰活化酶的抑制剂，其可通过抑制外周血单核细胞、中性粒细胞、巨噬细胞及树突状细胞组蛋白脱乙酰酶（HDAC）导致核因子活化 B 细胞轻链增强子失活，继而引发促炎细胞因子、肿瘤坏死因子表达下调，提示 SCFA 诱导的 HDAC 抑制是 NF-κB 活性和促炎性先天免疫反应的关键调节剂。此外，SCFA 通过与 G 蛋白偶联受体结合影响肠道上皮细胞 Toll 样受体（TLR）激动 NF-κB 通路和 CD$^+$细胞等，可以上调 TNF-α 表达及分泌，降低 IL-8 和单核细胞趋化蛋白 1 的生成，加强上皮细胞的完整性与紧密性。也可以使肠道上皮细胞钾离子外流增加形成超极化，激活炎性小体 NOD 样受体（NLR）家族热蛋白结构域相关蛋白 3 上调 IL-18 的表达，来维持肠道动态平衡。SCFA 与 T 细胞的成熟和分化有关。其通过抑制 HDAC9 的活性来影响外周血 T 细胞，尤其是调节性 T 细胞。有研究表明，将小鼠置于高纤维或补充 SCFA 的饮食中，不仅可以抑制结肠的炎症，而且还可以通过抑制 FOXP3+Treg 活性来缓解呼吸道过敏。SCFA 通过 HDAC 抑制作用，调节西罗莫司靶蛋白（mTOR）这一 Treg 分化相关的关键激酶通路影响 ATP 水平，从而维持 Treg 与致病性 T 细胞（TH1、TH17）之间的动态平衡。此外，还有研究表明，SCFA 可以促进 B 细胞向浆细胞分化，诱导 B 细胞分泌免疫球蛋白 A 来发挥肠道内的体液免疫调节作用，且被程序性死亡受体 PD-1 调控，且这一调控是通过抑制 HDAC 完成的，这一发现为肠道菌群代谢产物与细胞免疫的相关性提供了最直接的证据。除 SCFA 外，胆汁酸是重要的免疫细胞信号分子，也与机体免疫相关。胆汁酸通过结合 FXR 受体和 TGR5 受体降低单核细胞、巨噬细胞、树突细胞和库普弗（Kupffer）细胞的促炎细胞因子的表达。肠道菌群代谢产物不光与免疫相关，还与结肠癌的发生与发展密切相关。其中 SCFA 浓度降低、胆汁酸代谢紊乱进而引发的肠道黏膜稳态失衡，有可能是引发肠上皮细胞增殖及对致癌物质的敏感性增加的重要原因。SCFA 能够引起趋化和吞噬的改变，诱导活性氧的产生而改变细胞内的基因状态，从而最终造成细胞的异常增殖分化。在众多的 SCFA 中，丁酸盐是研究较多的 SCFA 之一。丁酸盐作为 HDAC 抑制剂，可抑制原癌基因 *c-myc*，从而抑制 miR-92a 的转录，最终促进肿瘤细胞的分化及凋亡，从而在机体内发挥抗肿瘤作用。有研究表明，当肠上皮细胞丁酸盐摄取不足时，有可能引发前列腺素 EP4 受体的过表达，并导致环氧合酶 2 过表达，从而促进正常细胞向癌表型转化的可能；而此时外源性加入丁酸盐可明显延长肿瘤细胞倍增的时间，促凋亡、抑增殖，通过上调 miR-200c 引起其靶基因 Bmi-1 的下调，从而显著抑制肿瘤细胞的转移及生长。钠依赖性单羧酸转运蛋白 1（SMCT1）是 SCFA 的转运体，也是公认的肿瘤抑制蛋白，其仅表达于正常肠上皮细胞而不表达于肿瘤细胞。肠癌细胞中过表达 SMCT1 可促进细胞对外源性丁酸和丙酸的转运进而诱导细胞凋亡。除丁酸盐外，乙酸盐也有抑制结直肠癌的作用。高膳食纤维饮食或乙酸盐通过激活肿瘤细胞和免疫细胞上的抑癌基因 *GPR109A* 和 *GPR43*，刺激钾离子外流和细胞膜超极化，对小鼠发挥抗炎作用并抑制结肠肿瘤细胞的生长繁殖。除 SCFA 外，胆汁酸也与结直肠癌发病有关。肠黏膜不断更新过程涉及经典的 Wnt/β-catenin 信号转导途径，该途径的异常可能与癌症的发生发展相关。在结肠癌发生过程中，次级胆汁酸可参与激活 Wnt 和 NF-κB 信号通路，引发 DNA 氧化损伤和有丝分裂活性受损，继而导致结肠细胞过度增殖，最终产生癌变。次级胆汁酸可激活蛋白激酶 C（PKC），随后激活 p38 MAPK 和 NF-κB 继而导致 p53 活性受阻，p53 活性降低导致凋亡减少和 DNA 损伤细胞的存活率增加，从而促进肿瘤细胞增殖。在高脂饮食引发的结肠癌中，FXR-FGF19 信号通路受到抑制的小鼠模型引发次级胆汁酸大量积聚在肠道黏膜引起炎症反应，使肠道功能紊乱，从而促使恶变。

2. 氧化三甲胺（TMAO） 是肠道菌群代谢的间接产物。含胆碱食物在结肠中首先被肠道菌群分解为三甲胺（TMA），而后 TMA 经宿主吸收转运至肝脏，在黄素单加氧酶 1 和黄素单加氧酶 3 的催化下产生 TMAO。TMAO 可以促进动脉粥样斑块形成，并与心血管疾病息息相关，检测其在体内的浓度可以作为监测心血管疾病的手段。

（二）影响因素

不仅肠道菌群的稳定性受多种因素影响，肠道菌群代谢产物亦受多种因素的影响。饮食、药物、年龄、性别、肠道微环境（如肠道 pH、黏膜变化等）、疾病等都可能造成肠道菌群代谢产物的异常。除了食物，药物自然也会显著影响肠道菌群代谢产物。服用抗生素可严重影响肠道菌群平衡，而多种抗生素联合服用更会显著降低菌群人源化小鼠肠道内 SCFA（尤其是丁酸）和次级胆汁酸。而质子泵抑制剂可升高代谢产物中脂肪酸、脂类和 *L*-精氨酸的含量；口服类固醇药物的服用则会增加肠道丁酸酯及醌类等多种代谢产物。不同疾病肠道菌群的代谢产物也不尽相同。与正常人群相比，癌症的发生尤其是结直肠癌的发生破坏肠道微生态，从而引发肠道菌群及代谢产物的异常，直肠癌患者肠道中胆汁酸、短链脂肪酸、氨基酸等代谢物会显著升高，其中脱氧胆酸盐差异最为显著。肠道其他疾病同样也会影响肠道菌群代谢产物的变化，如炎性肠病患者肠道鞘脂类和胆酸显著升高而甘油三酯和四吡咯则降低。沙门氏菌感染可导致菌群人源化小鼠肠道内谷胱甘肽二硫化物、谷胱甘肽半胱氨酸二硫化物的显著升高。除此之外，年龄也是影响肠道菌群代谢产物的重要因素。肠道菌群的构成会随着年龄增长呈动态改变，如益生菌含量逐渐减少，而机会致病菌比例逐渐增加等。由于肠道菌群的构成发生变化，肠道菌群代谢产物也会随之发生变化。以 SCFA 为例，有研究显示老年人群中肠道产生的 SCFA 显著低于年轻人。

在众多影响因素中，食物是影响肠道菌群的最常见的也是最重要的因素。富含功能性低聚糖、非淀粉多糖、抗性淀粉的食物可以被肠道菌群分解利用，增加 SCFA 的内源性生物合成，降低肠道 pH、抑制病菌增殖，维持肠道菌群的稳态及平衡。目前比较推崇的地中海饮食基本上符合创造健康肠道菌群的要求。有研究表明，高脂饮食的摄入会减少肠道 SCFA 的产生，而低脂饮食显著降低吲哚和对甲酚，高膳食纤维则有助于 SCFA 的产生。而与之相反的是，摄入红肉等富含胆碱和左旋肉碱的食物可被肠道菌分解成 TMA，进而产生大量的 TMAO，有引发心血管疾病的风险。

四、相关研究进展与不足

肠道菌群贯穿于人体各种生理活动和病理过程，成为人体不可或缺的一部分。保持肠道菌群种类、数量、代谢等稳态以及平衡具有积极意义，掌握其代谢产物的调节通路对进一步了解肠道菌群这个虚拟的代谢器官有重要意义。在过去 10 年中，肠道微生物组研究的兴起主要归因于下一代测序技术的兴起和人类基因组学、代谢组学和蛋白质组学等组学数据的发展。当前关于肠道菌群的研究进行得如火如荼，然而各类组学研究对于肠道菌表型变化的测定仅限于"潜在"表型而无法估算出具体表型。尽管对结直肠疾病与肠道菌群及肠道菌群代谢产物之间关系的研究已经取得部分进展，但对肠道菌群失调的引发因素、肠道菌群失调引发结肠癌的分子机制以及能否通过调节肠道菌群的失衡状态达到防治结肠癌的目的尚无系统明确的认识，仍需要开展大量的研究工作。目前已有部分临床治疗开始尝试移植肠道菌群来治疗艰难梭菌感染及炎性肠病等。但目前肠道菌成分复杂所带来的风险难以估量，而菌群代谢产物的代谢组学测量则更为精准。因此，通过测量血液或尿液中的代谢谱以指导适当的饮食建议并提供有针对性的干预措施与直接进行肠道菌群移植相比，更具有可行性和实际临床应用价值。使用微生物代谢的小分子作为治疗疾病的药物虽然具有很大的应用价值，但目前仍需要更为细致全面的基础研究和临床数据。此外，由于肠道菌群在个体之间多样性的遗传差异，还须考虑个体化医疗等更为复杂的问题。

（姜可伟）

思 考 题

1. 肠道菌群包括哪些？
2. 何为肠道菌群失调？
3. 肠道菌群失调又分为哪些类型？
4. 肠道菌群失调与哪些肠道疾病有关？

第二章 肛门直肠疾病

第一节 痔手术方式演变及其微创技术的应用前景

人类对痔的认识已有超过 4000 年的历史，并且在很早以前就开始对痔进行手术治疗。在我国战国时期成书的《五十二病方》中已经有了"牡痔……絮以小绳，剖以刀"的记载。与之不谋而合的是，古希腊的希波克拉底建议对痔用粗羊毛线进行缝扎治疗。在随后的数千年里，痔手术的发展非常缓慢，中医由于治疗理念的原因，更倾向于采用中药、针灸等方法，而欧洲的外科医生则陷入"结扎还是切除"的两难困境：对整块痔团进行结扎，术后会导致难以忍受的疼痛并可能出现坏疽，而直接切除痔团，患者又可能死于大出血，幸存者在创面愈合后还会出现肛门狭窄。这种困境直至文艺复兴时期，随着人体解剖和生理学研究的发展，才得以逐步解决。法国医生 Jean Louis Petit 率先注意到肛管皮肤对疼痛非常敏感，进而〔法国〕Brodie 指出，直肠黏膜的敏感性低于肛管皮肤，结扎黏膜区域的痔团，一般不会产生明显的疼痛，随后的炎症反应也较轻。根据 Petit 和 Brodie 的理论，Samuel Cooper 建议对痔进行"结扎加切除"处理，认为这样能够避免单纯结扎或切除术后出现的疼痛和出血。由于时间久远，当时的具体操作方式已经无法考证。此后在欧洲先后出现了十余种痔的手术方式，改良术式不计其数，其中绝大部分已经湮灭在历史的长河之中，但有些术式，时至今日仍被广泛采用。在本章中我们将简单回顾痔的手术演变过程并介绍目前较常使用的微创技术。

一、痔的手术方式演变

（一）痔切除术

在各种痔手术方式之中，根据创面处理方式的不同，痔切除术（hemorrhoidectomy）又可以分为开放式和闭合式，其中开放式痔切除术是由圣·马可医院的创建者 Fredrick Salmon 根据"结扎加切除"理论设计的：切开痔团外侧皮肤，向头侧剥离痔团并在痔根部结扎。该术式随后被 Miles 等改革，并于 1937 年被 Milligan 和 Morgan 再次改良，目前在国外被称为 Milligan-Morgan 手术，而在国内被称为外剥内扎术。

Milligan-Morgan 手术的操作要点为：首先进行指诊，除外占位等病变，将纱布填入肛门，轻轻地向外牵拉，使内痔外翻，在右前、右后以及左侧三个痔团处用血管钳钳夹并向外牵引，在痔团基底部皮肤上作"V"形切口，沿肛门括约肌的表面向头侧剥离痔团，用血管钳钳夹内痔基底部，贯穿缝扎后切除结扎线远端的痔组织，保持切口呈敞开状态，术后定期扩肛。

该术式的优点是操作相对简单，能够同时处理混合痔的外痔和内痔部分，对于相互独立的脱垂内痔和混合痔效果良好，缺点是一次最多只能切除 3 个痔团，并且在切除的痔团创面间需要保留适当宽度的皮肤和黏膜。如果切除的痔团超过 3 个或痔团间的皮肤黏膜切除过多，术后容易出现肛门狭窄，但如果保留得过多，残留的皮赘又容易发生水肿，从而影响治疗效果。因此，Milligan-Morgan 手术对环状痔不易处理。另外，在 Milligan-Morgan 手术后创面呈敞开状态，一般需要 3～4 周才能愈合，还常常伴有出血、疼痛、水肿等症状，不良反应持续的时间较长。

1955 年，帕克斯（Parks）设计了黏膜下痔切除术，又被称为 Parks 手术。操作要点为：在痔团表面的黏膜下注射加有肾上腺素的生理盐水，采用"⅄"形或"人"形切口切开痔团表面的皮肤和黏膜，提起切开的黏膜边缘，向两侧将黏膜与痔组织剥离，分别形成两个黏膜瓣。通常情况下，在齿状线处会有纤维组织将黏膜与内括约肌固定在一起，需要切断这些纤维组织，使齿状线的黏膜与内括约肌分离，才能充分游离黏膜瓣，随后提起痔组织，在肛门括约肌表面向头侧剥离直至内痔基底部，用肠线结扎并剪去远端痔组织，将切开的黏膜瓣复位，细肠线间断疏松缝合关闭创面。

与 Milligan-Morgan 手术相比，Parks 手术在结扎的时候只结扎痔组织，不包含痔表面上皮，术后疼痛较轻。切除痔组织以后保留的皮肤和黏膜能够覆盖创面，从而避免瘢痕形成，降低了肛门狭窄等并发症的发生率，术后不用常规扩肛。但是将痔组织与黏膜剥离绝非易事，技术条件要求较高，需要较长的手术时间并且术中出血量大，因此该术式一直未被广泛采用。

1959 年，Fergusson 提出了切除缝合法：按照类似 Milligan-Morgan 手术的方式切除痔团，然后用细肠线由内向外连续缝合创面两侧的黏膜和皮肤，该术式被称为弗格森疝修补术（Fergusson）疝修补术，即所谓的闭合式痔切除术。与 Parks 手术相比，弗格森疝修补术操作更加简便，而与 Milligan-Morgan 手术相比，弗格森疝修补术具有 Parks 手术创面闭合的优势，术后形成的瘢痕较少，降低了肛门狭窄的发生率，同时缩短了创面的愈合时间。不过由于在弗格森疝修补术中切除了一部分黏膜和皮肤，缝合时张力比 Parks 手术大，在排便的过程中容易裂开，通常术后早期需要控制排便。另外，行弗格森疝修补术后创面容易感染，一旦感染需要及时拆除齿状线以下的缝线，使之开放引流。

1971 年，Galvan 对闭合式痔切除术进一步改良，在闭合创面的过程中仅缝合至齿线位置，使黏膜区域的创面闭合而皮肤区域的创面呈敞开状态，该术式被称为半闭合式痔切除术，在一定程度上结合了开放式痔切除术和闭合式痔切除术的优点，该术式在拉丁美洲国家和日本应用比较广泛。

近年来，仍在不断地涌现痔切除术的改良方法，包括切断部分内括约肌的外剥内扎术、保留齿线或肛管皮肤的外剥内扎术、加行肛门外观整形术的外剥内扎术、尽量保存肛门上皮的痔核根治术等，不过这些术式都未能突破痔切除术的自身限制，因此，在降低术后并发症方面没有明显的改善。还有些医师试图使用不同的器械进行痔切除术的操作，包括电刀、激光、超声刀及 Ligasure™ 血管闭合系统等。与剪刀相比，使用电刀进行切开和止血，术中出血量明显减少，并且可以减少结扎的次数，从而缩短手术时间。由于出血减少，术中视野清楚，能够更准确地按照解剖层次进行分离，降低了肛门括约肌的损伤机会。研究还发现，使用电刀进行操作，术后疼痛较轻。而激光等其他器械也有类似的优势，但是由于经济效益等原因，尚未能广泛推广。

（二）痔环切术（Whitehead hemorrhoidectomy）

1882 年，曼彻斯特医生 Whitehead 为了根治痔疮，提出了将痔团所附着的一整圈黏膜都切除的理念：在直肠黏膜与皮肤交界的位置环形切开黏膜，将黏膜及附着的痔团向头侧剥离直至痔团的上方，横断并切除整圈黏膜，此后将黏膜和皮肤的切缘缝合在一起关闭创面。5 年后 Whitehead 发表了自己的研究结果，共有 300 名患者进行了痔环切术，随访的时间长度和方法不详，但结果令人非常满意：没有患者死亡，也没有出现短期或长期并发症。此后该术式迅速流行起来，但是其他采用这种术式的医生发现，部分患者会出现严重的并发症。1895 年，Andrews 对欧洲和美洲的外科医生进行问卷调查，结果显示：很大比例的患者在痔环切术后会出现黏膜外翻、肛门狭窄、大便失禁、慢性疼痛等并发症。其中黏膜外翻又被称为 Wet Anus 综合征或 Whitehead 畸形，最初由 Kelsey 报道，被认为是黏膜和皮肤的吻合位置不当所致，主要表现为肛门渗液、瘙痒、出血及反复出现的里急后重症状。

由于可能会出现上述并发症，痔环切术一度销声匿迹。不过从 20 世纪 30～40 年代开始，先后又出现了数种痔环切术的改良术式，试图通过改变皮肤与黏膜的吻合位置以及皮肤与黏膜的吻合方式来避免术后出现黏膜外翻等并发症，其中应用较多的有以下几种。1932 年，Buie 推荐在环形切除直肠黏膜以后，放射状切开肛周皮肤，形成 4 个长方形或梯形的游离皮瓣，将皮瓣向肛门内推动并与黏膜缘吻合在原来齿线的位置上，重建齿线。此后 Rand 建议放射状切开肛门前方和后方的皮肤，形成左右两个皮瓣，在皮瓣的外侧加行弧形的切口，使皮瓣更加游离，保证将皮瓣和黏膜在齿线位置吻合的时候没有张力。1953 年，Granet 提出了一种更简单的改良方法：在环形切除直肠黏膜以后，黏膜缘不与肛周皮肤缝合，而是与肛门内括约肌的下缘缝合固定。虽然痔环切术经过上述改良，黏膜外翻等并发症的发生率较前有所下降，但是由于术式本身的限制，对肛管区域正常结构产生的严重破坏无法避免，因此在新的术式出现后逐渐被淘汰，目前仅有少数地区医生还在采用此种术式治疗环形脱出的内痔或环形混合痔。

（三）吻合器痔手术

吻合器痔手术包括吻合器痔上黏膜环形切除术（PPH）、经肛门吻合器直肠切除术（stapled transanal rectal resection，STARR）及选择性痔上黏膜切除术（TST）。

在相当长的时间里，人们普遍认为痔就是曲张的静脉丛，在手术的时候也以根治为目的，试图将其彻底切除。1975 年，Thomson 通过解剖发现，在肛管上端移行上皮的下方存在高度特化的血管性衬垫，由血管丛、平滑肌、弹力纤维和结缔组织构成，将其命名为肛管血管垫，简称肛垫。肛垫中有丰富的动静脉吻合网，动静脉吻合交替开放和闭合，能够控制进入肛垫的血流量，从而调节肛管静息压并具有精细控便能力，是肛管闭合的微调装置。Thomson 的这一论断在 1983 年德国克伦堡举行的第九届国际痔科专题研讨会上获得公认。此后 Loder 等进一步提出内痔发生的肛垫下移学说：当固定肛垫的 Treitz 肌和 Parks 韧带发生损伤或断裂时，会出现肛垫的脱垂和下移，从而导致痔的发生，而当肛垫脱垂以后，静脉回流受阻，体积增大，支持组织会进一步弱化，形成肛垫脱垂，增大相互影响的恶性循环。目前绝大部分学者都认为，肛垫是肛管区域正常解剖的一部分，对维持肛门正常功能有极其重要的意义。只有当合并出血、脱垂、疼痛、嵌顿等症状的时候才能被看作是患病状态，需要治疗。随着人们对痔认识的转变，治疗的目的和方法也出现了相应变化，治疗目的由消除痔团转变为消除症状，治疗方法由过去尽可能彻底地在解剖学上将痔切除转变为尽可能地保留肛垫结构，通过手术或操作将脱垂的肛垫复位，从而尽量减少对精细控便能力影响。

早在1990年，Allegra就提出了使用环状吻合器治疗痔的思路。1998年，强生医疗器材公司根据肛垫理论研制出了一种用于治疗痔的手术器械——PPH吻合器，试图通过环形切除痔组织上方的直肠黏膜达到上提肛垫的目的，同年意大利的Longo医生完成了世界上首例吻合器痔手术。这种术式曾有多个名称，包括吻合器痔切除术、吻合器环形黏膜切除术、吻合器痔固定术等，时至今日，该术式的英文名称也尚未统一。不过在2000年广州召开的研讨会中，与会的国内专家一致同意将其中文名称命名为吻合器痔上黏膜环形切除术，2000年6月由上海中山医院姚礼庆教授完成国内首例该术，此后其被迅速推广，在临床上通常根据器械名称将其简称为PPH。

PPH的操作要点为：用无创伤钳夹住肛缘处皮肤，使痔团及直肠下端黏膜轻度外翻，用PPH专用环形肛管扩张器（circular anal dilator，CAD）扩肛，取出内栓，固定CAD，在齿线上方约4cm处用7号丝线沿黏膜下层做一个荷包缝合，吻合器张开到最大限度，经肛管扩张器将其头端插入到荷包缝合线上方，收紧缝线并打结，用配套的持线器经吻合器侧孔将缝线拉出，牵引结扎线，使被缝合结扎的黏膜以及黏膜下组织进入吻合器套管内，收紧吻合器并击发，同时完成黏膜以及黏膜下组织的切除和缝合，保持吻合器在关闭状态30s，将吻合器旋开后轻轻拔出，认真检查吻合口是否存在出血，对于活动性出血，局部可缝扎止血。

理论上PPH具有如下优势：①不切除痔团本身，而是环形切除直肠下端2～3cm宽的黏膜以及黏膜下组织，吻合后使脱垂的痔团上提，即肛垫回位，尽可能保护局部解剖结构；②在切除黏膜下组织的时候也阻断了直肠上动脉分支对痔区的血液供应，同时由于肛垫被上提至压力较低的位置，静脉回流更佳，术后痔团会出现萎缩；③在感觉神经丰富的肛管和肛周不留切口，术后疼痛较轻；④吻合位于肛管直肠环以上，括约肌损伤的机会相对较少。国内外的多个随机对照试验以及系统综述都证实，与Milligan-Morgan等传统手术方式相比，PPH具有手术操作简单、术中出血少、术后疼痛轻、恢复快等优势。

PPH适用于Ⅲ、Ⅳ度内痔，特别是环状的Ⅲ、Ⅳ度内痔，也可以用于明显出血的Ⅱ度内痔或以内痔为主的混合痔。实际上，PPH对外痔没有直接的治疗作用，对于混合痔的外痔部分来说，在PPH术后会被上提并牵向肛管内，同时由于阻断了部分血供而逐渐萎缩，从而在一定程度上被缓解。如果术后仍然存在明显的皮赘，可以考虑同期或延期手术切除。PPH的禁忌证包括单纯的血栓性内痔或血栓性外痔，这些患者可以考虑接受痔切除术。

虽然PPH非常符合当今痔的治疗理念，但是也存在问题：①PPH术后总的并发症发生率较低，但是有可能出现严重的并发症：PPH术后出血的发生率与闭合式痔切除术类似（<5%），但是与痔切除术不同，PPH术后的出血往往会积存在直肠和乙状结肠腔内，有可能在出现严重贫血甚至休克症状后才发现吻合口出血；在进行荷包缝合或吻合的时候可能会贯穿肠壁全层，术后出现严重的感染并发症，包括会阴部坏疽以及脓毒血症，甚至曾经有患者因此死亡；对于女性患者，术中可能将阴道后壁牵拉至吻合器内，从而在吻合时损伤阴道后壁，术后形成直肠阴道瘘。②对于脱垂严重的患者，PPH术后可能出现痔的回缩不完全或在短时间内脱垂复发的现象。通过随访发现，PPH术后回缩不完全与痔的原始脱垂程度有关，原始脱垂程度越重，回缩不完全的可能性越大，而脱垂复发的概率与痔的原始脱垂程度以及术后随访时间长短有关。Zacharakis对56名Ⅳ度痔患者进行PPH治疗，经过平均6年的随访，脱垂复发率高达58.9%。

对于操作医生来说，提高荷包缝合质量是减少PPH术后出血、感染等并发症的关键措施：①在齿状线上 4cm 处进行荷包缝合，从而使吻合口位于齿状线上方 2cm 左右。如果荷包缝合位置过低，会切除过多的肛垫组织，增加术后发生出血、疼痛、肛管感觉障碍等情况的可能性，而荷包缝合位置过高，对肛垫向上的牵拉作用减弱，术后可能导致痔的回缩不完全；②尽可能保证荷包缝合的深度位于黏膜下层，如果缝合过浅，在收紧荷包或牵拉的过程中会出现黏膜撕裂，导致切除的黏膜圈不完整，术后发生出血或痔团上提失败，缝合过深容易损伤肛门内括约肌，穿透肠壁还会增加感染性并发症的风险。对于女性患者，在击发吻合器前要仔细检查是否存在阴道后壁被牵拉至吻合器内的情况，吻合后还应该仔细观察吻合口是否存在出血。

对于 PPH 术后痔团回缩不完全和脱垂复发的问题，通过检查切除标本发现，采用单个荷包缝合切除的黏膜并非均匀的环形，缝线牵拉部位切除的较宽、较深，而对侧相对较窄、较浅，另外黏膜切除的总体宽度较窄，对于严重脱垂的患者无法达到使痔团完全回缩的目的。由此 Longo 等针对脱垂较为严重的患者，对 PPH 提出改良：采用间距 1～2cm 的双荷包缝合，在进行缝合的时候，使荷包线打结位置位于直肠腔的两侧，相互之间呈 180°。Perez Vicente 进行的前瞻性随机对照研究证实，与单个荷包缝合相比，采用双荷包缝合可以切除更宽、更均匀的直肠黏膜，从而加强上提肛垫的效果。

Longo 曾经还为治疗直肠前突、直肠黏膜内脱垂等出口梗阻性疾病设计了一种术式：在直肠前后壁分别进行 2～3 个穿过肠壁全层的半荷包缝合，使用 2 把 PPH 吻合器分别切除直肠中下端的前后壁全层组织，从而重建直肠下端的解剖结构，这种术式被称为经肛门吻合器直肠切除术（STARR）。与 PPH 相比，STARR 具有如下特点：①吻合口距齿状线较远，术后排便对吻合口的刺激性更小；②切除的组织更宽；③肠壁全层切除。基于这些特点，学者们推测 STARR 对脱垂的痔团能够更好地提拉并阻断血供，因此将其应用于合并有直肠黏膜内脱垂、直肠前突的Ⅲ、Ⅳ度内痔以及混合痔的患者，取得了满意效果。随后 Braini 等针对那些不伴有直肠黏膜内脱垂、直肠前突，但痔团严重脱垂的患者（判断标准为放入 CAD 后痔团脱垂程度超过 CAD 长度的一半），对 STARR 进行了改良，在进行半荷包缝合的时候仅仅经过黏膜和黏膜下层，从而达到既切除较宽黏膜，又不损伤肠壁肌层的目的。

近年来，我国一些学者认为 PPH 在切除脱垂黏膜的同时也将症状较轻甚至正常的黏膜组织一并切掉，对肛门造成了不必要的损伤，另外，PPH 术后会形成环状吻合口，一旦发生慢性炎症，将会出现明显的肛门坠胀、便不尽感等症状，甚至导致吻合口狭窄。由此提出了"选择性痔上黏膜切除术"（tissue selecting therapy，TST）的理念：根据痔团的分布情况选择具有 1～3 个开环窗口的特制肛门镜，仅仅暴露病变痔区的痔上黏膜，局部缝合牵引后用吻合器选择性切除病变痔区的痔上黏膜。与 PPH 相比，TST 是间断切除黏膜，避免了环形瘢痕的产生，从而能降低肛门狭窄的发生率，同时减少钛钉的数量，局部刺激症状更小。研究发现，TST 在中重度痔的治疗效果方面不逊于 PPH，且术后患者疼痛、肛门失禁及狭窄的发生率更低。另外，除非痔团位于肛管正前方，否则在缝合时直肠前壁有肛门镜保护，能够避免直肠阴道瘘的发生，不过这种术式切除黏膜的范围较小，同时黏膜下血管阻断也可能不完全，增加了术后的复发风险。

（四）多普勒超声引导痔动脉结扎术

血管学研究显示痔患者存在直肠上动脉末梢管径增粗、血流增加的特性。在 1995 年，

Morinaga 据此提出利用多普勒超声引导进行痔动脉结扎,从而对痔进行治疗的新术式。此后在欧洲得到了迅速的推广和应用,被称为多普勒超声引导痔动脉结扎术(DGHAL)。DGHAL 的基本原理:①利用多普勒超声,对直肠上动脉分支准确定位并结扎,当直肠上动脉分支被结扎以后,进入肛垫的血液减少,肛垫压力降低,从而缓解出血、疼痛等症状;②通过结扎操作直接悬吊脱垂的肛垫,使其复位,同时引起局部炎症和纤维化,使黏膜和黏膜下层粘连,对肛垫起固定作用。

DGHAL 的操作要点:扩肛后将已消毒的肛门镜超声探头置入肛管直肠内,在齿状线上方 2~3cm 的直肠内旋转探头寻找动脉,当探及动脉时可听到血流声,在声音波动最明显的地方进行"8"字形缝扎。重复探测,直至缝扎全部的直肠上动脉分支,多普勒信号消失。为了进一步提高疗效,有些医生在对脱垂症状明显的患者进行 DGHAL 治疗的同时加行肛垫固定术:结扎动脉以后在肛周右前、右后及左侧三个位置向外牵拉,暴露痔团,分别用可吸收缝线在痔团顶端贯穿缝扎,此后向尾侧连续锁边缝合,直至齿状线上方约 0.5cm,收紧缝线并打结,使肛垫上提固定。

由于 DGHAL 术后患者疼痛感更轻、恢复更快,因此主要适用于Ⅱ、Ⅲ度内痔患者。与 PPH 一样,DGHAL 对外痔没有明显的治疗作用。

Giordano 汇总分析了有关 DGHAL 的 17 篇文献,共涉及患者 1996 人,超过 90% 的患者术后出血和脱垂症状得到改善,只有 3 例发生术后出血,没有其他类型的术后并发症。对于完成随访的患者来说,总的脱垂复发率约为 9%,亚组分析显示Ⅳ度内痔的脱垂复发率高达 26.7%~59.3%,不过在加行肛垫固定术的患者中,复发率降至 11%,总的出血复发率约为 7.8%。目前认为,在 DGHAL 之后再次出现脱垂和出血症状的原因可能如下:①术中并没有处理痔团本身;②在直肠下段区域,直肠上动脉分支的数目和位置有很大变异,即使在多普勒超声的帮助下,也无法保证结扎完全;③不除外术后建立侧支循环的可能。虽然 DGHAL 存在术后出血和脱垂复发的可能性,但是也具有明显的优势:①方法简便易学;②符合微创外科手术的要求:损伤小、疼痛轻、术后愈合快、并发症发生率低,适合作为日间手术(day surgery);③对局部解剖的影响小,即使术后出血和脱垂症状复发,还可以重复进行 DGHAL,或改行胶圈套扎、PPH 或痔切除术,因此具有比较广阔的应用前景。

二、其他微创化技术

除了手术以外,人们还开发了多种操作技术对痔进行治疗,其中化学物质腐蚀和烧灼等方法由于具有很高的并发症发生率,已经被淘汰,而胶圈套扎疗法、硬化剂注射法、冷冻疗法及各种类型的热凝固疗法由于比较符合当今的微创化理论,受到不同程度的关注。这些操作技术有一个共同特点:都能够对肛垫起到固定作用,防止脱出,还能够减轻血管充血,缩小痔团,由此又被统称为肛垫固定技术,主要用于治疗有中度出血或脱出的Ⅰ、Ⅱ度内痔以及部分Ⅲ度内痔。

(一)胶圈套扎疗法

通过胶圈套扎对痔进行治疗已有超过 50 年的历史,是应用较广泛的非手术治疗方法之一。套扎部位应首选病变最严重的部位,一般位于齿状线以上 1~2cm 处的痔核上极黏膜。套扎数目以每次 1~3 枚为宜,尽量不在同一平面。该治疗原理是通过阻断被套扎组织的血液供应，使其坏死脱落，从而导致局部黏膜下层出现纤维化增生，达到使周围组织固定的目的。研究显示，胶圈套扎疗法具有复发率低、成本效益高等优点，目前已成为治疗有症状痔的重要方法。

（二）其他

硬化剂注射法是将药物注射到痔团或黏膜下间隙，在黏膜下层形成局部无菌性炎症而导致纤维化，从而将肛垫固定在深部组织上。目前常用的硬化剂有：消痔灵注射液、芍倍注射液、聚桂醇注射液及5%石炭酸植物油等。冷冻疗法是应用一氧化二氮（−70℃）或液氮（−196℃）制冷特殊探针，置于内痔顶部，利用冷冻破坏局部组织。热凝固疗法是使用直流电探针、双极电凝、微波或红外线设备，作用于痔组织导致其变性凝固收缩并形成瘢痕组织。这三种方法因创伤较大、副作用较多，目前已经很少应用。

三、总结

痔手术的演变历史，是一个错综复杂、不断发展的过程。近年来，随着人们对痔认识的深入，手术方法出现了明显的转变，特别值得提出的是 PPH 的提出和迅速发展使其成为国内外主流手术，其方法简易、疗效好、标准化程度和可比性高，得到医生、患者的认可和巨大社会效益，使痔手术上升到一个新的平台，成为痔手术历史上的一个标杆性事件。

总的来看，虽然痔手术取得长足进步，目前还没有哪种术式能够完美地适用于全部痔病，不同的术式和操作技术，包括各种痔切除术，仍有其独特的应用之处。因此我们在面对患者的时候应该根据具体病情并结合自己的经验以及设备条件，审慎地选择最适当的手术方式，在减轻或消除患者症状的同时尽可能减少术后痛苦、缩短术后住院时间、避免术后并发症的发生。同时我们还应该努力创新，争取开发出更加符合解剖和生理要求的新术式。

（王振军　李竹林）

思 考 题

1. 哪些因素促使 PPH 成为痔手术发展过程中的标杆性事件？
2. 治疗痔的微创技术主要有哪些？

第二节　肛管直肠周围脓肿的外科治疗与思考

肛管直肠周围脓肿（perianorectal abscess）是指肛管直肠周围软组织内或其周围筋膜间隙内发生急性化脓性感染并进一步形成的脓肿，简称肛周脓肿。脓肿破溃或切开引流后常形成肛瘘。通常认为这种非特异性肛门周围脓肿和肛瘘是一个疾病发展的两个阶段，脓肿是肛管直肠周围脓肿的早期阶段，是急性发作期；肛瘘是肛管周围脓肿的慢性期表现。

肛管直肠周围脓肿的发病率不容易确定。任何年龄都可发病，20～40 岁为发病高峰期。男性多于女性，儿童和成人性别分布相似；而 2 岁以下的婴幼儿中，绝大多数的脓肿患者为男性，且伴有肛瘘。

肛管直肠周围脓肿常见的致病菌有大肠埃希菌、金黄色葡萄球菌、链球菌和铜绿假单胞菌，偶有厌氧菌，多数为多种致病菌的混合感染。肛管直肠周围脓肿致病菌的特点是内源性、多菌性和厌氧菌高感染率。

一、病因与病理

病因主要来自肛腺感染和肛周皮肤感染两个途径。

绝大部分肛管直肠周围脓肿由肛腺感染引起。细菌通过肛隐窝内的肛腺开口侵入肛腺后，在小腺管内繁殖，由于内括约肌张力的关系，分泌物不能排出，遂于此处形成小的原发灶，随着感染的进一步发展，炎症沿肛腺导管先在括约肌间隙形成原发性脓肿，然后脓肿向下、向外或向上播散至其他间隙，最后发展为不同部位的脓肿。因肛腺感染引起的肛管直肠周围脓肿一般均为肠道细菌，常在齿状线区留有内口，行脓肿切开引流术后常导致肛瘘的形成（95%以上）。

肛管直肠周围脓肿也可由其他原因引起：肛周皮肤感染如化脓性汗腺炎、毛囊炎、皮脂腺囊肿合并感染等均可引起肛管直肠周围脓肿。此类感染引起脓肿的细菌多为金黄色葡萄球菌，脓肿一般不与肛管直肠相通，脓肿切开引流后不形成肛瘘。此类患者约占所有肛管直肠周围脓肿患者10%。常继发于结直肠、肛管或全身的慢性疾病，如克罗恩病、慢性溃疡性结肠炎、结核、性病淋巴肉芽肿、肛直肠肿瘤、白血病、淋巴瘤、肛周放疗、全身化疗、肛周损伤、异物、肛裂、糖尿病以及医源性原因如注射疗法、外科手术、局麻感染等。

肛管直肠周围脓肿播散途径：肛腺感染后首先引起括约肌间感染。作为原发性脓肿，在肛管直肠周围脓肿中约占87%，90%以上的其他肛管直肠周围脓肿均继发于此。肛管直肠周围间隙为疏松的脂肪结缔组织，感染极易蔓延扩散。括约肌间脓肿向下至肛周皮下间隙，导致肛管直肠周围脓肿；向上进入直肠周围形成高位肌间脓肿或骨盆直肠窝脓肿，向外穿过外括约肌形成坐骨肛管间隙脓肿；向后可形成肛管后间隙脓肿。

二、临床分类

肛管直肠周围脓肿有许多类型，分类方法因人而异。以肛提肌为界可分为肛提肌上脓肿和肛提肌下脓肿两大类：肛提肌上脓肿包括两侧骨盆直肠窝脓肿和直肠后间隙脓肿、高位肌间脓肿；肛提肌下脓肿包括两侧坐骨直肠窝脓肿和肛门周围脓肿。

Eisenhammer 提出把肛管直肠周围脓肿分为腺源性致瘘性脓肿和非腺源性非致瘘性脓肿，分类如下。

1. 急性腺源性致瘘性脓肿　①高位肌间致瘘性脓肿；②低位肌间致瘘性脓肿；③后方经括约肌坐骨直肠窝马蹄形致瘘性脓肿；④前方经括约肌坐骨直肠窝致瘘性脓肿；⑤后方低位肌间单侧表浅坐骨直肠窝马蹄形致瘘性脓肿。

2. 急性非腺源性非致瘘性脓肿　①肛提肌上骨盆直肠窝脓肿（多为盆腔感染）；②黏膜下脓肿；③坐骨直肠窝原发性感染；④黏膜皮肤边缘性脓肿；⑤肛周皮下脓肿。

三、临床表现

肛管直肠周围脓肿由于脓肿位置不同，临床表现也不尽一致，分述如下。

1. 肛门周围脓肿　是最常见的脓肿，约占肛管直肠周围脓肿的48%。此型脓肿距肛缘较近。常位于肛门后方或侧方皮下部，一般不大。局部疼痛显著，甚至有搏动性疼痛。病变处红肿较明显，明显触痛，脓肿形成时可有波动感。穿刺可抽出脓液。全身症状轻微，如早期使用抗生素，炎症偶可消退。病情发展可自行破溃形成低位肛瘘。也可能向肛窦排脓，形成内瘘。偶可扩展到一侧或两侧坐骨直肠窝。

2. 坐骨直肠窝脓肿 较为常见，约占肛管直肠周围脓肿的 25%。少数由原发性血行感染或外伤感染引起，绝大多数属于腺源性感染，经外括约肌向外扩散而形成；也可由其他肛管直肠周围脓肿扩散形成。坐骨直肠窝较大形成的脓肿亦较大较深，容量可达 60～90ml。初起时患侧出现持续性胀痛，随着炎症的加剧，症状逐渐加重，转为持续性跳痛，坐立不安，排便或行走时剧烈疼痛，可出现排尿困难和里急后重。全身症状明显，出现头痛、倦怠进而发热、恶寒。早期局部体征不明显，后可出现患侧臀部大片红肿，局部明显触痛，直肠指诊患侧有深压痛甚至波动感。若不及时切开引流，此型脓肿向皮肤穿破，形成肛瘘，有时形成复杂的马蹄形脓肿。

3. 骨盆直肠窝脓肿 是一种少见的类型，占肛管直肠周围脓肿的 2.5%，但很重要。位于肛提肌以上，顶部为盆腔腹膜。多由直肠肌间脓肿或坐骨直肠窝脓肿向上穿破肛提肌进入骨盆直肠窝引起，也可由直肠炎、直肠溃疡、克罗恩病、输卵管炎、直肠外伤引起。骨盆直肠窝位置较深、空间较大，患者全身症状明显，而局部症状不明显；早期即有全身中毒症状，如发热、寒战、乏力、纳差等。发病初期可有直肠内明显沉重坠胀感，排便时加重；会阴部检查可无异常，直肠指诊时，直肠壁饱满隆起，有压痛甚至有波动感。经皮肤穿刺抽出脓液可确诊，必要时做直肠内超声、CT 或 MRI 予以证实。

4. 直肠后窝脓肿 位于骶骨前方直肠后方，上为盆腔腹膜，下为肛提肌。这类脓肿可向上穿入盆腔，向下穿入坐骨直肠窝内。常由肛腺感染所引起。括约肌间脓肿、直肠损伤、直肠狭窄、直肠炎、坐骨直肠窝脓肿、尾骨和骶骨炎症等也可引起。症状与骨盆直肠窝脓肿相似，全身感染症状严重，如畏寒、发热、乏力和食欲下降等。局部可有直肠坠胀感、骶尾部疼痛，可放散到会阴部及下肢。体检时肛门周围外观无异常，尾骨与肛门之间有深部明显压痛，直肠指诊可扪及直肠后壁外隆起肿块，明显压痛有时可触及波动，穿刺抽出脓液可确诊。此病应与骶骨前囊肿、畸胎瘤和脊索瘤等疾病相鉴别。

5. 直肠黏膜下脓肿 脓液沿着肛腺向肛管扩展引起，位于直肠黏膜和肌层间的结缔组织内，较少见；黏膜下脓肿经常是肌间脓肿的一部分；一般较小，不到肛周的 1/3。多位于直肠下部的后方或侧方。肛门内有坠胀感，排便、行走时疼痛加重。直肠指诊可扪到直肠壁上卵圆形隆起，有触痛和波动感。脓肿可自行破溃，由肛隐窝或直肠黏膜穿入肠腔，形成内瘘。

6. 括约肌间脓肿 分为高位和低位两类。脓肿由肛隐窝感染引起，感染向头端蔓延表现为低位直肠的肿块。表现为直肠或肛门不适，并随排便而加重，经常出现直肠的胀满感，若脓肿破溃，可见脓液自肛管排出。检查肛门外观无异常，直肠指诊直肠下端可扪及黏膜下光滑的肿块，边界清楚，触痛，内镜下检查如从肛隐窝发现脓液流出，即可做出诊断，肛管 MRI 检查可以做出明确诊断。

四、诊断与鉴别诊断

1. 诊断 根据上述的临床症状及体征，肛管直肠周围脓肿的诊断并不困难，若有困难可行直肠腔内超声检查、CT 或 MRI 检查，明确脓肿部位及脓腔大小。

2. 鉴别诊断

（1）泌尿生殖器官炎症：男性肛门前部脓肿向前扩展至尿道球部时可以和尿道周围脓肿混淆。尿道炎、尿道狭窄的病史和曾经使用过尿道探子或膀胱镜检查史的可以帮助鉴别。女性患者巴氏腺感染化脓常被误诊为肛门前部低位脓肿，前者无肛周疼痛，脓肿位置特殊。

（2）骶前囊肿和囊性畸胎瘤感染：成年人骶前囊肿和隐匿性骶前畸胎瘤感染也常被误诊为肛门后部脓肿；仔细询问病史、查体，必要时做 CT 或 MRI 可作出鉴别。

（3）结核性脓肿：少数骶髂关节结核、耻骨坐骨支结核脓肿可出现在肛周。一旦发生混合感染就容易和肛门周围脓肿混淆。结核性脓肿无混合感染时没有明显的炎症表现。

（4）肛门周围皮肤感染：肛门周围毛囊炎、疖肿和较大的皮下脓肿也应与肛门周围脓肿相鉴别。毛囊炎、疖肿顶端有脓栓，皮下脓肿局部疼痛明显，但没有直肠或肛管坠胀感，不影响排便。

五、外科治疗

（一）治疗原则

肛管直肠周围脓肿一旦诊断明确，应尽早手术治疗。一般情况下，抗生素对治疗肛管直肠周围脓肿的作用很小。应用抗生素保守治疗的方法经常无效，并且可使病情进展，导致更复杂的脓肿形成，并可能损伤括约肌。但对于复杂性、高危疾病，如免疫抑制、糖尿病、广泛的软组织蜂窝织炎，尤其是伴有心脏瓣膜病或人工心脏瓣膜移植以及全身脓毒血症的患者，应考虑使用抗生素。早期可根据经验应用广谱抗生素，后期可根据脓液培养、药敏试验结果选用合适的抗生素。

（二）手术方式的选择

手术方式的选择需根据不同的脓肿类型而定，复杂性脓肿可能需要采取多种手术方法。肛管直肠周围脓肿的手术方式大体分三种：①切开引流术；②一期根治术；③保留括约肌术式。手术目的就是避免脓肿残留、保证引流通畅、避免损伤括约肌、最大限度保留肛门功能。

1. 切开引流术

（1）肛门周围脓肿：取截石位、折刀位或左侧卧位，肛周常规消毒，局麻或腰麻，于肛缘 2.5cm 以外脓肿波动最明显处做放射状切口，切口大小与脓肿直径相等，切开皮肤至皮下，用止血钳钝性分开脓腔，有脓液流出后，扩大创口，示指伸入脓腔，分离脓腔纤维隔，使引流通畅，修剪皮瓣切口成梭形，可冲洗脓腔，脓腔内置入凡士林纱条或碘仿纱条引流（无须填塞），用敷料包扎。24h 后除去引流。术后常规换药。

在脓肿引流的同时，仔细探查，若发现内口，瘘管表浅位于皮下者，可将瘘管切开，刮除坏死组织，切除少许皮肤、皮下组织及内口周围组织；若瘘管穿过外括约肌的皮下部或浅部，可在引流的同时行肛瘘挂线术，避免第二次手术。若未发现明确的内口，不必强行寻找，以免造成假道。若后期形成肛瘘，可在肛瘘形成 3 个月后，行肛瘘手术。

（2）直肠黏膜下脓肿：取截石位，局麻或腰麻，肛周皮肤及直肠内黏膜消毒，拉钩牵开肛门，在黏膜突起处穿刺抽出脓液确定脓肿部位，用手术刀纵向挑开或用电刀切开直肠黏膜，放出脓液，扩大切口或切除脓肿表面的黏膜、充分引流，用干无菌棉球蘸去脓液或冲洗脓腔，仔细止血，脓腔填塞油纱引流条。

（3）坐骨直肠窝脓肿：骶麻或腰麻生效后，患者取截石位或折刀位，常规消毒，在红肿中心处用粗针头穿刺抽出脓液、确定脓肿位置，距肛门缘 1.5cm 以外作前后方向的切口，切开皮肤与皮下组织，扩大切口，示指钝性分离纤维隔，清除脓液和坏死组织，充分引流。若脓液的量超过 100ml，多提示脓肿已累及对侧坐骨直肠窝或同侧的骨盆直肠窝，应仔细探查，避免遗漏脓腔、延误治疗。若脓腔较大，或已累及对侧者，可做多个切口，行对口引流。修剪切口两侧皮瓣呈梭形，填塞引流纱条，纱布包扎。

坐骨直肠窝脓肿切开引流后，大多会形成肛瘘，因此，引流脓肿切开的外口尽量靠近肛缘；否则后期的瘘管切开术就会导致一个需要长时间才能愈合的大伤口。

（4）骨盆直肠窝脓肿：相对较少见，在多数报道中少于 2.5%；脓肿发生的病因决定治疗方案；因为此类脓肿可能是由括约肌间脓肿及坐骨直肠窝脓肿上行导致，或由盆腔脓肿的下行引起。如果脓肿起源于肌间，应该通过直肠内引流；若经坐骨直肠窝脓肿引流，可导致括约肌上肛瘘。若脓肿起源于坐骨直肠窝脓肿，应经会阴皮肤引流而不是经直肠内引流，否则会发生括约肌外肛瘘。若脓肿起源于盆腔，根据脓肿的指向，可能需要通过直肠、坐骨直肠窝或腹壁经皮下引流。

1）外引流：截石位或折刀位，手术切口稍偏肛门后外侧，左手示指插入直肠内触及脓肿作引导，右手经皮穿刺，抽得脓液确定脓腔位置，确定切开方向及深度。前后方向切开皮肤、皮下组织后，按左手示指指引的方向，用血管钳钝性分开脂肪组织和肛提肌，进入脓腔，扩大创道、排尽脓液，于脓腔内放置胶管引流。

2）直肠内引流：显露直肠壁，穿刺抽吸确定脓肿位置，用刀锐性切开或用弯血管钳直接分开，经切口放入单头导管，再将导管经直肠引出肛门外皮肤固定。如脓腔较大，术后以生理盐水或抗生素溶液间断冲洗脓腔，数天后拔除引流管。

（5）直肠后间隙脓肿：切口偏向后侧，穿刺抽脓在直肠与尾骨之间进行，由前向后切开，避免切断肛尾韧带，经坐骨直肠窝引流。直肠后间隙脓肿可以与两侧坐骨直肠窝之间交通，可出现两侧坐骨直肠窝脓肿或称作马蹄形脓肿，此时，须做坐骨直肠窝脓肿的对口切开引流。如脓肿突向直肠腔时，也可经直肠内切开引流。

（6）括约肌间脓肿：骶管或硬膜外麻醉，用合适的肛门扩张器显露病变，切除覆盖脓肿及瘘管的内括约肌、黏膜及相关的肛隐窝部分，若有出血可将直肠切缘与下方的内括约肌缝合止血，伤口敞开引流。患者保持大便柔软、坐浴治疗。

脓肿切开引流术是治疗肛管直肠周围脓肿最传统的方法，在临床运用中较广泛，国内外学者对此做了大量研究和报道。但在单纯切开引流的同时，是否寻找并处理瘘管以及如何处理瘘管有不同的意见。支持一期瘘管切开者认为，急性期由于存在脓液能够更好地追踪感染的进程，行一期瘘管切开能清除感染源，减少复发率，避免以后的手术，从而减少潜在的并发症。反对者认为，由于急性炎症的存在，术中寻找内口困难，很容易形成假道而忽略真正的感染源。随着无创技术如纤维蛋白胶和肛瘘栓等技术的出现，部分以前支持行一期瘘管切开者，开始选择先行引流，待肛瘘形成后，使用上述的微创方法治疗，以避免损伤任何括约肌。但这些无创技术（纤维蛋白胶、肛瘘栓、生物条带填塞）的治愈率报道不一。国内学者认为，对于非腺源性脓肿，单纯切开引流即可治愈；而对于腺源性脓肿，若仅切开引流，有内口而术中未找到者，则脓肿及瘘的复发率为42%~65%。在脓肿引流的同时若发现有肛瘘内口，若肛瘘内口位置较低，医生可选择在引流的同时行瘘管切开术，避免第二次手术。若未发现明确的肛瘘内口，不必强行寻找，以免造成假道。

2. 一期根治术　由于肛管直肠周围脓肿单纯行脓肿切开引流术往往达不到根治的目的，绝大多数形成肛瘘。因此，近年来多主张行一期根治术，即在切开脓肿引流的同时，找到原发灶，一并切除或挂线，使脓肿一期愈合，避免肛瘘二次手术。国内许多学者在这方面进行了有益的探索，积累了许多宝贵的经验，更重要的是提高了一次性治愈率，减轻了患者的痛苦。

（1）一期切开根治术：指在切开排脓的同时，仔细查找到内口，切开内口与切口间组织，清除全部坏死组织，修剪创缘两侧以通畅引流。主要适用于低位肛管直肠周围脓肿，如肛周皮下脓肿、坐骨直肠窝脓肿、直肠后间隙脓肿等；但须除外以下情况：①克罗恩病患者；②获得性免疫缺陷综合征（AIDS）患者；③女性前方有瘘管且有会阴切开术病史的患者。行一期切开根治术应遵循个体化的原则，并由对局部解剖熟悉的医师实施。一般情况下，低位肛管直肠周围脓肿内口多在相应的肛窦附近，便于准确寻找，切开时一般不会损伤肛管直肠环，既引流了脓肿又根除了感染源，可获得很高的临床治愈率。

该术式的关键在于找到内口。首先根据Goodsall规律，初步判定内口位置，再用相应方法寻找内口。

1）肛门镜检查法：用肛门镜检查可发现，一般肛管直肠周围脓肿的病灶处的肛隐窝均有炎症表现，局部充血明显，肛乳头增大，隐窝加深形成凹陷，用手指压迫脓肿部位，有脓液溢出的肛隐窝即为内口所在。

2）探针探查法：在肛门镜的显露下，用球头探针探查疑似内口的肛隐窝，探针容易进入者或有脓液沿探针溢出的肛隐窝，即是内口。

3）脓腔探入法：若寻找内口困难，可先切开脓肿、清除脓液，左手示指置入肛内作引导，在脓腔内用探针仔细探寻内口，如示指触及探针或仅隔一层黏膜处即为内口。应避免过度用力形成假道。

（2）切开挂线术：1970年张有生在总结切开挂线术治愈高位复杂性肛瘘的经验基础上，应用切开挂线术治疗肛管直肠周围脓肿，即在切开引流后当即寻找原发感染的肛窦内口，进行挂线手术，获得一期治愈。主要适用于高位肛管直肠周围脓肿，如骨盆直肠窝脓肿或肛管直肠环以上的高位坐骨直肠窝脓肿。切开挂线术实际上是一种慢性切开和牢固、持久的对口引流术，不怕感染，也不会使炎症扩散，具有切割、引流、标记及异物刺激四种作用。此方法提高了一次治愈率，避免了肛门功能的严重受损。

具体步骤：硬膜外麻醉，截石位，在肛缘外侧脓肿顶部与内口对应位置做一放射状小切口，查清脓腔与内外括约肌和肛管直肠环的关系及内口位置。清理脓腔，用球头探针找到内口，在内口和小切口之间沿探针切开皮肤和皮下组织，露出肛管直肠环，用7号丝线将一条橡皮筋固定在探针上，绕过肛管直肠环拖出探针，橡皮筋包绕肛管直肠环，适当勒紧橡皮筋并结扎牢固，使橡皮筋保持适当张力。脓腔周围组织无明显炎性浸润时挂线宜紧，炎性浸润严重时挂线宜松；脓腔内侧距肛门远时挂线宜紧，距离近时宜松。修剪切口边缘皮肤，止血，脓腔内放置橡皮管引流。创腔内填塞油纱，外敷纱布固定。术后常规换药，定期多次收紧橡皮筋，使之始终保持适当的张力，直至将其间的组织全部勒开。

随着临床经验的不断积累，临床医师对挂线术进行了不断的改良和创新，挂线方式经历了由实挂到虚挂，由单根挂线到多根挂线、挂线材料亦是多种多样，如橡皮筋、橡皮片、丝线、药线等，由此衍生出多种术式，临床疗效明显改善，尤其是对治疗复杂性脓肿，可减少创伤、较好地保留肛门功能。

3. 保留括约肌术式　也属于根治术，但更强调对肛门功能的保护。正如美国结直肠医师协会指出的：脓肿治疗应注意权衡括约肌切断的程度、术后治愈和功能损伤程度。比较有代表性的术式如下：①直肠内壁挂线术，于 1990 年由徐子鹏等最早提出。②肛管直肠周围脓肿保存括约肌一次性根治术，由高野正博等根据肛瘘的保留括约肌术式提出，分别针对低位肌间脓肿、高位肌间脓肿、坐骨直肠窝脓肿及骨盆直肠窝脓肿而设。③保留括约肌挂线术，由谷云飞等于 2006 年首先提出。据报道达到了既一次性治愈瘘管性肛管直肠周围脓肿，又完整保留肛门外括约肌的目的。

目前保留括约肌术式处于临床研究阶段，需要严格掌握适应证，不断总结手术技巧和积累手术经验。

（三）手术注意事项

1. 切口定位　脓肿切开前先行穿刺抽脓确定位置后再切开引流。

2. 切口设计　根据脓肿类型决定切口位置，浅部脓肿行放射状切口，深部脓肿于距肛缘约 2.5cm 处行前后方向的切口，避免损伤括约肌，但切口尽可能靠近内侧。

3. 引流通畅　切开脓肿后，用示指伸入脓腔，分开脓腔的纤维分隔以利引流。

4. 脓液培养　术中脓液送细菌培养及细菌药敏试验，指导术后抗生素的应用，控制感染。

目前为止，手术是治疗肛管直肠周围脓肿最有效的方式。在治愈脓肿的同时应避免损伤括约肌，最大限度地保留肛门功能。手术方式众多，应根据不同类型、不同部位的脓肿，以及患者的自身状况等，选择最佳、合理的术式。对于复杂性、复发性肛管直肠周围脓肿，可以联合两种或两种以上的术式，以期达到满意的远期疗效。对复杂性肛管直肠周围脓肿、复发性脓肿应适当借助直肠腔内三维超声、CT、MRI 等辅助检查手段，以明确诊断、防止遗漏病变，避免复发。

目前对于肛管直肠周围脓肿的治疗较之以往有了很大进步，治愈率明显提高，但仍有一定的复发率，各家报道不一，这可能和入组的肛管直肠周围脓肿的类型、采取的手术方式、术者经验、随访时间等因素有关。

随着对肛管直肠周围脓肿病因、发病机制的进一步认识及临床研究的进一步深入，新的生物材料、新的治疗方法和更加完善的手术方式将不断出现。

（王建新）

思　考　题

1. 肛周脓肿自行破溃或单纯切开引流术后，为何容易形成肛瘘？
2. 肛周脓肿有哪些手术方式？如何选择？

第三节 肛瘘手术治疗方式的历史变迁和思考

一、概述

肛瘘（anal fistula）是肛管或直肠与肛周皮肤相通的肉芽肿性管道，即肛管直肠瘘的简称，是常见的肛管直肠疾病之一。一般由原发性内口、管道、继发性外口3部分组成，但也存在仅具有内口或外口的情况。有2个或2个以上内口或外口、有2条以上瘘管或有支管、盲管的称为复杂性肛瘘。经久不愈或间歇性反复发作为其特点，肛瘘的发病率在我国占肛肠病的1.67%~3.6%，国外占8%~25%。大约80%的肛瘘是由于肛窦感染造成肛管直肠周围脓肿局部破溃迁延不愈形成的，少数为特异性感染，如结核、克罗恩病、溃疡性结肠炎，肛管直肠外伤和肿瘤继发感染破溃也可形成肛瘘，但极少见。临床上，按瘘管位置高低可分为低位单纯性肛瘘、高位单纯性肛瘘、低位复杂性肛瘘和高位复杂性肛瘘四种。

二、肛瘘的外科治疗

肛瘘一旦形成，很难自愈，手术仍为治愈肛瘘的最有效方法。若手术方法选择不当，不仅可能导致肛瘘久治不愈、反复发作甚至造成肛门失禁或肛门畸形。高位复杂性肛瘘由于病变位置高、管道多弯曲复杂，常有支管、深部无效腔，治疗上存在难度大、复发率高、并发症/后遗症多等问题，而被国内外专家称为难治性肛瘘。高位复杂性肛瘘更是肛肠外科领域中的难治性疾病之一。肛瘘手术，无论是保留括约肌术式还是切断括约肌术式，都面临一个棘手问题，就是术后复发。虽然医学影像技术和外科手术操作在不断进步，但肛瘘的术后复发率仍最高可达57%，仍为肛肠外科亟待解决的重要问题。

肛瘘的手术方法很多，手术方式应根据不同病情酌定。无论选择何种术式，其原则是首先要最大限度地保护肛门功能，采取无痛、微创、整形手术，尽可能少地损伤肛管括约肌，以免造成肛门失禁。对于病情复杂，再次手术不能完全避免损伤肛门功能者，应该允许患者在定期随访的前提下带瘘生存。不论采用何种手术方法，手术成败的关键在于：①准确寻找和处理内口；②正确处理全部病灶；③合理处置肛门括约肌；④创口引流通畅。目前肛管直肠测压法已成为研究肛门直肠生理病理、推断肛肠疾病、评价手术效果的重要方法。许多肛管直肠疾病需在手术和治疗前后检查肛管直肠功能。

三、肛瘘的术式

（一）切断括约肌术式

1. 肛瘘切开术（fistulotomy） 早在公元前希腊圣医希波克拉底就描述过肛瘘切开术。1834年清代《外科图说》高文晋辑中就有关于肛瘘切开的记载。肛瘘切开术是在明确从内口到外口的整个瘘管走行的情况下直接切开瘘管及其支管的手术方式，多与挂线术连用，此术式是肛瘘最基本的手术，较常用。其主要适用于低位肛瘘或作为高位肛瘘瘘管位于肛管直肠环以下部分的辅助方法。此种术式最重要的特点是恢复较挂线术快，其缺点是在快速切断括约肌时存在损伤肛门功能的可能。

2. 肛瘘切除术（fistulectomy） 1370 年英国医生 Arderne 具体描述了沿一个导向探针，用细长手术刀切开瘘管的方法。肛瘘切除术主要适用于低位肛瘘。在明确瘘管走行的前提下将瘘管完全切除后，创面开放或 I 期缝合。该术式切口愈合较快，对肛门的功能影响较小，患者痛苦少，住院时间短，但易损伤肛门括约肌，引起肛门失禁。

3. 肛瘘挂线术 挂线术历史较为悠久，是我国中医治疗肛瘘的主要方法。明代《古今医统》引用 1331 年元代李仲南所著《永类钤方》记载：“用芫根煮线……上用草探一孔，引线系肠外，坠铅锤悬，取速效。”古代挂线疗法治疗肛瘘，是采用系上重物的药线缚于瘘管，靠重力将药线持续不断地收紧，使组织产生压迫性坏死，以线代刀将瘘管缓缓剖开，同时切断处组织也随之生长，药线也能起引流等作用，从而治愈肛瘘。此种方法在我国应用甚广，主要适用于高位肛瘘（包括肛管直肠环未纤维化的高位肛瘘）以及作为复杂性肛瘘切开或切除术的辅助方法。其挂线原理是利用橡皮筋的弹力收缩作用（药线还有腐蚀作用），使被勒割组织血运障碍，逐渐压迫坏死，橡皮筋尚有引流作用，可使瘘管内渗液排出，防止发炎。在勒割时基底创面生长肉芽组织，同时边勒割边修复不致括约肌急剧切断，故不会造成肛门失禁。肛管周围组织缺损少、瘢痕小，不会造成肛门畸形。此法最大优点是不会造成肛门失禁，还具有操作简单、出血少、在橡皮筋脱落前不会发生切口假性愈合等优点。

4. 肛瘘切开挂线术 是在继承肛瘘挂线术的基础上，吸收现代解剖学知识发展起来的中西医相结合的新术式，即低位切开、高位挂线，故名切开挂线术，是目前最常用的手术方法，也可以说是保留括约肌功能的术式。适用于高位复杂性肛瘘、马蹄形肛瘘、骨盆直肠窝肛瘘、直肠后间隙肛瘘。切开挂线术主要作用有切割、引流、标记、异物刺激。通过炎性反应引起的纤维化而使括约肌断端与周围组织粘连固定，断端不会因切断而回缩，边勒割边修复，能较好解决高位肛瘘完全切开导致肛门失禁的问题。操作简便、易于掌握、安全有效，对肛门功能无大影响。缺点有挂线部位剧痛，创面过大，愈合时间较长等。

5. 肛瘘切除缝合术 1903 年 Tuttle 首次在他的著作中提出肛瘘手术采用一期缝合的方法。适用于已纤维化的低位单纯瘘或马蹄形肛瘘的支管部分或瘘管形成较好、很少并发支瘘管和脓肿者。手术操作同肛瘘切开术，术中将已切开的瘘管加以清除并逐层缝合。该手术能减少创伤，缩短伤口愈合时间，在理论上有一定吸引力。但在临床手术中，常常因为肛瘘内口缝合处理不当，瘘管切除不彻底致使手术失败，或导致术后复发。

6. 切开挂线对口引流术 适用于马蹄形肛瘘和高位复杂性肛瘘。马蹄形肛瘘手术方法较多，以切开挂线对口引流术最为常用，但各家的具体操作又不完全相同。Garcia-Aguilar 认为肛瘘术后复发与是否为马蹄形肛瘘有关。2008 年李春雨报道，采用切开挂线对口引流术治疗的 46 例，术后随访 1～4 年，全部治愈。切开挂线对口引流术提高了肛瘘的治愈率，减少了复发率，并保护了肛门括约肌的功能及肛周皮肤的完整性，疗程短，痛苦少。

7. 经肛括约肌间切开术 2017 年由 Garg 提出经肛括约肌间切开术（transanal opening of intersphincteric space，TROPIS），首先明确内口位置，然后使用蚊式钳经内口进入瘘管的括约肌间部分，撑开蚊式钳，电刀沿蚊式钳切开直肠黏膜、黏膜下组织、部分内括约肌，直至将括约肌间瘘管部分完全切开，使创面完全敞开，并用刮勺搔刮该处瘘管壁，清除感染灶，保持引流通畅，直至创面愈合。Garg 通过前瞻性研究纳入 61 例复杂性肛瘘患者，其中 22 例为马蹄形肛瘘，随访 6～21 个月，术后总复发率为 85.2%，马蹄形肛瘘复发率为 36.1%，瘘管完全愈合率为 84.6%，未愈合率为 15.4%。TROPIS 治疗高位复杂性马蹄形肛瘘仅损伤内括约肌，不损伤肛门外括约肌，可保护肛门功能，具有一定优势，但术后复发率高，还需要进一步研究。

（二）保留括约肌的术式

1. 枯痔钉脱管术 即用枯痔钉插入瘘管腐蚀后脱落治疗肛瘘的方法。脱管疗法是我国医学的传统疗法之一。首先是宋代《太平圣惠方》创造了将砒融于黄蜡中，捻为条子，纳痔瘘疮窍中的枯痔钉疗法。清代《外科大成》（1665）记载"有漏者插以药钉"，对肛瘘的枯痔钉脱管术和药物的配制和用法就有了准确的记载，适用于低位单纯瘘（直瘘）、复杂性肛瘘的支管及窦道。该手术方法是用具有腐蚀性的药物，如红升丹或白降丹或枯痔散等，加适当的赋形剂制成药条，或将以上药搓成药捻，以此药条或药捻插入瘘管内，使内口腐蚀引流，管壁腐蚀脱落，达到治愈目的。

2. 瘘管旷置术 1965 年 Hanley 认为治疗肛瘘没有必要全部切开瘘管，提出瘘管旷置术，又称瘘管不全切开术、内口引流术，是针对两侧肌下瘘设计的术式，适用于坐骨直肠窝马蹄形肛瘘。1987 年日本高野报道用此术式治疗坐骨直肠窝肛瘘、后马蹄形肛瘘 20 例，复发 2 例（占 10%）。

3. 瘘管剔除术 1961 年 Parks 创用了部分内括约肌切除术，目的是充分切除原发灶。手术不仅将肛隐窝及其附近黏膜切除，还将内、外括约肌间的瘢痕一并切除而治愈肛瘘，适用于括约肌间瘘。自 Parks 创用此法治疗肛瘘，成了现代保存括约肌手术的基础。此术式治疗女性低位肛瘘疗效好，并发症少，能够有效保护肛门功能。

4. 内口切除缝合闭锁术 1972 年日本副岛谦报道内口切除缝合闭锁术（副岛谦手术）治疗肛瘘，该手术是对内口及感染灶彻底切除后缝合闭锁，由外口充分搔刮瘘管腔内污染组织，放置聚乙烯管引流，不完全剜除瘘管，通过内口闭锁，期望瘘管愈合。适用于括约肌间瘘、高位复杂性肛瘘。此术式的优点是对肛管直肠周围组织损伤小，能较好保护肛管直肠功能。但对于高位复杂性肛瘘，因引流不畅、病灶清理不彻底而有复发率较高的可能，因此限制了本术式的单独应用。

5. 肛门括约肌间瘘管结扎术 2007 年泰国 Arun Rojanasakul 首次报道了肛门括约肌间瘘管结扎术（ligation of intersphincteric fistula tract，LIFT），其治愈率在 40%～94.4%。首先自外口加压注射 0.9%氯化钠溶液或甲硝唑溶液，确定内口位置，沿内外括约肌间沟做瘘管上方弧形切口，靠近内括约肌内口处缝扎瘘管，再探查瘘管确认其已被切除，搔刮瘘管，关闭外括约肌缺损。LIFT 的优点在于保留肛门括约肌，减少组织创伤，缩短住院时间；缺点是复发率较高。2020 年 Emile 等纳入了 26 项研究系统评价，LIFT 的合并成功率和并发症发生率分别约为 76%和 14%。马蹄形肛瘘、克罗恩病和既往瘘管手术被确定为 LIFT 术后失败的预测因素。近年来，国外一些学者将此术式与生物补片填塞材料相结合，成为 BioLIFT，此种方法提高了手术的治愈率，但是由于生物补片材料价格昂贵，同时也增加了手术费用。

6. 脱细胞真皮基质填塞术 肛瘘栓由美国 Cook Medical Incorporated 开发，用以治疗肛瘘，Lynn 和 Johnson 等于 2006 年用猪胶原网塞填塞治疗肛瘘，是使用来自猪小肠黏膜组织的可吸收生物材料，能作为支架刺激植入者损伤部位的组织修复和重建。此手术方法的治愈率最初可达 80%，然而，随着术式的应用越来越广泛，越来越多的研究报道称其治愈率仅为 20%左右。国内王振军自 2007 年至 2010 年用脱细胞真皮基质材料肛瘘栓填塞治疗 114 例单瘘管高位经括约肌肛瘘患者，总治愈率为 54.4%。研究发现，肛瘘栓治疗肛瘘具有痛苦小、操作简便、术后恢复快、患者易于接受、生活质量和满意度较高、不影响肛门功能的优点，这无疑为肛瘘尤其是复杂性肛瘘的治疗提供了新方向。

7. 黏膜皮瓣推移术 1902 年 Noble 首次报道用经直肠推移瓣修补术（endorectal advancement flap，ERAF）治疗直肠阴道瘘，直到 20 世纪 40 年才被广泛用于治疗肛瘘。ERAF 复发率为 21%，失禁发生率为 13.3%。黏膜皮瓣推移术是利用切口上方游离直肠黏膜肌瓣或切口下方游离肛管皮瓣修复肠壁缺损，使直肠内细菌不能再进入瘘管，同时清除瘘管感染灶、闭合内口的术式，其多应用于高位复杂性肛瘘的治疗。此种术式可明显修补肠壁缺损，减少手术创伤，缩小创面，加快患者愈合。此种术式的主要缺点在于游离皮瓣的手术过程复杂，并在游离皮瓣存在缺血坏死的可能，因此就造成了肠壁更大的缺损，此外解剖的创伤和局部慢性炎症也对括约肌功能造成一定的影响。据报道此种术式的成功率范围较大，最高为 68%，最低却为 0%。

8. 纤维蛋白胶封闭术 1996 年 Hjortrup 教授首先报道纤维蛋白胶疗法，并且成为当时治疗肛瘘最前沿的技术。传统肛瘘术式的共同缺点是创伤大、愈合时间长（6～8 周），部分患者可出现肛门功能受损甚至大便失禁。因此，一些学者甚至美国肛瘘治疗指南都建议，把"带瘘生存"作为复杂性肛瘘患者维持生活质量的方法。纤维蛋白胶是由纤维蛋白原（含有凝血因子XIII、纤维结合蛋白及适量的抑肽酶）和凝血酶浓缩物组成。其基本原理是刺激成纤维细胞增殖，促进内皮细胞生长，填充瘘管，从而封闭瘘管。其基本方法为确定肛瘘内外口，充分清理瘘管，清除坏死组织及新生肉芽组织，封闭内口，注入纤维蛋白胶，促进瘘管封闭、创面愈合。此种术式治愈率在早期取得了极大的成功，然而在远期随访中发现其治愈率逐渐下降，最低仅为 14%。研究表明，纤维蛋白胶形成的块状物质脱出，内口位置的确定以及炎症组织引流不充分可能是此种术式治愈率低的原因。目前对此疗法尚存在一定的争议，临床应用还需要进行深入的研究。

9. 动物脂肪干细胞 2003 年 Garcia-Olmo 教授的团队最先应用自体脂肪干细胞（Cx401）进行试验。成年人的间充质干细胞具有抑制炎症及多向分化功能。应用其填充瘘管不仅可以促进瘘管关闭，加速愈合，并且还具有一定的炎症抑制功能。简要手术过程：提取自体皮下脂肪细胞，将其注入搔刮好、缝合内口的瘘管里，同时封闭外口，促进创面愈合。研究显示，随访 1 年后的治愈率约为 57%，没有发现肛门失禁等严重并发症的案例。然而由于此种方法应用较少，此术式的疗效有待进一步观察。

10. 肛瘘镜视频辅助系统 可视辅助系统下肛瘘治疗术（video-assisted anal fistula treatment，VAAFT）是当代可视条件下肛瘘的新型治疗方式，其是由 Meinero 和 Mori 教授改进而来。其大体分为诊断和手术治疗两个阶段。在诊断阶段应用肛瘘镜在可视条件下自外口进入瘘管，同时注入甘露醇液扩张瘘管，瘘管出口即为内口，予以标记。在手术阶段，主要目的是破坏搔刮引流瘘管，封闭内口，此种术式的手术成功率最高可达 73.5%。其主要缺点是由于肛瘘镜的进入，过度扩张瘘管，存在掩盖其他瘘管走行的风险，同时电极刀的热损伤也是不容忽视的，再者由于闭合内口时需要使用闭合器等器械，增加了手术费用。2018 年 Sameh 等纳入了 11 项研究（$n=788$ 名患者）进行系统评价，66.5% 的患者有高度或复杂性肛瘘，18.4% 的患者曾接受过瘘管手术。85.7% 的患者检测到瘘管的内口。内口的平均检出率为 93.3%。112 例（14.2%）患者复发。复发率因闭合内口的方法而异，使用吻合器后为 15.3%，缝合后为 17.7%，推进皮瓣后为 25%。各项研究的平均复发率为

17.7%。平均并发症发生率为 4.8%。2021 年 Chase 等报道，VAAFT 是治疗复杂性肛瘘的一种有效的微创手术。但是此种方法完全愈合是罕见的，虽然在许多情况下症状可以得到改善，但仍有肛门失禁的风险。

11. 瘘管激光烧灼封闭术　应用激光烧灼治疗肛瘘最早是 2011 年由 Wilhelm 教授报告。它是一种应用激光探针破坏瘘管上皮组织，通过清除瘘管来治疗肛瘘的新技术，手术成功率可达 84%。2020 年 Elfeki 等纳入了七项研究进行系统评价，共有 454 名患者，平均初次愈合率为 67.3%，重复治疗时的总体成功率为 69.7%，并发症平均率为 4%，均为轻微并发症，以轻微脏污形式出现的失禁影响平均率为 1%。此术式的优点在于可以反复烧灼破坏瘘管上皮组织，不易遗留死角。其缺点在于应用激光烧灼的热损害深度不易控制，对肛门括约肌的影响有待评估。

12. 光动力疗法（photodynamic therapy，PDT）　是 2016 年 Arroyo 等首次描述的。PDT 是基于光敏剂 5-氨基酮戊酸（5-aminolevulinic acid，5-ALA）诱导的生物材料的光氧化的治疗模式。其主要方法是于瘘管内注入足剂量的药物后，在一定波长的照射下破坏瘘管壁组织，从而闭合瘘管。Arroyo 等选取 10 例复杂性肛瘘的患者进行 PDT，平均随访 14.9 个月，结果显示：8 例（80%）愈合，2 例（20%）术后仍有化脓，未有并发症。PDT 手术成功率高，同时采用激光微创，保护了肛门括约肌，术后并发症少。但该技术还有一定的局限性，需要昂贵的设备以及手术时间较长，应用人群较少，仍需进一步观察。

四、特殊类型肛瘘的处理

由于肛瘘不能自愈、必须手术治疗的特性，对其的明确诊断显得尤为重要。较为简单的临床查体即可初步诊断肛瘘，结合肛周的磁共振影像及肛管腔内超声等更可以确定诊断。然而，手术中我们仍会遇到一些困难，如果解决不好仍会造成手术失败。

（一）准确寻找内口是关键

肛瘘的发病部位及走行直接影响到手术术式的选择及预后情况，而其内口位置的确定及处理更是肛瘘手术成功与否的关键。由于肛瘘内口往往都是肛瘘感染的原发灶，只有正确寻找并处理内口，才能有效降低肛瘘的复发率。瘘管相关的术前检查是必需的，比如轻柔地应用探针从肛瘘外口探查瘘管，部分肛瘘可以直接找到内口。各种形式的辅助检查也可以大大增加内口寻找的概率，如肛周磁共振、肛周 CT、瘘管造影、肛管腔内超声。即使我们在术前明确了内口的位置，在术中实际寻找时仍存在很大的误差，需要手术医生在实际工作中加以总结。首先，Goodsall 定律可以初步指导我们内口的位置，"通过肛门的中心点画一横线，在该线前方的瘘管外口距肛缘不超过 5cm，其瘘管方向通常是垂直于肛管；而该线以后的外口则多为弧形，其内口多位于肛管后壁的齿状线正中附近"。视诊、触诊及瘘管探查也是临床医生常用的方法。肛瘘的内口由于反复炎症刺激，周围组织会形成炎性增生，同时局部组织破坏挛缩，使得内口可能出现小凹陷，触诊可触及硬结。视诊可见局部暗红水肿。对于一些外口明确、瘘管较为清晰的肛瘘，可应用探针轻柔地自外口顺瘘管缓慢探入，同时示指于肛内指引，可直接找到内口。内口位置确定的另外两种方法分别为自瘘管外口注射过氧化氢溶液及亚甲蓝溶液。自外口注入过氧化氢溶液可见少量气泡自内口涌出，从而确定内口位置。而经外口注入亚甲蓝溶液则可更直观地看到内口处蓝染，瘘管被染色，为完整手术处理瘘管壁起到了指引的作用，同时亚甲蓝具有神经末梢破坏作用，可较长时间减轻患者术后疼痛。当然，也有学者认为亚甲蓝染色污染创面，使局部组织解剖结构不易辨认，造成手术困难，因而更热衷于向瘘管内注入气体，观察内口气泡的涌出。手术中，如果上述方法都不能顺利地找到内口，还可以部分切除外括约肌皮下部的瘘管，同时牵拉瘘管，看见内口处随牵拉出现凹陷，即找到内口。最后，也是我们最不愿看到的情况，若应用现有的所有方法仍不能确定瘘管及内口的位置时，不能盲目处理瘘管及可疑内口，以免损伤括约肌，影响肛门自制功能，可先处理局部感染部位，彻底清创引流，待 3～6 个月瘘管清晰后再次手术处理。

（二）无明确外口的肛瘘处理

绝大部分的肛瘘是由于肛窦感染，局部组织压力升高，向肛周表皮引流，迁延不愈形成的。这就意味着，有部分发病较早或局部压力未足以使感染蔓延至肛周表皮形成外口的肛瘘存在。此种肛瘘较为少见，常常合并复杂性肛瘘，临床诊断较为困难，常常出现漏诊，造成肛瘘再发。诊断主要依赖术前的影像学检查。对于这种肛瘘，有学者提出，首先可应用触诊的方法初步探查肛瘘的复杂程度、深度、分支及走行，然后确定内口位置，自内口轻柔地向肛周表皮探查，于可疑外口处做放射状切口切开皮肤，切除部分瘘管，处理内口，以免造成肛门失禁及再发。

（三）多瘘管复杂性肛瘘的处理

多瘘管复杂性肛瘘包括多个外口、一个内口的马蹄形肛瘘及有独立外口、内口同时发生的肛瘘。多瘘管复杂性肛瘘的治疗要点在于如何全面彻底地处理各个内口及瘘管，不损伤括约肌，不影响患者的肛门自制功能，并且有效降低复发率。根据笔者经验，在条件允许的情况下应尽可能一期处理全部瘘管，可以采取多种手术方法相结合的方式，减轻患者病痛及心理负担。如应用肛瘘挂线术，若为一个内口多个外口，可选择就近外口部分切除，内口挂线引流，其余浅表外口切开引流。若为多个内口，内口距离较远时可同时适当挂线治疗，内口距离较近时可采取一松一紧双挂线，使其中一个橡皮筋先掉，另一个橡皮筋后掉，保护肛门功能。同样也可以使用肛瘘镜探查清楚瘘管走行明确内口，将瘘管栓、瘘管烧灼技术等与肛瘘挂线术相结合，减少肛周皮肤破坏，加快愈合，增加手术治愈率，达到微创治疗。

（四）克罗恩病肛瘘的处理

克罗恩病的发病机制涉及由于肠黏膜内未知抗原引起的 Th1 和 Th17 超敏反应。14%～38% 的克罗恩病患者会遭遇肛周疾病的困扰，其中包括肛瘘的发生。此种肛瘘多为复杂性肛瘘，瘘管较多，有多个分支。克罗恩病相关的肛瘘和其他肛窦感染性肛瘘一样存在急性期和慢性期。急性期控制感染仍是肛瘘治疗首要解决的问题。在治疗中对于无症状的克罗恩病肛瘘处于静止期，不需要治疗。对于低位的克罗恩病肛瘘，可以应用瘘管切开术治疗，手术治愈率为 62%～100%，创口需要 3～6 个月才能愈合。对于较复杂的克罗恩病肛瘘，可应用长期挂线引流作为姑息性治疗。松弛的挂线可以起到引流的作用，这种引流方法可长期用于治疗，不必切开瘘管，以防引起肛门失禁。该方法也适用于艾滋病继发的肛门直肠感染，可以减少脓肿的复发次数，有效率可达 48%～100%。对于直肠黏膜肉眼观察正常的情况下，复杂性的克罗恩病肛瘘可以应用黏膜推移瓣闭合的治疗方法，但在发作期及活动期均不适宜进行手术治疗。在生物制品中，英夫利昔单抗是唯一一种与安慰剂相比对克罗恩病肛瘘愈合率具有统计学意义的疗法。现有学者将挂线疗法和英夫利昔单抗联合起来治疗克罗恩病肛瘘也取得了一定的疗效。美国应用肛瘘栓、纤维蛋白胶封堵术治疗克罗恩病的肛瘘取得了一定的效果，但远期疗效有待于进一步研究。

（五）肛瘘癌变的处理

肛瘘癌变被认为是因肛瘘反复慢性感染造成的，病情常在 10 年以上。由于长期的慢性炎症刺激，伤口常有硬结的形成，黏液分泌物增加，以及伤口的疼痛被认为是癌变的先兆，应引起高度的重视。发生癌变的肛瘘，排出的分泌物性质发生变化，有血性的、胶冻状的，有时会有坏死组织，病灶形成的肿块进行性增大、变硬，有浸润性生长趋势，发展较快，有的病灶可能造成肛管直肠狭窄，但最终诊断还有赖于病理活体组织检查。病理组织的特点是黏液腺癌占多数，但也有少数患者为鳞状上皮癌，主要取决于原发灶的发生位置。

肛瘘癌变一经诊断应尽早手术，以鳞状上皮癌为主的肛瘘癌变一般主张先行放射治疗，在病灶得以控制时再采取根治术治疗。较小的病灶可在放疗后考虑局部切除，凡属于黏液腺癌、腺癌和较大范围的癌变患者，多数学者认为应该进行广泛的经腹会阴联合切除术，以及采用术后的放化疗。

五、思考与探索

肛瘘一旦形成，自然愈合的机会极少，多数均需手术治疗。最大限度地保护肛门功能、降低复发，仍是广大肛肠外科医生面临的难题。因此，恰如其分地选择合理的手术方法至关重要。另外，带瘘生存亦应得到医生的重视，不应为盲目追求手术根治而忽视其可能带来的严重后果。

目前，肛管直肠压力测定已成为研究肛管直肠生理病理、推断肛肠疾病、评价手术效果的重要方法。因此，肛管直肠疾病需在治疗和手术前后进行肛管直肠压力测定，来评估其肛管直肠功能。

由于低位单纯性肛瘘不涉及括约肌或只涉及浅层括约肌组织，临床上使用瘘管切开术治疗是完全可行的，平均 3～4 周可以治愈，创面恢复良好，肛门功能正常。同时也可以应用肛瘘栓、生物胶等方法，但是治愈率均低于瘘管切除术。因此，瘘管切除术是低位单纯性肛瘘的首选术式。

针对复杂性肛瘘，由于熟练程度、治疗费用等各种原因，我国应用最为广泛的术式仍为肛瘘切开挂线术，此种术式配合肛瘘切除及瘘管切开等术式，不仅在急性感染期可以起到引流、标记的作用。对于恢复期肛瘘仍有对括约肌缓慢切割的作用，保护括约肌功能，防止大便失禁。国外在处理高位复杂性肛瘘时的方法则较多，Dudukgian 教授及其团队总结了其治疗策略：首先在麻醉状态下对肛瘘情况进行评估。如为低位单纯性肛瘘，直接行瘘管切开术。复杂性肛瘘患者需进行 6～8 周的挂线引流治疗，待急性期感染消失后可行 LIFT 及采用肛瘘栓、纤维蛋白胶的术式治疗。如未治愈，LIFT 手术组可以再次行 LIFT，或者同其他手术组未治愈患者一样再次行肛瘘挂线术或黏膜皮瓣移植术，直至治愈。随着科学技术的不断进步，诊治水平的不断完善，肛瘘的治愈率也会大大提高，造福于人类。

（李春雨　路　瑶）

思 考 题

肛瘘手术成败的关键在于什么？

第四节　直肠脱垂病因及发病机制的研究现状

直肠脱垂（rectal prolapse）是指肛管、直肠甚至乙状结肠下端肠壁黏膜或全层向下移位而脱出肛门。直肠脱垂多见于儿童和中老年女性，在儿童多是一种自限性疾病，5岁前可自愈，成人多需手术等治疗。50%～70%的直肠脱垂患者伴有大便失禁，大便失禁在老年人中尤其多见。

一、流行病学

直肠脱垂确切的患病率尚不清楚。各年龄组均可发病，儿童直肠脱垂一般发生在3岁以下，特别是1岁以内的儿童，这个年龄阶段，直肠黏膜往往很松弛，所以直肠黏膜脱垂比直肠全层脱垂更常见。大多数研究，表明男女发病率相等。儿童型多在5岁前逐渐消失，可自愈。直肠部分脱垂见于患有脊髓脊膜膨出、脊柱裂、营养不良等疾病的儿童，一般认为直肠缺乏支撑是导致直肠脱垂的原因；此外，一些囊性纤维化疾病、炎性肠病或肠道寄生虫病的患儿可能出现直肠脱垂。

成年人直肠脱垂若致病因素存在，脱垂将逐渐加重。成年人直肠脱垂在女性的发病率高于男性，男女比率大概为1：6，在女性，直肠脱垂的发病率随年龄的增长而增加，年龄越大，这种趋势越明显。经产妇更多见，也可见于未经产妇，部分患者患有失禁，50岁以后是患病的高峰年龄。而男性直肠脱垂的患者年龄在20～40岁，呈现年轻化趋势，而且男性经常有潜在的易感因素。

直肠脱垂的发生存在种族差异，白色人种中多见（发病率为5.4%～11.0%），黄色人种其次，黑色人种中少见（发病率为0.6%～2.0%），这可能与不同种族的盆底结构、肌肉和结缔组织的质量不同有关，也可能与不同种族的文化和生活习惯有关。

二、发病原因

直肠脱垂的确切病因尚不完全明了，可能与多种因素有关，如解剖学因素、长期腹内压增高、妊娠与经阴道分娩，以及其他因素如衰老、低雌激素、肥胖、嗜烟、手术史等。

（一）解剖学因素

正常脊柱所具有的脊柱曲度和骨盆倾角使腹腔脏器的重心前移，离开骨盆，从而导致直肠弯曲穿过骨盆。人体直立时，脊柱腰弯向前，骶弯向后，骨盆上口向前下方倾斜，因而封闭骨盆下口的盆底不是呈水平位，而是斜向后下方与地平面形成10°～15°夹角，直肠在骶骨凹窝内并卧于提肌板上。直肠纵行纤维与肛提肌形成一个稳固的结合，直肠的固定很大程度上依赖于肛提肌的支撑。沿垂直方向来的腹压只能作用于骨盆前部、耻骨和两侧髂翼，不能直接压迫直肠，这样不仅减轻了盆底组织的受力，也避免了直肠直接受到腹压的侵袭。

在婴幼儿期，由于脊柱腰骶部弯曲和骨盆倾斜度尚未形成，骶骨平直，直肠和肛管处于同一条垂直线上，腹压可直接作用于直肠；同时在这个年龄阶段，直肠肛管周围组织较疏松，直肠缺乏支撑；直肠黏膜与肌层间附着较松弛，黏膜易自肌层滑脱；上述诸因素是婴幼儿期直肠脱垂发生的易感因素。成年后，随着年龄的增长，因脊柱弯曲逐渐消失，骶骨前移，改变了骨盆倾斜度，腹压又可直接作用于盆底，故老人尤其年龄较大的经产妇直肠脱垂的发生率升高。

道格拉斯（Douglas）陷窝，即直肠子宫陷凹，是后盆底的薄弱区，正常情况下成年人陷窝深度最低点距肛门 8～9cm。一项研究报告认为：直肠子宫陷凹深度若超过阴道长度50%，与直肠脱垂有显著相关性。

外括约肌与耻骨直肠肌形成一个独立的功能单位，排便时，肛提肌收缩受抑，耻骨直肠肌伸长，盆底下移，肛管直肠角消失，外括约肌与耻骨直肠肌同时松弛，直肠处于直立位置，直肠环形肌的收缩及由上而下的压力共同完成粪便的排出。排便完成后，肛提肌恢复原来的位置。由于肛提肌有复杂的发育机制以及它对直肠的支撑作用，所以肛提肌的异常可引起直肠不稳固，从而导致盆底功能受损。

（二）长期腹内压增高

引起长期腹内压增高的因素有很多，如慢性支气管炎引起的长期咳嗽、长期便秘、前列腺肥大导致的排尿困难、重体力劳动、长期站立或负重以及用力屏气等。其中长期便秘、长期咳嗽是最基本的因素；肿瘤和腹水可使腹压在短期内迅速增加，它可破坏正常的盆底支持组织，引起直肠脱垂。在某些情况下，其压力可高出正常腹压数倍，导致盆底肌受损，可引起下列一系列问题。

（1）神经牵拉损伤导致盆底肌去神经病变：腹压升高，盆底下降，可使支配盆底肌的神经牵拉延长。研究表明，做瓦尔萨尔瓦（Valsalva）动作可使盆底下降 1.1cm，神经延长约 12%；分娩时盆底可下降 2cm，神经相应延长 20%；反复地腹压增加导致反复牵拉神经，可加重盆底神经损害，造成神经延长，纤维直径变小，兴奋传导的速度减慢，盆底肌的运动神经末梢 ACh 释放障碍，导致肌纤维进行性变性萎缩，肌肉收缩无力。Allen 等报道，42%～80%的经阴道分娩的产妇，其肛提肌群有去神经损伤，其中半数人发生直肠脱垂。

（2）肛管直肠角增大：正常情况下，提肌板呈水平位承托直肠。当腹压增加时，肛提肌的反射性张力收缩，使提肌板更趋水平或呈拱状，防止直肠从提肌板的前线下移。反复高腹压造成神经损伤，使提肌板失去对腹压反射性抬高的能力，提肌板从正常的水平位变为倾斜位，肛管直肠角增大，直肠由水平位逐渐变为垂直位，因而极易发生直肠脱垂。

（三）妊娠与经阴道分娩

妊娠与分娩是女性多发直肠脱垂的重要危险因素。大部分未经产的直肠脱垂患者盆底正常，脱垂为真性肠套叠。经产的直肠脱垂患者更容易发生失禁，不仅有肠套叠，而且骨盆松弛。妊娠期间，因受孕期松弛激素的影响，盆底软组织张力减弱，松弛下陷，提肌板由水平位变为倾斜位，直肠极易受腹压的作用而下移。分娩时盆底可下降，神经相应延长，阴部神经和盆底肌可直接或间接地遭到损伤，阴部神经末梢运动潜伏期延长，导致尿失禁或脱垂；有很多报道指出，阴道分娩可致产妇肛提肌损伤，女性直肠脱垂有产道创伤或甚至之前有过肛门扩张史；经产妇发生直肠脱垂的概率随着产次的增加而增大，阴道分娩 4次的风险是 1 次的 3.3 倍。因此，分娩创伤被认为是导致直肠脱垂的高危因素。但部分国外学者有不同的结论，其接触过的 40% 的病例却是未产妇。Boutsis 和 Ellis 报道，他们的直肠脱垂患者约 58% 无子女。而 Hughes 报道的概率约为 39%。

（四）其他因素

营养不良是儿童直肠脱垂的另一易感因素，特别好发于阿米巴病、贾第虫病、蠕虫病等腹泻疾病引起的营养不良患儿。神经系统疾病（先天异常、马尾损伤、脊髓受伤及衰老）也可引起直肠脱垂。某些肛瘘、痔切除术造成的肛门松弛（内括约肌乏力），下拉式手术引起耻骨直肠肌的外科性损伤，亦是直肠脱垂的易感性因素。

三、发病机制

关于直肠脱垂的发病机制，目前有两种学说。

（一）滑动性疝学说

滑动性疝学说认为直肠脱垂是直肠子宫陷凹或膀胱直肠陷凹的滑动性疝，在腹腔内压长期增高的情况下，盆底陷凹的腹膜反折逐渐下降，将覆盖着腹膜的下端直肠前壁压入直肠壶腹内，最后脱出肛门外。1912 年 Moscowitz 提出滑动性疝学说，如果该理论正确，那么前侧脱垂肠壁应该较长，或前侧脱垂先发生，但在用力发生脱垂时，脱出的部分为环形，顶点在整个脱垂的中心，直肠脱垂患者的盆底陷凹较长是反复的肠套叠引起的，即盆底陷凹较长是直肠脱垂造成的结果而非导致直肠脱垂的病因；从手术方式来讲，若直肠脱垂为滑动性疝所引起，后直肠固定术能够防止脱垂复发的原因很难得到一个合理的解释。

（二）肠套叠学说

正常时直肠上端固定于骶骨岬部位，由于反复腹泻或长期腹内压增高，使固定点受损，开始在乙状结肠和直肠移行部发生肠套叠，套叠后直肠逐渐被推向远端，由于套叠、复位反复发生，使直肠侧韧带、肛提肌、肛管括约肌及阴部神经受到机械性损伤，肠套叠逐渐加重，最后经肛门脱出。1968 年 Broden 和 Snellman 通过排粪造影观察发现，全层直肠脱垂起因于直肠内部的肠套叠，其前端接近齿线，故提出此肠套叠学说。

Thauerkauf 等补充了这一学说，他们通过涂布在直肠黏膜不透 X 线的标志物证明了直肠脱垂是继发于肠套叠，目前，直肠套叠已被认为是直肠脱垂的发病机制。Pantanowitz 和 Levine 在距肛缘 6～10cm 处的直肠四个象限上，放置不透 X 线的小夹子，在患者用力排便时，通过 X 线照相术扫描，可见到小夹子下降并最终出现在会阴部或肛管内，亦加强了肠套叠学说。

对于直肠脱垂的患者，在肛缘之上 6～8cm 可见到周缘套叠的顶点。脱垂的前壁与后壁长度相等。直肠部分脱垂在临床上较难诊断，排便造影可见到上直肠折叠到肛管或下部直肠壶腹。不过，临床上无症状的人也常见这种肠套叠，所以放射表现的意义值得怀疑。由此可见，尽管肠套叠学说是脱垂发病机制的一个最合理的理论，但套叠本身的显著性却极低。同时对于单纯性肠套叠患者使用直肠固定术的效果也不尽如人意。而且，直肠固定术还经常会影响直肠的排空能力。

直肠部分脱垂，在会阴下降不严重、肛道不松弛的情况下，较难见到盆底的异常；直肠部分脱垂可能与排便时盆底收缩不当有关，可出现直肠疼痛、里急后重、出血及分泌黏液的临床症状，即所谓的孤立性直肠溃疡综合征。直肠完全脱垂，套叠脱出肛门、外翻脱向会阴，一般与盆底脆弱有关。

由此可见，导致直肠脱垂的病因既有先天性因素，亦有后天性因素；在婴幼儿、成年男性和女性，其病因亦有不同；成年女性的发病率高于男性，在女性直肠脱垂的发生率随着年龄的增长而增加，男性患者的年龄在 20～40 岁，且男性通常存在发病诱因；女性患者，分娩或长期慢性的用力排便所导致的阴部神经损伤将引起盆底损害，如尿失禁或脱垂；关于直肠脱垂的发病机制，经过多年的争论，目前大部分学者倾向于肠套叠学说。

四、直肠脱垂的临床分类

根据脱垂程度，分为直肠部分脱垂和直肠完全脱垂两类。

1. 直肠部分脱垂（不完全脱垂） 脱出部仅为直肠下端黏膜，称直肠部分脱垂，又称直肠黏膜脱垂。脱出长度为 2～3cm，一般不超过 7cm。黏膜皱襞呈放射状，脱垂部由两层黏膜组成。脱垂的黏膜和肛门之间无沟状隙。

2. 直肠完全脱垂 为直肠的全层脱出，严重者直肠、肛管均可翻出直肠肛门外。脱出长度常超过 10cm 甚至 20cm。脱垂部呈宝塔形，由两层折叠的全层肠壁组成，黏膜皱襞呈环状排列。触之较厚，两层肠壁间有腹膜间隙。肛管未脱垂者，脱垂直肠与肛门之间有环状凹沟，伴有肛管脱垂者，环状凹沟部分或完全消失。

1975 年全国肛肠会议将直肠脱垂分为 3 度。

Ⅰ度脱垂：排便或增加腹压时，直肠黏膜脱出肛门外，长度在 2～3cm。便后能自行复位，无自觉症状。

Ⅱ度脱垂：排便时直肠全层外翻脱出，长度在 4～8cm，必须用手复位。

Ⅲ度脱垂：排便时肛管、直肠和部分乙状结肠外翻脱出，长达 8cm 以上，用手压迫较难复位；脱出黏膜部分糜烂、肥厚，括约肌松弛。

五、直肠脱垂的诊断

直肠脱垂主要依据临床表现及相关辅助检查即可明确诊断。

1. 临床表现 直肠脱垂的典型症状包括脱垂、黏膜脱出，偶发出血及失禁或严重便秘。本病发展缓慢，早期有肛门下坠感，或里急后重，排便时可有肿块自肛门脱出，便后可自行还纳。当直肠脱垂程度加重时，大便失禁就会愈加严重，因肛提肌及肛门括约肌功能受损，大便时脱出的肿块不能自行还纳，需用手协助回复。甚至在咳嗽、喷嚏、用力或行走时亦可脱出，且不易回复。最后，大部分时间里是直肠脱垂于肛门之外，如未能及时复位，脱垂肠段可发生水肿、嵌顿或绞窄，甚至有坏死的危险。脱出的肠黏膜可发生溃疡、出血，脱垂时可分泌大量黏液，黏液分泌是一个重要的症状，并可导致肛周皮肤出现潮湿、瘙痒、增厚。对于一些女性患者来说，最主要的临床表现不是脱垂，而是失禁。部分患者可出现明显的尿失禁甚至大便失禁；少数患者伴有便秘、排便困难等。

2. 辅助检查

（1）结肠镜检查：以排除孤立性溃疡、息肉或黏膜病变。若临床医师怀疑可能存在肠炎、息肉或肿瘤，应行全结肠镜检查。直肠脱垂患者常见直肠炎，从肛缘开始，至10～12cm处黏膜呈散发性炎症并有接触出血。活组织检查，可见黏膜下出血、表层黏膜的溃疡，隐窝不规则，以及杯状细胞耗竭。有些患者还可能表现出孤立性直肠溃疡综合征（solitary rectal ulcer syndrome，SRUS）的特征。

（2）排粪造影：可发现肛管直肠角大、肛管短、盆底下垂；亦可见不完全肠套叠，但没有症状的患者也会发生。

（3）肛管直肠压力测定：静息状态下，肛门压力及最大收缩压均降低。用于评估肛门括约肌功能。

（4）直肠感觉及顺应性：直肠脱垂患者的直肠感觉一般无异常，但顺应性减弱。

（5）肛门反射：部分患者缺乏直肠肛门抑制反射。

（6）阴部神经末梢运动潜伏期（pudendal nerve terminal motor latency，PNTML）：失禁直肠脱垂患者的PNTML延长。

（7）结肠传输试验：便秘的直肠脱垂患者结肠运输时间延长。

综上所述，直肠脱垂的病因目前尚不十分清楚，还不能做到完全确切的病因学预防。但是应尽量避免与后天病因有关的相关危险因素的出现，同时早期诊断、早期治疗亦是直肠脱垂的重中之重。

（王建新）

思 考 题

1. 简述直肠脱垂的发病机制。
2. 简述直肠脱垂的临床分类。

第五节　直肠脱垂治疗方法的选择及适应证的掌握

一、概述

直肠脱垂（rectal prolapse）是指直肠壁部分或全层向下移位，俗称"脱肛"。直肠脱垂多见于婴幼儿及中老年女性。

（一）病因与病理

1. 解剖因素　小儿直肠脱垂常与骶骨发育不完全有关，骶尾骨的弯曲度未形成，使直肠呈垂直状态，其后壁失去骶骨的有效支持，或某些成年人由于膀胱或直肠子宫陷凹过低，当腹内压增高时，直肠前壁承受压力较大，并将其向下推移，造成直肠脱垂。

2. 直肠的支持组织软弱或受损伤　直肠的支持、固定组织包括固定直肠于骶骨的直肠后韧带、直肠侧韧带、肛提肌及肛门括约肌等，上述组织的发育不全，以及老年人肌肉萎缩，或经产妇会阴撕裂损伤，不能支持直肠于正常位置，从而发生直肠脱垂。

3. 长期腹内压增高　如长期咳嗽、便秘、慢性腹泻等，均可引起直肠脱垂。

（二）直肠脱垂的分类

详见本章第四节。

（三）临床表现

本病发病缓慢，早期有肛门下坠或里急后重，排便时有时有肿块脱出肛门外、便后自行还纳等情况。随着病情加重，肛提肌及肛管括约肌收缩无力，便时肿块脱出肛门后，不能自行还纳，甚至咳嗽、喷嚏等腹压增高时也脱出肛门外。如未能及时复位，可发生水肿、嵌顿或绞窄，疼痛剧烈。脱出肠黏膜可发生溃疡、出血。由于直肠反复脱出肛门，可致肛管括约肌松弛，常有分泌物流出，肛周皮肤出现潮湿、瘙痒等，部分患者有便秘、肛门下坠感、下腹及腰部胀痛、尿频等。小儿虽无腹泻，但大便次数增多，有排便不尽感或大便轻度失禁。

本病依据病史及查体诊断不难。Ⅰ度直肠脱垂：特别是部分脱垂应与低位直肠息肉和内痔脱出鉴别，直肠息肉往往是先便血，后自肛门脱出球形肿物，有蒂；内痔便血多为排便后滴血或喷射性出血，脱出呈放射状，长度为 2～3cm。Ⅱ度直肠脱垂：黏膜脱出后表面损伤，擦时出血，脱出直肠黏膜呈环形，长度较内痔脱出长，一般为 3～4cm；若直肠脱垂在肠段未脱出前有便血，应做直肠镜检查，明确是否合并直肠息肉或内痔。Ⅲ度直肠脱垂：应与严重肠套叠自肛门脱出相鉴别。前者指诊可触及直肠或肛管与脱垂肠管间的黏膜反折。

二、治疗方法

（一）非手术治疗

1. 适应证

（1）大部分儿童。

（2）Ⅰ～Ⅱ度直肠脱垂的成年人或Ⅰ～Ⅲ度直肠脱垂的老年人。

（3）有盆腔手术史，接受过盆腔化疗，开腹手术治疗直肠脱垂失败的患者。

（4）完全脱垂的成年人，病程较长且合并感染，先缓解症状，再择期手术。

（5）有手术禁忌证的患者。

2. 治疗方法

（1）一般治疗：去除病因，多数Ⅰ度直肠脱垂的小儿，去除发病诱因并加强营养后可自愈；成年人须治疗便秘、慢性咳嗽及前列腺肥大等，每天锻炼肛门括约肌功能，缩短排便时间，也可以缓解症状。脱垂后立即复位，防止水肿、嵌顿。如脱出肠管水肿严重，可先敷以硫酸镁溶液；黏膜糜烂出血，局部涂以止血药。复位后肛门用纱布垫加压固定，防止再脱出，卧床休息2～3日，婴幼儿避免啼哭。

（2）硬化剂注射疗法：适用于病程较长的儿童和轻度直肠脱垂的成人。成人可用骶管或局部麻醉，儿童可用全麻。将硬化剂注射到黏膜下层，使黏膜与肌层粘连固定，不再下脱。如注入药量过多或用刺激性过强的药物，可引起黏膜坏死。男性防止注入前列腺，女性防止刺破阴道后壁。①直肠内注射，将直肠镜置入肛门直肠，于直肠下段黏膜层内2～4处注入硬化剂，每处1～2ml，注射点尽量高，由上向下，止于齿状线上方；②点状注射，将全部脱垂肠管牵出肛门消毒，由脱垂最高点向下到齿状线上方，将硬化剂依次注入黏膜下层，间距 1cm，注射完毕后将脱垂肠管慢慢送入肛门，避免长时间蹲位用力；③骨盆直肠间隙注射法（直肠周围注射）：分别以肛门与两侧坐骨结节连线中点和肛门与尾骨连线中点作注射点，左手示指伸入直肠引导，用腰穿针经皮肤向盆腔注入局部麻醉药，针头不拔出再注射硬化剂，使直肠周围组织粘连固定。注射时避免刺入直肠壁和直肠腔内，慎防直肠坏死出血和肛周感染。注射治疗后近期疗效尚好，远期容易复发。

（二）手术治疗

虽然本病治疗方法众多，但仍以手术治疗为主。手术途径有四种：经会阴、经腹部、经腹会阴和经骶部。目前临床上前两种常用。直肠脱垂的手术方式有上百种，每种手术方式各有利弊。选择何种手术方式，应根据患者的病情、术后复发风险等方面，合理选择术。

1. 手术适应证

（1）经非手术治疗失败，但Ⅲ度直肠脱垂的老年人应慎行开腹手术。

（2）Ⅱ～Ⅲ度直肠脱垂的成年人，如果没有手术禁忌证，首选开腹手术。

2. 手术方法

（1）经会阴部手术：适用于老年人等不能耐受开腹手术的患者，或与开腹手术联合治疗直肠完全脱垂伴肛门括约肌松弛及收缩无力的患者。相对于经腹手术，经会阴部手术患者接受程度高，操作简便，避免开腹，对周围组织伤害小，并发症少，但复发率高。

1）肛门缩窄手术：截石位局部麻醉，距肛缘 3cm 于肛门前方和后方中线各切开 1cm 切口。将 17 号粗长针由肛门后方切口沿一侧皮下组织至前方切口穿出，对侧同法处理。将一条 20 号银丝两端分别插入两针内，由后方切口抽出，牵紧银丝，使肛门适度紧缩，可容纳一指，用止血钳将两端扭紧并切断银丝，将断端埋于皮下组织，缝合切口。银丝容易穿破皮肤，近年已被多种材料补片替代，包括聚乙烯、聚四氟乙烯和硅橡胶等。术后应每周指诊扩肛，避免狭窄导致粪便嵌塞。目前该术式很少单独使用，多与开腹手术或腹腔镜手术联合使用。

2）Altemeier 手术（经会阴直肠乙状结肠切除术）：适于Ⅱ度直肠脱垂，Ⅲ度直肠脱垂伴有开腹手术禁忌证者。腰麻成功后取仰卧截石位，尽量拉出脱垂肠管，距齿状线 1.0～1.5cm 环形切开套叠外层的全层肠壁，结扎止血，再将近侧套叠肠管向外拉直，沿前后中线向上剪开至远端残留直肠，远近端肠管全层缝合固定，边剪边间断行全层肠壁缝合，减少出血，注意近端肠管切除长度，达到无张力吻合，吻合完毕后将直肠推入肛门内。Vermeulen 用圆形吻合器完成远近端肠管全层吻合。肛管外包绕纱布，放置直肠内压迫止血。Altemeier 手术是在上述方法的基础上将腹膜反折拉出肛门并切开，充分拉出脱垂的肠管，将腹膜反折与保留的近端肠壁浆肌层再缝合，同时在保留的肠管前方或后方用可吸收线叠加缝合双侧肛提肌，使其间隙可容纳一指，注意避免直肠狭窄。

3）经会阴直肠黏膜切除肌层折叠术（Delorme 手术）：是将脱出的肠管黏膜层剥离，保留的直肠环形肌行折叠缝合，直肠黏膜层残端与肛管上皮吻合。Delorme 手术保持了肠管的完整连续性，降低了术后感染的发生率，但出血、血肿、复发常见，欧洲常用。齿状线上 1～2cm 处环形切开黏膜至黏膜下层，将黏膜与肌层分离成袖状直到脱垂顶端并完全切除，将数针缝线穿过脱垂底部黏膜边缘，穿过数处肌层由顶部黏膜边缘穿出，结扎后使肌层折叠，黏膜对合。适合于老年体弱不宜经腹手术者。其特点是手术创伤小，不经腹腔，直视下手术，全身干扰少，术后恢复快，但未能治疗解剖学缺陷。故远期复发率较高，且常有排便困难、症状不能缓解的情况。

4）黏膜切除手术：适用于Ⅰ度直肠脱垂患者。将脱出的黏膜牵出肛门，注射局部止血药至黏膜下层，使黏膜层易游离且出血少。边游离切除黏膜边缝合，防止出血较多，影响手术视野；用可吸收线间断缝合黏膜切缘，避免术后吻合口狭窄。术后直肠腔内必须放置纱布引流条，及时发现术后出血并处理。将脱出的黏膜上下缘横行切开、游离、切除和缝合，称为黏膜环形切除缝合手术；纵行切开、游离、切除和横行缝合，称为黏膜纵切横缝手术。后者术后出现狭窄的机会较少。用 Transtar 吻合器和 PPH 吻合器也可以切除脱垂的黏膜，吻合严密，但是切除的黏膜长度受限。

（2）经腹直肠脱垂悬吊和盆底修复手术：适用于Ⅲ度直肠脱垂。Sudeck（1922）手术是在骶前间隙游离直肠，单纯将直肠固定于骶前筋膜。其他各种术式均在 Sudeck 方法的基础上进行改良，用不同的方法将直肠固定于盆底，同时对盆底进行修复，注意骶前神经的保护。经腹手术复发率约 5%，被广泛认可。

1）Roscoe Graham 手术（盆底修复术）：直肠固定和盆底修复术，适用于Ⅱ度直肠脱垂。经腹抬高直肠膀胱或子宫陷凹，在直肠前方缝合两侧肛提肌，修复盆底。开腹后牵起乙状结肠，显露直肠膀胱陷凹或直肠子宫陷凹，切开直肠两侧腹膜至陷凹前，将直肠与前方和后方组织分离，切断两侧直肠侧韧带，显露直肠前方及其两侧的耻骨直肠肌悬带。再将直肠牵向后，在直肠前将两侧耻骨直肠肌缝合 3～4 针，修复盆底缺损，使直肠回复到骶骨陷凹内，再将陷凹腹膜游离抬高与直肠缝合。

2）Goldberg 手术（经腹直肠后固定术加左侧结肠切除术）：即直肠缝合固定加乙状结肠部分切除吻合术。适用于直肠完全脱垂，尤其适用于直肠脱垂伴有便秘与乙状结肠冗长者。左下腹经腹直肌切口，切开乙状结肠和直肠两侧系膜，至直肠膀胱陷凹或直肠子宫陷凹会合。游离乙状结肠及直肠，男性至前列腺，女性至阴道上段，后至尾骨尖，两侧到直肠侧韧带，但不切断。将直肠后壁左右侧分别固定于骶前筋膜 3～5 针，最上一针固定在骶骨岬下方。切除冗长的乙状结肠，与直肠行端端吻合，吻合后既将结直肠拉直，又使吻合口无张力。抬高修复盆底腹膜。该手术疗效好，术后复发率低，是目前治疗直肠脱垂较满意的手术。但手术较复杂，有吻合口瘘的危险。Lechaux 于 2001 年报道了 35 例，随访 10～93 个月，无 1 例复发及盆腔感染。但亦有人认为只行直肠前切除，不作直肠固定，可取得同样的疗效，并可避免骶前固定出血的危险。

3）Ripstein 手术（经腹直肠前悬吊固定术）：切开直肠两侧腹膜，将其与骶骨分离，向上牵紧直肠，将宽 5cm 补片从前向后围绕直肠，两端固定于骶前筋膜，并将补片边缘缝于直肠前壁和侧壁，最后缝合直肠两侧的腹膜切口，无须修补盆底。最常见并发症有排便困难，骶前出血，盆腔脓肿，直肠狭窄，肠梗阻和直肠阴道瘘等。

4）Nigro 手术（耻骨直肠肌悬吊术）：适于盆底缺损较大的患者，Ⅱ、Ⅲ度直肠脱垂导致肛管直肠角完全消失的患者。剪开直肠两侧腹膜至直肠子宫陷凹会合。提起乙状结肠，在骶前间隙游离直肠后壁达尾骨尖。然后将宽 3cm、长 2cm 的 Teflon 网带的中部用不可吸收线缝合固定在直肠下端后壁及侧壁，然后从耻骨联合分别向两侧闭孔方向伸入大弯血管钳，将 Teflon 网带的两端分别牵出，缝合固定在耻骨结节及耻骨梳韧带上。在收紧固定Teflon 网带前，注意所留长度要适合，固定后使其保持一定张力，像正常耻骨直肠肌一样将直肠向前向上悬吊，形成一个新的肛管直肠角。在肠壁缝合固定 Teflon 网带时，缝针不能穿透肠壁，以免感染。Teflon 网带不能过度拉紧，以免直肠被压迫过紧导致排便困难。

该术式重建了肛管直肠角，改变了直肠的垂直状态，疗效较好。Nigro 报道了 60 例，随访 10 年以上，无 1 例复发。但该手术难度较大，需由有经验的医师实施手术。

（3）腹腔镜手术治疗：是近年开展的新技术，只要没有腹腔镜手术的禁忌证，开腹手术的治疗方法都可以通过腹腔镜完成，但需要熟练掌握腹腔镜技术的结直肠外科医生来完成。腹腔镜手术在技术层面存在两个主要问题，其决定术后是否复发，第一，直肠是否能被充分地拉起；第二，拉起的直肠是否能被固定在目标位置。Solomon 于 2002 年随机将 40 例直肠完全脱垂患者分成腹腔镜组和开腹组，均进行直肠悬吊术，观察手术并发症和近期疗效，结果腹腔镜组优于开腹组，但远期疗效有待进一步观察。2013 年发表的一项关于外科医生治疗直肠脱垂首选方法的调查显示，60% 的病例采用腹腔镜腹部手术，20% 采用开放式手术，20% 采用会阴手术。近年来，机器人也开始运用于直肠脱垂的外科治疗，机器人直肠脱垂手术与腹腔镜手术效果相当，特别是在保留泌尿功能和性功能方面更有利，其多中心、远期疗效还有待进一步研究验证。

3. 直肠脱垂术后复发的治疗　术后复发多发生在 1 年内，很少在 2 年后复发。一般在 2 年后评价复发率。成人直肠完全脱垂手术后复发率是 0～46%。Davidian 统计各种手术复发率，单纯肛管缩窄术复发率最高，约 50%；Roscoe Graham 手术是 18.9%；Goldberg 手术是 3.6%；Ripstein 手术是 1.9%。但 2008 年、2015 年 Cochrane 数据库的系统评价结果均显示：经腹手术和经肛手术直肠脱垂复发率相比较，差异无统计学意义。

很多复发病例是因为肛管缩窄手术后肛门约束能力不足或开腹手术后直肠与骶前未粘连。对于再次行开腹手术应慎重，术中主要并发症是双侧输尿管损伤和骶前出血，后者可导致术中出血性休克甚至死亡。术前双侧输尿管放置导管可以减少损伤的发生率，术中超声刀直视下锐性分离可以减少出血。一般切除大部分直肠和乙状结肠，行低位结肠直肠吻合，或结肠肛管吻合，必要时可行暂时性回肠双腔造口。

（孙大庆　姚志伟）

思　考　题

1. 简述直肠脱垂的治疗原则。
2. 简述直肠脱垂的分型及分度。

第三章 肿瘤性疾病

第一节 结直肠癌早期诊断技术的方法和思考

结直肠癌（colorectal cancer）是我国及世界上常见的恶性肿瘤之一。流行病学调查显示，结直肠癌是欧美地区最常见的恶性肿瘤，平均每 20 个成年人中就有 1 人患病，其发病率及病死率明显高于亚、非洲国家。而在我国，随着我国人民生活水平和老龄化程度的提高，肠癌的发病率有明显上升趋势，目前已经上升至第三位。而且随着人民生活水平的提高、饮食结构的西化，结直肠癌的发病率和年轻化趋势也迅速增高。迄今为止，结直肠癌的确切发病机制还不清楚，尚不能针对病因加以治疗，因此，早期诊断对改善结直肠癌患者的预后具有重要意义，也是结直肠癌目前防治研究的重点。

结直肠癌是一种生长较慢的恶性肿瘤，其原发癌肿的倍增时间平均为 620 天，往往在出现临床症状之前已经经历了较长时间的生长和发展。因而早期诊断的黄金时间就是在出现临床症状之前，即肿瘤的癌前病变期和肿瘤的早期。除此之外，也必须重视其临床症状，如有症状更需尽早进行检查。结直肠癌早期的临床症状常有原因不明的贫血、乏力、疲劳、食欲减退、消瘦、消化不良、发热等。但由于早期这些症状缺乏特异性，常不易引起重视。较典型的肠道症状是排便习惯或性状的改变、黏液血便或便血、腹部隐痛不适。后期可出现腹部包块、进行性排便困难、腹胀甚至肠梗阻等表现。

根据目前的统计，从出现症状到明确诊断，大约 60% 的患者需要历时 6 个月以上。鉴于早期患者常无症状或症状极轻微，易被患者和初诊医师忽视，故文献报道各组病例中早期病例仅占 2%～17%。可见目前我们应该更加重视结直肠癌的早期诊断问题。为了尽可能对结直肠癌进行早期诊断，应该从以下几个方面抓起。

（1）加强对有肿瘤家族史人群的筛查：虽然绝大多数结直肠癌呈散发性，但仍有10%～15%的结直肠癌有遗传背景，其中家族性腺瘤性息肉病（familial adenomatous polyposis，FAP）占 1%～2%，遗传性非息肉病性结直肠癌（hereditary nonpolyposis colorectal cancer，HNPCC）占 2%～7%，其他还有黑斑息肉病（PJS）和少年息肉病等。亲属中有结直肠癌患者的人，患此病的危险性比普通人高 3～4 倍，如果家族中有两名或以上的近亲（父母或兄弟姐妹）患结直肠癌，则其为结直肠癌的高危人群。对此类人群应该加强监测及进行筛查。

（2）提高对癌前病变的认识及进行早期有效的治疗：目前被认为与结直肠癌有关的癌前病变有腺瘤、血吸虫性结肠炎和慢性溃疡性结肠炎。其中结直肠腺瘤与结直肠癌的关系最为密切。有众多的临床研究发现结直肠的腺瘤与结直肠癌的发生密切相关，绝大多数的结直肠癌是由腺瘤发展而来。目前多数学者认为结直肠腺瘤发展为癌肿平均需要 10 年。

（3）充分利用医学科学发展带给我们的各种诊治手段和诊断技术，来提高结直肠癌的早期发现比例。

目前，结直肠癌的早期诊断主要依赖于直肠指诊、粪便检测、血清学检测、影像学检查、内镜检查、分子诊断和其他等方法。

（一）直肠指诊

虽然当前各种新的检查手段都在快速发展，但是直肠指诊这一古老的检查方法仍然是诊断中低位直肠癌（rectal cancer）最简单且有效的方法，应列为常规检查的首要项目。但应注意，即使直肠指诊未扪及肿瘤，但指套染有血性粪便也应高度怀疑有结肠癌的可能，这是一项具有重要诊断价值的阳性发现。

（二）粪便检测

粪便隐血试验可作为大肠癌的早期诊断线索。目前常用的粪便隐血试验有联苯胺化学法和免疫法。免疫隐血试验敏感性、特异性均强于化学法，且操作简便。但因其易受多种外界因素的干扰，目前仅可以作为最初步的筛选手段。

粪便 miR-92a 检测技术和多靶点粪便 FIT-DNA 检测技术也是目前研究的热点，但是还需要大量的临床数据来诠释其有效性和特异性。

（三）血清学检测

目前尚无一种特异的肠癌抗原。癌胚抗原（carino-embryonic antigen，CEA）则是诊断结直肠癌时临床上应用最为广泛的一种细胞膜糖蛋白，它在结肠癌和其他非胃肠道癌肿时均可升高。多数结直肠癌患者的血清 CEA 值并不明显高于正常人群，但是其 CEA 值与癌肿的侵袭范围呈正相关，对判断疾病的早晚和对术后复发的监测以及预后的判断有所帮助。糖类抗原 19-9（CA19-9）对结直肠癌的敏感性不及 CEA，但特异性则较 CEA 高。CEA 和 CA19-9 之间并无明显的相关性，然而当 CA19-9 与 CEA 联合检测时其敏感性可高达86.36%，特异性为 88.79%，可作为结直肠癌患者术后早期发现复发和转移的常规监测手段。目前也有新的蛋白在研究中。

（四）影像学检查

气钡双重对比灌肠造影 X 线摄片是多年来诊断结肠癌的一个常用而有效的方法。检查中采用薄钡和空气灌肠双重对比的检查方法有利于显示结肠内较小的病变。但由于对所见病变不能定性，发现病变后仍然需要进行肠镜检查及肠镜下活检来定性，因此，近年来作为单一的检测方法已逐渐被淘汰。

目前增强 CT 扫描是常规检查，也是结肠镜检查的潜在替代方法，且增强 CT 对于局部系膜的侵犯、远处转移的诊断具有重要作用，但是增强 CT 扫描无法进行活检和息肉切除术，如果发现可疑病变，患者仍建议完善结肠镜检查。MRI 扫描是直肠癌术前检查手段之一，在对肿瘤的位置、浸润深度、淋巴结转移、周围血管组织是否受侵犯等方面具有明显优势，但是 MRI 结果解读在极大程度上受医生临床经验、专业水平和工作强度的影响。

（五）内镜检查

结肠镜检查是诊断结直肠癌的金标准和首选筛查方式。它可以直观地检查整个结肠，了解病灶的大小、范围、形态、数量，并能通过活组织检查明确病变的性质，也是早期处理腺瘤这一最主要的癌前病变的唯一的微创手段。但必须注意的是，少数患者中由于肠痉挛使得进镜困难，或者因肿瘤引起肠腔狭窄而导致前进受阻，从而造成假阴性的结果。另外活检有取材的局限性，且由于细胞异质性的存在，如何区分癌组织和正常组织，对病理图像中细胞核进行鉴定和分类，不同的病理医师对同一标本组织可能有不同的判断结果。如何避免主观因素带来的影响，使肠癌的早期诊断更加稳定可靠，是目前临床上面临的难题。有一些患者需要多次定期检查才可以发现肿瘤。此外，还有胶囊内镜、荧光内镜、窄带成像技术、Fujinon 智能色素内镜检查术等。

近几年超声内镜检查（endoscopic ultrasonography，EUS）的应用也逐渐增多。超声内镜检查具备内镜和超声双重功能，既可通过内镜直接观察黏膜表面的病变形态，通过活检孔对靶组织进行活检及细胞学检查，又可进行超声扫描，获得消化管壁各层次的组织学影像特征及周围邻近重要脏器的超声影像。对判断病变的浸润深度、有无邻近脏器的侵犯以及周围有无肿大淋巴结等准确率较高。已知结肠肠壁在超声下可显示 5 个（高频探头下为 9 个）不同回声，而结肠癌在超声下实体呈现回声高低不一的混合象，可用于结肠癌的早期诊断和鉴别诊断，并且能区分早期癌位于黏膜内还是黏膜下层，帮助制订治疗方案。超声内镜检查虽能判断肿瘤浸润和局部淋巴结转移，但因诸如高超声频率、探测深度、分辨力等技术条件的限制，在超声焦点区之外范围的结构将不能探知，因而超声内镜无法代替 CT 等其他检查手段的作用。此外，超声内镜与彩色多普勒联合而成的彩色多普勒超声内镜，可用于血管病变及判断血流流量及速度的研究；而凸面线阵型超声内镜引导下的细针抽吸活检则对胃肠道邻近脏器的肿瘤及淋巴结转移有很好的诊断价值。

（六）分子诊断

分子诊断是近年来兴起的一项新技术，是通过应用分子生物学方法检测患者体内遗传物质的结构或表达水平的变化而做出诊断的技术。分子诊断的材料包括 DNA、RNA 和蛋白质。由于结肠癌的发生与很多因素有关，同时结肠癌的发生与多个癌相关基因的改变有关，如 *p53*、*MDM-2*、*K-ras*、*Canstatin*、*APC*、*BRAF* 基因以及 DNA 甲基化等。随着分子生物学的发展，早期基因诊断可提供诊断结肠癌的分子手段，提高结肠癌的检出率。

p53 基因是迄今为止发现与肿瘤的相关性最高的基因，它的突变是结肠癌发生发展中最常见的基因改变。当 *p53* 基因突变，P53 蛋白失活，细胞增殖失去控制，最终将导致癌变。有资料显示，结肠癌组织中的突变型 P53 蛋白阳性率要高于结肠癌组织中的野生型 P53 蛋白，并且在低分化和有淋巴结转移的结肠癌组织中的阳性率高于高分化和无淋巴结转移的人群。因而 *p53* 基因突变的检测对结肠癌的早期诊断具有重要意义。*MDM-2* 基因是近几年来新发现的一种癌基因，其生物学作用是增强细胞的生存能力，促进肿瘤的生长。*MDM-2* 基因的异常改变与恶性肿瘤的发生发展息息相关。*MDM-2* 基因可以作为结肠癌诊断研究一个新的标志物和靶点。*K-ras* 基因是 *ras* 基因家族成员之一。突变型 *K-ras* 基因与结肠癌的发生、发展有密切的关系。结肠癌患者的 *K-ras* 基因点突变率大于 40%，这种改变使细胞增殖和恶性转变不受控制。另外，研究发现，*K-ras* 基因突变和血管内皮生长因子（VEGF）的高表达与结肠癌的发生和发展密切相关，正确检测患者的 *K-ras* 基因状况及 VEGF 表达水平，对结肠癌诊断有着重要意义。因此，*K-ras* 基因突变的检测是结肠癌早期诊断的一个分子生物学手段。同样，Canstatin 是最新发现的肿瘤血管生成抑制因子，其来源于人Ⅳ型胶原。它不仅诱导内皮细胞凋亡，而且抑制肿瘤血管的形成，并促进肿瘤细胞发生凋亡或坏死。据研究表明，Canstatin mRNA 在结肠癌组织中低表达；且分化程度越高，Canstatin mRNA 的表达越高，故推测其低表达可能与结肠癌的发生、侵袭有关。*APC* 基因则是一种定位于染色体 5q21 的抑癌基因。参与 Wnt 的信号转导途径，调节自身稳定

性和细胞生长。*APC* 基因突变在大肠癌发生中比 *K-ras* 和 *p53* 基因突变早，其突变在结肠癌变过程中属早期事件，是腺瘤形成的关键分子，被称为结肠癌发生的"门卫基因"。后来研究表明，*APC* 基因在散发性结肠癌的发生中起到了重要作用。因而检测突变的 *APC* 基因对结肠癌和腺瘤的早期诊断具有指导意义。

（七）其他

循环肿瘤 DNA（ctDNA）是一种液体活检技术，具有操作简便、侵害性小、重复性高、易于动态监测肿瘤状态等优势，研究发现 ctDNA 可以和癌胚抗原（CEA）进行联合检测，反映体内的肿瘤负荷水平，同时作为早期结肠癌筛查标志物。然而，不同的 ctDNA 检测方法有着不同的标准，适用的人群也不一样。ctDNA 在结直肠癌方面的应用价值仍需进一步验证。

（八）人工智能的应用

过去 20 年来，随着内镜技术的不断发展，结肠镜检查的图像质量和清晰度已得到显著改善，但是在检查过程中息肉/腺瘤仍可能被漏诊。在充分准备的肠道环境下，也可能会错过大约 15% 的 <10mm 的结直肠息肉，但是很少会错过 ≥10mm 的息肉，可能原因包括：①内镜医师技术水平的差异；②注意力不集中，内镜医师由于疲劳或情绪因素分心，无法同时处理屏幕上的图像；③在眼球运动期间的"改变失明"时，即在视觉扫描时错过了息肉检出。随着人工智能（AI）深度学习的快速发展，AI 的辅助应用可以提高肠镜的息肉检出率，以及对息肉特征辨认的准确性。AI 技术与 CT、MRI 图像的融合，在结直肠癌的运用中主要集中在临床分期、转移和预后预测等方面，在早期诊断方面还有待进一步研究。AI 在病理图像处理领域的应用，简单说是对拍摄和扫描的图像进行预处理、分割、特征提取和分类，以获取数字信息，初步处理海量的简单病理图像和提供初步病理诊断，大大减少病理医生的工作量，有助于克服病理学家的主观视觉评估的局限性，提高病理医师诊断的准确性和客观性。

但值得强调的是，目前 AI 在许多方面都不同于人类的智慧，仅是针对一项具体任务进行训练并建立神经网络，只有极少数的人类智能，缺乏高层次的、自上而下的系统知识，并且无法像人脑那样建立关联和自我分析判断，因此，AI 仍处于起步阶段。但 AI 作为一门新兴技术，在结直肠癌诊断方面取得了令人惊喜的结果。虽然各国在数据方面都保持着比较谨慎的态度，但是可以料想在全球化进程的发展，未来全球数据共享时，深度学习算法将可以运用全球数据进行训练学习，构建出一种适用于全球患者的 AI 疾病预测模型。或者未来 AI 能够直接突破目前 AI 模型的"模型偏差"的局限性，通过对最本质的、最根本的特征构建模型，并且对特征进行定量化，解释如何通过这个 AI 模型得出结果，解决目前"黑匣子"的困扰。

通过医学科学技术的发展，结直肠癌的早期诊断已经不是遥不可及的了。目前我们通过结直肠癌防治知识的普及，高危人群的确立、筛查，健康人群的体检等措施，已经大大提高了结直肠癌的早期诊断比例，越来越多的患者得以在早期或者是癌前病变期就得到有效的治疗，大大地提高了生存率。随着以分子生物学为代表的医学科学的进一步发展，以后可以造福百姓的早期诊断技术一定会更加有效和便捷，绝大部分的结直肠癌患者都可以在早期得到有效的诊治。

（林建江）

思 考 题

1. 目前结直肠癌早期诊断技术的方法主要有哪些?
2. 你认为人工智能对结直肠癌早期诊断技术的发展有何帮助?

第二节 结直肠癌外科治疗的历史沿革及发展

人类对于癌症的认识已有数千年历史,公元前 1500 年的古埃及莎草纸文及中国商代的甲骨文中均有癌症的相关记载。关于结直肠癌,在 1665 年成书的《外科大成》中已对肛管直肠癌的症状和预后作了详细的描述"锁肛痔,肛门内外如竹节锁紧,形如海蜇,里急后重,便粪细而带匾,时流臭水……",针对结直肠癌的有效治疗手段如手术、放化疗等均是最近两个多世纪才相继出现的。除了手术、放化疗之外,靶向治疗、免疫治疗、中医药治疗等在结直肠癌中也取得了明显效果,但手术始终是治疗的主要手段,外科应用于结直肠癌的治疗始于 18 世纪,经过不断发展进步,在 20 世纪末逐步成熟。

一、结直肠癌传统手术的历史

早期的结直肠癌手术,由于缺乏相关的解剖和病理学基础及受麻醉、手术条件所限制,主要是肿瘤的局部切除或针对肿瘤并发症的处理。1739 年,Faget 医生针对晚期直肠肿瘤引起的肛周脓肿开始经会阴进行手术切除,1776 年法国的 Pillore 医生为一例直肠癌所致的完全性肠梗阻患者施行盲肠造口术,这是最早外科治疗的介入,但手术的主要目的并不是切除肿瘤。至 1826 年,法国 Lisfranc 医生在巴黎为一位低位直肠肿瘤患者实施了经肛门直肠肿瘤切除术。1833 年 Reybard 成功完成了第一例乙状结肠切除术。1874 年,瑞士伯尔尼大学外科学教授 Koeher 医生引入了经骶尾部入路的直肠外科手术,德国外科医生 Paul Kraske 将此手术进一步推广,此后该术式被称为 Kraske 手术。1879 年,奥地利 Gussenbauer 医生首次实施了经腹腔入路切除近端直肠,将远端直肠封闭后留置原位的手术。1884 年,德国的 Vincenz Czerny 是第一位采用经腹和会阴入路切除直肠癌的医生,但这次手术并未能获得成功。在外科治疗结直肠癌的初期,由于各方面认知的不足,外科治疗大多限于局部切除,复发率很高,患者术后的生存期改善不明显,但这些探索为结直肠癌的外科治疗打下了基础,也引起了外科医生的不断思考和对手术的改进,许多术式如 Hartmann 手术、经腹会阴联合切除术等均是在其基础上发展起来并沿用至今的。

二、结直肠癌手术清扫范围的演变

公元前 5000 年的古埃及,就有对直肠疾病(如肛裂、痔疮、肛周脓肿)相关的记载。然而局限于科学技术和思想观念,整个外科领域包括结直肠外科,都处于摸索阶段,技术手段较为落后。到了 18 世纪,进入工业革命时代,医学科技领域也随之飞速进步,麻醉学、输血技术、无菌技术以及抗生素相继出现。进入 19 世纪末期,外科技术也步入新时代,对于结直肠癌的病理学研究也促使结直肠癌外科技术的日益完善。

1904 年,Mayo 在俄勒冈的 Portland 会议上报道了经腹和会阴入路直肠癌切除术式,强调了切除直肠上方淋巴结的重要性,并认为直肠癌手术应清扫淋巴结至骶骨岬水平,也应于此水平断离乙状结肠，以尽可能高地断离肠系膜下动脉。随着根治时代的到来，结直肠外科领域诞生了一系列经典术式，此时，结直肠癌手术的清扫也开始走进结直肠癌外科领域。1908 年，来自英国皇家肿瘤医院的 William Ernest Miles 观察研究发现直肠癌的复发主要位于髂血管水平的淋巴结，仅切除远端直肠是不够的，因此他提出了肿瘤沿淋巴向上、向下及侧向扩散的圆柱理论，并提出经腹会阴联合切除术，切除范围包括盆腔内的结肠、直肠、盆腔结肠系膜内的淋巴结、肛周皮肤及坐骨脂肪窝脂肪。Miles 手术使直肠癌的术后复发率大大降低，这是直肠癌外科治疗的一个里程碑，但也伴随着较高的并发症发生率以及较差的术后生活质量。至 1909 年，已有学者明确结肠癌主要通过淋巴途径转移，而作为肿瘤转移通道的淋巴管总是沿着肠管纵轴方向和灌注动脉方向走行，并在这两个方向上散布着一些淋巴结群，因此，有人认为，理想的结肠癌根治术应该切除肿瘤两端足够的肠管以及淋巴区域。1946 年，日本大阪滋庆大学肿瘤医院完成了标准的右半结肠癌切除术并提出了淋巴结清扫的范围及意义，此后淋巴结的清扫逐渐受到了普遍的认可。1977 年，日本大肠癌研究会（Japanese Society for Cancer of the Colon and Rectum，JSCCR）对结直肠癌淋巴结转移的一般规律进行总结和规范化。该研究会根据分布位置的不同，将中央方向上与滋养动脉伴行的淋巴结分为肠旁淋巴结、中间淋巴结和中央淋巴结 3 站，并用 3 位数形式对各站淋巴结进行编号，以百位数 2 代表结直肠，十位数代表伴行动脉，个位数代表淋巴结分站；根据大肠癌淋巴结清扫范围，结肠癌手术分为 Dx：清扫程度不明；D_0：肠旁淋巴结清扫不完全；D_1：清除肠旁淋巴结；D_2：清除肠旁和中间淋巴结；D_3：清除区域淋巴结，包括：肠旁淋巴结、中间淋巴结和中央淋巴结。1982 年，英国的 Heald 医生提出全直肠系膜切除术（total mesorectal excision，TME），他认为直肠癌术后局部复发的原因是远侧直肠系膜内存在微小癌灶，为了防止局部复发，应当切除直肠系膜直至肛管处。遵循 TME 原则完整地切除直肠癌及其局部浸润的病灶，局部复发率也大大降低。在此基础上，德国学者 Hohenberger 于 2009 年提出，对于进展期结肠癌患者，行全结肠系膜切除术（complete mesocolic excision，CME）的概念，CME 遵循整块切除、无瘤原则，执行 D_3 根治术，即切除范围包括肿瘤两侧 10cm 以上肠管、相应供应血管范围内淋巴及中央淋巴组织。到目前为止，对于 $cT_1N_0M_0$ 期的结直肠癌，大都推荐内镜治疗或局部切除。在决定行内镜下切除术前，对肿瘤进行综合评估非常重要，包括肿瘤位置与大小、浸润深度、分化程度、活动性等。再根据术后病理结果决定是否需要追加结肠切除术加区域淋巴结清扫。而对于 $cT_{2\sim4}N_{0\sim2}M_0$ 期的结直肠癌，首选推荐相应结肠肠段的切除加区域淋巴结整块清扫的方式，其中区域淋巴结清扫必须包括肠旁、中间和系膜根部淋巴结，即 D_3 根治术，D_3 根治术着重强调对于区域淋巴结的清扫。肿瘤区域淋巴结及区域外的可疑转移淋巴结癌结节也应切除或活检。在直肠癌手术中，局部盆壁侧方淋巴结转移所致肿瘤复发也是预后不佳的原因之一，低位直肠存在侧方淋巴引流途径，10%～25% 的中低位进展期直肠癌患者可能有侧方淋巴结转移。日本学者在 20 世纪 70 年代率先发现侧方淋巴结转移对低位直肠癌复发的影响，并提出侧方淋巴结清扫术（lateral pelvic lymph node dissection，LPLND）可以降低直肠癌盆腔局部复发率，并致力开展直肠癌侧方淋巴结清扫术的扩大根治术，而目前行单纯 TME 无法清除这些转移病灶，因而成为术后局部复发的潜在部位。但由于侧方淋巴结清扫术的解剖结构复杂且位置深、空间狭小，并毗邻重要血管及神经，清扫操作具有相当高的难度和风险，易引起性功能、排尿功能障碍或出血等较严重的并发症，因此，不推荐常规预防性清扫，我国大部分结直肠癌专家学者也持同样观点，因此，联合新辅助放化疗，在精准医学影像学的指导下选择侧方淋巴结清扫术更具有意义。

三、直肠癌手术的发展

（一）传统根治术

1. 经腹会阴联合切除术（APR 手术）　Miles 医生提出了 APR 手术方式后沿用了近百年。近年来研究发现，APR 手术容易出现肿瘤周围组织切除量不足，导致肿瘤环周切缘阳性，在手术过程中也容易发生直肠或肿瘤穿孔，严重影响了患者的生存期。所以在此背景下，Holm 等在 2007 年报道了柱状 APR 的手术方法，也称为经肛提肌外腹会阴联合切除术（extralevator abdominoperineal excision，ELAPE）。与传统 APR 不同，ELAPE 的切除范围包括全部肛提肌、直肠系膜和肛管，显著增加了直肠癌病灶周围的正常组织切除量，标本成为无狭窄腰部的圆柱形，明显降低了环周切缘阳性率和术中肿瘤穿孔发生率。该术式对传统 APR 进行了有效的改良，目前已经得到了普遍的认可。虽然该术式改善了直肠癌患者的预后，但它带来的高并发症率以及较差的术后生活质量增加了患者的痛苦。

2. 低位直肠前切除术（Dixon 手术）　1948 年，美国的 Claude F.Dixon 医生通过不断的研究设计发明了经腹直肠前切除吻合术——Dixon 手术，这种方法在完整切除直肠系膜的同时，手工完成结肠和直肠的端端缝合，保留了肛门括约肌的功能，并且多个研究表明其疗效与 Miles 手术相当。Dixon 手术也逐渐成为治疗中位及高位直肠癌的标准术式。

3. 经腹直肠切除，结肠经肛脱出吻合术（Bacon 手术）　为解决直肠癌保肛手术时肠吻合困难及吻合口瘘高发的情况，1945 年 Harry Bacon 医生设计发明了一种拖出式直肠切除术，并命名为 Bacon 手术，他在腹腔内将直肠完全游离后，远端切断直肠，将近端结肠经过肛管拖出体外，切断病变的肠段，于肛门口用钳子夹闭结肠断端，7～10 日后再切除体外多余的结肠，吻合结肠断端和外翻的肛管。

4. 经肛门，结肠肛管吻合术（Parks 手术）　1972 年，Parks 医生改良了拖出式切除法，经腹将肿瘤切除后，利用肛门牵开装置，经肛门将结肠与肛管缝合。这种方法避免了肛门外翻与括约肌的损伤，也省去了二期切除多余结肠的麻烦。

（二）低位或超低位直肠癌保肛手术

直肠癌保肛手术能在临床上广泛地开展离不开病理学的发展和观念的不断更新。Miles 在提出经腹会阴直肠切除术的同时，还提出了影响结直肠外科近 80 年的"5cm"法则，意为直肠肿瘤向远端的侵犯范围可达 5cm，因此，远切缘应该超过肿瘤下缘 5cm，这意味着低位的直肠癌进行保肛手术存在切缘阳性的风险，所以是不可取的。该法则的提出在早期对降低直肠癌的局部复发率具有极大的贡献，但同时对于低位直肠癌的保肛手术在理念上形成了制约。此后不断有人对其提出了质疑，1930 年英国圣马可医院的病理学家 Dukes 认为 Miles 过高估计了直肠癌向远端和向侧方淋巴结转移的可能性，认为除非是晚期直肠癌才会出现近端、侧方和远端三个方向的淋巴结转移。后续深入研究发现，直肠癌淋巴结转移规律与其在直肠的位置密切相关：肿瘤位于腹膜反折以上，其淋巴结转移向上；肿瘤位于腹膜反折以下，其淋巴结转移方向仍向上，但可有侧方的淋巴结转移，当向上的淋巴管被阻塞时，才可能向下转移；肛管癌可有向上方、侧方和下方的淋巴结转移。英国的 Williams 等医生于 1983 年经过系列研究发现，直肠癌在肠壁内的浸润极少超过肿瘤远端

2cm，这一结果也得到了其他学者研究的证实。这些发现为直肠癌前切除术时远端安全切缘距离的选择提供了理论依据。1986 年，Wolmark 等所负责的 NSABP 临床试验结果也表明 2cm 可以作为直肠癌的安全远切缘。"2cm 远端肠管切缘"原则在提出后逐渐为广大外科医生所采用，并完全取代了既往的"5cm"法则，对低位直肠癌保肛手术的广泛开展提供了理论支持并做出了巨大贡献。国内外已有大量资料证明在此基础上进行的直肠癌低位前切除术无论在 5 年生存率或局部复发率上与经腹会阴直肠切除术均无明显差异。

直肠癌保肛手术的困难之一是肠吻合的难度较大，吻合器的使用和推广则在很大程度上解决了这个问题。吻合器的出现始于 20 世纪 60 年代后期，直线形吻合器和带切割刀的管型吻合器相继出现。1979 年 Ravitch 等首先在直肠癌手术中使用吻合器进行端端吻合。1980 年出现了一次性使用的吻合器，吻合钉的制作材料也由不锈钢变为了钛合金，使得吻合更加可靠安全。1980 年 Knight 等提出了双吻合器技术（double stapling technique，DST），即用闭合器闭合远端直肠残端，经肛门置入吻合器后与近端结肠进行端端吻合，进一步降低了低位直肠吻合的难度。吻合器的诞生给直肠外科的发展带来了划时代的推动，尤其是对于低位的直肠吻合，在很大程度上克服了操作困难、术后并发症多等缺点，使低位直肠的吻合变得操作简便、可靠和安全，进而也在很大程度上提高了保肛率。既往有相当部分的中低位直肠癌患者，因手工吻合困难而需要接受 Miles 手术或 Hartmann 手术，而吻合器的应用使这类患者的肛门功能得以保留。随着各种不同类型吻合器的不断出现，消化道任何部位的吻合均可通过吻合器来完成，逐步取代了既往的各种吻合术式。吻合器械的不断改进也是目前腹腔镜直肠癌手术的重要基础之一，没有良好的吻合器械，腹腔镜下的肠吻合将变得极为困难甚至无法完成。

随着手术技巧和理念的不断改进，目前对合适的直肠癌患者已经可以进行超低位保肛手术，其中有代表性的手术方式是内括约肌切除术，也称为经括约肌间直肠切除术（intersphincteric resection，ISR）。其理念是在保证根治性和全直肠系膜切除的前提下部分或全部切除肛门内括约肌，通过牺牲一部分内括约肌使肿瘤远端肠管切缘达到 1cm，随后完成结肠肛管吻合术，从而达到保留肛门的目的。但在采用时应严格掌握手术的适应证，只适用于肛门括约肌和耻骨直肠肌未受肿瘤侵犯的患者。否则易出现切除不彻底导致局部复发，且其术后并发症也较多，吻合口瘘和盆腔血肿发生率较高，部分患者出现排便控制力差。经前会阴超低位直肠前切除术（anterior perineal plane for ultra-low anterior resection of the rectum，APPEAR）是 2008 年由 Williams 等提出的。该手术经腹部分离直肠至前列腺水平后，由前部经会阴路径切开会阴部，在直视下离断盆底肌，分离直肠前壁同盆腔手术会合。在切口处将拟切断的肠管拖出，使用闭合器闭合切断远端直肠并进行吻合。其特点是所有操作均可在显露良好的术野下直视进行，更加安全可靠。该手术可以游离出常规手术无法显露的下端直肠，从而为保肛手术创造必要的条件。各种低位、超低位保肛手术的不断出现，使得目前经腹会阴直肠切除术已经作为最后一种选择。据报道 APR 手术在低位直肠癌手术中的比例已降至 17%～28%。另外一些学者提出在传统 Dixon、TME 基础上使用大网膜皮瓣进行直肠系膜重建，以模拟直肠系膜的初始解剖结构，使大网膜蒂皮瓣移植填充骶前间隙并重建直肠系膜可显著改善低位直肠癌患者术后的低位前切除综合征（LARS）。

四、结直肠癌微创手术的发展

1991 年 Jacobs 开展了第一例腹腔镜结肠癌手术，1992 年 Kockerling 首次成功运用腹腔镜完成了第一例直肠癌根治术，当时对使用腹腔镜治疗结直肠癌存在一定的争议。随后微创手术在结直肠癌中的应用越来越广泛，并取得了良好的临床疗效，腹腔镜结直肠癌手术的可行性、安全性、根治性及远期疗效也逐渐得到认可。腹腔镜手术相比开放手术具备创伤小、出血少、切口美观、疼痛轻、并发症少等优点，而且术中对腹腔的干扰小，术后机体胃肠道功能恢复较快。同时，由于腹腔镜的放大作用，使得术野更清晰，有利于对盆腔自主神经丛进行识别及保护，能更精确判断盆筋膜脏壁层间的疏松结缔组织间隙，并准确选择手术入路，可顺利抵达狭窄的骨盆腔，暴露更加清晰。近年来，随着技术的不断进步，以往很多被看作腹腔镜结直肠癌手术的禁忌证逐渐转为相对禁忌证，绝大部分传统开腹手术均可在腹腔镜下顺利完成。经典的腹腔镜结直肠癌手术主要有以下 3 种方式：①完全腹腔镜下结直肠手术，此法无须做额外的腹腔切口，术中肠段切除、结扎及吻合均在腹腔镜下完成，有效避免了腹部辅助切口，减少了创伤；②腹腔镜辅助结直肠手术，是目前使用较多的术式，此法需在腹壁做一个切口，将手术标本由此切口取出，对于结肠手术也可在体外完成肠吻合操作；③手助腹腔镜结直肠手术，该术式在腹壁做一小切口，安置手助装置后，术者一只手经此装置进入腹腔协助腹腔镜完成较困难的操作，此技术降低了手术难度和缩短了学习曲线时间，但由于手在腹腔内占据较大空间而影响了手术视野，现在其应用越来越少。之后为进一步减少体表切口发展而来的腹腔镜技术有单孔腹腔镜手术（laparoendoscopic single-site surgery，SILS）和经自然腔道内镜手术（natural orifice translumenal endoscopic surgery，NOTES）。尽管这两种术式的安全性和可行性已得到临床证实，但在实际应用中发现前者由于易产生筷子效应增加了操作的难度，后者对术者技术水平和器械设备的要求很高，难以普遍开展。因此，有学者对两种术式进行改良，产生了单孔加一孔腹腔镜手术（single incision plus one port laparoscopic surgery，SILS+1）和经自然腔道取标本手术（natural orifices pecimen extraction surgery，NOSES）。近年来这两种术式在我国已得到广泛的推广。而对于中低位直肠癌，经腹腹腔镜手术操作较为困难，因此经肛门全直肠系膜切除术（transanal total mesorectal excision，taTME）应运而生，该术式目前尚处于探索阶段。

腹腔镜器械的进步则产生了 3D 腔镜和机器人手术技术，这些新型的腹腔镜手段在手术视野的清晰度及手术的稳定性、精细程度等方面均有明显提高，更有利于手术者及助手操作技巧的掌握。腹腔镜技术的快速发展与普及，也与超声刀、能量平台、腹腔镜下吻合器械等手术器械的不断改进是密不可分的。

对于早期的结直肠癌，局部切除术已经是首选的治疗手段，与结直肠癌手术治疗最早期采用的各种姑息性局部切除术不同，目前的局部切除术是建立在准确的术前、术后分期基础之上的一种根治性手术。各种分期手段如 MRI、CT、超声内镜、经直肠超声等检查的不断进步及内镜技术的进展，为结直肠癌的局部切除提供了条件。对于术前分期明确为 $T_1N_0M_0$ 的结直肠癌均可考虑行局部切除术。如为结肠癌或高位直肠癌，局部切除的方法有内镜黏膜切除术（endoscopic mucosal resection，EMR）和内镜黏膜下剥离术（endoscopic submucosal dissection，ESD），后者与前者相比，可以完成更大病灶的整块切除。对于直肠癌，可以采用经肛门直视下肿瘤切除、经骶尾入路切除或经肛门内镜显微手术（transanal endoscopic microsurgery，TEM）等方式进行切除。结合术前分期及术后病理检查结果，对于分期明确且具备良好病理学特征的结直肠癌，通过局部切除术即可取得良好的治疗效果，达到微创手术的极致，减轻患者的痛苦及经济负担，最大限度地保护患者的生理功能。随着相关研究的深入和相关设备、技术的发展，微创手术目前已经逐步成为结直肠癌手术的发展方向与主流。但现阶段微创手术仍旧无法取代传统开腹手术，特别是在晚期肠癌侵犯邻近器官、腹腔内广泛粘连、肿瘤急性梗阻等情况的处理中，微创手术仍然存在很大的局限性。因此，在进行微创手术前需对结直肠癌患者进行综合评估，选择合适的患者进行微创手术。在保证患者安全性和肿瘤根治性的基础上，尽可能地减少患者创伤，使患者从微创手术中最大限度地获益。

五、转移性结直肠癌的外科治疗

对于部分结直肠癌患者，初诊时就发现有远处器官转移。根据以往的治疗理念，对于有远处器官转移的晚期结直肠癌患者，除非合并有梗阻及出血症状，均不考虑手术治疗，以姑息性全身治疗为主。随着现代外科的发展、多学科诊疗的推广以及治疗理念的更新，只要手术能达到根治性切除且患者全身状况能够耐受手术，均应考虑手术治疗。肝脏转移是结直肠癌血行转移中最常见的靶器官，有研究表明，未经手术治疗的结直肠癌肝转移患者 5 年生存率仅为 5%，根据患者复发风险评分（CRS），决定是否初始手术完全切除原发灶和转移灶，或经过转化治疗而获得手术切除机会的患者，这类经手术治疗患者 5 年无病生存率可达到 30%～57%。单纯结直肠癌肺转移肺部病变发展较慢，总体预后较肝转移好，国内专家达成共识对于可切除的肺转移患者应积极手术治疗，手术治疗的 5 年生存率为 35%～70%，单纯药物治疗仅为 20%，手术仍被认为是获益最明显的治疗方式。结直肠癌并腹膜种植转移过去同样被认为属于疾病终末期，不同于肝肺转移，腹膜转移灶常呈散在种植，很少能手术完全切除，需通过腹腔灌注化疗杀灭肿瘤细胞，抑制肿瘤进展。腹腔热灌注化疗（HIPEC）可通过热效应造成癌细胞不可逆的损伤，同时起到对化疗药物的增敏作用，循环灌注使得药物与癌细胞更加充分接触。最新指南表明，对于同时性或异时性腹膜转移的结直肠癌患者，可以给予行肿瘤细胞减灭术联合 HIPEC 治疗，最大程度地清除腹腔内的癌细胞和癌组织，通过手术联合热灌注治疗，可以明显提高患者的总生存期和无病生存期。

六、快速康复外科的理念

快速康复外科的概念最初由丹麦外科医生 Henrik Kehlet 提出，它指的是采用一系列围术期管理方法和循证医学证据，以减少手术患者生理和心理的创伤和应激反应，从而实现快速康复，提高患者术后生活质量。ERAS 的围术期管理包括：术前健康教育，避免机械性肠道准备及过度的液体灌注，采用多学科微创手术、多模式疼痛管理、早期下床活动、早期经口进食等内容。ERAS 诞生至今二十余年，引入我国十余年，已广泛应用于各种外科手术，尤其在结直肠手术中最为成功，在降低术后并发症、缩短住院时间、减少医疗费用等方面取得了显著效果。随着我国新医改的不断推进，国家对医院、医生和医疗提出了新要求，而实施 ERAS 的现实意义正好与新医改的目标完全一致。未来 ERAS 将有更广阔的发展前景和更强大的生命力。

七、结直肠癌多学科综合治疗

我国结直肠癌的发病率和病死率均呈上升趋势，且呈年轻化趋势，初诊时较多患者已属中晚期，不可完全手术切除。因此，使用手术、放疗、化疗和靶向免疫治疗等手段在内的多学科综合治疗（multi-disciplinary team，MDT）的作用显得日益重要。MDT是一种新的恶性肿瘤治疗模式，但该模式并不是每种治疗手段简单地叠加或轮流应用，而是要根据患者的一般状况、恶性肿瘤的生物学行为以及发展阶段等对患者进行全面评估，然后由肿瘤内科、肿瘤外科、放疗科、介入科等相关科室专家平等参与、共同协作，从而制定出最佳的治疗方案。目前已有很多恶性肿瘤患者从MDT中获益，比如在直肠癌患者保肛率的提高以及局部复发率的下降，还有在结直肠癌肝转移患者中，行同期或分期原发灶及转移灶的切除后生存率的显著提高，这些均已被循证医学研究所证实。国外学者Richardson等报道MDT模式的施行可显著提高晚期结直肠患者术前诊断准确率，分期正确性及预后，指出了MDT对于术前分期的重要意义，通过与影像科及其他科室的医生协作可以有效规避专科医生的知识盲点。总之，MDT不仅应在结直肠癌的诊治中应用，更应视为一套宏观的医疗管理模式，充分发挥其在肿瘤诊疗中的作用，使其发挥更大的作用，我们相信MDT在国内肿瘤的治疗领域会有更加广阔的发展前景。

（唐卫中）

思 考 题

1. 简述全结肠系膜切除术。
2. 目前结直肠癌常见的微创手术方式是什么？

第三节　结直肠癌根治术的方式选择、规范操作和疗效评价

一、结肠癌根治术

（一）早期结肠癌的手术治疗

结肠癌癌前病变的治疗也归于此类。如带蒂的结肠息肉可行内镜黏膜切除术（EMR），而扁平的息肉病灶及黏膜内癌难以通过EMR实现完整切除。内镜黏膜下剥离术（ESD）是近年来开展的新技术，能达到完整切除病灶的目的。该技术应用内镜技术，经肛门切除病灶，适用于直径大于2cm的平坦病灶。在行ESD治疗之前，应首先用内镜及超声内镜了解病灶浸润深度，明确适应证，对边界欠清者应用放大内镜及黏膜染色技术确定病变范围。为了便于操作并防止薄弱的结直肠壁穿孔，需行黏膜下注射，注射液体可选择透明质酸钠、甘油果糖或生理盐水，加入少量靛胭脂和肾上腺素，可使注射区域清晰并减少出血。注射顺序由口侧向肛侧，以便于观察。ESD应首先于病灶外侧黏膜1~2mm处进行标记，沿标记缓慢切开到可以一次性剥离肿物的范围后，再逐次切开黏膜剥离肿物，切开线位于重力上方或改变体位使之位于重力上方。黏膜下剥离要贴于切开缘肿瘤侧，小幅度反复剥离，并可将内镜前透明帽深入到黏膜下层的空间，适度推动牵拉，利于剥除操作。切除病

灶后，创面电凝或止血夹夹闭止血，剥离较深或肌层断裂者用金属夹缝合创口。术后应禁食至肠功能恢复即排气，同时需预防性使用抗生素慎防感染。切除的标本切片边缘应无肿瘤，病变边缘距切缘≥2mm 即为完全切除。据报道，病变整块切除率达 73.3%～98.6%，局部复发率仅为 0～1.8%。出血及穿孔是 ESD 主要并发症，发生率为 10%～30%。ESD 是一种安全的技术，但操作难度较高。对早期结肠癌的确切疗效还需更长时间的随诊。

（二）进展期结肠癌的手术治疗

手术是治疗进展期结肠癌的主要措施。结肠癌手术方式主要根据肿瘤发生的部位和可能转移的系膜淋巴结决定。目前，临床上经常选用的手术方式仍以下列三种为主。

（1）右半结肠切除术：适用于治疗盲肠、升结肠或结肠肝曲的癌以及其他少见的结肠恶性肿瘤。

（2）横结肠切除术：适用于发生在横结肠的恶性肿瘤。

（3）左半结肠切除术：适用于发生于结肠脾曲、降结肠、乙状结肠的恶性肿瘤。

上述结肠切除术的具体范围还应根据肿瘤的具体位置、癌肿大小、恶性程度、患者年龄和全身情况等因素而做相应调整。结肠癌根治淋巴结廓清范围达 1（肠旁淋巴结）、2（肠旁淋巴结和中间淋巴结）、3（区域淋巴结）站而分别称为 D_1、D_2、D_3 根治术。以往手术方法是切除距肿瘤 5～10cm 肠管，清除结肠旁及供应血管周淋巴结缔组织（即 D_2 根治术），5 年生存率约为 56.0%。近十年，辅助化疗的应用提高了 5 年生存率。但结肠癌 II、III 期患者术后复发率仍分别达到 20%、35%。淋巴结转移达到 4 枚的患者术后复发率达 50%，疗效并不理想。近年来多主张对结肠癌实行根治性切除术，即从结肠各主干血管的根部切断，完整清除到第 3 站淋巴结，称为根 3 式（D_3）结肠癌切除术。德国 Hohenberger 教授于 2009 年首次提出全结肠系膜切除（complete myoclonic excision，CME）手术治疗结肠癌可降低 5 年局部复发率，提高 5 年癌症相关生存率。似乎与全直肠系膜切除术（TME）有异曲同工之妙。CME 手术，强调了锐性分离脏壁层筋膜间隙、中央组淋巴结清扫的理念。

1. 锐性分离脏层、壁层筋膜 对于右半结肠癌，CME 需采取科赫尔（Kocher）入路彻底游离十二指肠、胰头、肠系膜根部，将覆盖胰腺及系膜的脏层筋膜与覆盖腹膜后组织（如腔静脉、主动脉）的壁层筋膜锐性分离，直至肠系膜上动脉，彻底暴露结肠供应血管。将覆盖十二指肠及胰头的脏层筋膜及附着物与系膜根部脏层筋膜锐性剥离，以便充分暴露肠系膜上静脉、动脉。对于左半结肠癌，需游离结肠脾曲。注意细致锐性分离乙状结肠、降结肠系膜脏层筋膜与覆盖肾周脂肪、输尿管等组织的腹膜后筋膜（壁层筋膜）。将大网膜与横结肠分离打开小网膜囊，于胰腺下缘分离横结肠两层系膜，注意保证脏层筋膜的完整性。对于侵犯周围脏器的结肠癌，应遵循整块切除的原则，行联合脏器切除直至周围正常组织，余区域仍遵循沿组织胚胎发育解剖层次分离脏层、壁层筋膜。

2. 淋巴结清扫范围 因为淋巴回流途径与供应血管伴行，故淋巴结清扫范围取决于供应血管及血管弓的走行范围。对于右半结肠，主要供应血管包括回结肠动脉、结肠中动脉，需要注意的是 10%～15%的右结肠动脉可直接源自肠系膜上动脉。对于横结肠，淋巴回流的主要途径沿结肠中动脉走行。然而，横结肠包括肝曲、脾曲，淋巴结回流的途径较多，甚至包括回结肠动脉。约 5%的肝曲结肠癌患者可出现胰头淋巴结转移，约 4%可出现胃大弯侧胃网膜淋巴结转移。横结肠癌随着肿瘤增大亦可出现胃网膜淋巴结转移。因此，对于横结肠癌患者应切除距横结肠肿瘤以远 10～15cm 的胃大弯侧胃网膜。脾曲结肠癌及左半结肠癌也可通过淋巴结转移至胰尾下缘，甚至转移至更远的肠系膜上动脉。根据肿瘤位置确定淋巴结清扫范围。按照淋巴结转移途径，在彻底分离脏层、壁层筋膜后，清扫区域淋巴结、回流静脉，中央结扎供应血管。乙状结肠癌淋巴结往往沿乙状结肠动脉转移，在肠系膜下动脉处行中央结扎可以获得最好的淋巴清扫效果。

3. 中央血管结扎　对于右半结肠或横结肠癌，完全游离右侧结肠包括系膜根部后，整个结肠可以轻易地沿顺时针翻开，以便暴露肠系膜上动静脉的中央部分。按照潜在的淋巴结转移途径，往往需将回结肠动脉、右结肠动脉（如存在）一并于肠系膜上动静脉起始处行根部血管结扎。对于盲肠和升结肠癌，只需将结肠中血管的右侧分支根部结扎。因此，结肠只需在结肠中血管水平切断即可。横结肠癌包括肝曲、脾曲需行结肠中动静脉中央血管结扎，按照潜在的淋巴结转移途径，胃网膜右动静脉亦应行根部血管结扎。在根部结扎血管之前，需切开覆盖肠系膜上静脉的脏层筋膜，在暴露肠系膜上静脉右侧及前方后，可良好暴露肠系膜上动脉。如果胰头淋巴结可能受累，应将该区域淋巴结从胰头清扫，并在根部结扎胃网膜右动脉。对于降结肠癌，需行左结肠动脉根部结扎，清扫肠系膜下动脉根部淋巴结。降结肠中段至乙状结肠的结肠癌，应在胰腺下方切断肠系膜下动静脉根部。切除结肠肠管的范围取决于肿瘤位置，近端切缘应在横结肠和远端降结肠之间，远端切缘常位于直肠上 1/3 肠管。

二、直肠癌根治术

（一）早期直肠癌的常用术式

局部切除术适用于直肠良性肿瘤，但对于早期直肠癌如果能够严格选择病例，局部切除术的效果可以与传统根治术相媲美。国内报道的适应证多为：肿瘤直径小于 3cm，占肠壁周径小于 1/3，距肛缘距离小于 8cm，活动度好，浸润深度不超过黏膜下，高中分化且无周围淋巴结肿大。

（1）经肛门局部切除：临床常用，操作简单，适用于具有严重合并症的患者。

（2）经骶部切除手术（Kraske 手术）：使用于距离肛门 6～10cm，不能经肛门切除的直肠肿瘤，不切断肛门括约肌，术野显露较经肛门径路差，术后易发生伤口感染以及直肠皮肤瘘。

（3）经肛门括约肌手术（Mason 手术）：适用于直肠肿瘤位于肛管上部，病灶范围较大，经肛门切除有一定困难者。

（4）经肛门内镜显微手术（transanal endoscopic microsurgery，TEM）：手术适应证广泛，可切除距离肛门 4～24cm 的肿瘤。TEM 与经肛门手术相比，可切除位置更高的直肠甚至乙状结肠肿瘤，因此具有比后者更宽广的手术适应证；在手术时间和术中出血方面也优于后者，表明 TEM 具有更好的手术安全性。在术后恢复方面，TEM 比 Mason 手术具有更快的恢复速度。此外，TEM 是利用人体自然腔道进行手术，故皮肤无传统的手术切口，术后体表不留瘢痕。高质量的手术还可为 TEM 带来良好肿瘤学疗效。

（二）进展期直肠癌的常用术式

1. 经腹会阴联合切除术（abdominoperineal resection，APR）　经腹和会阴两个途径进行，并在腹壁上行结肠永久性结肠造口术。该术式适用于距离肛门 5cm 以内的直肠癌（但肿瘤较大，浸润明显，或骨盆狭窄的肥胖患者以及肿瘤浸润范围大者距肛门 7cm 内亦可行该术式）。事实上，随着医学科学的发展（如新辅助放化疗的应用、超声刀等新型手术器械的使用及手术技术的改进等），直肠癌手术保肛率逐渐上升，接受 APR 手术患者的比例逐渐下降。英国的癌症登记系统显示，接受 APR 手术的直肠癌患者由 1998 年的 30.5% 降至 2004 年的 21.2%。因此，一个医疗单位直肠癌手术保肛率的高低曾成为衡量其直肠癌手术水平的标准，但对于肿瘤位置过低、肿瘤明显外侵、骨盆过于狭小的患者，APR 仍为主要术式，目前 APR 手术量占直肠癌手术的 10%～30%。但最近研究发现，传统的 APR 手术存在较高的标本环周切缘（circumferential resection margin，CRM）阳性率和术中穿孔率，两者被认为是导致 APR 手术术后预后差的重要原因。对现行 APR 手术疗效的不满意，使外科医生不断探求新的术式以改善低位直肠癌患者的预后。经肛提肌外腹会阴联合切除术目前被认为是可提高患者生存率，有望成为治疗低位直肠癌规范化标准化的手术方式。

对于年老、体弱及同时伴有较严重心肺等疾病的直肠癌患者，不能行经腹会阴联合切除术或一期切除吻合术者可经腹行直肠肿瘤切除，远端肠管封闭，近端结肠拉出造口术（Hartmann 手术）。

2. 低位直肠前切除术（Dixon 手术）　适用于直肠癌下缘距离肛门 5～7cm 以上的肿瘤，切除肿瘤及肠段后，将结肠与直肠或肛管在腹腔内行对端或侧端吻合。吻合在腹膜反折以下时改善术式又称低位前切除术（low anterior resection，LAR）。

3. 经肛门结肠肛管吻合术（Parks 手术）　该术式适用于肿瘤下缘距肛门 4～7cm 的直肠癌，肿瘤未侵犯到肛提肌。

4. 改良 Bacon 手术　1932 年由 Bacon 提出直肠拖出切除术，随后由 Ravich 进行了改进。该术式适用于低位直肠癌，保留肛门内括约肌和肛提肌的直肠拖出切除术。该手术术后大便次数增多，可通过锻炼肛门括约肌来提高控便能力。

5. Welch 手术　适用于距离肛缘 4～6cm 的低位直肠癌。经肛门拖出切除肿瘤，经肛行结肠与肛管或直肠手工吻合。

（三）中、低位直肠癌的标准化手术原则——全直肠系膜切除术

全直肠系膜切除术（TME）是英国的 Heald 等于 1982 年提出的。经过二十多年的实践，许多学者已经把 TME 作为中低位直肠癌的标准手术原则。TME 治疗后肿瘤局部复发率在 3%～7% 以内，术后的长期生存率明显提高。目前，我国许多地区的外科工作者正在积极地开展 TME。正确认识直肠系膜的解剖学基础，对开展规范化 TME，提高我国直肠癌的诊治水平有重要意义。

1. TME 的解剖学基础　人们普遍认为直肠不存在系膜，肠系膜在人们的观念中是呈扇形的充满血管网络的结构。研究发现，直肠系膜与人们传统的解剖学对肠系膜的描述有所不同。它是指包绕直肠周围所有的脏腹膜和壁腹膜之间的脂肪结缔组织、血管、神经、淋巴组织。

脏腹膜和壁腹膜之间的所有脂肪结缔组织：直肠系膜应该理解为包绕直肠的一个立体的组织结构，系膜包含了脂肪结缔组织、直肠的供应血管、盆腔的自主神经以及淋巴管和淋巴结。

系膜中的神经：直肠系膜中的骨盆神经是指下腹神经和骨盆内脏神经。下腹神经来源于腹主动脉的前面，在左右髂总血管分叉处的前方呈网状分布，主干在第 5 腰椎前方分为

左右下腹神经。左右下腹神经沿骨盆侧壁走行，逐渐变细。下腹神经主要负责射精功能。下腹神经在临床上比较容易辨认，它由比较粗大的淡黄色纤维构成。骨盆内脏神经主要负责阴茎的勃起，从第2、3、4骶椎前孔发出，沿骨盆侧壁走行，分支细小，但也曾在骨盆的矢状面的尸体标本中观察到此神经的细小分支。骨盆内脏神经的分支在男性直肠、精囊、前列腺及膀胱后部的两侧（侧韧带内）形成次级神经丛。通常骨盆内脏神经在活体组织上难以辨认。

系膜中的血管：直肠中动脉位于前列腺或阴道穿水平，由髂内动脉分出，向直肠方向走行，在距中线4cm处跨过第3骶神经的近侧，由于直肠中动脉与第3骶神经的固定解剖关系，可以作为寻找该神经的标志。脂肪和纤维结缔组织包绕直肠中动静脉和骶神经，构成所谓的直肠侧韧带。尽管直肠中动静脉在解剖上是知名动静脉，但在做TME时，仍然强调要进行电凝止血。我们从大量的临床实践中认识到，应用电刀或超声刀针对直肠中动静脉止血是成功的。

直肠侧韧带：直肠侧韧带包括的界线并不清楚，位于直肠的下1/3段前外侧。在腹膜与肛提肌之间，周围充满纤维、脂肪组织，此纤维成分是盆筋膜的一部分，从直肠外侧壁连至盆壁形成直肠侧韧带。它是使直肠固定于骨盆的最坚固的支持物。在女性，此韧带分为两层，一层在直肠后方，另一层在直肠与阴道之间。在男性，侧韧带包绕直肠、前列腺和膀胱。发自髂内动脉的直肠中动脉走行其中，进入直肠。TME强调锐性分离侧韧带。

迪氏（Denonvillier）筋膜：即腹膜会阴筋膜，在直肠的前面，腹膜反折至尿生殖膈之间称为直肠前筋膜，男性为膀胱底部、输精管壶腹、精囊和前列腺，女性为子宫和阴道。直肠和膀胱、阴道壁之间的筋膜，男性称为膀胱直肠筋膜，女性称为直肠阴道筋膜。在TME操作中应该认真辨认。如果解剖层次有误，往往会导致出血，层次过深会穿破肠壁，分离过浅会损伤女性阴道壁，男性会伤及前列腺和精囊腺。不正确的解剖层次还会导致出血，使手术更加困难。

直肠骶骨筋膜：在直肠后面，覆盖骶骨的盆筋膜称为Waldeyer筋膜。此筋膜深面走行着骶前静脉。TME强调在此间隙进行锐性分离。

2. TME的理论基础 直肠癌TME的理论基础是建立在盆腔脏层和壁层之间有一个外科平面，这一平面为直肠癌完整切除设定了切除范围，并且直肠癌浸润通常局限于此范围内。直肠癌中65%～80%病例存在直肠周围的局部病变，包括直肠周围直接浸润和肠周淋巴结转移或直肠血管周围淋巴结转移，所有这些局部病变均在盆腔脏层筋膜范围之内。有资料表明下段直肠癌中19%的直肠系膜内有淋巴结转移，其扩散范围约为3cm。因而，TME的手术原则是合理的，能够切除直肠肿瘤及其局部浸润病灶。

3. TME手术适应证 TME主要适用于无远处转移的直肠中下部的T_1～T_3期直肠肿瘤，且癌肿未浸出脏层筋膜，大多数适合低位前切除者基本上均适用于TME。对于癌肿较大，侵及壁层筋膜或周围器官、骶骨的患者，TME已经失去了原有的意义。Lopez-Kostner等认为，应将上段直肠癌和乙状结肠癌同等对待，不必行TME。

4. TME手术要领

（1）手术原则：①直视下在骶前间隙中进行锐性分离；②保持盆筋膜脏层的完整无破损；③肿瘤远端直肠系膜的切除不得少于5cm，肠管切除至少距肿瘤远端2cm。凡不能达到上述要求者，均不能称作TME。

（2）术前准备。①肠道准备：术前3天进半流食，术前1天进流质。手术前3天每晚口服 25% 硫酸镁 30ml，术前 1 天下午 4 点口服 50% 硫酸镁溶液 80～100ml，接着在 2h 内服完 5% 葡萄糖盐水或温开水 1000～1500ml。同时在术前 3 天开始每日 3 次口服卡那霉素 1g（或庆大霉素 8 万单位）、甲硝唑 0.4g、维生素 K 48mg。在行肠道准备期间应注意水、电解质平衡，术前 1 天适量补液。②女性患者术前应做阴道准备。③若需行造口，则应做好患者思想工作，说明做肠造口的必要性，以及参与社会活动不受影响的道理，使患者能主动配合。

（3）手术操作：全麻或持续硬膜外麻醉。头低足高的截石位，并且用软枕垫将骶部垫高 6～8cm。①腹部切口：取正中或左旁正中切口，自耻骨联合到脐上 2～4cm。②剖腹后先探查肝脏有无肿块等，然后探查腹主动脉及肠系膜下动脉旁淋巴结，以及盆壁有无肿大淋巴结及转移灶，再探查膀胱、前列腺、子宫及附件。并触摸全结肠，以防同时性多原发结直肠癌。最后探查肿瘤，决定能否切除。如确定切除，用布条在肿瘤近端结扎肠管，认真做到无瘤操作。③术中先从左侧游离乙状结肠，解剖出肠系膜下静脉，分别距主动脉和脾静脉 1cm 处结扎肠系膜下动、静脉，完成淋巴结清扫。④在直视下用剪刀或电刀沿盆腔脏层、壁层筋膜之间将左右腹下神经内侧的脏层筋膜、恶性肿瘤以及直肠周围系膜完全游离，直至肛提肌平面，保持脏层筋膜的完整性，尽量避免钳夹结扎，这样可以避免损伤盆筋膜而保护自主神经丛。术中尽量避免牵拉、挤压肿瘤，防止脏层筋膜在分离中发生破损。如果分离的层次正确，除直肠侧血管外，并无其他大血管，不会导致严重的出血。⑤直肠下段的切割与闭合，助手肛诊，用手指于肿瘤下缘将直肠顶起，于肿瘤下缘结扎肠管，扩肛后，以 1：10 浓度碘伏液经肛门冲洗远端直肠。向头侧牵拉，使远端直肠拉直，在距肛提肌上 1.0～1.5cm 直肠末端处，用线形切割缝合器横断切割闭锁直肠。⑥取出标本及吻合：于肿瘤近端 15cm 处切断肠管取出标本。术中冰冻病理检查确认远端切缘无癌细胞残留。由近端结肠置入吻合器钉座，荷包缝合后还纳肠管，缝合切口。直视下肛门置入圆形吻合器，穿刺锥经直肠残端闭合线中点刺出，对合钉座，收紧击发完成吻合，检查吻合口的完整性。冲洗术野，可用 5-氟尿嘧啶（5-FU）溶液浸泡盆腔，吻合口旁放置引流管经右下腹 Trocar 引出。

5. TME 与传统的手术方式比较　TME 与传统的手术方式有很大的不同。首先，分离直肠系膜时采用剪刀或电刀，沿直肠系膜周围的盆筋膜脏层之间无血管区进行，直至全部游离直肠系膜及直肠，传统手术通常以钝性分离直肠；其次 TME 强调的是环绕剥离直肠系膜，包括直肠及肿瘤，肿瘤远端的直肠系膜切除应达 5cm 或全部直肠系膜，而直肠远端切缘距肿瘤 2cm 已经足够。另外，TME 对直肠侧韧带的分离中亦采用锐性分离，避免了传统术中钳夹、剪开、结扎的方式，有利于骨盆神经丛的保护。

（四）结肠造口方式的选择

肠造口是指因治疗需要，把一段肠管拉出腹腔，开口于腹壁皮肤上以排泄粪便。直肠癌的治疗中，常因肿瘤位置、大小以及分期选择不同的手术方式，从而在造口的选择上也有诸多差异。现分述如下。

1. 末端回肠袢式造口术　随着吻合器的发展和应用，低位直肠癌行保肛手术的患者越来越多，但术后吻合口瘘仍是主要并发症之一。在保肛手术如直肠癌前切除术中行保护性肠造口术可有效降低直肠癌术后吻合口瘘的发生。在直肠癌前切除术中，以往最常采用横结肠造口术，其优点是排出物多为成形软便，量少，对造口周围皮肤腐蚀小，缺点是造口较大，造口及还纳手术均比较复杂，并发症明显高于回肠造口术。现在大部分回肠造口患者通过食物或药物调节可以使排出物成为糊状，减少排出量，避免对水、电解质的影响。回肠末端袢式造口术较单腔造口术有以下优点：①远端肠管未完全闭合，尚有少量肠液通过，降低了失用性肠炎的发生率；②远端造口开放，有利于还纳术术前的肠道准备，减少吻合口感染发生的可能性。还纳后未改变肠管走行，不易出现术后粘连梗阻；③还纳手术时间短，术中无须寻找肠管远端，创伤小，出血量少。目前，末端回肠袢式造口术是临床上最常用的保护性肠造口术类型。

手术步骤：在右下腹作长 3～4cm 纵行切口，切开皮肤、皮下组织，直径适当，切开前鞘、肌层、腹膜，彻底止血。用卵圆钳将距回盲部 15～20cm 处末端回肠拖出腹壁外，高出皮肤 4～5cm，提出肠管系膜，于无血管处插入支撑棒，腹膜、前鞘分别与肠管浆膜间断可吸收缝线缝合固定。于肠袢远端 1/3 处切开肠管游离缘，保留系膜侧，肠管边缘向外翻转，与切口真皮层间断可吸收缝线缝合 3 点式固定，完成后近端高于远端，以利于肠内容排出。术后 14 天时移除支撑棒。4～8 周后可酌情行造口回纳。

2. 横结肠造口术 如前所述，在直肠癌前切除术中，袢式回肠造口优于袢式横结肠造口。但在直肠癌伴急性肠梗阻时，可行横结肠造口术以行减压，待肠管水肿消退、患者一般状况好转时行二期手术。并且在部分晚期直肠癌无法切除时，横结肠造口术可作为永久性肠道转流手术以缓解症状。

手术步骤：造口位置选择右上腹或左上腹腹直肌处。如为单纯造口术，可于剑突与脐连线中点右侧腹直肌作 4～5cm 纵行切口，或依据原发疾病取腹正中绕脐切口等。切开皮肤、皮下层和腹直肌前鞘，钝性游离腹直肌，切开腹直肌后鞘、腹膜外组织及腹膜进入腹腔。游离横结肠。暴露横结肠，将拟造口的横结肠提出切口外，分离附着于横结肠上的大网膜，并将游离的大网膜回纳入腹腔，确保造口肠段能够提出切口外 4cm 以上。固定肠管紧贴结肠后壁系膜用血管钳戳一小口，穿过一根直径 3～5cm 的支撑棒（术后14 天移除），注意避开血管。切口两端腹膜稍加缝合，至可于结肠旁插入一指为宜。将横结肠相应水平的浆肌层与腹直肌后鞘和腹膜作一圈缝合固定，注意勿损伤横结肠的血管，以免影响造口肠管的血运，随后将肠壁浆肌层与切口皮下组织再行间断缝合加固。如结肠明显扩张则先予减压，可于肠壁上作一荷包缝合，直径 1.5～2.5cm，于荷包中央处切开肠壁，置入一橡皮导管至近端结肠，结扎荷包缝线，妥善固定橡皮导管，术后接引流袋，3～4 日拔除，切开结肠。如为直接肠道转流，用电刀沿系膜对侧结肠带纵行切开肠管约 2cm，将肠管断端的黏膜、浆肌层与皮肤的真皮层做一周环形外翻缝合，针距不宜过大，以缝合 8～12 针为宜。

3. 乙状结肠造口术 经腹会阴联合切除术是低位直肠癌无法保肛时的标准术式，该术式大大降低了直肠癌的局部复发率，在直肠癌的治疗中具有划时代的意义。当结直肠恶性肿瘤无法根治性切除或伴有肠梗阻，或年老体弱难以接受创伤性较大的经腹会阴联合切除术，或直肠炎性反应和损伤造成腹腔严重污染无法一期修复时，可以考虑行 Hartmann 手术。尤其是对于年老体弱、伴感染性休克或粪性腹膜炎、处于免疫抑制状态和 ASA 评分Ⅳ级的患者，Hartmann 手术仍然是首选术式。此两种手术方式均需要永久性乙状结肠造口。

手术步骤：切除造口部位皮肤、皮下组织，直径约 2.5cm，不宜过大或过小，十字切开或切除部分腹直肌前鞘，钝性分开腹直肌纤维，剪开腹直肌后鞘，扩大分离。从腹腔内用食指将腹膜顶起，剪开腹膜，并用手指钝性扩大腹膜孔，使其可容 2 指通过，将腹膜外翻与皮下缝合。引出乙状结肠断端，使之高出皮肤表面约 3cm，将皮下腹膜缝在乙状结肠浆肌层，使之固定。随后，在腹腔内将乙状结肠旁沟关闭，即将腹腔内乙状结肠与侧腹膜缝合，特别注意从造口端起缝 8~10 针，然后才作荷包缝合封闭，目的是防止术后造口肠脱垂。待关腹后，将造口端结肠打开，黏膜外翻，与皮肤间断缝合 8 针，外绕碘仿纱条（术后 3 日可拆除碘仿纱），以防止出血及感染，外敷凡士林纱或即时装上人工肛袋。

三、疗效评价

自 2009 年，Hohenberger 等首次提出了 CME 作为结肠癌规范化手术的理念，对 CME 疗效评价及对结肠癌患者短期、长期的预后影响的研究，为国内外关注热点。以 Hohenberger 等对 1438 例结肠癌患者经典报道为起始，近年来国内外大量临床统计研究进行 CME 疗效评价及预后分析。目前研究表明，与传统结肠癌根治术相比，CME 切除更符合肿瘤学特点，可有效改善预后，降低局部复发率，且并不增加术后并发症发生率。

（一）结肠癌短期疗效评价

结合临床经验及研究，短期结果评估关注指标可包括：①手术效果指标：清扫淋巴结数量、术中出血量、手术时间等；②术后恢复指标：术后 3 天内腹盆腔引流量、拔除引流管时间、排气时间、进食时间，术后肠梗阻、淋巴瘘、切口裂开情况等；③社会经济效益指标：术后平均住院日、平均住院费用等。

1. 手术效果指标 CME 可以增加清扫淋巴结的数量，而在术中出血和手术时间部分与传统手术并无明显差异。

CME 的主旨之一为沿肿瘤淋巴结回流途径，全部切除脏层筋膜内结肠系膜，以获得最多的淋巴结清扫数量。近 5 年来，越来越多的研究显示，结肠癌手术清扫淋巴结的数量是影响结肠癌预后的独立影响因素，特别是对于Ⅲ期结肠癌患者。多篇文献报道，结肠癌手术清扫淋巴结的数量与总生存期和病死率相关，ⅢB 和ⅢC 期结肠癌患者清扫阴性淋巴结数量是重要的独立预后因素，阴性淋巴结越多，相关病死率越低。West 等对 49 例接受 CME 患者与 40 例接受其他术式患者进行比较，标本结肠系膜切除面积大者，结肠系膜完整切除率更高，淋巴结清扫数量更多。Eiholm 等对 11 例右半结肠癌患者进行病理检查发现，在行 CME 较其他手术多切除的系膜中可以发现更多的淋巴结，甚至包括转移阳性淋巴结。CME 可以增加清扫淋巴结的数量。

综合高志冬、Bertelsen 等对于术中出血量和手术时间的研究报道，结果显示 CME 组术中出血明显少于对照组，而手术时间在统计学上无明显差异。

2. 术后恢复指标 目前研究表明，CME 可有效减少腹腔引流量。而其他术后恢复情况并无明显差异。在 Hohenberger 等 1438 例结肠癌患者研究中发现，与其他报道的大样本非 CME 结肠癌患者相比，并发症发生率并无明显差异。在近 5 年来发表的 CME 与传统结肠根治术对比研究的文献中，其中位排气时间、中位排粪时间、中位住院时间差异均无统计学意义（$P > 0.05$），再度证实了 CME 并未增加手术带来的不利影响。

3. 社会经济效益指标 CME 与非 CME 在社会经济效益指标方面并无明显差异。结合前述的高志冬等发表的研究发现，CME 组与传统手术组在术后住院时间上的差异无统计学意义（$P > 0.05$）。

（二）结肠癌长期疗效评价

CME 可改善长期预后，降低局部复发率，提高 5 年生存率。2008 年，West 等回顾性分析 399 例结肠癌患者接受不同质量手术的预后情况，接受高质量 CME 手术的结肠癌患者总生存期更长，特别是Ⅲ期结肠癌患者。2009 年，Hohenberger 等首次提出了 CME 作为结肠癌规范化手术的理念，并系统叙述了 CME 的技术与预后，对 1438 例结肠癌患者研究中，结肠癌的 5 年局部复发率由 6.5% 降到了 3.6%。5 年生存率由 82.1% 上升到 89.1%，即 CME 可降低结肠癌患者的 5 年局部复发率，提高 5 年生存率。研究分析，施行 CME 切除的标本更符合肿瘤学特点，有效清扫淋巴结为 CME 预后较传统方法改善的重要原因之一，且病死率未发现明显差异。

综上所述，全结肠系膜切除术对比传统结肠癌根治术，保障安全性的同时具有一定优越性。全结肠系膜切除术更加符合外科解剖和胚胎学理念，在未增加手术风险的前提下，达到了最大的根治效果，改善了患者短期、长期预后，安全、有效、可行。现今，结肠癌规范化手术治疗作为发展共识，无论何种结肠癌手术方式均需遵循如下原则：依胚胎解剖学基础，直视下精细操作；切实按照肿瘤学原则进行手术，最大限度地降低复发转移率；重视多学科协作，促进结肠癌手术的规范化。归根究底，结肠癌手术规范化是结肠肿瘤获得根治的保证，是结肠癌患者获益于手术的必要条件。

（三）直肠癌的预后

近几十年来，许多国家直肠癌患者的预后均在缓慢而稳定地改善着。在发达国家，5 年生存率已接近 65%；可是在发展中国家，这个数值仍低于 50%。相对生存率随着年龄的增长而降低，年轻患者中女性生存率较男性稍高。然而诊断分期对于预后的影响最大：如研究显示在美国，局部病灶、局部扩散、远处播散的直肠癌患者的 5 年生存率分别为 90.1%、69.2%、11.7%。

1. 开腹直肠癌根治术疗效 近年来开腹直肠癌根治术疗效越来越稳定，除了少数肿瘤部位极低、病灶侵及肛提肌的患者需考虑传统 APR、ELAPE 等手术外，大多数直肠癌患者有条件行 Dixon 手术（LAR 手术），普遍认为 Dixon 手术疗效优于 APR 手术，但原因可能与实行 APR 手术患者一般病情更为严重有关。研究认为肿瘤位于腹膜反折以下者术后局部复发率较高，且肿瘤距肛缘越近，预后越差，原因是越低位，解剖越困难，更难达到彻底切除。另外，腹膜反折以下的直肠没有浆膜层，容易浸润到直肠外和骨盆，也容易导致淋巴结转移和血行转移。

2. 腹腔镜与开腹手术疗效对比 14 项随机对照试验（RCT）研究（共包含 1111 例腹腔镜手术以及 1003 例开腹直肠癌根治术患者）示：腹腔镜组在失血量、肛门排气所需时间、首次肠蠕动、进流食、伤口感染率、独立下地行走、住院时间方面优于开腹组，在并发症、淋巴结获取、标本长度、环周切缘、局部复发、伤口种植、远处转移、3 年以及 5 年生存率、无病生存率上均无显著性差异。

近些年国内的一些文献显示：直肠癌腹腔镜手术与开腹手术在手术的基本情况对比上，腹腔镜手术较传统开腹手术的术中出血量少、住院时间短；远期疗效对比上，清扫淋巴结数目、远切缘平均距离、环周切缘阳性率、局部复发、吻合口相关并发症发生率上腹腔镜手术与开腹手术无显著性差异；3 年以及 5 年生存率、无病生存率上均无显著性差异。

2007 年末，英国 CLASICC 研究组关于腹腔镜与开腹结肠直肠癌手术远期疗效多中心 RCT 研究显示：直肠癌亚组（253 例腹腔镜组与 128 例开腹组）中的阳性切缘率和淋巴结数相似；接受腹腔镜低位前切除术的患者环周切缘阳性率略高，但尚未达到统计学意义，且两组局部复发率相当（腹腔镜组 7.8% vs 开腹组 7.0%），3 年总生存率腹腔镜组为 74.6%，而开腹组为 66.7%。Leroy 等一项包含 102 例腹腔镜直肠癌 TME 患者的回顾性非对照研究结果显示：平均随访 36 个月，总体 5 年生存率为 65%，总生存期平均为 6.2 年，肿瘤相关生存率为 75%，肿瘤相关平均生存期为 7.1 年。

3. 影响直肠癌术后疗效的因素 除了直肠癌的分期对于预后有决定性影响之外，影响直肠癌患者术后疗效的因素还有：①病理类型：高分化腺癌预后最好，而黏液腺癌与印戒细胞癌预后最差；②术后吻合口瘘：研究认为该并发症为导致术后局部复发的危险因素，进而影响直肠癌患者的预后；③血清 CEA 水平：对直肠癌术后复发和直肠癌患者生存率有较好的预见作用；④医院规模与手术量：美国一项研究认为直肠癌患者在手术量大的医院或美国癌症研究协会（NCI）指定医院获得治疗有益于总生存率。此外，随着直肠癌发病年龄的逐年降低，低年龄是否为直肠癌患者的不利预后因素仍未予定论。

4. 术后患者生活质量 如今恶性肿瘤治疗的目的不仅是延长生命，更重要的是改善患者的生存质量（QOL）。手术是影响直肠癌患者 QOL 的重要因素，既往研究多认为经腹会阴联合切除术后较直肠前切除术后的 QOL 低，原因主要是身体外观改变影响患者的日常生活，且性功能和肠道功能、泌尿系功能损伤较大。但有研究比较保留括约肌的括约肌间切除术（ISR）、低位直肠前切除术（LAR）和经腹会阴联合切除术（APR）三种术式患者的长期 QOL，结果显示保留括约肌手术的躯体功能明显好于 APR，但腹泻和便秘多于 APR，男性性功能障碍 APR 组明显高于 ISR。有报道 5%～88% 的男性结直肠癌患者和约 50% 女性患者术后出现性功能障碍，主要是术中损伤了骨盆深部的副交感神经丛，手术范围越大，病灶越靠下，术后出现性功能障碍的概率越高。

随着腹腔镜的普及，腹腔镜术后直肠癌患者的生存质量也成为研究焦点。研究显示直肠癌腹腔镜术后和开腹术后 4 周、6 个月、12 个月的 QOL 无统计学意义，甚至有研究发现腹腔镜术后男性患者的整体性功能和勃起功能反较开腹手术差。原因可能是在骶骨岬水平前外侧解剖时容易损伤此处的副交感神经丛，而腹腔镜是刚直仪器，以锐角的角度在此水平解剖更易损伤神经。而机器人手术也许能克服此弱点，研究报道机器人全直肠系膜切除术后患者较腹腔镜术后能更早恢复正常的排尿和性功能。机器人手术有助于外科医生在狭窄骨盆的解剖，在良好控制肿瘤的同时可以提高患者 QOL 和保护患者的排尿和性功能。因此，机器人手术很可能引起直肠癌手术界的一场变革，可能为低位直肠癌患者带来福音。

（姜可伟）

思 考 题

1. CME 的手术原则是什么？
2. TME 理念与手术原则是什么？
3. 简述不同部位结直肠癌手术造口方式的选择。

第四节 腹腔镜结直肠癌根治术的现状与展望

结直肠癌（colorectal cancer）在世界范围内属于四大常见恶性肿瘤之一，越来越威胁人类的身体健康。结直肠癌在我国也是常见的恶性肿瘤之一，位于恶性肿瘤第三位，病死率为 10.25/10 万，并呈逐年上升趋势，在经济较发达的沿海城市和东部地区尤为明显。

外科手术仍是目前治疗结直肠癌最有效的方法。自 1990 年 Jacobs 在美国成功完成第一例腹腔镜右半结肠切除术以来，仅仅几年时间，所有类型的结直肠手术在腹腔镜下均得以成功开展。我国 1993 年由郑民华等完成了国内首例腹腔镜乙状结肠癌根治术，而后腹腔镜结肠癌手术也在我国迅速开展，为了腹腔镜结直肠癌根治术健康规范地发展，中华医学会外科学分会腹腔镜与内镜外科学组和中国抗癌协会大肠癌专业委员会腹腔镜外科学组在 2006 年联合制定了《腹腔镜结直肠癌根治手术操作指南》，并在 2008 年修订。卫生部也于《结直肠癌诊疗规范（2010 年版）》中肯定了腹腔镜结直肠癌根治术的地位。

现代医学中微创外科是 21 世纪的发展方向之一，近年来随着腹腔镜技术自身的不断完善以及业界对该技术更好的消化吸收，特别是超声刀、腔内切割闭合器等高科技器械的出现，使腹腔镜结直肠手术有了更好的发展，并取得较好的临床疗效。腹腔镜结直肠癌手术开展至今的 20 余年来，除其手术创伤小、术后恢复快、术中暴露佳的优势得到广泛认可外，在手术安全可行性、肿瘤根治性以及与肿瘤相关的远期疗效、术后生命质量、卫生经济学评价等方面也已得到一系列前瞻性随机临床对照研究（randomized controlled trial）的证实。欧美从 20 世纪末即开始了一系列腹腔镜与开腹结直肠癌手术的大宗病例 RCT 研究，至今，其中的许多研究已得出结论。

一、腹腔镜结直肠癌手术循证医学证据

美国的手术治疗临床研究协作组（Clinical Outcomes of Surgical Therapy Study Group，COST）针对结肠癌的研究显示：与开腹手术组比较，腹腔镜组术后恢复快，住院时间短，镇痛药物使用少；而术中并发症、术后 30 天内病死率、再手术率和再入院率以及肿瘤复发率、总存活率和无病存活率两组差异无统计学意义。欧洲的结肠癌腹腔镜或开腹手术研究组（Colon Cancer Laparoscopic or Open Resection Study Group，COLOR）的研究结果显示，与开腹手术相比，结肠癌腹腔镜手术失血少，进食早，术后镇痛药物的使用少，住院时间短，两组患者术后 28 天的并发症发生率和病死率相近。术后 3 年无瘤存活率两组之间差异很小，无统计学意义。英国关于结直肠癌的研究显示，近期主要终点与 COST 和 COLOR 结论基本相同，只是在直肠癌前切除术中，腹腔镜组的环周切缘（CRM）阳性率高于开腹手术组（12%：6%），但没有统计学意义。3 年存活率、无病生存率、复发率和生活质量两组间无明显差异。5 年存活率、无病生存率、复发率两组间亦无明显差异。2012年，Ohtan 等对 4614 例腹腔镜和开腹手术后的长短期疗效进行 Meta 分析，这些病例资料源于 1990~2011 年 12 篇关于结直肠癌行腹腔镜和开腹手术的 RCT 对比研究。该研究显示腹腔镜手术总的并发症和梗阻发生率低，出血量、恢复时间和住院时间均优于开腹手术。远期疗效方面如总病死率、复发率、转移率等也优于开腹手术。其他一些学者的相关研究也认为在结直肠癌近远期疗效方面，腹腔镜组和开腹组无明显差异。这些 RCT 及荟萃分析的研究结果从循证医学的高度，证实了腹腔镜结直肠癌手术的安全性、可行性、肿瘤根

治性、近远期疗效、术后生活质量及经济效益等，对结直肠癌腹腔镜手术进行了肯定，为腹腔镜结直肠癌手术的广泛开展提供了切实可行的临床依据。

二、腹腔镜下结直肠癌根治术主要术式

目前，腹腔镜结直肠癌手术主要有以下三种方式：①完全腹腔镜下结直肠手术。该方法依据肿瘤部位进行常规的腹部穿孔，不需要进行额外的腹腔切口。手术中肠段的切除、结扎以及吻合均在腹腔镜下完成。该方法能够有效避免腹部辅助切口减少不必要的创伤。②腹腔镜辅助结直肠手术。是我国目前普遍使用的手术方法，该方法需要在腹壁做一个切口，将手术标本自切口中取出。此法可以避免经自然腔道内镜手术对健康脏器的创伤以及可能诱发的感染，能够充分体现微创技术优势。③手辅助腹腔镜结直肠手术。该方案是在腹壁做一个小的切口，然后安装防漏气的手助袖套装置，手术医师的一只手经此装置进入腹腔协助腹腔镜完成一系列较为困难的操作。此法能够显著降低手术的难度和复杂性，并扩大腹腔镜手术的适用范围。

三、腹腔镜结直肠癌手术的适应证与禁忌证

腹腔镜结直肠癌手术由于操作平台的特殊性，适应证相对于传统开腹手术要求更为严格，但大体上与开腹手术相似。随着腹腔镜技术的日趋成熟，腹腔镜结直肠癌手术的适应证逐渐放宽，Kaido 总结了 2000 年以来的 RCT 研究结果，认为腹腔镜结直肠癌手术不仅可用于早期结直肠癌，而且可用于进展期结直肠癌。但是以下情况不适宜或者慎重行腹腔镜手术：①肿瘤直径大于 6cm 和（或）与周围组织广泛浸润，腹部严重粘连、重度肥胖、结直肠癌的急症手术，如急性梗阻、穿孔和心肺功能不良等为相对手术禁忌。②全身情况不良，虽经术前治疗仍不能纠正或改善；有严重心、肺、肝、肾疾病而不能耐受手术者为手术禁忌。

（一）腹腔镜结肠癌根治术

1. 手术类型 ①腹腔镜左半结肠癌根治术。②腹腔镜横结肠癌根治术。③腹腔镜右半结肠癌根治术。④腹腔镜乙状结肠癌根治术。

2. 适应证 根据 2008 年国内修订的《腹腔镜结肠直肠癌根治手术操作指南》以及国内相关报道认为，在手术适应证方面，腹腔镜与传统开腹手术基本相同。Ⅰ、Ⅱ期的结肠癌肿瘤都可以通过腹腔镜根治术切除，大部分Ⅲ期的肿瘤也可行腹腔镜切除，至于 T_{4b} 期结肠癌是否可行腹腔镜根治术目前国际上仍无大宗的临床 RCT 研究。腹腔镜结肠癌根治术的手术切除范围也与开腹手术基本相同，即肿瘤所在肠管、对应的系膜及所属区域淋巴结，同时 Kobayashi 等的研究表明，在淋巴结清扫范围上，采用腹腔镜根治术可以达到位于肠系膜血管根部及近腹主动脉前区域的第 3 站淋巴结。

3. 禁忌证 腹腔镜结肠癌根治术的禁忌证主要可分为下面几种：①无法耐受长时间气腹（如严重的心、肺、肝、肾疾病及感染）：腹腔镜结肠手术往往游离范围广，常需在手术过程中多次变换体位方能完成切除肠段的游离。体位过度调整加上持续的气腹压力，使腔静脉回流阻力增加、膈肌上抬、心肺活动受限，导致血流动力学改变。②术中容易出现难以控制性出血（如门静脉高压症、凝血功能障碍等）：凝血功能障碍无论对开腹还是腹腔镜手术都可能导致术中难以控制的出血。腹腔镜手术对出血尤为敏感，极少的出血都可使视野亮度降低、解剖层次不清、术野模糊。所以，对于常见凝血功能障碍，如门静脉高

压症等要及时治疗，尽可能于术前予以纠正，降低手术风险。③操作技术受限（病理性肥胖、腹内广泛粘连、合并肠梗阻和妊娠等）：不少腹腔镜技术受限的禁忌证是相对概念，病理性肥胖很难有确切的界定，将肥胖纳入禁忌是因为肥胖患者腹腔镜手术空间显露受限，解剖层次不清，一些重要结构标志的辨认困难，对操作者的技能及专业分析综合能力要求高。④肿瘤侵及邻近组织和器官：晚期肿瘤广泛侵犯邻近器官，如输尿管、膀胱、小肠、十二指肠等或者已有远处转移，手术则失去根治意义。

（二）腹腔镜直肠癌根治术

1. 腹腔镜低位直肠前切除术　其适应证为：①中上段直肠癌，肿瘤直径 5cm 以下；②中下段直肠癌，切除肿瘤下缘 2cm 直肠后，肛管直肠环、肛提肌完整，无肿瘤浸润；③直肠指诊，肿瘤距肛缘 4~5cm 及以上。而其禁忌证为：①低位直肠癌已局部浸润，尤其是侵及肛管直肠环；②中上段直肠癌已侵犯周围组织，盆腔有浸润或转移；③全身情况差，合并其他严重疾病无法耐受全身麻醉者；④曾有腹盆腔手术史，粘连十分严重者。

2. 腹腔镜联合会阴直肠癌根治术　其适应证为：①浸润性、分化差、距肛缘 5cm 以内的直肠癌；②距肛缘 3cm 以内的直肠癌；③肛管和肛门周围癌。而其禁忌证为：①年老体弱、全身情况差、合并其他严重疾病无法耐受全身麻醉者；②肿瘤局部广泛浸润者。

3. 腹腔镜内括约肌切除术　其适应证为：①低位（距肛缘 4cm 以内）直肠广基绒毛状腺瘤恶变；②低位早期直肠癌，未浸出肛管内括约肌层。直肠指诊肿瘤基底未固定，肿瘤直径<3cm；③早期肛管癌，未侵及肛门外括约肌，直肠指诊肿瘤基底未固定，肿瘤直径<3cm；④低位直肠恶性间质瘤，肿瘤直径<3cm；⑤部分术前接受放射治疗和化学治疗的 Dukes C 期低位直肠癌。而其禁忌证为：①以侵及外括约肌的直肠肛管癌，直肠指诊肿瘤基底固定，肿瘤直径>3cm；②合并心肺疾病等不能行气管插管全身麻醉者。③有复杂腹部手术史、腹盆腔存在广泛粘连者。

四、腹腔镜结直肠癌根治术的安全性

1. 穿刺孔肿瘤复发　腹腔镜术后肿瘤细胞的转移及种植一直被人们所关注，穿刺孔转移癌被认为是腹腔镜胃肠道肿瘤手术的独特并发症。腹腔镜结直肠癌术后腹壁穿刺孔肿瘤复发的相关报道屡见不鲜，美国 COST 报道在手术后肿瘤的复发率及复发部位方面，腹腔镜组穿刺孔或切口复发为 0.9%，开腹组为 0.5%，两组差异无统计学意义（$P > 0.05$）。另有学者对有关腹壁穿刺孔复发转移的文献进行综合分析研究，发现腹腔镜下结直肠癌根治术术后穿刺孔肿瘤复发率为 1.5%~21%。穿刺孔癌细胞种植转移的原因很可能是术者操作不规范，肿瘤细胞污染到穿刺孔，而不应为腹腔镜结直肠癌手术的独特并发症。

2. CO_2 气腹对肿瘤生长、转移及扩散的影响　以往相关学者对 CO_2 气腹是否会促进肿瘤的生长、转移和扩散一直存在争议。随着腹腔镜技术水平的不断提高和器械的更新，近来报道其发生率<1%，与开腹手术无显著差异。但也有动物实验表明，CO_2 气腹能促进腹腔内游离癌细胞的种植和生长。所以，还需要大量研究进行更深入的探讨。

3. 中转开腹手术　腹腔镜手术常面临中转开腹的问题，其常见原因有：肿瘤浸润、腹腔内广泛粘连、术中并发症（如大出血、其他脏器损伤）等。早期由于术者经验和技术水平的不足，中转开腹率较高，但最近的报道有明显改善。Agha 等报道了 300 例行腹腔镜结直肠癌切除术的患者，前 100 例中转率为 13%，后 100 例为 3%，他指出术者的操作水平和经验对中转率影响较大。有研究表明腹腔镜下结直肠癌根治术中转开腹患者 2 年及 5 年的生存率低于腹腔镜下结直肠癌根治术患者。因此，降低腹腔镜结直肠癌根治术中转开腹率有重要的临床价值。

4. 对免疫功能的影响　目前，多项研究结果表明腹腔镜结直肠癌术后免疫功能受到的影响小于或等同于开腹手术。Wu 等开展了关于结肠癌切除术后机体免疫功能的 RCT 研究，对淋巴细胞数目、CD4/CD8、杀伤细胞数目、IgG 水平、补体水平等指标的研究表明，两组之间术后的免疫功能无明显差异。Whelan 等在一项前瞻性、非随机的研究中，采用皮肤迟发型过敏反应的方法间接说明细胞介导的免疫功能，结果显示：开放切除组术后细胞免疫较术前明显降低，而腹腔镜组术后细胞免疫较术前无明显变化。Wichmann 等进行了一项包括 70 例结直肠癌患者的非随机对照研究后报道，腹腔镜组术后外周血中白介素-6（IL-6）、C 反应蛋白水平明显低于开腹手术组，而自然杀伤细胞水平显著高于开腹组，B 淋巴细胞、T 淋巴细胞、辅助 T 淋巴细胞及细胞毒 T 淋巴细胞水平两组比较无差异，提示两组术后对特异性免疫的影响基本相同，但腹腔镜组术后对非特异性免疫的影响则较轻。国内李永双等研究发现，开腹组术后 T_3 及 T_4 水平明显降低，至术后第 3 天才恢复至术前水平，而腹腔镜组术后第 2 天即恢复至术前水平，表明腹腔镜手术应激反应持续时间短，应激反应轻。

5. 手术并发症　并发症发生率和手术病死率也是手术安全性的重要参考评价指标。谢方利等报道，腹腔镜结直肠癌根治术并发症发生率（11.1%）低于传统的开腹手术（28%），而随访期间两组局部复发率、转移率及术后病死率比较差异均无统计学意义。谢江波等对 2001～2010 年有关腹腔镜与开腹结直肠癌手术后并发症研究的文献进行 Meta 分析，比较结果显示腹腔镜组心脏并发症发生率低于开腹组，而其他并发症如术后吻合口瘘、肺部感染等发生率比较差异无统计学意义。腹腔镜结直肠癌手术并发症发生率与术者个人手术经验有明显相关性，但随着腔镜技术的提高和经验的积累，其手术并发症发生率将逐渐下降，手术安全性也进一步提高。

五、腹腔镜在结直肠癌手术中的优势

与开腹手术相比，腹腔镜手术具有创伤小、出血少、切口美观、疼痛轻、并发症少等优点，而且术中对腹腔的干扰小，术后机体胃肠道功能恢复较快，由于手术操作是在相对较封闭的腹腔中进行，减少了腹腔暴露时间，从而降低了感染的发生率，另外避免了术者戴着手套在腹腔内的操作，腹腔内组织炎性反应小、粘连性肠梗阻发生率明显降低。腹腔镜结直肠癌切除具有以下技术优势：①对盆筋膜脏壁层之间疏松结缔组织间隙的判断和入路视野更清楚，操作方便；②腹腔镜可抵达狭窄的小骨盆并放大局部术野，对盆腔生殖神经的识别和保护更确切；③30°腹腔镜的视野，改变了开腹手术时的从上往下的视角，有利于使用超声刀止血，后者能减少术中出血，达到精准解剖；④高清腹腔镜具有良好的照明，能较好地显示血管，避免输尿管的损伤，做到术中基本不出血，腹腔镜专用器械提高了外科操作能力，有利于术中助手的配合，便于淋巴结清扫；⑤术中对肿瘤的挤压减少。Kim 等报告腹腔镜组比开腹手术组术后排气更快，腹腔镜结直肠癌手术比常规手术术后进食时间明显提早。一项随机对照试验表明，与开腹手术相比，腹腔镜手术后患者在静息、咳嗽时及术后 6h 开始下地活动后疼痛明显减轻。Kube 等总结了 949 例腹腔镜手术的术中和术后并发症发生率、中转开腹率及术后病死率，认为选择合适的病例行腹腔镜手术可获得更好的术后近期效果。腹腔镜手术术后疼痛轻,患者可以早期下地活动和恢复正常饮食,住院日也会相应缩短,这也是微创手术最明显的优越性。

六、腹腔镜结直肠癌手术的根治性

腹腔镜结直肠癌手术遵循与开腹手术相同的肿瘤根治原则:肿瘤及周围组织的整块切除、"no touch"操作原则、足够的切缘、大血管的根部结扎、彻底的淋巴结清扫。由于腹腔镜手术的特殊性,无瘤技术的要求也有所不同:①避免器械触及和撕破肿瘤组织,使用过的器械应用生理盐水洗净;②术中固定 Trocar(缝合固定或使用带螺纹的 Trocar)以避免穿刺孔种植转移;③Trocar 垂直进入腹腔,防止反复地充放气和漏气、避免"烟囱效应",先放气后拔管;④采用加热湿化的 CO_2 降低肿瘤细胞的雾化状态;⑤要关闭 Trocar 处腹膜,Van Dam 等在腹腔镜卵巢癌手术的研究中发现关闭和不关闭腹膜的切口,种植转移率分别为 2%和 58%($P<0.01$),缝合前还应对 Trocar 进行冲洗;⑥腹壁小切口的长度不要太小,且采取专用切口保护套保护切口并于套内牵引出病变肠管,避免大肿块强行通过无保护的腹壁小切口,缝合腹壁切口前用生理盐水反复冲洗切口。

腹腔镜手术要想获得人们的认可,除了遵循开腹手术一样的手术原则外,还必须能够获得和开腹手术一样的根治效果,换句话说,就是通过腹腔镜手术,手术切缘、淋巴结清扫数量以及范围能够达到开腹手术的标准。在过去几年,对腹腔镜结直肠癌手术能否达到根治的效果争议还比较大,但近年来,通过大量的临床研究表明,将腹腔镜手术在切除肠段长度、淋巴结清扫数目以及范围方面与开腹手术相比,其差异无统计学意义。Nelson 报道了一项早期的研究结果,通过对比腹腔镜组 205 例,开腹组 203 例,发现腹腔镜和开腹手术切除的结肠标本长度、肠系膜切除长度、近远端切缘距瘤体的长度及淋巴结切除数目差异均无统计学意义。Tjandra 等研究了 4013 例患者 17 项随机对照资料,报道了淋巴结清扫的 9 项 RCT 结果,均显示腹腔镜组与开腹组淋巴结清扫数量相同,平均清扫淋巴结 12 枚。姜涛等将 1991 年 1 月至 2010 年 7 月公开发表的腹腔镜手术与开腹手术治疗结直肠癌的 RCT 文献共 14 篇涉及 5478 例患者纳入进行 Meta 分析,结果显示两组切除标本直径、纵向和环周切缘阳性率、淋巴清扫数量等比较差异无统计学意义。可以肯定的是,腹腔镜特别是 30°镜的视角能提供更好的手术视野,且有放大作用,这对清扫淋巴结是有利的。因此,通过大量的调查实验研究表明,腹腔镜结直肠癌手术可获得与开腹手术一样的根治效果,值得推广应用。

七、腹腔镜与纤维结肠镜在结直肠癌中的联合应用

双镜联合技术最早应用于胆道手术中,操作中相互配合,弥补了单一内镜或腹腔镜技术的不足。由于腹腔镜手术中的间接触觉有所欠缺,因此,对于一些直径较小的结直肠肿瘤可能出现术中定位困难,此时可在内镜下对小病灶进行定位后,再行腹腔镜结直肠癌根治术。在结直肠肿瘤微创治疗中,对于结直肠良性息肉和早期非浸润性恶变息肉,内镜是首选的治疗方式,而息肉的大小、部位、形态是造成内镜治疗困难、引起并发症的主要原因,而腹腔镜在腔外辅助,可适当牵拉肠袢、游离部分肠段等,暴露良好的术野,使内镜操作更加方便。对内镜操作造成的并发症如肠穿孔等,亦可在腹腔镜下及时修补。不过双镜联合技术开展时间较短,术者需要腹腔镜与内镜的操作技术基础和手术经验的不断积

累，以及需要进行大宗病例的前瞻性研究。

八、机器人辅助的腹腔镜结直肠癌根治术

机器人辅助的腹腔镜手术在技术上的优越性：Himpens 等利用远程控制及三维视觉系统完成了第一例机器人辅助腹腔镜胆囊切除术，是微创外科时代又一新的起点，从此关于机器人辅助腔镜手术的报道在世界范围内日益增多。传统的腔镜手术采用二维视野，在患者体内操作时缺乏立体感，器械末端相对固定也是一大缺点；而目前使用的达芬奇机器人手术系统是一个符合工效学的操纵台，装有一个稳定三维摄像视频系统和对腹腔镜外科工具灵活使用的自动操作装置；三维视频放大系统使术野进一步立体清楚，机械手操作具有良好的稳定性，克服了传统腹腔镜手术的很多局限，使得更为精细的操作成为可能。

机器人辅助的腹腔镜手术的应用概况：机器人手术系统在心脏外科的运用已取得了良好的效果，在泌尿外科的应用仅 2007 年美国就完成了 50 000 例机器人辅助前列腺切除术，术中失血量少和住院时间缩短体现了微创的优势；机器人子宫切除术在妇产科疾病的外科治疗方面也体现了术中出血量少、术后并发症少的微创优势。而在结直肠癌手术上的应用，相关的研究已经开始，报道也日益增多。2006 年香港完成了亚洲第一例机器人辅助经腹联合会阴直肠癌根治术。

机器人辅助的腹腔镜结直肠癌根治术的特别优势：2008 年 Spinoglio 报道用机器人辅助完成了 50 例腹腔镜结直肠癌手术，并与 161 例标准的腹腔镜手术进行比较，得出机器人辅助结直肠癌手术具有可行性和安全性的结论。最近，韩国一份前瞻性病例对照研究对 56 例机器人辅助的直肠癌前根治术和 57 例标准的腹腔镜直肠癌切除术进行了分析，结果两组虽然在术后总并发症方面无显著差异，但前者出现的严重并发症更少，对直肠系膜的切除更完整。达芬奇机器人手术系统的应用优势在于能更好地遵循直肠癌 TME 原则，更精细地解剖操作，更彻底地清扫淋巴结和局部神经纤维的保护。然而，手术机器人设备智能化程度高，费用昂贵，体积庞大，再加上缺少触觉反馈等问题，使其短期内得到普及较困难，但其在结直肠癌腹腔镜手术上应用的巨大优越性和潜力是显而易见的，也是未来腹腔镜结直肠癌手术进一步发展的方向之一。

九、经自然腔道内镜手术及单孔腹腔镜手术在结直肠癌中的应用

经自然腔道内镜手术（natural orifice transluminal endoscopic surgery，NOTES）凭借其更为微创和无瘢痕的优势而日益成为微创外科关注的焦点之一。NOTES 作为一项无瘢痕技术，在其由萌芽到成熟的发展过程中，还有很多问题亟待多方努力共谋解决方案。目前概念下的 NOTES 由于许多无法克服的困难和设备、手术器械的限制，如安全的腹腔入路、空腔脏器穿刺口的安全闭合、腹腔感染及内镜缝合技术等，以及伦理学和法律上的无法保障，使其仍处于研究阶段。2009 年，Cheung 等报道了首例经自然腔道内镜下乙状结肠切除术。我国目前已经开展经胃或阴道的胆囊切除术及阑尾切除术，但均处于动物实验阶段，临床研究十分有限。

与经自然腔道内镜手术相比，单孔腹腔镜手术具有手术环境相对无菌，可利用现有器械、学习时间短等优点，但是单孔腹腔镜手术操作受到穿刺孔数目的限制，手术部位局限，对邻近脏器的牵引也有一定困难，同时因器械置入部位相对集中，难以形成操作三角，器

械相互干扰，影响操作及手术视野，而且器械和腔镜平行在一定程度上会影响术者对深度和距离的判断，从而增加了手术难度。2008 年，Bucher 等报道第 1 例经脐单孔腹腔镜右半结肠切除术后，单孔腹腔镜在结直肠手术中不断有新的报道。经自然腔道内镜及单孔腹腔镜作为一项新的技术，发展受很多因素的制约，离成熟还有很长一段路，现在还缺乏大样本及 RCT 研究结果，对其安全性、可行性与应用前景还无法过早下定论。

2013 年，我国广东省张浩医生报道了世界第 1 例经肛门 TME（taTME）手术，作为一项基于腹腔镜平台的新兴微创手术技术，taTME 手术在直肠癌根治性手术中的应用，受到了广泛的关注。其安全性、可行性和疗效也逐步得到探讨和研究。从技术上来讲，taTME 手术是 NOTES 技术理念和单孔腹腔镜手术的综合体现。其创新点在于寻找一种新的手术入路与途径，来解决与完善腹腔镜 TME 手术中的某些困难点。在手术方式的选择上，目前的文献以及手术经验均显示，腹腔镜结合经肛途径的 TME 手术可能是解决部分盆腔狭小、男性、肿瘤较大等腹腔镜 TME 困难病例的有利补充。且腹腔镜与 taTME 相结合的术式更安全、可行，更适合初期开展时选择。而完全经肛门的taTME 手术尚存技术难题，如操作空间狭小、血管根部处理困难、学习曲线不稳定、早期易出并发症等。

十、展望

腹腔镜在结直肠癌根治术中的应用已得到普遍认可。从循证医学的角度来看，腹腔镜技术已初步确立了其在结直肠癌手术中的重要地位，并且正在逐渐普及与推广。随着手术技术的不断成熟、器械的发展完善以及新技术在外科治疗中的应用，腹腔镜结直肠癌根治术正逐渐成为治疗结直肠癌的"金标准"术式。

我国腹腔镜结直肠癌根治术例数很多，为研究提供了良好的基础，具有一定优势，但是缺乏设计良好的多中心前瞻性研究。我们要在保证伦理、疗效的前提下，鼓励创新实践，并通过多中心随机对照研究提供循证医学依据，由此推动外科技术的不断进步与发展。

展望未来，机器人辅助的结直肠癌根治术、taTME 手术等术式均有很好的发展前景，但都需要大样本的高质量的随机对照研究结果支持。随着器械和技术的不断成熟，这些新兴外科手术在结直肠癌手术中的开展将越来越深入，其应用前景是值得期待的。

（孙跃明）

思 考 题

1. 简述腹腔镜结直肠癌手术的适应证与禁忌证。
2. 通过查阅文献及临床体验，简述自己对腹腔镜结直肠癌手术的体会及看法。

第五节　全系膜切除在直肠癌根治术中的适应证及疗效评价

外科手术至今仍是直肠癌首选的治疗手段，但各种各样的传统术式对控制局部复发率及提高生存率等方面一直未能令人满意。1982 年 Heald 等首次提出全直肠系膜切除术（TME）后，随着保留自主神经观念的融入和吻合器的使用，TME 取得了很好的治疗效果。

目前，TME 已经成为医学界公认的治疗中低位直肠癌的"金标准"。

一、TME 的解剖学基础

（一）直肠系膜

认识直肠系膜在外科的重要性是英国外科学者的贡献，在此以前该结构没有被解剖学家作为一种单独的结构描述过。完整地切除直肠系膜是当今直肠癌外科根治的基本步骤之一。直肠系膜是一个容易辨认的独立结构，它是由疏松结缔组织构成，其内富含淋巴、血管组织，外表覆盖一层盆脏筋膜，从直肠后方、两侧三个方向包绕直肠，并在侧方与环绕血管和腹下丛的结缔组织及侧韧带融合。在 S_4 椎体前方盆脏筋膜和盆壁筋膜汇合形成致密纤维束带即直肠骶骨筋膜（或韧带）。在直肠骶骨筋膜的尾侧，盆脏筋膜呈双层结构，分为前叶和后叶，支配泌尿生殖系统的内脏神经穿行于两层之间。

（二）直肠侧韧带

直肠侧韧带通常是指相对于直肠与盆侧壁之间的盆脏筋膜而言的。在女性此韧带分两层：一层在直肠后方，另一层在直肠和阴道之间。关于直肠侧韧带在解剖学上存在着较大分歧，《格氏解剖学》曾提出筋膜沿直肠下动脉从盆后外壁伸展至直肠，由此命名为"侧韧带"。从外科角度来看，直肠侧韧带为基底位于盆腔侧壁、顶端进入直肠的三角结构。但 Jones 等研究 28 例尸体标本的盆腔中并无一般所提的直肠侧韧带结构，只有部分标本在直肠系膜与盆腔侧壁之间有不太坚固的结缔组织索带。索带距直肠肛管平面 0～10cm。中位高度 4cm；直肠下动脉及自主神经丛不参与该韧带的组成。研究表明直肠平面并无任何重要结构穿过，有时可见比较疏松的结缔组织索带，并不代表直肠侧韧带，而且经常缺如。另有学者认为：由于所有神经血管均为脂肪和纤维组织包绕，将直肠系膜侧向牵拉时，直肠下动静脉、骶神经即构成所谓直肠侧韧带，如果没有手术分离过程的人为因素，人体中实际并不存在此结构。而 Rutegard 等不同意此种说法，认为双侧的直肠侧韧带是存在的，其中均有神经、脂肪及纤维组织等。

（三）迪氏筋膜

Denonvilliers 筋膜，即腹膜会阴筋膜或称尿直肠隔。1836 年，法国学者 Denonvillier 首次描述直肠与精囊之间有一层类似肉膜样的膜，故称 Denonvilliers 筋膜，它是盆脏筋膜的增厚部分。Denonvilliers 筋膜很容易辨别。它下起自会阴筋膜（perineal aponeurosis），向上与直肠子宫陷凹处的腹膜相连，然后向侧方与环绕血管和腹下丛的结缔组织融合，该筋膜分两层，较厚的前叶附着在前列腺及精囊表面，后叶与直肠间有一层薄的疏松结缔组织。这些资料对外科医生有非常重要的意义。Moriya 认为：在直肠癌外科中必须将该筋膜切除。一些关于减少泌尿生殖功能损伤的研究认为：有些外科医生没有辨认出 Denonvilliers 筋膜的前叶，而是在其两叶之间进行解剖。女性的 Denonvilliers 筋膜较薄，不分层，向下行呈楔状，形成倒三角形间隙。但是，Ricct 等认为，Denonvilliers 筋膜在女性并不存在；仅在直肠阴道之间，由盆内筋膜及肛提肌分中线交叉纤维组成的松散网状组织，楔状结缔组织并不明显。

（四）直肠下动脉

直肠下动脉变异很大，两侧直肠下动脉很少出现对称性起源、同等的长度和一样的行程或两侧相等的情况。Nano 解剖 20 例标本，双侧均有直肠下动脉 16 例，双侧均无的 1 例，仅右侧有的 3 例。4 例直接起自髂内动脉，6 例与精囊腺上动脉共干起自髂内动脉，另外 10 例辨认不出直肠下动脉的起源，直肠下动脉的直径为 1.0～1.5mm。Jones 解剖 28 例标本中，17 例有直肠下动脉，且均为双侧，其中 14 例直肠下动脉穿过直肠系膜平面，与周围结缔组织结构并无联系，另 3 例为含有结缔组织的神经血管束，其距盆底的高度在 0～7mm，中位高度为 2cm，直径为 0.5～2.0mm，中位直径 1.0mm。在盆腔可见分支，直肠下动脉起自盆内脏神经起点前，向前中间方向走行，在同一高度进入直肠。有学者报告：双侧直肠下动脉的出现率占 35%～80%，仅在右侧出现的约占 40%，而女性则大多缺如。Sato 等认为直肠下动脉可能有 3 种来源：①阴部内动脉；②臀下动脉；③髂内动脉的主要分支。有学者则认为直肠下动脉与前列腺动脉和（或）膀胱动脉共干。直肠下动脉若高位起自髂内动脉时，主干较长，在直肠侧韧带内容易找到。若低位起自阴部内动脉或膀胱下动脉时，主干较短，且紧贴肛提肌上面，较难发现。两侧直肠下动脉的数目不完全相等。直肠下动脉分支的分布也有不同的解释，根据一些学者的研究，大多数直肠下动脉的终末支分布到泌尿生殖器官，以致将它当成主要的泌尿系统动脉多于直肠动脉。而 Nano 等认为：尽管有一些数目不等的分支直接分布到泌尿生殖器官的前部，但有两个分支恒定地分布到直肠。直肠下动脉的走行报告不一，许多学者认为直肠下动脉不在侧韧带中走行，而是在侧韧带的下前方走行。直肠下动脉的具体行程是从前外向后内方向，在精囊腺和前列腺附近穿过 Denonvilliers 筋膜的下部到达直肠前部，然后直接进入肛提肌。

（五）盆底自主神经

了解盆底自主神经丛的解剖对手术治疗直肠癌有极其重要的意义。上腹下丛位于第 5 腰椎及第 1 骶椎上部的前面，腹主动脉末端及其分叉处，此丛常称为骶前神经（presacral nerve），但事实上它很少聚集成单独的神经，位置也常位于腰椎前面，而较少位于骶椎前面。参与组成上腹下丛的神经纤维中，有一根粗神经容易辨认。一般它的走行方向是从右上到左下。实验证明：切除上腹下丛对排便排尿不发生影响，但不能射精。有人发现切除双侧腰交感干神经节后有 54% 的人永久性失去射精能力，因而推测：上腹下丛与射精活动有关，交感神经纤维有可能来自腰交感干神经节。

肠系膜下神经丛的位置主要有 3 种：①在肠系膜下动脉根部的上方，腹主动脉的前侧方表面；②在肠系膜下动脉根部与腹主动脉之间的区域内；③从肠系膜下动脉根部稍微向下、向侧方，在其外膜的结缔组织中。神经丛中一部分神经纤维伴随动脉走行，另一部分神经纤维可离开动脉，沿肠系膜下动脉的前侧壁走行。还有一部分神经纤维离开动脉，沿肠系膜下动脉的前侧壁走行分成两个分支，其距中线约 1cm，同侧输尿管内侧 2cm，在腹膜后及紧贴盆脏筋膜之前继续下行约 8cm 在相当于直肠侧韧带中间盆侧壁与盆内脏神经（副交感神经）组成下腹下丛。

下腹下丛即盆丛（plexus pelvicus）。肉眼观，此丛大致是一个四边形的片状结构，中部与肛提肌以上的下 1/3 段直肠相邻；后、前、侧面分别与骶骨、精囊腺、髂内血管相邻；精囊腺的尖部与下腹下丛的前部相对。因此，精囊腺是辨认此神经丛的重要标志。在骶孔处可以辨认出骶神经的内脏分支即盆内脏神经。来自 S_2、S_3、S_4 的盆内脏神经在腹下神经下方由后内向前外斜行加入盆丛。Havanga 等发现：在所有的标本中都来自 S_3 和 S_4 的内脏分支，仅 1 例有来自 S_2 的内脏分支，其中 S_3 最粗。S_2 的分支最细，且直行距离较长，手术最易受损。盆内脏神经又称勃起神经，实际上是勃起的神经纤维，仅为 3 支中的 1 支，行于最粗的神经支中。盆内脏神经由骶孔发出后，向下、外和前走行于盆壁筋膜与梨状肌之间，从骶前孔到距中线约 4cm 的这段区域内，盆内脏神经被盆壁筋膜覆盖，然后穿越盆壁筋膜进入直肠骶骨筋膜尾侧盆脏筋膜前两叶之间，然后分布到男性的膀胱、前列腺和阴茎，女性的膀胱、阴蒂、阴唇和阴道。盆内脏神经在经过直肠后间隙的过程中，始终被盆脏筋膜所包裹，同时有少数分支到直肠，而大部分神经纤维继续前行到达泌尿生殖器官。有学者认为内脏神经的分支在分布到盆内其他脏器行程中一直走行在盆壁筋膜和盆脏筋膜之间，也有人认为内脏神经走行在盆脏筋膜之间。

二、TME 的手术特点、理论依据及疗效

研究表明，直肠癌的局部播散转移在后方极少超越筋膜脏层，在前方则很少超过 Denonvilliers 筋膜（直肠阴道隔或直肠前列腺隔）。TME 手术就是在直肠后间隙和 Denonvilliers 筋膜前间隙入路，把直肠及其系膜作为一个完整单位完全切除，并保证切除标本边缘阴性，以整块切除直肠癌原发灶及所有的局域播散。

手术操作：剪开后腹膜，分别于根部断扎肠系膜下动脉和向下走行的直肠上动脉，清除血管根部脂肪组织及淋巴结，沿盆筋膜壁层表面向下锐性分离进入骶前间隙，直视下继续向下分离直至尾骨尖，在分离过程中注意保护紧贴直肠系膜后方下行的下腹神经。前方在直肠膀胱（或子宫）陷凹前 1cm 切开盆腔腹膜，在 Denonvilliers 筋膜前持续锐性解剖至前列腺尖端或直肠阴道隔底部。侧方在分离过程中形成了直肠侧韧带，紧张后用电刀直接凝切。远端直肠预切部进行裸化，使用肛内指引法操作可获得较好把握。最后将直肠及其系膜完整去除。

总结 TME 的手术操作主要有如下几个要点：①直视下进行手术操作；②强调锐性分离，用电刀或剪刀直接分离直肠后间隙等，舍弃传统惯用的钝性分离手法，保证包裹直肠后方系膜组织的筋膜脏层的完整；③保护主持性功能及排尿功能的自主神经；④切除肿瘤远侧至少 5cm 的全部直肠系膜组织，但肠管远侧仅需切除 2～3cm，直肠远侧保留段肠管"裸化"。

Heald 等研究指出：直肠癌术后复发最有可能是由于直肠系膜内残留了播散的癌组织；直肠系膜内即使尚无淋巴结转移，也可能已有癌细胞巢的存在；癌细胞肠壁内的远侧侵犯极少超过 2cm，但系膜内播散可达 4cm。Reynold 等检查了 50 例 TME 手术标本，结果 23 例系膜有淋巴结转移，17 例系膜中存在癌细胞巢。Joyce 等报道在他们的病例中，31%直肠系膜有肿瘤播散，10%位于肿瘤远端系膜，但远端的扩散范围≤4cm。Hida 等使用较费时费力但较精确的清洗法，检查直肠癌切除标本远端系膜的播散情况，结果远端直肠系膜淋巴结转移率为 20.2%，其中直肠和乙状结肠交界为 10.0%，上段直肠癌 26.3%，下段直肠癌 19.2%，原发癌灶到系膜转移淋巴结最远距离：直肠乙状结肠交界癌为 2cm，上段直肠癌为 4cm，下段直肠癌为 3cm。Enker 研究表明，直肠癌有 65%～80%存在周围局部病变，包括直接侵犯（$T_3N_0M_0$）或周围淋巴结、直肠血管周围淋巴结转移（$TN_{1\text{-}2}M_0$），而所有这些局部病变均在盆腔脏层筋膜之内。因而直肠系膜的完整切除对于降低直肠癌术后

的局部复发率具有特别重要的意义。

全直肠系膜切除概念由 Heald 等在 1982 年首次提出，1986 年 Heald 进一步阐述了 TME 在预防术后局部复发中的重要性，1992 年 Heald 报道了 152 例直肠癌患者按 TME 原则施行直肠切除术的结果，其中肿瘤远端肠段切除≤1cm 患者 42 例，术后并无复发，肿瘤远端肠段切除＞1cm 的 110 例术后局部复发 4 例（3.6%），全组局部复发率仅为 2.5%，在当时文献报道中复发率最低，引起了广大学者的极大重视。此后 TME 在国内外相继和广泛开展，1996 年 Aitken 报道，按 TME 原则为 64 例直肠癌患者行根治性直肠切除术，其中低位直肠前切除 52 例，经腹会阴直肠切除 12 例，平均随访时间 33 个月，最短为 24 个月，无一例单纯局部复发。1997 年 Carvelho 等报道 51 例直肠癌患者按 TME 原则手术，术后平均随访时间 19.9 个月，仅 1 例（1.96%）局部复发。Enker 等同年报道了 148 例按 TME 原则和自主神经保留要求行经腹会阴直肠切除术，结果全组局部复发率为 5.4%（8/148）。2000 年郁宝铭等报道了 298 例行 TME 加双吻合器前切除术的疗效，术后复发 20 例，复发率为 6.7%。1998 年 Heald 等总结了 1978～1997 年 405 例 TME 的结果，5 年局部复发率为 3%，10 年局部复发率为 5%，10 年无病生存率为 78%，TME 疗效举世瞩目。

局部复发率是判断直肠癌手术效果的一个重要指标，传统直肠癌手术术后局部复发率较高，大量资料显示，直肠癌根治术后的局部复发率在 20%～35%，而 TME＜10%，两者有显著差异。Wibe 等比较了引入 TME 前后直肠癌根治术的局部复发率，1978～1982 年未采用 TME，局部复发率为 35.0%；1993～1996 年采用 TME，局部复发率为 6.6%。Arbman 等报道一组采用传统直肠根治性切除术 134 例与按 TME 原则行直肠根治性切除术 128 例的对比结果表明：术后局部复发率分别为 14.18%（19/134）与 6.25%（8/128），P 值为 0.03。McCall 等通过 Medline 统计了 1982～1992 年 10 465 例单纯手术治疗患者的文献资料，发现直肠癌的平均局部复发率为 18.5%（1936/10 465），其中 1033 例行 TME 的患者平均局部复发率为 7.1%（73/1033）。

TME 不仅明显降低了直肠癌术后的局部复发率，同时使低位直肠癌的保肛率以及手术的安全性大大提高，TME 加自主神经保留又使 TME 术后泌尿生殖功能显著改善。Enker 研究指出，TME 可使中下段直肠癌的保肛率上升 20%，TME 加盆腔自主神经保留术可使阳痿和膀胱功能障碍者由 50%～85%降至 15%。

三、TME 存在的一些问题

（一）直肠系膜外周区易被破坏

直肠系膜外周区易被破坏是局部复发的最常见隐患。TME 的核心是要保证直肠系膜切除的完整性，其目的在于将直肠癌肿及其系膜内的可见转移灶和微转移灶全部切除，这也是 TME 与传统术式相比较能够提高 5 年生存率的关键所在。直肠系膜是近年来逐渐受到重视的解剖结构，是具有重要临床意义的新概念。直肠存在着完整的系膜，由腹膜及盆筋膜脏层包绕直肠周围的脂肪、血管、淋巴和神经组织形成。盆腔腹膜反折以上的直肠前方及部分侧面有腹膜覆盖，以下的直肠则无腹膜覆盖，而由腹膜下筋膜延续的盆筋膜脏层取代。所以，保证盆筋膜脏层的完整性是全直肠系膜切除术最重要的环节。一旦盆筋膜脏层被破坏或所谓侧韧带断裂偏内留下部分侧韧带于盆侧壁，都可能留下系膜组织及其内隐含的肿瘤细胞，为日后复发留下隐患。著名的 TME 病理学专家 Quirke 教授非常强调这个环节，并对 TME 手术标本的系膜完整性进行严格检查，包括：目测观察盆筋膜脏层是否破坏；对直肠上动脉灌注亚甲蓝，观察直肠系膜是否存在局部区域性蓝染等措施。一旦发现直肠系膜表面破坏，则应积极采取防治术后局部复发的措施。

（二）直肠 TME 侧方、前方离断存在的问题

直肠系膜四周并非如封套状，在直肠周围和盆壁之间的盆筋膜脏层、壁层之间的结缔组织间隙差异很大：①后方较为疏松，盆筋膜脏层和壁层在后中线融合而成直肠骶骨筋膜（rectosacral fascia），并在尾侧增厚连于肛管括约肌侧方形成肛尾韧带。该间隙容易发现，由于不含重要血管，可锐性解剖；②侧方因有直肠动静脉及其分支、骨盆自主神经（pelvic autonomic nerve，PAN）小分支进出，所以较为固定，构成所谓的"侧韧带"。断离时，太靠内会留下直肠系膜组织于盆侧壁；紧贴盆壁又可能伤及盆丛神经及盆壁血管。经验：沿 TME 盆筋膜脏、壁两层之间的疏松结缔组织间隙自然潜行向下解剖断离；③前方间隙是腹膜反折以下直肠前壁与阴道后壁、精囊腺、前列腺之间的结缔组织膜，即 Denonvilliers 筋膜。该筋膜由直肠子宫陷凹处腹膜融合而成，具有一定厚度，富含纤维，并向下一直延续至会阴体。行程中，前有来自阴道后壁、精囊腺及前列腺被膜的纤维结缔组织与之融合，后有直肠前壁肌层延伸的纤维结缔组织与之融合，共同达到会阴体。Denonvilliers 筋膜与男性精囊腺、前列腺以及女性阴道后壁之间的间隙称为前列腺后腔（retroprostatic space），与直肠之间也有间隙，称为直肠前腔（prerectal space）；然而，由于这些间隙位于小骨盆内且富含纤维束，致使该区域手术的显露及操作稍有不慎即可伤及后方的直肠前壁和前方的阴道后壁、前列腺和精囊腺；Denonvilliers 筋膜应该属于直肠周围系膜组织的一部分，应予以切除。手术时，应沿阴道后壁、前列腺、精囊腺分离，将该间隙的疏松结缔组织予以清除；遗留 Denonvilliers 筋膜同样存在遗留隐含肿瘤细胞的危险，尤其是当肿瘤位于前壁且浸穿全层的情况时。

（三）直肠 TME 后方存在的问题

临床上，真正需要行 TME 的病例较少，这种情况见于肿瘤下缘距齿状线很近（2cm以内）甚至已经侵及齿状线或肛管的病例，此类病例往往需行 APR 手术。直肠癌保肛手术者，由于肿瘤下缘距齿状线尚有较长距离，2/3 以上所实施的手术不是 TME，而是选择性全直肠系膜切除（selective TME，STME）。STME 要求肿瘤远端肠壁的切除不低于 1.5～2.0cm，远端系膜的切除不低于 5cm。这意味着大多数直肠癌保肛手术者其肿瘤远端系膜的切除要大于肠壁的切除距离。然而我们观察到，临床上对这一问题的认识普遍不足，加之低位直肠癌盆腔操作难度大，不少手术者往往只顾及肿瘤远端肠壁的切除长度，并在同一平面上断离直肠及其系膜而留下远端较多的直肠系膜，即远端系膜切除不足。我们的研究表明，低位直肠癌远端系膜内的肿瘤扩散可达 3.5cm，所以手术切除应超过该范围，应坚持切除 5cm 远端系膜的原则。肿瘤远端直肠系膜残留同样是局部复发的隐患，尤其在近端系膜淋巴管阻塞、肿瘤发生逆向扩散的情况下。

（四）直肠系膜外周区及环周切缘阳性率

Heald 认为，直肠周围直接浸润和肠周淋巴结转移或直肠血管周围淋巴结转移大都在盆腔脏层筋膜包绕的范围之内，盆腔筋膜脏、壁两层之间的间隙是直肠癌外科切除的理想

平面。尽管如此，Quirke 等提出了 TME 环周切缘（circumferential margin）的概念，旨在强调直肠系膜环周区域的诊断及其阳性病检率的意义。我们新近的研究发现，直肠癌系膜内的淋巴结转移及微转移病灶，系膜外周区占 28.5%，从系膜病理学角度揭示了传统手术系膜切除不足、直肠系膜残留于盆腔内是术后局部复发的肿瘤学依据。此外，我们的研究还发现，直肠系膜环周切缘存在 6.5% 的病检阳性率。说明尽管实施 TME，仍有部分病例直肠系膜表面受到癌侵犯，即外周区分布的肿瘤微转移灶已侵犯至盆筋膜脏层，直肠系膜毗邻的盆壁组织器官已受累，侧方已有转移或侵犯，以及可能更远处的转移或微转移已经发生，这提示外科手术及 TME 仍有其局限性，应强调手术前后的化疗、放疗的必要性和重要意义。

（五）TME 手术并发症及其防治

1. 尿潴留和性功能障碍　此并发症以超低位前切除术最为常见，手术操作过程中盆腔自主神经的损伤是其主要原因，而该损伤可发生于手术操作的多个环节。在手术操作过程中应注意：①在肠系膜下血管高位结扎及其腹主动脉旁淋巴结清扫过程中，易导致位于肠系膜下动脉根部周围及腹主动脉前腹下神经丛（交感神经丛）的损伤，此处淋巴的廓清操作应倍加小心，不宜裸化。②TME 手术操作向盆腔深入的过程中，易导致左、右单侧或双侧腹下神经干的损伤，该神经干起于肠系膜下动脉起始部和腹主动脉前方的腹下神经丛，向下沿盆筋膜脏、壁两层之间的解剖间隙行至盆腔，由于紧贴直肠系膜的盆筋膜脏层表面，此处的操作易致此干的横断，应特别谨慎，小心将腹下神经干与盆筋膜脏层分开。单侧的损伤尚可通过对侧代偿，而双侧的损伤断离将导致不可逆的损害。所以，直肠癌 TME 的手术过程中，腹下神经干的保护非常重要。③从第 2、3、4 骶孔发出的副交感神经由骶前间隙向两侧走行加入盆丛，极易在骶前间隙的锐性或钝性分离中导致损伤。所以分离骶前间隙时，应紧贴直肠系膜后方潜行向下，尽可能保留骶前疏松结缔组织及骶前筋膜的完整。④位于盆侧壁的盆丛也容易在直肠侧韧带的断离时造成损伤。所以，直肠侧韧带的断离应循盆筋膜脏、壁两层之间的解剖间隙潜行向下，过度靠盆侧壁的锐性或钝性分离都将导致盆腔内脏神经丛的损伤。

2. 输尿管的损伤　高位直肠及直乙交界部巨大癌肿，癌周浸润性生长常累及输尿管，导致其粘连或移位，极易被误切或误扎。在手术过程中认识到了输尿管被意外缝扎，应该及时拆除缝合线，在膀胱镜引导下放入双"J"管行输尿管支撑 3～6 个月。如果怀疑输尿管损伤的存在，应仔细检查，对部分或全部的输尿管撕裂伤则应行输尿管端端吻合，并放置支撑管。对髂血管以下的低位损伤宜行输尿管膀胱吻合术。延误对输尿管损伤的认识和发现，将大大增加后续处理难度。术中使用洋红或亚甲蓝静脉注射，有助于输尿管损伤及其部位的判断。

3. 术中、术后出血　在涉及 TME 的 LAP 或 APR 的手术操作过程中，只要找准解剖间隙，一般情况下出血很少。发生出血常有以下原因：①较恒定的出血部位，往往发生在TME 操作进行到从直肠子宫陷凹切开腹膜反折后，或解剖分离直肠前侧壁与精囊腺、前列腺或阴道的过程中。无论男女，往往都会在此处发生出血。其原因是，直肠前侧壁与性腺的解剖间隙——Denonvilliers 筋膜的顶侧区域，存在由盆侧壁向前走行并围绕性腺形成的丰富血管吻合网，这一区域即便是超声止血刀也常发生切割断离后的出血。②术者解剖切割平面选择不当，偏离盆腔筋膜脏、壁两层之间的解剖间隙而进入系膜内，而系膜内存在丰富的血管吻合网。预防出血的方法是，解剖操作时保持局部形成一定的张力，要找准解剖间隙。③切割断离后过多地触动已断离组织，造成已切割的组织血管断端凝块脱落而出血。因此，要尽量减少对已切割断离组织的牵拉、钳夹和翻动等操作。

4. 吻合口瘘　直肠癌前切除术后吻合口瘘的发生与吻合近、远侧断端血运不佳、吻合口张力过大、吻合部肠壁因过度牵拉局部挫伤及吻合口缝合不实有关。超低位吻合、结肠肛管吻合完毕后，一定要检查吻合口情况，如吻合欠满意应及时予以加强缝合。术后吻合口瘘发生后，若瘘口不大，经骶前通畅的引流、禁食或无渣高营养饮食及保持水与电解质平衡后大多数瘘口可自愈；若瘘口较大，宜行近端肠管（如回肠末端）外置造口，待瘘口愈合后再二期手术还纳；对于瘘口非常大，愈合后要发生局部狭窄形成的病例，应力争切除狭窄重新吻合。

5. 排便功能障碍　主要原因为括约肌损伤和内脏神经损伤。括约肌的损伤多发生在超低位前切除、直肠远端闭合的操作过程中。所以，施术者在超低位前切除闭合直肠远端时，对闭合器是否触及肛门括约肌、吻合器经肛侧的中心突破点是否存在过度的偏移等都应该做到心中有数，以避免过多地伤及肛门内外括约肌；关于注意盆腔内脏神经保护的问题如前所述。超低位前切除术后 3～6 个月间大便次数增多属正常现象，经过半年以上的术后提肛功能锻炼及口服药物调整，多在 1 年左右恢复至近正常状态。

6. 盆腔及切口癌种植　癌灶处的肠管破裂、前切除术式在远端断离前未行直肠远侧肠腔内清洗或清洗不充分、腹腔镜 TME 手术腹壁穿刺鞘漏气等均可使癌细胞脱落入盆腔或接触切口形成种植。预防方法是坚持恶性肿瘤手术的无瘤原则、认真清洁处理切断的直肠远侧端、严格保护切口、大量蒸馏水反复冲洗盆腔及伤口。

（六）盆腔侧方淋巴清扫的问题

直肠癌外科手术方式的选择争议最多的是中低位直肠癌是否常规进行侧方淋巴结清扫术。目前在国际上，对直肠癌根治术存在两大阵营：一个是以 TME 为代表，另一个是日本学者主张的三腔切除（three space dissection，TSD）。Heald 认为，直肠癌无论何种病理分期，选择 TME 术式已足够，即便有侧方淋巴转移也不主张侧方淋巴扩大清扫。理由是侧方淋巴有转移提示病变已属晚期，对这些患者来说往往已有远处的转移或微转移，只是现有的检查手段不能发现而已，应通过手术前后放疗或化疗的途径来解决；然而，日本学者 Takahashi 则认为，中低位直肠癌无论是否有依据证实为侧方淋巴转移，都应常规实施包含侧方淋巴清扫的根治术式，即所谓 TSD。理由是中低位直肠癌就有发生侧方淋巴转移的可能，侧方淋巴清扫可降低局部复发率。

大宗病例显示，国际上两大学派及其手术方式的远期随访结果差异并无统计学意义。尽管也有两种术式结果存在统计学差异的报道，但其与不同医院临床病例的数量、随机性与非随机对照、纳入标准的选择、肿瘤的生物学特性、手术操作者的经验以及手术前后放、化疗方案及其时机选择等因素的不同密切相关，并不能反映总体趋势。

四、腹腔镜 TME

在遵循 TME 原则下，腹腔镜为直肠癌根治术提供了更微创的方法，相对开腹 TME 具有创伤小、切口小、胃肠道干扰轻、手术操作更精准、术后疼痛轻、住院时间短等优点。腹腔镜下 TME 可对小骨盆局部放大。使解剖结构更清晰，操作更准确；可从多个角度观察手术区域，手术区域的光照也优于传统开腹手术；能更加彻底地切除肿瘤，提高保留肛门的可能性。

对于直肠癌根治术，腹腔镜 TME 的优点在于：腹腔镜因具有放大作用而能更好地识别关键结构如盆腔神经丛；腹腔镜能深入狭窄的盆腔而获得比开腹手术更清晰的视野；并对肿瘤的清除率具有开腹手术一样的效果，有利于肿瘤的完全切除；女性患者的子宫常妨碍术者的操作，使用腹腔镜能有效地对子宫进行固定，方便术者操作。

全直肠系膜切除术包括直肠周围系膜全切除术（complete circumferential mesorectal excision，CCME）、直肠系膜锐切除术（sharp mesorectal excision，SME）、直肠筋膜外切除术（extrafascial excision of the rectum，EER）、解剖切除术（total anatomical dissection，TAD）、选择性全直肠系膜切除术（selective total mesoreetal excision，STME）等等。

TME 手术安全、操作可行、疗效可靠。TME 严格地说是一种手术操作原则，而非具体的一种手术名称，TME 可结合应用于各种直肠癌术式。近 30 年来，随着 TME 原则在医学界被广泛接受，以及吻合器的应用，已经成为公认的金标准。许多国家如挪威、瑞典、荷兰、丹麦等已正式将 TME 列为国家标准来作为治疗中低位直肠癌的首选，法国、德国、意大利、爱尔兰、奥地利、南斯拉夫等地也将其作为中低位直肠癌治疗的金标准。

国外的经验、学术观点一定要本土化，取其所长，融入本国的特色，在此基础上，实施多中心的临床研究计划，获得本国人自己的临床研究数据，建立适合本国国情的评估标准，才能提高直肠癌的临床疗效。

（刘铜军 张 凯）

思 考 题

TME 的手术并发症有哪些？

第六节 结直肠癌急性肠梗阻外科治疗的争议、共识与方式选择

一、结直肠癌急性肠梗阻的概述

结直肠癌急性肠梗阻（colorectal cancer acute obstruction）是指由于结直肠恶性肿瘤的膨胀性或浸润性生长过程中结肠或直肠管腔狭窄导致完全性或将近完全性堵塞引起的近端肠管急性扩张，从而引起的一系列病理生理改变。根据数据统计，有 10%～30% 的结直肠癌患者伴有不同程度的结直肠梗阻。结直肠癌是急性结肠梗阻的首要原因，超过 50% 的结肠梗阻患者是由于结肠恶性肿瘤所引起的，结肠恶性肿瘤中又以降结肠、乙状结肠恶性肿瘤引起的结肠梗阻最为常见，因此，临床上大部分的结直肠癌急性梗阻为左半结肠癌急性梗阻（obstructed left colon cancer，OLCC）。由于大部分患者发病年龄较大，合并症较多，病程较晚，给手术和围术期管理带来了很大的困难。

二、结直肠癌急性梗阻的病理生理变化

在疾病早期患者腹胀较轻，排气排便较前有减少但未完全消失，为不完全性结肠梗阻；在病程后期由于回盲瓣的存在导致肠管狭窄处和回盲瓣之间的肠段进一步扩张至回盲瓣，此时发展为闭袢性肠梗阻，甚至一部分患者肠腔内压力进一步增大冲破了回盲瓣引起大量的粪汁反流入小肠，导致患者呕吐粪汁样物，该阶段主要表现为肠道急剧扩张和电解质紊乱引起的并发症表现。随着结直肠癌急性梗阻的进一步加重，大肠内的细菌（包括厌氧菌）会大量繁殖并产生大量细菌毒素及气体，因回盲瓣阻止反流的功能作用，肠腔压力不断升高，肠管迅速膨胀，肠壁变薄，血运不良加重，因此，结直肠癌急性梗阻患者很快会发展为绞窄性肠梗阻，导致肠壁坏死穿孔等。这时大量肠液、细菌及毒素迅速弥漫全腹，引起严重的腹膜炎、发生感染中毒、休克甚至多器官功能障碍综合征（multiple organ dysfunction syndrome，MODS）。一旦出现休克或者 MODS，患者对手术的耐受能力将急剧下降，急诊外科医师将面临一个极难评估和困难的抉择。

三、结直肠癌急性梗阻的临床表现和诊断

结直肠癌急性梗阻的临床表现主要有腹痛、腹胀，一般伴随有结肠蠕动减弱或消失，长期的顽固性便秘，排气减少或消失。根据结肠梗阻的程度可出现恶心、呕吐等临床表现，部分患者甚至可能呕吐粪汁样物，长期的慢性梗阻或伴有腹膜转移的患者可出现腹水征阳性，部分患者腹部可触及扩张的肠管，发生菌群移位的患者会出现腹部压痛、反跳痛等腹膜炎体征。就全身情况而言，患者往往伴有不同程度的贫血、低蛋白血症、水电解质平衡紊乱和内毒素血症造成的全身性感染表现（发热、白细胞增高甚至骨髓抑制等），发生穿孔或者严重感染患者可出现血压降低、脉率增快、低氧血症等休克表现。

结直肠癌急性梗阻患者的主要诊断手段除了结合患者病史和临床表现以外，主要可以通过以下几种方式进行诊断：

1. 水溶性造影剂灌肠 此种手段主要能够明确结肠梗阻的诊断并能对梗阻部位进行定位（敏感度为 80%，特异度为 100%），在一些不具备行急诊 CT 检查的医疗结构可采用此种手段进行初步的诊断，目前成为一种很少使用的诊断手段。

2. 腹部增强 CT 是目前最常用的诊断手段，通过腹部增强 CT 检查可以对以下方面进行评估：①准确定位结直肠癌急性梗阻部位（敏感度为 96%，特异度为 93%）；②准确区分梗阻是肠腔狭窄引起的梗阻还是腔外压迫引起的梗阻；③评估梗阻程度，包括是否结肠全程梗阻，有无小肠扩张，扩张肠管中肠内容物多少，肠管扩张的程度等；④术前初步的分期评估，初步评估浸润深度，有无腹水及腹水量，周围及腹腔内淋巴结情况，肠系膜有无癌结节转移，评估有无肝转移甚至能够初步评估是否为多原发癌等。通过腹腔增强 CT，急诊外科医师对患者的患病情况能有一个专科方面的认识和比较全面的评估，以利于后续治疗方案的选择。

3. 肠镜检查 能够让术者直观了解梗阻远端结肠情况及进行梗阻部位的定位，目前应用其诊断手段较少见，其最大的作用在于进行检查的同时能够对一部分患者起到支架置入，以达到解除急性梗阻的治疗作用。

四、结直肠癌急性梗阻的外科治疗和争议

鉴于结肠梗阻形成一个闭锁性肠襻，肠腔极度扩张，肠壁血运易发生障碍而致缺血、坏死、穿孔。癌肿部位越接近回盲瓣，闭锁肠襻越短，发生穿孔的危险性越大。因此，对结肠梗阻患者宜采取积极态度，在胃肠减压，积极补充容量，改善纠正水电解质紊乱和酸碱平衡失调的同时，宜早期进行处理。

外科手术治疗一直是结直肠癌急性梗阻患者治疗的金标准，然而在过去 20 年间，由于内镜技术的发展和自膨式肠内支架的出现，使得内镜下行肠内支架置入逐步成为远端结肠梗阻患者的一种新的治疗选择。自膨式肠内支架置入术的目的在于解除梗阻，避免急诊手术，从而为患者后续的限期根治术提供一个能够进行调整或者治疗的缓冲时间区域。随着该项技术在临床上的广泛应用，有越来越多的证据表明在结直肠癌急性梗阻患者的治疗中，结直肠支架置入术是一种安全的可行的技术手段，当然由于该项技术也存在一定的自身局限和缺点，关于结直肠癌急性梗阻的治疗选择急诊手术还是支架置入尚存争议，在临床选择中需按照不同的患者选择合适的治疗方式。

（一）外科急诊手术及术式选择

外科急诊手术一直是治疗结直肠癌的传统手段，即使随着内镜技术的进步和支架置入术的广泛开展，外科急诊手术在处理结直肠癌急性梗阻仍然处于绝对优势地位，尤其是大部分医疗机构无法开展急诊支架置入术的情况下，外科急诊手术仍然是首选。在长期的临床实践中，国内外对于结直肠癌急性梗阻患者已经形成了一套比较成熟的治疗方案，根据不同的患者，可以遵循以下治疗方案和原则：

1. 近端结肠梗阻 相对远端结肠梗阻少见，主要见于回盲部肿瘤、盲肠肿瘤、升结肠肿瘤、结肠肝曲肿瘤和横结肠肿瘤。右半结肠切除一期吻合术是近端结肠梗阻的主要治疗手段，一般来讲，急诊右半结肠切除术后行一期的末端回肠结肠吻合术被认为是比较安全的，文献报道其吻合口瘘的发生率在 2.8%～4.6%。当然对于一期吻合必须要综合患者的全身情况进行综合评估，对于高龄、合并症较多、营养状况和一般情况较差或者一旦发生吻合口瘘会有严重后果的患者不推荐进行一期吻合，或者在一期吻合后追加行保护性回肠造口，以减少后续行造口回纳手术的难度。

2. 远端结肠梗阻 过去的 60 年来，对于远端结肠梗阻的外科治疗经历了由早期的多期分步骤治疗方案（一期近端造口，二期肿瘤切除，三期关闭造口）到最近的一期治疗方案。最近的研究表明，分期多步骤治疗并不能提高生存率反而增加了不良事件和病死率。目前来讲对于远端结肠梗阻治疗方案有以下几种：

（1）近端襻式造口术：对于中位或低位的可切除或潜在可切除的直肠癌引起的结直肠梗阻可以采用这种方式初步解除梗阻，这样患者就有机会行术前新辅助放化疗进行降期，从而有机会再次接受根治性手术。这种方法同样适用于不可切除的远端结肠梗阻或者一般情况较差的患者，解除梗阻后相应的患者即可进行全身情况的调整（水电解质紊乱、心肺功能调整、感染性并发症的治疗、营养支持等），从而让患者有更好的条件行二期的手术切除。该术式选用的结肠多选择肿瘤梗阻部位近端的乙状结肠或横结肠，具体造口部位根据术中探查情况决定。

（2）Hartmann 手术：作为直肠癌的一种经典的根治性手术方式，该术式切除了原发灶

并进行了近端造口，因此，广泛应用于结直肠癌急性梗阻患者，尤其是降结肠癌和乙状结肠癌引起的左半结肠梗阻或穿孔。由于该术式降低了一期吻合后发生吻合口瘘引起的病死率，因此，是高危患者的首选治疗方式。统计研究发现，进行了该项急诊术式的结直肠癌急性梗阻患者，约60%可行二期的消化道重建，因此，该术式对患者以后的生存治疗影响有限。

（3）一期切除吻合术：一期切除吻合通过一次手术既切除了原发灶又进行了消化道重建，因此，避免了结肠造口引起的造口相关并发症和后续消化道重建的二次手术。在过去的数十年间，大多数的接诊医生由于害怕吻合口瘘的发生都尽量避免进行该项术式。然而，近期的多项研究对相关内容进行了分析研究，结果提示该术式的主要危险因素为：①重度营养不良；②慢性肾功能不全；③免疫功能抑制。其病死率的主要影响因素为：①术前的肾功能不全；②美国麻醉师协会（ASA）分级3～4级；③近端结肠损伤。以上为急诊外科医生评估该项术式可行性的主要因素。同样，一期切除吻合术根据不同患者可采用以下术式：

1）肠段切除吻合+术中结肠灌洗：早在1988年的一项随机性研究中就发现，如果肠腔内容物以及吻合口前后的肠内容物清理干净后，即便术前已经出现了急性腹膜炎体征，那么进行相关的吻合也会是安全的。术中的结肠灌洗和机械减压就是急诊手术中进行相关肠道准备的最佳方式，并且统计发现在术中进行相应的处理后进行吻合，在并发症的发病率、病死率以及术后腹腔感染的发生率方面与前面两种术式差异无统计学意义。该项术式主要应用于不伴高危因素的左半结肠癌引起的急性梗阻患者。

2）结肠次全切+回肠乙状结肠或回肠直肠吻合：在急诊手术中，该项术式由于手术时间长，手术创面大，对患者损伤大，因此较少采用。该术式主要应用于术中发现了同时性的多原发性的结直肠癌或者出现了多处肠段缺血性损伤的患者。

3）一期切除吻合+预防性的末端回肠造口：该术式由于行末端回肠预防性造口，曾作为急诊Hartmann手术的备用手术方式，但最近的研究发现，预防性的末端回肠造口并不能降低吻合口瘘的发生率，而对于行一期切除吻合术的患者而言，最为重要的还是将结肠内的粪汁清除干净。不过在预防性末端回肠造口的状态下，即使患者发生了吻合口瘘，只要感染相对局限，没有出现严重的腹膜炎体征，一般来说可以避免二次手术的发生。

（二）腹腔镜手术和开放手术

结直肠癌急性梗阻一直被视为腹腔镜微创手术的禁忌证，但近年来随着微创器械和微创技术本身的进步和成熟，目前这一禁忌证正被逐步打破。急诊行腹腔镜下肠段切除也开始逐步开展。一般来说，没有特别严重合并症的患者可先进行腹腔镜探查，观察肿瘤的可切除性，若肿瘤非常固定，局部侵犯非常严重，可以仅行近端结肠袢式造口术而不考虑Ⅰ期切除肿瘤，以达到减少创伤的目的。

（三）自膨式支架置入

尽管急诊手术治疗结直肠癌急性梗阻是一种有效的手术方式，但也存在不少缺点。首先，根据文献统计，急诊手术的术后并发症发生率和病死率较高，分别为60%和22%。其次，大部分急诊手术患者需要行临时性或永久性的造口，因此，术后的生活质量较差。自1991年报道第一例通过支架置入解除结直肠癌急性梗阻以来，该项技术应用越来越广泛，越来越多的研究证据表明使用支架置入术是一种比较安全有效的治疗手段。对不可切除的结直肠癌急性梗阻患者结直肠自膨式支架（self-expandable metal stent，SEMS）置入可以作为一种长期性的姑息性治疗手段；对于有机会行根治术患者而言，支架置入作为急诊处理的第一步，实际上是为后续的根治术提供了一座桥梁。虽然支架置入越来越广泛地应用于临床，但其科学依据尚不充分，对其优点和局限性仍有大量的争议。SEMS 优势在于其解除梗阻的成功率（包括技术成功率和临床成功率）较高，均达到了 95% 以上，并且避免了急诊手术相关并发症。近年来通过 Meta 分析研究发现，在术后的病死率和并发症发生率方面，结直肠 SEMS 置入组和急诊手术组的病死率分别为 48.2% 和 51%，并发症的发生率分别为 8.2% 和 9%，从统计学上来讲，二者并无差异。由于结直肠 SEMS 自身的特点，该技术术后可能会有一些并发症的发生。SEMS 的主要并发症包括近期并发症和远期并发症，近期并发症一般发生于 SEMS 置入术后 30 天内，主要有以下几种：①穿孔（perforation，发生率 0~12.8%）；②支架偏移（stent migration，发生率 0~4.9%）；③再梗阻（reobstruction，发生率 0~4.9%）；④术后疼痛（pain，发生率 0~7.4%）；⑤出血（bleeding，发生率 0~3.7%）。远期并发症主要有：①再梗阻（发生率 4.0%~22.9%）；②支架偏移（发生率 1.0%~12.5%）。支架置入后最严重的并发症为结肠穿孔，如果穿孔一旦发生，往往需要急诊手术处理。最常见的近期并发症为术后再梗阻，再梗阻的主要原因为肿瘤侵入性生长，大便阻塞和结肠黏膜的脱垂套叠使得置入支架的部位再次发生狭窄。根据临床实践，大部分的再梗阻都可以通过内镜下干预进行治疗，其中再次置入 SEMS 是最常见也是最有效的解除支架置入后再梗阻的治疗方法（治愈率可达 75%~86%）。在过去的 20 余年间，大量的回顾性 Meta 分析或多中心的前瞻性研究表明，结直肠 SEMS 因为其安全性和有效性广泛应用于结直肠癌急性梗阻，但是最近的一项研究发现，如果将结直肠 SEMS 作为一种根治术前期处理手段来讲，其远期预后相对于行急诊手术患者组而言并无获益，因此，结直肠 SEMS 并不能取代急诊手术。正是基于上述研究结果，选择合适的患者行结直肠 SEMS 置入术至关重要。一般来讲，直肠癌急性梗阻不推荐使用 SEMS 置入，因为其支架偏移和术后疼痛的发生率较高；此外，结肠脾曲和直乙交界处恶性肿瘤也不推荐使用 SEMS，因为在这些部位置入支架后结肠穿孔的发生率更高。

因此，结直肠 SEMS 置入作为一种姑息性治疗手段被推荐用于 ASA 分级 ≥3 级、年龄大于 70 岁的高危结直肠癌急性梗阻患者，但是随着结直肠 SEMS 应用得越来越广泛以及内镜技术的进一步发展，我们相信结直肠 SEMS 置入将能进一步跨越上述局限，获得更加广泛和安全的应用。

五、结直肠癌急性梗阻的治疗共识和方式选择

在过去的数十年间，结直肠癌急性梗阻的诊断和治疗方式均发生了比较大的改变。现阶段，螺旋 CT 的广泛应用使得腹部增强 CT 是评估患者病情最普遍和最有效的方式，肠镜检查的治疗意义大于诊断意义。对于右半结肠癌急性梗阻，进行右半结肠切除一期回肠结肠吻合术被证实是一种安全的治疗方式，这点在世界范围得到了公认，对此很少存在争议，当然对于少数的极端条件下的患者而言，末端回肠造口亦是一种选择。相比较而言，左半结肠梗阻治疗手段显得更具争议和复杂。很多学者坚持认为对左半结肠癌急性梗阻患者施行结肠肠段切除一期吻合是一种安全的术式，但是通过广泛的文献研究分析发现在临床实践过程中，大多数的外科医师依然选择分期治疗方式，即要么行近端造口，要么选择支架置入一段时间后行根治性手术治疗，从损伤控制理论角度而言，这反而是一种更好的

选择。最大的争议来自结直肠 SEMS 置入，尽管该处理方式的确能够解除大部分的结直肠癌急性梗阻，但是在并发症的发生率、病死率，术后是否能行一期切除吻合术，不同的 Meta 分析结果却无法给我们带来一致的研究结果，实际上争议的焦点不在于对于结直肠癌急性梗阻患者是否应该选择急诊手术还是支架置入术，而是结直肠癌急性梗阻患者是否能从支架置入术中获益。目前大部分的观点认为对于术后发生并发症发生率或者病死率较高的患者或者术前评估预后差的患者，支架置入不失为一种更好的选择。当然，对于所有的急诊外科医师而言，术前的患者综合评估对于手术方式的选择更为重要。图 3-1 为结直肠癌急性梗阻的共识性外科治疗方式。

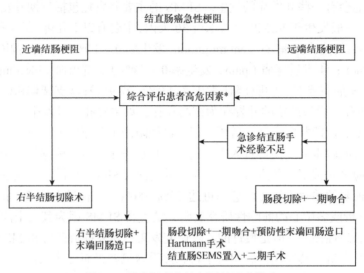

图 3-1 结直肠癌急性梗阻的治疗策略

*高危因素包括：①重度营养不良；②慢性肾功能不全；③免疫功能抑制；④ASA 分级 3～4 级

（赵　任）

思 考 题

1. 结直肠癌急性梗阻时的病理生理变化有哪些？
2. 结直肠癌急性梗阻的手术治疗方式包括哪些？

第七节　结直肠息肉癌变的外科治疗现状与方法选择

结直肠息肉（colorectal polyps）癌变是结直肠癌发生的最常见过程，约占结直肠癌的 90%。因息肉癌变过程在结直肠癌的发生中占有着重要地位，因此，其诊断和治疗是外科治疗的重要内容。目前，结直肠息肉中绝大多数为腺瘤性息肉，世界卫生组织将腺瘤性息肉分为三类：管状腺瘤、绒毛状腺瘤、绒毛管状腺瘤。其中，绒毛状腺瘤恶变率最高，绒毛管状腺瘤居中，管状腺瘤最低。诸多研究结果显示，高龄、多发息肉、病灶较大、绒毛成分含量高、伴重度不典型增生是发生结肠息肉癌变的重要因素。

结直肠息肉的早期发现和治疗是降低结直肠癌发生率和病死率的最有效措施。但当息肉体积较大、部位特殊时，单纯结肠镜切除技术难度高，且伴有穿孔风险。同时，对于浸润较深的癌变息肉，单纯内镜下切除可能会伴有残留、复发或术后转移的风险。以往对于癌变息肉的患者可以选择传统开腹手术，但随着腹腔镜技术的广泛开展，现已应用于结直肠肿瘤的外科治疗。此外，对于内镜治疗困难的癌性息肉患者，结肠镜联合腹腔镜手术也是可选的治疗方案。本节将介绍结直肠癌性息肉的现状和治疗方式。

一、结直肠癌变息肉的内镜治疗

（一）内镜黏膜切除术

内镜黏膜切除术（endoscopic mucosal resection，EMR）早在 1987 年就开始应用于临床，最初主要用于常规活检难以确诊的病变或对肿瘤浸润深度难以估计的病例进行大块活检的方法，后来逐步应用于早期消化道肿瘤的治疗。近年来，EMR 也已经广泛用于结直肠息肉及早期肿瘤的治疗，并获得了很好的临床疗效。

EMR 的治疗方式包括很多，但主要可归为三类，即单纯息肉切除法、透明帽法和套扎切除法。虽然几种手术方式有所区别，但基本原则大体相同。①单纯息肉切除法：即黏膜下注射-圈套切除法。主要应用于小于 2cm、黏膜内浸润的病灶，首先通过色素对病灶进行染色，确定病灶范围、大小；在黏膜下注入无菌生理盐水使肠道的黏膜层与黏膜下层分离，将病灶抬起；使用圈套器将病灶圈套收紧，通电后即可切除病变。②透明帽法：主要应用于术前怀疑有黏膜下浸润或单纯圈套切除困难的病灶，在黏膜下注入无菌生理盐水使肠道的黏膜层与黏膜下层分离，将病灶抬起；将 EMR 专用的透明塑料帽接于内镜镜头前端，而后将病变吸入透明塑料帽中，收紧塑料帽内的专用圈套器，通电后即可切除病变。③套扎切除法：主要应用于蒂部较长且血供丰富的病灶，首先在病灶蒂部进行尼龙绳套扎阻断血供，病灶蒂部较长时，可用 2～3 个套扎圈，然后将圈套器套在套扎圈上方，收紧圈套器，用高频电流将病灶切除。

EMR 的治疗过程中需要遵循几个基本原则。首先，在切除病变前需要明确病变的大小及浸润深度，通常可以通过放大内镜、超声内镜、病变染色、抬举试验等方式进行判断。黏膜下注水后，当病灶明显隆起时即为黏膜抬举征阳性，提示可以进行 EMR 治疗；当黏膜无隆起时，为黏膜抬举试验阴性，表明肿瘤浸润已达黏膜下层深部，或是更深的层次，这种情况下不宜进行 EMR 治疗。有研究表明，内镜抬举试验阳性的病变几乎都是黏膜内癌，不能抬起的病变，浸润深度均超过了黏膜下层。因此，这种抬举试验可以准确判断肿瘤侵犯肠壁的深度。此外，EMR 圈套切除时尽量留出足够的安全边缘，一般要求保留周边 0.2～0.5cm 的正常黏膜。同时，在确保 EMR 的疗效时还要避免并发症的发生。对于表浅病灶，特别是平坦型病灶，经生理盐水注射后，病变位置常不易辨认且圈套切除时容易切深，造成穿孔风险。此时可采用改良 EMR 方法：即治疗前应用内镜下切开刀进行标记，黏膜下注射后环周切开病灶，然后再用圈套器通电进行病灶的圈套切除，这对病灶完全切除及防止肠壁穿孔具有十分重要的意义。此外，EMR 应尽量做一次性完整切除，并对标本做全面仔细的检查，来确保切除的完整性，如病理提示切除不完整，或是存在其他预后不良的高危因素，则考虑补充根治性手术等其他治疗。

EMR 用于结直肠恶性息肉的治疗具有诸多优势，其操作简单、安全有效、并发症少，容易被内镜医师熟练掌握。但由于技术因素所限，EMR 主要适用于病灶较小的癌变息肉，对于较大病灶，EMR 往往很难一次性整块切除，并常导致病灶标本破碎，不易进行有效的病理评估，甚至引起肿瘤组织的局部残留或术后复发。因此，EMR 治疗的选择需要严格把握手术的适应证。

（二）内镜黏膜下剥离术

内镜黏膜下剥离术（endoscopic submucosal dissection, ESD）是在 EMR 的基础上发展起来的一项新技术，通过结合内镜下专用高频电刀及其他辅助设备治疗早期消化道肿瘤。与 EMR 相比，ESD 进一步扩大了手术的适应证，具有更好的整块切除率，并能减少病灶残留。因此，ESD 在肿瘤根治方面表现出了更大的优势。目前，ESD 也已广泛用于结直肠癌变息肉的内镜治疗，具有很好的疗效。

ESD 的手术步骤：①明确预切除病灶的手术范围。首先，用高压水枪冲洗肠壁，使术野清晰干净。用染色溶液对病灶进行染色，显示病灶范围。用电刀对病灶外黏膜进行烧灼标记，一般选择的范围是距病灶约 5mm，并每隔 2mm 进行电凝 1 次，形成环绕病灶的黏膜标记点。但对结直肠息肉来说，因结肠壁较薄，染色后病灶显示的范围会非常清晰，因此不进行环周灼烧标记也可。②黏膜下层注射。用注射器将注射剂注入黏膜下层，致病灶下黏膜充分抬起。首次注射应从标记范围以外的黏膜下层开始。由于结肠壁较薄，首次注射往往很难准确注射到黏膜下层，因此，可以首先应用生理盐水进行预注射一次。③黏膜层切割。黏膜层切割是通过专用电刀将标记点之外的黏膜层切开，逐渐形成一个环绕病灶的切口。切割顺序最好选择从病灶的远端开始，黏膜切开后可见到被染为蓝色的黏膜下层，说明手术层次正确。④黏膜下层剥离。选择内镜下专用电刀进行剥离。一般情况下先从病灶远端的黏膜下层开始剥离，然后剥离病灶近端黏膜下层。在剥离过程中，往往需要结合已剥离病灶的重力进行操作，因此术中常常根据实际情况变换患者的体位，有时也可借助其他器具进行操作。⑤并发症的处理。ESD 治疗过程中最常见的并发症就是出血和穿孔，因此并发症的预防和及时处理至关重要。术中见到的血管需使用内镜下止血专用器具及时止血；对于组织穿孔时，可及时通过金属钛夹进行封闭。如有气腹发生，可用注射器抽出气体，禁食、卧床休息、抗生素治疗，以防止更为严重的并发症发生。对于术后证实存在淋巴结转移的患者，应追加其他治疗方式进一步扩大切除。

与传统 EMR 相比，ESD 具有更多优势：①手术适应证的选择更为宽泛，传统 EMR 手术仅适用于小于 2cm 的息肉，但 ESD 对于大于 2cm 的息肉仍具有很好的疗效；②ESD 对病灶的切除更为完整，尤其是对于病灶较大的肿物，有助于术后标本的病理学评估；③ESD 的术后肿瘤的局部复发率更低，主要因为 ESD 的切除更为完整，局部肿瘤组织的残留更少，尤其是对于病灶较大的患者。然而，由于 ESD 手术切除的范围更大，因此，ESD 术后出现出血、穿孔等并发症的发生率也相对较高。此外，与 EMR 相比，ESD 的操作更为复杂，技术难度更大，对内镜医师提出了更高的操作要求，同时 ESD 手术还需要至少 2 名助手协助完成手术。

经结肠镜结直肠息肉切除已成治疗结直肠息肉的首选。经内镜结直肠息肉切除术，首先对结直肠息肉的分布、大小、形态及病理特征等进行观察，判断结直肠息肉病变的良恶性及浸润深度，采取不同的内镜下切除治疗。对小息肉可在结肠镜直视下用活检钳灼除；对较大有蒂息肉可采用电圈套切除；对较大的广基息肉可采用 EMR；对于大于 2cm 的广基息肉可分次进行 EMR 或 ESD 手术。但是，某些特殊部位的结直肠息肉（肝曲或脾曲），由于角度限制、单纯肠镜无法顺利实施治疗操作；或息肉特别大，尤其是直径 3cm 以上容易发生出血、穿孔的息肉或者息肉无蒂，某一肠段多发息肉，术后存在穿孔、出血可能，且术后复发率高，此时单纯选择结肠镜下切除时要相对慎重。另外，结肠镜直视下无法准确判断肿瘤的良恶性及浸润深度，有切除范围不足及切缘阳性的可能。

二、外科手术治疗

目前，随着内镜手术的迅猛发展，结直肠癌变息肉外科治疗的地位已有所下降。尽管如此，作为一种重要的治疗手段，在很多情况下外科手术仍然是结直肠癌变息肉的一种不可替代的治疗方式。结直肠息肉癌变的外科治疗需要结合患者的身体状况、息肉的大小、浸润深度、病理类型等因素。对于病灶较大、浸润层次较深，无法通过内镜下完成切除的患者，可首选外科治疗。此外，对于内镜下息肉切除后，伴有残留或者不良预后因素的患者应选择外科手术进行补充切除治疗。手术之前临床医师需严格评估已切除标本的病理资料。如果病理提示为非浸润性肿瘤，内镜下标本切除完整，且具有预后良好的组织学特征，此时无须进行二次手术切除；预后良好的组织学特征包括：1 或 2 级分化，无血管、淋巴管浸润以及切缘阴性。然而，对于镜下完整切除、具有上述预后良好组织学特征的广基恶性腺瘤患者，除了可以考虑观察以外，也可以考虑施行肠段切除术，因为与有蒂的息肉相比，无蒂癌性息肉复发的概率更高。如果镜下切除标本破碎或切缘未能评估或具有预后不良的组织学特征，建议行结肠切除和区域淋巴清扫。

（一）传统开腹手术

癌变息肉的传统外科治疗方式主要是指开腹手术，具体的手术方式要根据息肉的具体位置、大小以及是否伴有淋巴结转移等因素来综合考虑。手术方式主要包括肠管的楔形切除、肠段的局部切除以及肿瘤的根治性切除等。对于伴有转移可能的癌变息肉患者，手术过程中更要严格遵循无瘤原则，避免肿瘤的医源性播散。传统开腹手术切除的范围往往会大于内镜下息肉切除术，因此，开腹手术具有更好的根治效果，患者术后复发风险也较内镜手术显著降低。但较内镜手术相比，传统开腹手术主要面临创伤大、患者疼痛明显、肠道功能恢复慢、术后并发症发生率高等多个问题。

（二）腹腔镜及机器人手术

目前，随着微创技术的广泛开展，结直肠息肉的外科治疗也已经逐渐由开腹手术逐渐过渡到腹腔镜及机器人手术的时代。微创手术的切除范围和手术方式与传统开腹手术无明显差异，但其早期康复优势更加明显，患者术后疼痛轻、恢复快、并发症少。腹腔镜等微创手术面临的主要问题就是如何进行息肉的术中定位。

腹腔镜手术的优势包括术野清晰、显露好，具有切割精确安全等优点，减少了对结直肠及周围组织的创伤和出血，减轻了机体代谢和应激反应，术后疼痛轻、进食早、胃肠功能恢复快、住院时间短、出血少、减少手术痛苦、减少患者恢复时间且能够早期进行日常活动。但是腹腔镜由于缺乏手的触摸感，可能出现定位不准确，盲切、误切而造成术后病灶遗留和再次出血。腹腔镜下结直肠手术多依靠视觉提供的信息，如通过肠管体积膨胀、肠管浆膜层有无侵犯等来判断病情，对于结直肠良性病变或早期癌，术中不易准确判断其位置，对确认肠管游离、切除范围的界定带来很大困难，长时间去翻动肠管寻找病变部位，易引起肠管瘀血或系膜血管出血等并发症。而目前针对这一问题，临床中也开展了很多方法用于息肉的术前定位，主要包括术前的银夹标记、内镜下色素染色以及术中的肠镜配合等方式。

（三）经肛息肉局部切除术

对于直肠息肉也可以采用经肛入路局部切除术，但仅为未侵及黏膜下层的病变才可选择经肛门局部切除术。根据息肉的不同大体形态，手术分为两种。有蒂息肉的局部切除术：①用肛门牵开器牵开肛管及直肠下段，显露直肠息肉，用钳牵起息肉周围黏膜，将息肉牵至肛门口；②在息肉蒂根部用丝线贯穿结扎；③在贯穿结扎部的远侧切断蒂部，将息肉切除，送病理检查。广基息肉的局部切除术：①充分扩肛后以牵开器牵开肛管及直肠下段，显露息肉，在息肉下方穿入牵引线，黏膜下层注入肾上腺素盐水；②用艾利斯钳牵起息肉，在息肉的下缘 1cm 处切开黏膜及黏膜下层，深达肌层。再向上游离至息肉上缘 1cm 左右；③将已游离的息肉向下牵拉，然后切开息肉上缘的黏膜及黏膜下层，将息肉切除；④将近端黏膜与远端切缘用可吸收缝线间断缝合。

（四）经自然腔道取标本手术

尽管腹腔镜手术在治疗结直肠恶性息肉中的疗效已经得到了认可，但腹腔镜手术需腹壁辅助切口来进行肠管吻合和标本取出，这也给腹腔镜手术的微创优势大打折扣。在此背景之下，一种全新的术式孕育而生，即经自然腔道取标本手术（natural orifice specimen extraction surgery，NOSES）。其定义是：使用腹腔镜器械、经肛门内镜或软质内镜等设备完成腹腔内手术操作，经自然腔道（阴道或直肠）取标本的腹壁无辅助切口手术，术后腹壁仅存留几处 Trocar 瘢痕。与传统腹腔镜手术相比，NOSES 在肠管切除及淋巴结清扫范围等方面均无差异，其主要区别就在于标本的取出途径和消化道的重建方式。NOSES 的适应证主要包括：肿瘤浸润深度以 $T_2 \sim T_3$ 为宜，经直肠取标本的肿瘤以环周直径＜3cm 为宜，经阴道取标本的肿瘤以环周直径＜5cm 为宜。对于肿瘤局部病期较晚，病灶较大，或是过于肥胖的患者不建议进行该手术。由于结直肠息肉癌变的患者病期非常早，更是 NOSES 的最佳选择。

（五）经肛门内镜显微手术（transanal endoscopic microsurgery，TEM）

自 1984 年德国的 Buess 首次报道后，随着新技术、新设备的开发应用，TEM 得到了迅速的发展，并有望成为直肠早期肿瘤的首选治疗方案。TEM 能够治疗传统手术器械不能完成的较高部位的直肠病变，亦适用于腹腔镜治疗相对困难的直肠中下段肿瘤的局部切除。该技术创伤小、效果确切，在结直肠外科领域有着广阔的前景。

TEM 有着特殊独立的手术操作系统，该操作系统主要包括直肠内镜、直肠镜固定装置、操作器械固定装置、图像转播系统、TEM 专用气泵、高频电刀电凝装置等。TEM 主要操作方法：首先确保直肠镜插入后，肿瘤位于其视野下方。在欲切除肿瘤周围的正常黏膜上进行标记，距肿瘤 5～10mm，沿着标记点逐步切除肿瘤，切除层次需结合肿瘤浸润深度而定，可以选择黏膜下层，也可作全层切除。在手术过程中，不同层次的直肠壁组织或直肠外脂肪组织可被看到。肿瘤切除后创面可用连续缝合方法进行关闭。肿瘤完整切除后，将标本充分展开固定后送病理检查，根据检查结果决定是否进一步行扩大手术。

EMR 或 ESD 手术是软质内镜下的局部切除术，而 TEM 是结合硬质内镜发展起来的一门外科技术。术前肿瘤的准确定位和分期是 TEM 的基础，目前主要依靠术前直肠指诊、电子结肠镜进行定位和病理组织学分型，依靠直肠腔内超声和直肠磁共振进行术前分期。其中腔内超声检查对 T_1/T_2 期肿瘤更为敏感，而直肠磁共振对 T_3/T_4 期肿瘤的评价更为可靠。

三、双镜联合治疗方法

肠镜联合腹腔镜充分发挥了软硬镜各自的优势，取长补短，更大程度地拓宽各自的临床应用指征，提供更合理的治疗模式，同时进一步降低手术风险。单纯结肠镜治疗困难而不得行开腹手术的患者，仍可行结肠镜下息肉切除。对于体积较大、位于特殊部位、疑有恶变的广基息肉，单行结肠镜难以完整切除，并易产生并发症。应用双镜联合治疗结肠镜下切除困难的结直肠息肉，在确保可靠的根治效果的同时，增加了结肠镜治疗的安全性，扩大了结肠镜治疗的适应范围，提供腹腔镜治疗的正确定位和选择合理的手术范围。双镜联合主要适用于：腺瘤性息肉伴异型增生、恶变可能性较大或不排除恶变；息肉体积大，基底宽，结肠镜下不能完整切除，或切除后可能发生出血、穿孔等并发症；息肉经结肠镜切除后需要进一步外科手术者；结肠镜视角限制位于特殊部位（肝曲、脾曲、瓣后）的结直肠息肉。单纯肠镜无法顺利实施操作，单纯采用腹腔镜或结肠镜手术仍显困难。腹腔镜与结肠镜联合应用扩大了结肠镜治疗的适应证，使部分良性或非浸润性结直肠息肉避免了不必要的过度治疗，弥补了彼此的弱点，用微创的方法为患者提高最合理的治疗。

（一）结肠镜辅助腹腔镜切除术

对于癌变息肉体积较大、广基底、伴有多发息肉或是需要扩大的外科手术时，可采用结肠镜辅助腹腔镜技术。结肠镜协助手术定位，有助于选择合适的手术范围，减少不必要的手术创伤。结肠镜辅助腹腔镜楔形切除术：如病灶位于对系膜缘，腹腔镜组可用一抓钳在腔外提起病灶，同时通过结肠镜监视确保病灶切除完整，且不会导致肠腔狭窄，腹腔镜下行包括息肉的肠壁楔形切除，并完成腹腔内缝合。腹腔镜肠段切除术：当病灶位于系膜缘，根据病灶部位选取相应肠段切除术。结扎并离断相应动静脉，分离需切除的肠段及系膜，视情况行体内或体外的肠段切除与吻合。如果发现浸润性癌，则追加腹腔镜结直肠癌根治术，手术过程中仍需严格遵循肿瘤手术的根治原则，保证肿瘤周围足够的切缘、清扫淋巴结数目、肿瘤无接触原则、全直肠系膜切除原则等。

（二）腹腔镜辅助结肠镜治疗

当结直肠息肉基底宽、发生穿孔可能性大者，或因息肉部位特殊，结肠镜操作困难时，需选择全麻腹腔镜辅助下结肠镜治疗。腹腔镜在结肠镜引导下寻找并识别病变肠段，必要时游离需要治疗的部分肠段。在腹腔镜的严密监视和保护下，结肠镜医生通过圈套等结肠镜技术完整切除病灶。一旦出现或可能出现穿透性的损伤时，腹腔镜及时在肠壁薄弱处采取如缝合加固等相应的处理。因角度限制息肉结肠镜切除困难时，腹腔镜通过腹腔内"顶""拉"等动作协助暴露息肉完成结肠镜下的息肉切除。

（三）结肠镜腹腔镜同时治疗

当结肠镜辅助腹腔镜肠段切除术中发现结肠其余部位多发息肉，可同时在腹腔镜保护下用结肠镜治疗，继而再行腹腔镜手术。此时，需要结合息肉的数量、大小、分布情况以及癌变息肉的浸润层次等多重因素，来衡量两种手术方式的利与弊。

基于腹腔镜和结肠镜的微创优势及相互的局限性，两者优势互补、相辅相成，带给患者的创伤比传统开腹手术小，能对病变进行立体观察。同时双镜联合应用范围比单纯结肠镜更广，而且术后并发症及复发率较低，能发挥较大优势，避免了"小病变，大创伤"的不合理治疗。总而言之，从手术时间、创伤性、术后恢复上看，双镜联合手术中对于肠段的牵拉少，创面小，手术时间短，术后并发症及不良反应少，术后肠道恢复快。故对于单纯结肠镜治疗困难的结直肠息肉，不必一味追求单纯结肠镜治疗，双镜联合治疗既可以保持微创性又可以提高安全性。而对于肿瘤较小的结直肠息肉，单纯腹腔镜术中难以精确定位，必须结合术中肠镜定位。所以，双镜联合的治疗方式对于结肠镜治疗困难的结直肠息肉是安全、可行的，有利于结直肠息肉合理选择个体化的治疗方式，可以有效节约医疗资源，具有一定的临床推广价值。

四、总结

结直肠息肉遵循着"增生—腺瘤—癌变"的顺序演变发展成为结直肠癌，早期治疗结直肠息肉是降低结直肠癌发生率的有效措施。治疗结直肠息肉的手段有很多，腹腔镜下结直肠切除术、NOSES、结肠镜下结直肠息肉切除术、经肛门直肠息肉切除术及传统开腹切除息肉等，各类手术方式均有优缺点。因此，对于息肉癌变的治疗，临床医生要根据疾病的具体情况以及患者的自身状态，全面衡量利弊及损伤效益来选择最佳的治疗手段，这样才能使患者获益最大化。

（刘　正　刘旭东）

思　考　题

结直肠息肉癌变的常用内镜手术方式有哪些？

第八节　低位直肠癌手术技术的发展与展望

低位直肠在解剖学上并无明确定义。直肠癌以腹膜反折为界分为上段直肠癌和下段直肠癌，也可根据肿瘤下缘到肛缘的距离分为高位直肠癌（距离肛门缘 10cm 以上）、中位直肠癌（距离肛缘 5～10cm）、低位直肠癌（距离肛缘 5cm）。也有学者将低位直肠癌定义为肿瘤下缘距肛缘 7cm 以下或位于直肠下 1/3 段的直肠癌。

一、解剖学基础

1. 动脉　齿状线以上的供应动脉主要来自肠系膜下动脉的终末支——直肠上动脉（痔上动脉），其次为来自髂内动脉的直肠下动脉和骶正中动脉。齿状线以下的血液供应为肛管动脉，它们之间有丰富的吻合支。

2. 静脉　直肠肛管有两个静脉丛。直肠上静脉丛位于齿状线上方的黏膜下层，汇集成数支小静脉，穿过直肠肌层汇成为直肠上静脉（痔上静脉），经肠系膜下静脉回流入门静脉。直肠下静脉丛位于齿状线下方，在直肠、肛管的外侧汇集成直肠下静脉和肛管静脉，分别通过髂内静脉和阴部内静脉回流到下腔静脉。

3. 淋巴引流 直肠肛管的淋巴引流亦是以齿状线为界，分上、下两组。上组在齿状线以上，有三个引流方向。向上沿直肠上动脉到肠系膜旁淋巴结，这是直肠最主要的淋巴引流途径；向两侧经直肠下动脉旁淋巴结引流到盆腔侧壁的髂内淋巴结；向下穿过肛提肌至坐骨肛管间隙，沿肛管动脉、阴部内动脉旁淋巴结到达髂内淋巴结。下组在齿状线以下，有两个引流方向：向下外经会阴及大腿内侧皮下注入腹股沟淋巴结，然后到髂外淋巴结；向周围穿过坐骨直肠窝沿闭孔动脉旁引流到髂内淋巴结。上、下组淋巴网有吻合支，因此，直肠癌有时可转移到腹股沟淋巴结。

4. 神经 直肠神经分布以齿状线为界，齿状线以上由交感神经和副交感神经支配，故齿状线以上的直肠黏膜无疼痛感。齿状线以下的肛管及其周围结构主要由阴部神经的分支支配。肛直肠下神经的感觉纤维异常敏锐，故肛管的皮肤为"疼痛敏感区"。

二、膜解剖基础

1. 直肠系膜 是指在中下段直肠的后方和两侧包裹着直肠的、形成半圈 1.5～2.0cm 厚的结缔组织，内含动脉、静脉、淋巴组织及大量脂肪组织，上自第 3 骶椎前方，下达盆膈。

2. 直肠周围的组织层次 在矢状方向从前向后依次为：腹膜、盆筋膜脏层、神经筋膜层、盆筋膜壁层和骶骨骨膜。直肠系膜包括由盆筋膜脏层（直肠深筋膜）包绕直肠后外侧脂肪形成的后部和作为 Denonvilliers 筋膜后叶的前部。在直肠系膜和骶前筋膜之间存在包括腹下神经和下腹下丛的"神经筋膜层"，具有独立的层次、独特的结构和独特的功能。

3. 直肠周围筋膜间隙 直肠后间隙位于直肠系膜和神经筋膜层之间。在直肠侧面延续为下腹下神经丛（inferior hypogastric plexus，IHP）与直肠系膜之间，在直肠前面延续为 Denonvilliers 筋膜两叶之间的间隙。骶前间隙在神经筋膜层和骶前筋膜之间，在直肠侧面延续为 IHP 与盆壁肌之间的间隙；在直肠前面延续为精囊后隙。

4. 直肠周围筋膜结构 黏着筋膜是直肠后间隙内联系前后筋膜层的孤立结构，是直肠后间隙的标志之一。直肠侧韧带（lateral rectum ligament，LRL）由 IHP 的直肠支在走向直肠侧面的过程中被神经筋膜层包绕形成。直肠中动脉穿过 IHP 后，在 LRL 内部而非下方走行。直肠骶骨筋膜（rectal sacral fascia，RSF）是在 S_4 骶椎水平与直肠系膜融合的神经筋膜层。Denonvilliers 筋膜前叶为神经筋膜层的延续，在前列腺尖部与直肠尿道肌紧密粘连；Denonvilliers 筋膜后叶为直肠系膜的延续。

直肠周围筋膜层次是以直肠为中心环形分布：①最内层为盆筋膜脏层，包括后外侧的盆筋膜脏层（直肠深筋膜）和前面的 Denonvilliers 筋膜后叶；②中间层为神经筋膜层，包括后外侧的神经筋膜层和前面的 Denonvilliers 筋膜前叶；③最外层为盆筋膜壁层，包括后外侧的骶前筋膜和前面的精囊、前列腺包膜。

理想的外科平面是直肠后间隙及其在直肠周围的延伸：后面为直肠后间隙，侧面为下腹下丛内侧的间隙，前面为 Denonvilliers 筋膜两叶之间的间隙（直肠前间隙）以及头侧的左结肠后间隙。进入骶前间隙可能引起盆腔自主神经和骶前静脉丛的损伤；但在直肠骶骨筋膜水平尾侧，此处直肠后间隙由于骶前筋膜与直肠系膜相互愈着而消失，骶前静脉丛和盆腔自主神经由于接近盆底而较少分布。从胚胎学角度来看，直肠后间隙是原肠发育过程中，后肠和盆壁之间相互愈着所产生的融合筋膜间隙的一部分，是全直肠系膜切除术的天然外科平面。

三、低位直肠癌手术治疗

手术切除的范围包括肿瘤在内的两端足够距离的肠段，下切缘应距离肿瘤边缘2cm、全直肠系膜、周围淋巴结及受浸润的组织。低位直肠癌的手术方式较多，但经典术式仍然是 Dixon 手术和 Miles 手术。低位直肠癌的手术目标是保证手术切缘（包括远端、近端及环周切缘）阴性的同时降低术后功能障碍，是否保留肛门括约肌是手术策略选择的核心问题。

1. 保留肛门括约肌手术的基本原则 ①保证肿瘤的根治性；保肛术后不增加局部复发率，长期生存率无变化；②术后肛门排便和控便功能良好。

2. 不宜行保留肛门括约肌手术的情况 ①距离齿状线小于 3cm，浸润溃疡型肿块，低分化或黏液腺癌，超过肠周径一半；②肿瘤已形成环形固定者；③盆腔狭小，肿瘤下缘不能分离至正常肠管者；④原肛门控便能力较差者。

（一）保留肛门括约肌手术

1. 局部切除 直肠黏膜层不存在淋巴管，所以当直肠癌局限于黏膜层或未超过黏膜肌层时，淋巴结转移的风险很低，当肿瘤侵及黏膜下时，其淋巴结转移发生率小于 3%。研究表明，当直肠癌局限于黏膜及黏膜下层时，选择性局部切除以后，其复发率和 5 年生存率与传统直肠前切除结果类似。低位直肠癌的局部切除，可经多种入路完成，如经肛门、经肛门括约肌、经骶尾等，其中以经肛门切除最常用，主要术式有经肛门直视下局部切除术（transanal excision，TAE），经肛门内镜显微手术（transanal endoscopic microsurgery，TEM）和经肛门微创手术（transanal minimally invasive surgery，TAMIS）等，手术仅切除肿瘤原发灶，不行区域淋巴结清扫。适用于低位直肠良性肿瘤或低度恶性局限于黏膜的原位癌。低度恶性、隆起或盘状，瘤体小于 3cm，肿瘤浸润黏膜下未及肌层的 A_1 期中高分化癌。术前检查无淋巴结肿大，无血管淋巴管、周围神经侵犯。手术操作时应注意肿瘤边缘距离切缘至少 1cm，对于已经侵犯黏膜下层的肿瘤应做局部肠壁全层切除，以便病理诊断有无肌层浸润。若已经侵犯黏膜下层并有病理诊断低分化腺癌、切缘有癌浸润或脉管侵袭阳性之一者，均应追加根治术。

2. 全直肠系膜切除术（total mesorectal excision，TME） 1982 年 Heald 等首次提出了 TME 的概念。TME 的理论基础是组织胚胎学，直肠周围由一层完整脏腹膜包绕，在这层系膜中有丰富的脂肪、血管、淋巴及神经脂肪组织，直肠癌转移一般不会超出这一范围。直肠系膜与周围组织之间有天然的解剖间隙，即 Toldt's 筋膜与 Gerota 筋膜之间的间隙，从该解剖间隙分离既能保证切除系膜的完整性，还能减少组织副损伤。TME 需遵循的原则：①在骶前间隙中锐性分离直肠；②保持盆筋膜脏层的完整性；③切除肿瘤远端的直肠系膜≥5cm。大量临床研究发现，TME 可以显著降低低位直肠癌局部复发，TME 已成为低位直肠癌根治术的金标准。

3. Dixon 手术 1930 年 Dixon 将结肠断端与直肠断端吻合进行消化道重建。Dixon 在1948 年提出的直肠癌保肛手术，切除肿瘤后行一期吻合，是目前应用最多的直肠癌根治术，该术式以根治性切除为前提，远端切缘距离肿瘤下缘 2cm。手术适应证：在切除癌肿远端2cm 后肛门直肠环完整，且残留直肠残端长度可供进行低位吻合者。由于吻合口位于齿状线附近，术后患者容易出现大便次数增多，排便控制功能较差，推荐临时横结肠造口或回肠造口。

4. Parks 手术 是由外科医生 Parks 在 1982 年提出，随着腔镜技术的发展，对 Parks 手术的发展已经从开腹 Parks 手术演变为腹腔镜 Parks 手术，通过腹腔镜完成对直肠的分离后直视下分离直肠黏膜到肛门内外括约肌间沟，完成结肠肛管吻合。主要适用于肿瘤切除后肛提肌上方直肠残留过短，低位吻合困难者。该术式存在患者术后早期肛门功能较差的问题。

5. ISR 手术 肛门周围肌群丰富，低位直肠癌一般仅侵犯直肠韧带，很少侵犯肛提肌与肛门外括约肌，肛门内括约肌切除后，仍能保证正常的肛门功能。主要适用于病理学检查证实肿瘤分化良好，术前影像学分期 cT1～cT2，可获得至少 1cm 远端切缘，肛门功能良好的患者。该术式首先按照 TME 原则完成直肠癌腹腔分离，在齿状线上方行环形切口进入肛门内外括约肌间沟，经括约肌间沟进行分离，切除直肠内括约肌、保留直肠外括约肌，经肛门进行吻合。目前研究发现 ISR 与 Miles 手术术后局部复发率及长期生存率差异无统计学意义。

6. 改良 Bacon 手术 Bacon 手术已发展为目前的改良 Bacon 手术，主要适用于吻合困难的低位直肠癌患者。按照 TME 原则进行腹腔充分游离，于肿瘤上缘 10～15cm 处离断肠管，将远端乙状结肠、直肠和肿瘤翻转拖出肛门外，直视下离断直肠并移除标本。将近端结肠拖出肛门外，在肛门处将结肠浆膜层与直肠黏膜层间断缝合固定并留置肛管。1～2 周后二期手术，切除多余肠管。

7. 经肛全直肠系膜切除术（transanal total mesorectal excision，taTME） 是近 10 年来出现的新技术，2009 年 Sylla 等开展了首例 taTME 手术。结合经自然腔道内镜外科手术（natural orifice transluminal endoscopic surgery，NOTES）、经肛门内镜显微手术（transanal endoscopic microsurgery，TEM）及单孔腹腔镜手术的发展，衍生出了经肛门全直肠系膜切除术（transanal TME）。该术式从下往上游离，与常规的从上往下游离过程相反，加上术后视野及分离程序的改变，术者要对盆腔解剖具有清晰的认识。该术式优点在于利于在狭小的盆腔操作，视野清楚，最大化地避免盆丛神经及血管损伤；准确判定肿瘤下缘，降低切缘阳性率；腹部无损伤切口，缩短手术时间，术后恢复快，无须使用切割闭合器，节约费用。缺点在于目前经肛门手术操作平台仍不够成熟，目前还没有专门为此术式研制的操作器械，术中难以精准操作。另外无法进行盆底重建，小肠进入盆腔存在梗阻风险。手术全部经肛门进行，操作空间狭窄，对术者技术要求高，助手作用受到限制，显露和止血困难。该手术适用于距离齿状线 2～10cm，体积不宜过大，最好直径小于 4cm 的 T_3 期以内的肿瘤，若侵犯肛提肌为此手术的禁忌证。

8. 经肛门直肠脱出外翻切除吻合术 为保证切缘阴性，下切缘保留 2cm 已成为共识，在腹腔镜下会出现因为患者骨盆狭窄，直线切割闭合器无法有效横断。在腹腔镜下分离完毕后对近端肠管进行离断，通过肛门将远端肠管翻出，在直视下离断肿瘤远端肠管，因为肠管的拉升能更有效地保证远端切缘阴性。

9. 经前会阴超低位直肠前切除术（APPEAR） 该术式是由 Williams 等提出，该术式的提出进一步提高了低位直肠癌患者的保肛率，通过 TME 手术方式对近端肠管进行分离，分离完毕后进行会阴部操作，在会阴部取倒 "U" 形切口，直视下分离，在肿瘤下缘 2cm 位置离断肠管，该术式因为牵拉作用能让远端肠管离断位置更充分，增加了保肛可能性。

10. Hartman 手术 针对不能耐受根治术及不宜行一期吻合的患者，行近端造口，远端

（肿瘤以下至肛门）封闭的手术方式。术后患者全身情况好转，或综合治疗后行二次手术。

11. 姑息手术 晚期直肠癌患者以解除痛苦和处理并发症为目的进行姑息手术，如患者出现梗阻、出血等并发症时，充分评估手术获益与风险后行手术治疗。

（二）经腹会阴联合切除术

1. 经腹会阴直肠切除术（Miles 手术） Miles 手术在较长时间内为低位直肠癌的标准手术方式，主要适用于分化差、浸润性及肿瘤距离肛缘＜5cm 的肿瘤，或与肛缘距离＜3cm 的直肠癌，肛管癌及肛门周围癌。切除范围包括乙状结肠远端，全部直肠，肠系膜下动脉及其区域淋巴结，全直肠系膜，肛提肌，坐骨直肠窝内直肠，肛管及肛门周围 5cm 直径的皮肤、皮下组织及全部肛管括约肌，于左下腹行永久性结肠造口。

2. 经肛提肌外腹会阴联合切除术（extralecator abdominolperineal excision，ELAPE）直肠的下段完全被直肠系膜覆盖，系膜在肛提肌起点水平肛门直肠角处向远端逐渐变细，在括约肌上方逐渐减少和消失，传统术式腹部操作时，为降低会阴部手术的难度，通常会尽量深地沿直肠系膜表面向肛侧游离，直到直肠肌管与耻骨直肠肌交汇处，即肛提肌的终点，会阴部手术自下而上与腹部终点会合，因此，手术界面非常靠近直肠肌管，耻骨直肠肌、肛提肌切除过少，两组手术会合处形成环形狭窄，简称为"外科腰"（surgical waist）。"外科腰"是造成标本环周切缘阳性的首要因素。ELAPE 术式会阴部操作切除了全部的肛管、肛提肌和直肠系膜，使标本成为无狭窄腰部的圆柱形，增加了癌肿周围正常组织的切除量，明显降低直肠癌手术的环周切缘阳性率和术中穿孔率，从而降低肿瘤术后复发率，提高患者的生存率。

四、手术理念的变迁

1. 保留盆腔自主神经手术（pelvic automatic nerve preservation，PANP） 低位直肠癌的保肛手术不仅是保留肛门，更应注意患者术后排便、排尿及性功能的变化。日本学者土屋周二于 1982 年首先实施了 PANP。保留盆腔自主神经，有利于患者术后性功能和排尿功能的恢复，对提高患者生活质量有重要意义。

2. 经自然腔道取标本手术（natural orifice specimen extraction surgery，NOSES） 是通过人体自然腔道进行内镜手术操作，相对于传统的腔镜手术，减少了腹部切口，减少了切口疝发生概率，更加美观。该术式适用于肿瘤侵犯肠管＜1/2 周，环周径＜3cm，肿瘤未浸润浆膜或直肠固有筋膜，BMI＜30kg/m^2 的患者。将远端直肠外翻拖出体外，在肿瘤远端 1～2cm 处切断直肠，经肛门吻合。经自然腔道取标本的手术理念仍有争议性，尤其是无瘤性原则和无菌手术操作，需要更多临床数据支持。

3. 侧方淋巴结清扫术（lateral pelvic lymph node dissection，LPLND） 侧方淋巴结转移是低位直肠癌重要转移方式之一，但关于侧方淋巴结清扫术，东西方国家存在较大差异。20 世纪 70 年代开始，日本已将 LPLND 作为低位直肠癌标准术式开展，但西方学者认为侧方淋巴结转移属于远处转移，且发生率较低，新辅助放化疗结合 TME 能获得良好收益，因此，美国国立综合癌症网络、欧洲肿瘤内科学等指南均不推荐常规进行 LPLND。我国学者观点与西方学者观点较为接近，不推荐常规性 LPLND，我国关于 LPLND 的临床研究起步较晚，尚需更多临床研究数据进行分析总结。侧方淋巴结转移是低位直肠癌局部复发的重要原因，目前缺乏大型随机对照试验研究新辅助放化疗与 LPLND 对侧方淋巴结转移患者的生存获益，如何实现侧方淋巴结转移患者的个体化治疗是今后的研究重点。

五、新技术的发展与运用

（一）腹腔镜手术

腹腔镜直肠癌根治术是目前主要手术方式。腹腔镜的运用提升了手术的精准性，因为腹腔镜的放大作用，更有利于对解剖层次的判断及周围组织的分辨，不仅能实现彻底清扫，同时还有利于对血管、神经的保护。腹腔镜的运用，是微创化手术迈出的重要一步。

（二）机器人手术

机器人与传统腹腔镜相比较，可放大 10～15 倍的高清三维图像，通过操作控制台控制机械臂及器械完成手术，具有精准度更高、机械臂更灵活、操作更稳定的优势。可以在更狭小的空间进行操作，在低位直肠癌手术过程中更有利于处理直肠侧方间隙，确保系膜切除的完整性。同时更有利于对自主神经的保护。机器人装机费用高、力反馈缺失、机械臂较大等缺点限制了其推广应用，但经过不断设备设计与优化，将在低位直肠癌手术中发挥更大的优势。

（三）新辅助治疗

新辅助治疗（neoadjuvant therapy）在低位直肠癌中运用广泛，主要包括新辅助化疗、新辅助放疗和新辅助放化疗。新辅助治疗不仅可使原本无法切除的肿瘤转变为可切除，还可提高保肛率，有效提升患者生活质量。随着靶向治疗及免疫治疗药物的不断问世，越来越多的患者将会从新辅助治疗中获益。

（四）荧光显像技术的应用

荧光显像主要用于评估吻合口血供情况，同时也有助于对淋巴结引流区域进行显像，因为直肠癌手术淋巴结清扫范围基本固定，荧光显影技术主要应用于非常规清扫区域显像，如腹主动脉旁淋巴结。同时前哨淋巴结活检也是荧光显影的热门研究领域，但需更多临床研究数据，目前尚不具备临床实用价值。随着荧光显像技术的发展，将对实现对个体化淋巴结清扫具有重要临床意义。

六、展望

保证切缘阴性的同时尽可能保留功能是我们治疗结直肠癌的宗旨，手术理念的转变影响着我们手术策略的制定，从肛门形态的保留，到肛门功能的保留以及术后排尿功能、性功能的保护，从单纯追求保肛率到手术微创化、精细化。新辅助治疗的运用让更多患者实现保肛，荧光显像技术、腹腔镜及手术机器人的普及让手术更精细更微创，多学科联合治疗让治疗更精准，真正实现手术的个体化。

（韩方海）

思 考 题

1. TME 是直肠癌手术的金标准，简述直肠癌 TME 手术临床意义。
2. 简述 NOSES 的优势和局限性。

第九节 结直肠癌肝转移的外科治疗及其疗效评价

一、概述

肝脏由于其本身的解剖及血供特点，容易为癌细胞提供滞留的生长空间和营养来源，是结直肠癌血行转移最主要的靶器官，50%左右的结直肠癌患者在确诊时或原发灶切除后发现了肝转移。其中，有 15%～25%结直肠癌患者在确诊时即合并有肝转移，而另有 15%～25%的患者将在结直肠癌原发灶根治术后发生肝转移。

目前按照国际通用分类方法将结直肠癌肝转移（colorectal liver metastasis，CRLM）分为同时性肝转移和异时性肝转移，同时性肝转移（synchronous liver metastases）是指结直肠癌确诊前或确诊时发现的肝转移；结直肠癌根治术后发生的肝转移被称为异时性肝转移（metachronous liver metastases）。有证据表明，与异时性肝转移相比，同时性肝转移常预示着病变范围更广和预后更差。未经治疗的和无法切除肝转移患者 5 年生存率明显低于肝转移灶能完全切除或可以达到"无疾病证据"（no evidence of disease，NED）状态的患者。手术是目前唯一能治愈肝转移的手段，而绝大多数肝转移灶无法获得根治性切除，因此结直肠癌肝转移是结直肠癌患者最主要的死亡原因之一。结直肠癌确诊时合并肝转移与结直肠癌原发灶根治术后的肝转移在诊断和治疗上存在较大差别。

结直肠癌肝转移灶切除的目标应包括治愈的可能和生存期的延长。新辅助化疗的发展，使一些最初肝转移灶无法根除的患者能够转化为可切除或达到 NED 状态。随着手术切除率的提高，术后的辅助化疗也有效地降低了术后转移癌的复发率，结直肠癌肝转移的治疗目前已经发展为以手术为主、多学科、个体化的综合治疗模式。

二、诊断与术前评估

文中引用的循证医学证据推荐等级参照《中国结直肠癌肝转移诊断和综合治疗指南（2020版）》（表 3-1）。

表3-1 推荐级别分类（《中国结直肠癌肝转移诊断和综合治疗指南（2020版）》）

推荐分级	证据水平	证据
A	1a	随机对照试验的系统综述
	1b	单项随机对照试验（95%CI 较窄）
	1c	全或无，必须满足以下要求：
		1.传统方法治疗后全部致残或治疗失败，新方法治疗后，部分患者存活或治愈
		2.传统方法治疗后许多患者死亡或治疗失败，新方法治疗后，无死亡及治疗失败

续表

推荐分级	证据水平	证据
B	2a	队列研究的系统综述
	2b	单项队列研究（包括质量较差的随机对照试验，如随访率小于80%）
	2c	结局研究
	3a	病例对照研究的系统综述
	3b	单项病例对照研究
C	4	系列病例分析及质量较差的病例对照研究
D	5	没有分析评价的专家意见

（一）诊断

对已确诊结直肠癌的患者，除行血清 CEA、CA19-9 等肿瘤标志物及病理分期评估外，应常规行肝脏超声和（或）增强 CT 等影像学检查以了解有无肝转移的发生。对于超声或 CT 影像高度怀疑但不能确诊肝转移的患者，可加行肝脏超声造影和肝脏 MRI 平扫及增强检查（1a 类证据，A 级推荐），来确定转移瘤的数量、位置、分布及其与血管和胆管的毗邻关系，以评估肝内外病变程度，明确病灶的可切除性。

近年来 PET-CT 在转移性肝癌诊断中的应用受到重视，对于＞1cm 癌灶的诊断准确率为 97%，≤1cm 为 43%，总的敏感率为 95%，高于 MRI、CT、B 超的诊断。PET-CT 检查不作为诊断结直肠癌肝转移的常规推荐，可在病情需要时酌情应用（2a 类证据，B 级推荐）。对肝外病变转移风险高或存在不确定性肝外病变的结直肠癌患者应行 PET-CT 检查，以避免造成对＜1cm 的病灶漏诊的目的。

肝转移灶的经皮针刺活检仅限于病情需要时应用（4 类证据，C 级推荐）。结直肠癌手术中必须常规探查肝脏以进一步排除肝转移的可能，对可疑的肝脏结节可考虑术中活检（3a 类证据，B 级推荐）。

对于高度怀疑 CRLM 的患者，可行结直肠癌相关肝转移基因检测。

1. KRAS 检测 推荐所有结直肠癌肝转移患者均进行 KRAS 第 2、3、4 外显子以及 NRAS 第 2、3、4 外显子的检测。RAS 基因是否突变是预测抗表皮生长因子受体（EGFR）治疗有效性的重要生物学标志物（1a 类证据，A 级推荐）。

2. BRAF 检测 建议在 KRAS 基因野生型的结直肠癌肝转移患者中进行 V600E 突变检测，作为预后的预测指标（1b 类证据，A 级推荐）。

3. UGT1A1 检测 UGT1A1 蛋白是伊立替康的药物代谢酶，其基因的多样性会显著影响该酶的活性。非野生型的 UGT1A1 患者接受伊立替康化疗，可能会增加 Ⅲ 度以上骨髓抑制以及腹泻的风险（2b 类证据，B 级推荐）。

4. 错配修复基因（MMR）/微卫星不稳定性（MSI）检测 推荐结直肠癌患者均检测 MMR/MSI（2b 类证据，B 级推荐），以便更精准地制定治疗策略。

5. 人表皮生长因子受体 2（HER2）检测 建议转移性结直肠癌患者进行 HER2 检测，为晚期患者后线治疗的临床决策提供依据。

（二）判定可切除性

目前认为，具有潜在可切除性的转移性结直肠癌患者，一旦确诊即应接受多学科模式，包括肿瘤外科（即应该有一位肝脏外科医生参与肝转移瘤患者的讨论），来评估切除的可能性。2019 年第 4 版美国国立综合癌症网络（National Comprehensive Cancer Network，NCCN）指南指出，判定肝转移瘤是否适合手术切除的标准在于保留足够正常肝储备功能的基础上是否能获得阴性的手术切缘。切缘阴性直接关系到局部复发率和长期生存率。但最佳切缘的定义仍不明确。有研究报告认为切缘＞1cm 可显著提高无病生存时间，而大多数研究观点认为镜下切缘阴性的预后也很好。

对 CRLM 可切除性的判断，包括技术可切除性的判断和肿瘤病灶可切除性的判断。技术上可切除性的判定要求保留肝的储备功能，而不是被切除的部分。因为肝切除术的风险与被切除的肝脏体积呈正相关。如果手术预计能够达到所有转移灶均能被 R_0 切除、两个相邻肝段能够被保留、足够的残肝（future liver remnant，FLR）体积能够被保留（＞预估总肝体积的 20%），则认为转移灶可从技术上被切除。残肝体积超过 20% 被认为是技术上的安全界限。术前 CT 和 MRI 可精确地判断残肝体积。如果断层扫描成像提示手术不能保留足够肝体积，可行分期肝切除，或术前行预保留肝对侧门静脉栓塞，并反复测量肝体积变化，直至预保留肝体积增加 10% 左右的目标再手术治疗。如术前门脉栓塞未能促进健侧正常肝组织增多，则提示栓塞技术失败或肝脏再生能力差，对于这种患者行肝切除术，术后将面临肝衰竭的风险。

肿瘤病灶的可切除性判断要求除肝转移灶以外，须对肝外病灶的全面评估。随着化疗方案、影像学分期、肿瘤分子生物学特征方面的进展，可切除肝转移灶的适应范围更加广泛，肝外淋巴结转移以及肝外远隔转移已经不再被视为切除术的禁忌证。但是，只有完整切除所有肿瘤病灶才能显著改善患者预后。

有研究发现结直肠癌肝转移患者肠道原发灶分化 Ⅲ～Ⅳ 级、肝转移灶≥4 个、最大肝转移灶直径≥5cm、肝外转移、肠道原发灶未手术切除和肝转移灶非手术治疗是影响结直肠癌同时性肝转移患者预后的 6 个独立危险因素，因此，建议结直肠癌合并同时性肝转移患者中，原发灶和转移灶均可切除的可予以同期切除。原发灶可切除而肝转移灶不可切除且无出血、梗阻等症状的患者仍建议在合适时机切除肠道原发灶。

（三）可切除性的转化以及转化为可切除病灶的评估

对于初始判断为不可切除的肝转移灶，经过综合治疗使肿瘤缩小，进而将初始不可切除病灶转化为可切除病灶的治疗方式称为转化治疗。由于转移性结直肠癌确诊时大多数属于不可切除。对晚期转移性结直肠癌有效的化疗方案均可用来尝试将不可切除的转移瘤转化为可切除，因为此时的治疗目的不是要根除微小转移，而是让现存的可见病灶出现适当的体积退缩。CRLM 转化治疗适合以下情况：①转移瘤仅局限于肝脏且累及重要结构而不可切除者，若术前化疗能够获得肿瘤退缩，便可将其转化为可切除；②肝脏转移瘤较多者，当患者对化疗出现显著疗效反应后转移瘤有机会从不可切除转化为可切除。

经典的双药、三药联合化疗及免疫治疗、联用靶向药物治疗已经使 CRLM 转化切除率不断提高。2021 版 NCCN 指南指出，对于伴 MMR/MSI 的同时性肠癌肝转移患者，增加免疫治疗方案"纳武利尤单抗±伊匹木单抗或帕博利珠单抗（优选），序贯同期或分期原发灶和转移灶切除"作为一线治疗的备选方案。此外，肝动脉灌注化疗、经动脉化疗栓塞、门静脉栓塞以及联合肝脏分割和门静脉结扎的分步肝切除在转化治疗中的应用也逐步积累了经验和证据，今后有望成为 CRLM 转化治疗的特殊力量。

（四）可切除性结直肠癌肝转移的新辅助和辅助治疗

对于欲行肝转移瘤切除术的晚期结直肠癌患者，应考虑行术前 6 个月有效的新辅助化疗来清除微转移灶。新辅助化疗方案的选择取决于一系列因素，包括患者之前所接受的化疗及疗效，化疗方案的安全性与毒性。一般情况下辅助化疗的方案与新辅助化疗的方案相同，但是如果患者在应有新辅助化疗时肿瘤进展了，就应该更换其他有效的方案。

对可切除的结直肠癌肝转移患者可考虑进行新辅助治疗，主要基于以下几方面原因：①新辅助化疗提供了"窗口期"，观察有无新的无法切除的转移灶出现，减少没有必要的手术；②新辅助治疗可提高 R_0 手术的机会，增加术后残余肝脏的体积；③新辅助化疗可作为评价化疗方案敏感性的依据，指导术后化疗方案的选择；④新辅助化疗的疗效，可作为患者预后评估的一个指标；⑤新辅助化疗结合辅助化疗，可改善接受治愈性手术患者的预后。

然而，新辅助治疗也有一定的弊端：①化疗可能会造成肝脏损伤，如与奥沙利铂治疗相关的肝脏血管性病变，与伊立替康治疗相关的非酒精性脂肪肝等，这些损害均可能增加肝切除术后的并发症；②影像学检查消失的转移灶仍应切除，但术者无法在术中给予肝转移灶精确定位；③转移灶进展致使无法切除。

1. 结直肠癌确诊时合并肝转移的新辅助治疗 在原发灶无出血、梗阻或穿孔时可考虑应用新辅助治疗（2a 类证据，B 级推荐），尤其适用于肝转移灶体积较大、转移灶数量较多或存在原发灶淋巴结可疑转移的患者。全身化疗方案包括 FOLFOX、FOLFIRI 或 CapeOX 或 FOLFOXIRI。也可联合分子靶向治疗，但其效果仍有争议，且贝伐珠单抗可能会带来肝脏手术中更多的出血和手术后更多的伤口问题，故建议手术时机应选择在最后一次使用贝伐珠单抗后 6~8 周；而西妥昔单抗的治疗只在 KRAS 基因野生型的患者中应用。同时，也可以考虑联合肝动脉灌注化疗。为减少化疗对肝脏手术的不利影响，新辅助化疗原则上不超过 6 个周期（1a 证据，A 级推荐），一般建议 2~3 个月内完成并进行手术。

2. 结直肠癌根治术后发生肝转移的新辅助治疗 原发灶切除术后未接受过化疗的患者，或者发现肝转移 12 个月前已完成化疗的患者，可采用新辅助治疗（方法同上），时间 2~3 个月（2a 证据，B 级推荐）。而肝转移发现前 12 个月内接受过化疗的患者，新辅助化疗作用有限，应考虑直接切除肝转移灶，继而术后辅助治疗（2a 类证据，B 级推荐）。也可考虑更换新辅助化疗方案或术前联合肝动脉灌注化疗。

3. 肝转移灶切除术后的辅助治疗 建议肝转移灶完全切除的患者接受术后辅助化疗，特别是没有进行过术前化疗及辅助化疗的患者，推荐手术前后的化疗时间总长不超过 6 个月（2c 类证据，B 级推荐），已完成术前化疗患者术后的辅助化疗时间可适当缩短（3b 类证据，B 级推荐）。也可考虑同时联合肝动脉灌注化疗。术前化疗（包括联合分子靶向药物）证实有效的方案，术后如无禁忌应作为首选的辅助治疗方案。

三、外科治疗

目前，结直肠癌肝转移诊疗领域的发展尤为迅速。国内外临床研究层出不穷，现在越来越强调多学科综合治疗（MDT）和个体化分组治疗在规范结直肠癌肝转移诊疗、改善患者生存质量、延长生存时间等方面发挥的重要作用。

MDT 模式是治疗结直肠癌肝转移非常有效的手段。因此，建议所有结直肠癌肝转移的患者均应进入 MDT 模式（1a 类证据，A 级推荐）。结直肠癌的 MDT 以患者为中心，成员应包括胃肠外科、肝外科、肿瘤内科、放疗科、放射影像科及其他相关专业的医生。MDT 和分组治疗指通过对结直肠癌肝转移患者进行系统评估，针对不同的治疗目标将患者分为 4 个不同组别，分别给予各组患者最合理的检查和最恰当的综合治疗方案（1a 类证据，A 级推荐）。

1. 组 0 患者　其肝转移灶可以完全（R₀）切除，这类患者的治疗目的就是使其获得治愈。应该围绕手术治疗进行相应的新辅助和（或）辅助治疗，以降低手术后复发的风险。肝转移灶可以 R_0 切除，但手术切除难度较大时，也应积极联合其他肿瘤局部毁损手段，如射频消融和（或）立体定向放疗等，以达到 NED 状态。

2. 组 1 患者　其肝转移灶初始无法切除，但经过一定的治疗有望转为 NED 状态，且患者全身情况能够接受转移灶的切除术和高强度的治疗。这类患者的治疗目的主要是最大限度地缩小瘤体或增加残肝体积，应采用最积极的综合治疗，即转化治疗。

3. 组 2 患者　其肝转移灶可能始终无法切除或达到 NED 状态，同时又快速进展（或有快速进展的风险）和（或）伴有相关症状，但全身情况允许接受较高强度的治疗。这类患者的治疗目的是尽快缩小瘤体或至少控制疾病进展，应该采用较为积极的联合治疗。

4. 组 3 患者　其肝转移灶可能始终无法切除，并无症状或快速进展风险，或伴有严重合并疾病无法进行高强度的治疗。其治疗目的是阻止疾病进展的同时提高生活质量并尽量延长生存时间，建议制定低强度、低毒性的治疗方案，如单药（或联合靶向药物）、减量的两药方案。若全身情况好转，可以再进行高强度治疗。

手术完全切除肝转移灶仍是目前能治愈结直肠癌肝转移的最佳方法，故符合条件的患者均应在适当的时候接受手术治疗。部分最初肝转移灶无法切除的患者经治疗后转化为可切除病灶时也应适时接受手术治疗。

（一）手术适应证和禁忌证

1. 适应证　是否适合手术切除的标准一直在演变，但主要应从以下三方面来判断（2a 类证据，B 级推荐）：①结直肠癌原发灶能够或已经根治性切除；②根据肝脏解剖学基础和病灶范围，肝转移灶可完全（R₀）切除，且要求保留足够的肝脏功能，肝脏残留容积大于 30%～50%；③患者全身状况允许，没有不可切除的肝外转移病变，或仅为肺部结节性病灶，但不影响肝转移灶切除决策。随着技术的进步，肝转移灶的大小、数目、部位、分布等已不再是影响判断结直肠癌肝转移患者是否适宜手术的单一决定因素。另外，目前已经将切缘不足 1cm、可切除的肝门淋巴结转移、肝外转移病灶（包括肺、腹腔）等也纳入了适宜手术切除的范畴（4 类证据，C 级推荐）。

2. 禁忌证　①结直肠癌原发灶不能取得根治性切除；②出现不能切除的肝外转移；③预计术后残余肝脏容积不够；④患者全身状况不能耐受手术（3a 类证据，B 级推荐）。

（二）结直肠癌确诊时合并肝转移的手术治疗

1. 结直肠癌原发灶和肝转移灶一期同步切除　在肝转移灶小且多位于周边或局限于半肝，肝切除量<50%，肝门部淋巴结、腹腔或其他远处转移均可手术切除的患者，可建议一期同步切除。有研究认为，一期同步切除肝转移灶和原发结直肠癌病灶手术的并发症发生率和病死率可能高于二期分阶段手术，因此，一期切除需对患者进行慎重的筛选。能

在结肠癌原发灶根治术的同一手术切口或仅适当延长后的切口内完成肝转移灶切除，也是选择一期同步切除的依据之一，但在两切口内（如直肠和乙状结肠癌）的一期同步切除应尤为慎重。急诊手术由于缺少完备的术前检查资料和较高的感染发生机会，不推荐原发结直肠癌和肝脏转移病灶一期同步切除（2c 类证据，B 级推荐）。

2. 结直肠癌原发灶和肝转移灶二期分阶段切除 术前评估不能满足一期同步切除条件的患者，可以先手术切除结直肠癌原发灶，二期分阶段切除肝转移灶，时机选择在结直肠癌根治术后 4～6 周；若在肝转移灶手术前进行系统治疗，肝转移灶的切除可延至原发灶切除后 3 个月内进行。目前，另一种二期分阶段切除模式（先切除肝转移灶，再切除结直肠原发灶，故也有称作"颠倒模式"或"肝优先模式"）已展开应用，其并发症发生率、病死率和 5 年生存率均与传统模式的二期分阶段切除相同（3b 类证据，B 级推荐）。

（三）可根治的复发性结直肠癌伴有可切除肝转移灶的治疗

按结直肠癌确诊时合并肝转移处理，但倾向于进行二期分阶段切除肝转移灶。二期分阶段或一期同步切除肝转移灶的选择标准仍在不断修订和完善中。二期分阶段切除的弊端在于：①肝转移灶可能在原发灶切除后进展；②累积住院时间明显延长，费用相对高昂；③患者必须接受二次手术，并且在等待肝脏手术时承受较大的心理压力。其优点则在于：①手术风险小于一期同步切除；②患者能接受肝转移灶切除前的化疗等。

（四）结直肠癌根治术后发生肝转移的手术治疗

既往结直肠原发灶为根治性切除且不伴有原发灶复发，肝转移灶能完全切除且肝切除量＜70%（无肝硬化者），应予以手术切除肝转移灶，也可考虑先行新辅助治疗（3b 类证据，B 级推荐）。诊断结直肠癌根治术后发生肝转移应当有两项以上的影像学检查依据，包括肝脏超声、增强 CT 及 MRI 等，必要时可结合 PET-CT 扫描以确定病变的范围和有无肝外转移，从而避免不必要的手术治疗。

（五）肝转移灶手术方式的选择

肝转移灶手术方式的选择：①肝转移灶切除后至少保留 3 根肝静脉中的 1 根且残肝容积≥40%（同时性肝转移）或≥30%（异时性肝转移）；转移灶的手术切除应符合 R0 原则，切缘＞1mm。②若是局限于左半或右半肝的较大肝转移灶且无肝硬化者，可行规则的半肝切除；对肝转移的切除术并不要求必须行规则的肝叶或肝段切除，可以行局部不规则楔形切除，因为手术的目的是切除转移癌，只要手术能达到此要求，不论是初次发生转移或再次出现转移，凡能达到此目的者，均不应放弃手术切除。不规则楔形切除术具有创伤小、并发症少、容易实施等优点。③建议行肝转移手术时采用术中超声检查，有助于发现术前影像学检查未能诊断的肝转移病灶（3b 类证据，B 级推荐）。④对于预计手术切除后剩余肝脏体积不足 30%的肝转移患者，应用门静脉选择性的栓塞或结扎可使肝转移灶切除术后预期剩余肝脏代偿性增大，增加手术切除的可能性。对于剩余肝脏体积在 30%～40%，并且接受了强烈化疗而有肝实质损伤的患者，同样也可从中获益（4 类证据，C 级推荐）。

（六）肝转移灶切除术后复发和肝外转移灶的切除

在全身状况和肝脏条件允许的情况下，对于可切除的肝转移灶术后的复发病灶，可进行两三次甚至更多次的肝转移灶切除，文献报道显示其手术并发症发生和病死率并不高于第一次肝转移灶的切除，而且可获得相同的术后存活率（3b 类证据，B 级推荐）。同样，在患者全身状况允许时，如果肺和腹腔等的肝外转移病灶可完全切除，也应进行同步或分阶段切除（3b 类证据，B 级推荐）。

四、外科治疗疗效评价及随访

影响结直肠癌肝转移手术治疗效果的因素很多，也颇有争议。与术后复发相关的因素包括阳性切缘、原发癌与转移癌同时存在、原发癌灶的分期和病理分级、肝转移癌的大小和数目、淋巴结转移等。过去一直认为肝转移癌多于 4 个是严重预后不良的因素，无法手术治疗，但目前该因素已被多数研究证实并非预后不良因素，而切缘情况则成为更重要的预后因素。理想的切缘是距离转移癌 1cm 以上，但在实际实施时常难以达到。加上目前手术可能使用超声刀或者氩气电刀，对于切缘的定义也难以统计，当手术获得镜下的切缘阴性时（R_0），研究显示其治愈率也相对较高。来自转移性肝癌登记数据库的多因素分析显示，最小切缘≥1cm 的患者 5 年存活率为 45%，而切缘＜1cm 的患者 5 年存活率为 23%。Cady 等报道切缘 1cm 以内的患者术后复发率为切缘≥1cm 的 2 倍。但也有很多文献报道的结果显示 1cm 的切缘与预后不具有相关性，Nakamura 等对 79 例大肠癌肝转移手术患者预后因素分析发现：切缘距离癌肿 0.1～0.9cm 的患者 5 年存活率和 10 年存活率分别为 37% 和 21%，而切缘距离癌肿≥1cm 的患者分别为 43% 和 28%。Scheele 等也报道切缘 1cm 和 0～9mm 的患者 10 年存活率无明显差别。有学者们提出 2mm 的最小切缘对转移癌的切除即能达到根治目的，但目前临床资料较少。因此，保证切缘阴性对于肝转移癌切除术是至关重要的，是手术切除中需要达到的底线要求。

存在肝门部淋巴结转移是严重预后不良因素。Beckurts 等报道了 129 例结直肠癌肝转移行肝转移癌切除联合肝门淋巴结清扫患者，淋巴结转移阳性者其 5 年存活率为 0，而淋巴结阴性者则为 22%。因此，肝门淋巴结转移仍是手术禁忌之一。

其他一些影响预后的危险因素包括：①存在明显晚期癌肿症状；②术前 CEA 升高；③周围存在卫星转移癌（主要转移癌周围 2cm 处多个微小转移癌）；④肝转移出现时间距原发癌切除时间少于 12 个月；⑤术中的失血量；⑥肝脏病灶的体积；⑦是否伴有肝外疾病；⑧肠系膜淋巴结转移情况。

Kvasnovsky 等研究认为超过 80 岁的患者行腹腔镜结直肠癌手术术后感染并发症风险是小于 80 岁的 4.2 倍。而另有多项研究认为高龄并不是造成术后并发症增多的真正原因，肺部基础疾病才是造成增加术后感染等并发症发生风险的危险因素。因此，年龄与结直肠癌肝转移手术预后的关系尚不明确。

近年大部分结直肠癌肝转移的研究中，这些预后因素基本已取得共识，并根据这些因素制定不同的分级系统，将肝转移患者分成高危患者和低危患者，其术后 5 年存活率分别为 14% 和 40% 左右，这些分级系统为大肠癌肝转移手术病例的选择和设计临床试验提供了一定参考价值。

结直肠癌肝转移灶根治术后，对患者也应进行密切的随访，了解有无肝转移复发。

（1）根据术前肿瘤标志物的升高情况，建议术后 2 年内每 3～6 个月进行 1 次病史询问、体格检查、肝脏超声检查和血清 CEA、CA19-9 等肿瘤标志物检测，以后的 3～5 年内每 6 个月随访 1 次，5 年后每年随访 1 次（1a 类证据，A 级推荐）。

（2）术后 2 年内每 3～6 个月进行 1 次胸、腹、盆腔增强 CT 扫描，以后每 6～12 个月进行 1 次，共 5 年（1b 类证据，A 级推荐）。对于超声或 CT 影像高度怀疑肝转移瘤但不能确诊的患者应行肝脏 MRI 等检查，并建议在随访过程中保持影像检查方法的一致性。不推荐行常规 PET-CT 扫描。

（3）术后 1 年内应进行电子结肠镜检查，若发现异常，需在 1 年内复查；如无异常，则推荐术后第 3 年复查，以后每 5 年 1 次。如果患者发病年龄小于 50 岁或确诊林奇（Lynch）综合征，则应适当增加电子结肠镜的检查频度。对于结直肠癌原发灶切除术前因梗阻等原因未完成全结肠镜检查的患者，应在术后 3～6 个月内完成首次电子结肠镜检查（1a 类证据，A 级推荐）。

结直肠癌肝转移灶达到 NED 后，对患者也应进行密切随访，了解有无肝转移复发。

（1）根据术前肿瘤标志物的升高情况，建议术后 2 年内每 3 个月随访血清 CEA、CA19-9 等肿瘤标志物，以后第 3～5 年内每 6 个月随访 1 次（1a 类证据，A 级推荐），5 年后每年 1 次。

（2）术后 2 年内每 3～6 个月进行 1 次胸、腹、盆腔增强 CT 扫描，必要时进行 MRI 平扫及增强扫描。以后每 6～12 个月进行 1 次，共 5 年（1a 类证据，A 级推荐），5 年后每年 1 次。

（3）其他随访内容和频次参照结直肠癌原发灶根治术后的随访。

五、展望

（一）手术适应证逐步放宽

结直肠癌转移癌手术切除标准，虽尚未出台被广泛接受的金标准，但实际上手术适应证正在扩大。早在 2018 年我国指南就指出了"临界可切除 CRLM"的概念，即"所有不可切除的 CRLM 患者，除去一部分预期寿命短于 6 个月的患者，只要身体状况可耐受强烈治疗，均属于临界可切除范畴"。该概念扩大了 CRLM 转化治疗适应证的范围，使得更多的初始不可切除的患者有机会接受转化治疗，将"不可切除"转化为"可切除"，从而提高了患者的治愈率，更大程度地改善了患者的生存和预后。针对临界可切除病例，应采取综合治疗、规范治疗的方式，提倡疾病的全程管理模式，应积极应用化疗、免疫治疗及靶向治疗药物，以提高转化切除率及改善生存时间。手术的重点是强调切除转移癌的同时，更重视保留足够的功能组织，病理根治（R_0）切除原则广为接受。以肝转移为例，不再坚持过去以转移癌大小、位置、数目、是否两叶病灶和出现肝外转移作为是否可切除的判断标准。现在可切除的定义包括 R_0 切除，同时至少保留血液供应和回流正常、胆管不受损伤的两个相邻肝段。预留肝保留相当于 30% 正常肝和 30%～40% 病肝（肝硬化肝脏和化疗损伤严重肝脏）。预留肝脏体积术前可经 CT、MRI 检查进行预测。此外，对肝外转移灶的手术切除标准目前尚无共识，可借鉴肝转移的标准，同样强调，在 R_0 切除和手术安全的基础上，保持灵活性和个体化的手术治疗是关键。已经结直肠肝转移不论解剖性切除或非解剖性切除，只要切缘阴性就可接受，对预后无明显差异。手术方式选择应考虑尽可能多地保留正常组织。非解剖性切除具有失血少、住院时间短的优点。

（二）腹腔镜及机器人开启转移灶的微创治疗

腹腔镜对于结直肠癌转移患者具有双重意义——诊断和治疗。诊断性腹腔镜通常只用于高度疑诊隐匿转移病灶的患者。影像学提示存在小转移癌和异时性多发肝转移怀疑有肝外转移病变的患者，评估手术可切除性、治疗方法选择的情况。结直肠癌肝转移治疗指南指出：对于原发结直肠癌为高危（T_4 或 C_2）的患者，应进行更为仔细的术前准备，包括 PET 和腹腔镜检查。随着 ^{18}F-氟代脱氧葡萄糖正电子发射计算机断层成像（FDG-PET-CT）敏感性的增加和术中超声的应用，诊断性腹腔镜在结直肠癌转移诊疗过程中的作用将有待进一步评价。治疗性腹腔镜是指经腹腔镜进行转移癌的治疗，包括经腹腔镜肝切除、经胸腔镜肺切除、经腹腔镜射频治疗等。在微创外科发展的今天，一些医疗中心已成功开展机器人联合腹腔镜治疗 CRLM。复旦大学附属中山医院是国内最早开展微创机器人结直肠癌手术的单位之一，通过开创微创联合手术，针对 CRLM 病例，在利用机器人切除原发灶同时，行腹腔镜下肝转移灶切除。此外，已完成机器人联合胸腔镜下的直肠癌及肺转移灶的同期切除术，也开始尝试单纯机器人辅助实施直肠癌及肝肺转移灶的同期切除，并取得初步的经验。CRLM 治疗性腹腔镜的应用，应严格选择患者，由有经验的医生进行操作，因具有创伤小、恢复快的优势，未来发展前景值得期待。

（李航宇　唐世磊）

思 考 题

1. 影响结直肠癌发生肝转移的危险因素有哪些？
2. 临界可切除 CRLM 的转化治疗方案有哪些？

第十节　结直肠癌早期防治的意义、问题与对策

一、背景

结直肠癌（colorectal cancer，CRC）是目前最常见的恶性肿瘤之一，据世界卫生组织国际癌症研究机构（IARC）发布的 2020 年全球最新癌症负担数据显示，结直肠癌已经成为第三大常见癌症，其病死率在世界范围内居于第 2 位。随着经济的不断发展，民众饮食结构逐步改变，高蛋白、高脂肪、高热量食物摄入量过多，水果、蔬菜等含纤维素食物摄入量过少，再加上日益严重的人口老龄化，我国的结直肠癌发病率亦呈逐年上升趋势，是仅次于肺癌的第二大癌种。近几十年疾病发病率和病死率上升速度明显，尤其是在经济发达的地区，结直肠癌严重威胁着人民的生活质量和健康水平。根据国家癌症中心 2016 年发布的最新数据表明，2015 年我国结直肠癌新发病例数为 38.76 万例，占全部恶性肿瘤发病的 9.87%；由结直肠癌导致的死亡病例为 18.71 万例，占全部恶性肿瘤死亡的 8.01%；城市的发病率和病死率均高于农村。结直肠癌的发病率和病死率在我国呈现不断上升的趋势，并呈现出地区、性别和年龄差异，防控形势严峻。由于我国结直肠癌患者对于疾病的认识水平较低，因此，提高公众对结直肠癌高危因素的认知和早筛早诊意识变得尤为关键。

近年来，结直肠癌的诊疗水平有了长足的发展，患者的 5 年生存率得到明显提高，这些主要归功于各国学者对结直肠癌发病机制研究的持续深入、筛查技术的广泛开展、影像学及病理学诊断方法的不断完善、全直肠系膜切除术及全结肠系膜切除术等规范化术式的确立、腹腔镜微创手术与机器人结直肠癌手术的向前发展、新型化疗、靶向治疗药物和免疫治疗的问世、新辅助治疗观念的更新以及多学科综合治疗手段的兴起等，这些都给肿瘤患者带来明显的益处。然而，结直肠癌预后与其早期诊断密切相关，大多数早期结直肠癌可以治愈，接受根治性切除术后其 5 年生存率可达 90% 以上，而晚期则约为 10%。

内镜是早期诊治结直肠癌的重要手段，随着内镜技术的进步，内镜下诊断早期结直肠肿瘤的水平不断提高，并且内镜黏膜切除术（EMR）和内镜黏膜下剥离术（ESD）等技术的开展实现了早期结直肠癌及癌前病变的微创治疗，使结直肠癌的早期诊断与早期治疗相结合，进一步降低了结直肠癌的病死率。

二、结直肠癌早期防治的意义

不同 TNM 分期患者之间的生存情况存在明显的差异，早期结直肠癌发生扩散以及转移的概率很低，因此，临床上早期结直肠癌的治疗效果较好，多数患者治疗后可获得长期生存。接受治疗后，Ⅰ期患者 5 年生存率超过 90%，Ⅱ期患者 5 年生存率为 80%，Ⅲ期患者 5 年生存率为 60%，而出现远处转移的Ⅳ期患者 5 年生存率仅为 10% 左右。20%～25%的结直肠癌患者在初次诊断即为晚期伴随远处转移。

绝大部分结直肠癌的发生发展遵循"腺瘤—癌"序列演变，从腺瘤到癌的演变过程经历 10～15 年的时间。息肉是结肠或直肠内壁的过度生长。虽然大多数息肉不会转变成癌症，但绝大多数的结直肠癌都是从息肉开始的，可见早期检查出结直肠息肉的重要性。肠镜检查时发现息肉，处理方法非常简单，可以立即通过内镜下切除，这就阻断了它们发展为结直肠癌的进程。结直肠癌的发生是有规律可循，也可以有效阻断的，从这点上看，结直肠癌与其他癌症相比就"没那么可怕"。通过早期检测并切除腺瘤性息肉，可以预防大部分结直肠癌。即使腺瘤性息肉已经癌变，如果能在病变局限时早期诊断结直肠癌，早期接受根治性手术治疗，可显著提高患者生存率。因此，普及结直肠癌筛查与推广结直肠癌的早期防治可以明显降低结直肠癌发病率及初诊中晚期结直肠癌的比例。

由于推行结直肠癌早期筛查、预防措施及健康教育的完善等，美国结直肠癌发病率与病死率均处于下降阶段；而中国结直肠癌发病率与病死率仍处于快速上升阶段，如何有效降低我国结直肠癌疾病所带来的负担是亟须解决的重大问题。

三、目前结直肠癌早期防治遇到的问题

随着我们饮食结构改变以及人口老龄化等原因，目前我国结直肠癌发病率处于快速上升阶段。结直肠癌的症状较隐匿，在疾病的早期甚至晚期阶段，患者可没有明显的局部症状，而且大多数患者并不了解结直肠癌的高危因素和早期筛查知识，以至于许多患者在确诊时已到中晚期，疗效与预后不佳。而且结直肠癌早期并非毫无症状，只是这些症状很容易被患者所忽视，如结直肠癌可能出现排便习惯改变、大便性状改变（变细、血便、黏液便等）、腹痛或腹部不适等症状。然而大部分患者会认为这是其他器官的疾病，或者因为种种原因选择忍受，导致结直肠癌不能及时发现，耽误了最佳治疗时机。

随着人们健康意识的提高,许多中老年人都会定期做包括血液检查、腹部 B 超、胸透等常规体检,但却很少有人会主动做肠道健康检查。究其原因主要有二:一是民众对结直肠癌缺乏认识,二是民众对纤维结肠镜这种侵入性检查方法难以接受甚至恐惧。这种恐惧心理使很多患者耽误了病情,致使临床上很多的结直肠癌病例得不到早期诊治,错失治疗良机。人们也不重视结直肠癌的早期筛查,出现早期症状时没有重视或及时就诊。另外,在人群中推广结直肠癌筛查的力度仍然不够,没有培养早期筛查的意识,这些都是导致结直肠癌高发病率以及高病死率的重要因素。

四、结直肠癌早期防治的对策

(一)结直肠癌筛查人群

美国国立综合癌症网络(NCCN)在 2020 年发布的结直肠癌筛查指南中,对所有成年人进行风险评估,按危险程度分为 3 组,分别为:一般风险人群、高风险人群和遗传性高风险人群;对于家族史不详者于 40 岁开始考虑进行结直肠癌筛查,而一般风险者则于 45 岁开始;筛查终止于 75 岁;如果年龄在 76~85 岁,则可以根据患者本身的选择而决定是否接受结直肠癌筛查;如果年龄超过 85 岁,则不需要进行结直肠癌筛查,因为对于高龄人群的筛查未见明显生存获益。

我国人口基数巨大,如对适龄人口全部进行相关检查(如纤维结肠镜),所需要的筛查成本及工作量将无法与我国当前现有的医疗资源相适应。中国人群结直肠癌发病率自 40 岁开始上升,并在 50 岁起呈现显著上升趋势。因此,根据 2015 年《中国早期结直肠癌及癌前病变筛查与诊治共识》和 2020 年《中国结直肠癌早诊早治专家共识》推荐,在初筛的基础上确立一般风险人群和高风险人群,分别给予不同的筛查方案,提高成本收益比值,并节省大量人力物力;筛查的目标人群包括所有有便血、黑便、贫血、体重减轻结直肠癌报警症状的人群以及 50~74 岁的无结直肠癌报警症状人群。结合 NCCN 结直肠癌筛查指南及既往国内结直肠癌诊治共识的一些相关概念总结如下。

1. 高风险人群 有以下任意一条者视为高风险人群:①大便隐血试验阳性;②一级亲属有结直肠癌病史;③以往有肠道腺瘤史;④本人有癌症史(任何恶性肿瘤病史);⑤有大便习惯的改变;⑥符合以下任意 2 项者:慢性腹泻、慢性便秘、黏液血便、慢性阑尾炎或阑尾切除史、慢性胆囊炎或胆囊切除史、长期精神压抑、不良生活事件史(发生在近 20 年内,并在事件发生后对调查对象造成较大精神创伤或痛苦);⑦患有以下任何一种炎性肠病:溃疡性结肠炎、克罗恩病性结肠炎。

2. 一般风险人群 至少年满 45 岁,且无上述任意一条者。

对于一般风险人群(即指不是结直肠癌发病高危的人群),这类人群推荐 45 岁以后开始接受结直肠癌的筛查,平均每 5~10 年进行一次检查,检查方式主要包括粪便隐血试验、粪便免疫化学测试(fecal immunochemical test,FIT)、愈创木脂粪便隐血试验(gFOBT)、多靶点粪便 FIT-DNA 检测、结肠 CT、乙状结肠镜和纤维结肠镜检查等。

对于高风险人群,不包括有家族遗传史的人群,推荐 40 岁左右开始接受结直肠癌的筛查,平均每 3~5 年接受一次检查。

对于有家族遗传史的人群,建议尽早就诊,通过有经验的临床医生对家族史进行仔细的收集和一些必要的检查,包括基因检测,来判断该人群是否具有遗传倾向。如果有遗传倾向，则由临床医生按照特定的遗传性肿瘤的随访方案密切随访。如果没有明显的遗传倾向，则按照高危人群的筛查方案进行随访。

（二）结直肠癌筛查方法

1. 基于高风险因素的问卷调查 问卷调查是最简单且经济的筛查方法，推荐通过问卷初筛可以帮助确立结直肠癌高风险人群，进而有针对性地早期发现结直肠癌及其癌前病变。

2. 直肠指诊 超过半数的结直肠癌发生在直肠，而70%的直肠癌位于中低位直肠，直肠指诊可以做出初步判断。

成年人的直肠一般长15cm，距离肛门口7～8cm以下的直肠肠壁可以用手直接触诊，可发现结直肠癌患者的直肠黏膜上有稍隆起的结节。中国的结直肠癌患者中，一半以上是直肠癌，而在直肠癌患者中，又有60%～70%是中低位直肠癌。换句话说，70%的直肠癌可以通过直肠指诊发现。医生在做该项检查时若发现指套上沾有暗红色黏液，说明该患者的直肠内有脓血性分泌物，如果沾有暗红色血液提示肠道出血，鲜红色则可能是内痔出血。大多数直肠癌尤其是低位直肠癌可通过直肠指诊检查发现病变。另外，通过直肠指诊检查还可明确癌肿的形状、质地和移动度等。推荐对未行结肠镜检查的直肠肿瘤可疑患者宜行直肠指诊，可以发现下段直肠的病变，但一些较为平坦的病变亦较难发现。直肠指诊对于直肠肿瘤的筛查价值不明确。

3. 粪便隐血试验 对消化道出血的诊断有重要价值，常作为消化道恶性肿瘤早期诊断的一个筛选指标。2015年《中国早期结直肠癌及癌前病变筛查与诊治共识》推荐采用连续3次免疫法粪便潜血检测来筛查早期结直肠癌及癌前病变。

粪便隐血检测是目前应用最为广泛的筛查结直肠癌及癌前病变的方法之一，其敏感性为47%～87%。当消化道少量出血时一般不会有便血、黑便等表现，肉眼观察粪便外观没有异常，但通过粪便潜血试验可以对消化道内极少量的出血做出判断。其实不止结直肠癌，包括胃癌等消化道肿瘤，在肿瘤发生的早期，肿瘤会侵蚀黏膜及黏膜下血管导致非常微量的消化道出血，这种极小量的出血用肉眼难以判断，这时可以通过粪便检查发现是否有隐匿的消化道出血。对于没有胃病病史的人们，如果体检发现粪便潜血试验阳性，建议择期再做一次，如果仍然或者持续呈现阳性那么就需要警惕，首先要排除消化肿瘤，最常见的消化道肿瘤部位有胃、结肠、十二指肠，在专科医生建议下进一步做肠镜或胃镜检查。

粪便潜血的检测方法包括化学法和免疫法，后者通过乳胶颗粒凝聚反应技术，采用免疫比浊法对粪便中低浓度血红蛋白进行定量检测，同时不必限制膳食，受上消化道出血的影响最小，可量化测定粪便中低浓度的血红蛋白，进而明显提高早期结直肠癌的检出率。粪便潜血试验在消化道溃疡性出血时呈间断性阳性；而消化道肿瘤时往往呈持续性阳性，因此，也可以作为良、恶性出血的一种鉴别。

4. 肠镜检查 是发现早期结直肠癌的最有效手段。在充分的肠道准备下，肠镜检查不仅可清晰地观察肠道，并可在直视下钳取可疑病变进行病理学检查，有利于早期及微小结直肠癌的发现与确诊。

随着医学技术的发展和医师操作熟练程度的提高，肠镜检查的不适感已大为降低，检查时间也大大缩短，完成一次肠镜检查约需15min。此外，也可选择在静脉麻醉的状态下进行无痛肠镜检查。

肠镜检查的另一大意义，在于能发现并通过内镜微创处理结肠息肉，尤其是腺瘤性息肉等癌前病变。我们知道，大部分的结直肠癌来源于腺瘤癌变。而从腺瘤的发生到癌变的发生，可能要经历数年甚至更长的时间，如能在腺瘤未癌变或者早期癌变的无症状阶段，通过肠镜检查发现并经内镜微创治疗，则可以阻断其向癌转变的过程。

2015年《中国早期结直肠癌及癌前病变筛查与诊治共识》和2020年《中国结直肠癌早诊早治专家共识》推荐有条件的地区采用规范化可至回盲部的全结肠镜检查行早期结直肠癌的筛查，尤其对于高风险人群。全结肠镜检查是早期诊断结直肠癌和结直肠腺瘤最有效的手段之一，可以早期发现和治疗结直肠癌前病变及早期结直肠癌。结肠镜检查对病变的检出率受多方面因素的影响，主要包括肠道准备情况、内镜操作技术、检查者个人对病变的识别能力、检查时间等，这些因素限制了结肠镜检查作为大规模筛查的首要手段。纤维乙状结肠镜仅对受检的部分结肠有诊断作用，应用具有局限性。结肠CT也称仿真结肠镜，不能有效地检出≤5mm的息肉，且有辐射，在结直肠癌筛查中的作用有争议，不做推荐。

5. 色素内镜 在结直肠癌筛查时可以选择0.4%靛胭脂加0.2%醋酸全结肠黏膜喷洒来提高结直肠早期癌以及癌前病变的检出率。染色剂及醋酸可以使结肠黏膜微小、平坦、不易发现的病变显露，可以显著提高早期结直肠癌以及癌前病变的诊出率。

6. 电子染色内镜 包括窄带内镜、智能分光比色技术（flexile spectral imaging color enhancement，FICE）、高清智能电子染色内镜等，在不延长内镜检查时间的前提下，对病变诊断的敏感性、特异性方面均较高，并有可能初步预测病变的病理类型，避免过多活检损伤和对内镜治疗的影响。

7. 消化内镜人工智能 近年来，随着以深度学习为代表的新一代人工智能技术的进步，图像识别技术在医学影像和内镜等领域取到了革命性的进展，计算机辅助诊断（computer-aided diagnosis，CAD）系统有望充当内镜医师的"第3只眼"，起到实施辅助和监督医师的作用。

8. CT检查 CT较少直接用于结直肠癌的筛查，若患者拒绝做肠镜检查，可选择在有结肠重建技术的单位进行CT检查，也可以发现肠壁病变。由于CT有辐射性，且发现早期病变优势不如肠镜，因此较少用于早期筛查，是无法进行肠镜检查的另一种选择。CT对观察肿瘤是否浸润周围组织及确定术前手术方案具有较高的参考价值，主要用于手术前评估肿瘤位置、大小，是否有远处转移，术后复查等。

9. 粪便DNA检测检查 2020年《中国结直肠癌早诊早治专家共识》推荐粪便DNA检测用于筛查结直肠癌患者，粪便DNA检测主要针对结直肠脱落细胞的基因突变和（或）甲基化等特征，有单靶点和多靶点方案，也可与粪便免疫化学法测试（FIT）联合检测，具有无须特殊设备、无须限制饮食、无创等优点，有望应用于人群普查，近年来成为研究的热点之一。

其中多靶点粪便检测是利用粪便DNA检测技术检测粪便中肠道肿瘤脱落细胞的特异性标志物，并与FIT相结合的检测方法。该方法提高了结直肠癌进展期腺瘤的筛检敏感性和特异性，但检测费用较高，推荐应用于无症状人群结直肠肿瘤早诊筛查，筛查周期为3年1次或1年1次。粪便检测阳性者应行肠镜检查，有异常发现者应取组织活检以明确诊断。

10. 其他 如循环血液甲基化Septin 9 DNA检测、粪便PKM2蛋白检测、正电子发射计算机断层成像（PET-CT）、钡剂灌肠双重对比造影等，这些方法也有应用于结直肠癌筛查或早诊的研究报道，但由于存在一些缺陷而未被广泛推荐使用于临床工作中。

（三）结直肠癌及癌前病变的筛查流程

根据 2015 年《中国早期结直肠癌及癌前病变筛查与诊治共识》，初筛应针对全体目标人群，宜选择经济且简便易行的方法，推荐使用基于高危因素的问卷调查、粪便隐血试验、血清肿瘤标志物之一或联合使用。初筛确立的高风险人群，进一步行全结肠镜检查，并个体化配合使用色素内镜和（或）电子染色内镜；疑有问题处应予以活检进行病理诊断。对于伺机性筛查不宜做年龄限制，不考虑性别差异，推荐规范化全结肠镜检查作为伺机性筛查精查手段；对于无异常者筛查的间隔时间不应超过 10 年；对于有一级亲属家族史者建议 40 岁开始筛查，以后每 5 年 1 次；对于以往有肠道低风险腺瘤史者在治疗后 5～10 年内复查肠镜，高风险腺瘤史者在治疗后 3 年内复查肠镜，如果第一次复查未见异常，以后可以延长随访间隔时间至 5～10 年；对于结直肠癌根治后患者推荐术后 1 年内行肠镜检查，如有异常，1 年内复查；如未见息肉，3 年内复查；然后 5 年 1 次，随诊检查出现的结直肠腺瘤均推荐切除。如术前肠镜未完成全结肠检查，建议术后 3～6 个月行肠镜检查；对于有子宫内膜癌以及卵巢癌的患者，建议自诊断之日起每 5 年 1 次肠镜检查；对于炎性肠病的患者在症状出现以后 8～10 年开始筛查。

而根据 2020 年《中国结直肠癌早诊早治专家共识》，筛查对象为 40～74 岁一般人群。推荐每 5～10 年 1 次结肠镜检查；如筛查对象拒绝直接接受结肠镜检查，采用问卷风险评估和 FIT 进行初筛，对初筛阳性者（高危人群或 FIT 阳性）行结肠镜检查。若筛查对象依从性差，对初筛阳性者或拒绝初筛患者可行多靶点粪便 DNA 检测，阳性者建议结肠镜检查。而对于伺机性筛查推荐规范化全结肠镜检查。

对于初筛确立的高危人群，建议若筛查对象的 2 个一级亲属确诊结直肠癌或进展性腺瘤（或 1 个一级亲属确诊年龄＜60 岁），建议从 40 岁开始或比家族中最早确诊结直肠癌的年龄提前 10 年开始，每 5 年进行 1 次结肠镜检查；对于腺瘤性息肉综合征患者或致病突变携带者，建议应每年进行 1 次全结肠镜检查；对于林奇综合征家系中携带致病突变者，建议自 20～25 岁开始接受结肠镜检查，每 2 年 1 次，直到 40 岁，然后每年接受 1 次结肠镜检查。

对于早期肿瘤的内镜诊断，则建议高质量的结肠镜检查，推荐分次给药进行肠道准备，并由受过系统训练的有经验的内镜医师行规范、详细的结肠镜检查，保证检查时间及肿瘤检出率；早期结直肠癌的内镜分型建议可参照巴黎分型标准。如有条件，建议结合电子染色内镜或放大内镜对可疑病变进一步观察；对平坦型病变的内镜下处理，建议整块切除（EMR/ESD）病灶后送检。

（四）结直肠癌筛查的实施

1. 推荐各医院单位加强对早期结直肠癌及癌前病变筛查的宣传教育　早期结直肠癌病例临床上多无症状，以无症状检查发现的居多，其次是因便血、腹痛、大便习惯改变等症状行结肠镜检查时发现的。早期结直肠癌筛查能否有效开展，很大程度上取决于人群对筛查的依从性，所以应该普及结直肠癌筛查的相关知识，进行全民结直肠癌筛查的教育，使不具有专业医学知识的广大人群能够了解结直肠癌筛查的作用和意义，可以实现早期发现、早期诊断和早期治疗，让高危人群主动到医院进行结肠镜检查。对于宣传教育的执行可以通过社区医生对社区居民进行普及教育，充分利用各种媒体举办相关的专题讲座等。

2. 推荐对社区医生进行早期结直肠癌及癌前病变筛查教育 社区医生是绝大部分患者就诊的首诊医生。一方面，他们可以成为对人群进行结直肠癌肿瘤筛查的主要实行者；另一方面，也要求其既能从思想上重视筛查工作的必要性，又能从业务上具备顺利开展筛查工作的能力，因此，需要对其进行系统的早期结直肠癌及癌前病变筛查、诊断、治疗、随访的有关知识的培训。

3. 推荐加强对消化内镜医师的规范化培训 强化发现早期结直肠癌及癌前病变的意识，提高对早期结直肠癌及癌前病变识别、诊断的能力。对于综合医院的消化内科医生和专职内镜医生，要重点提高对早期结直肠癌识别、诊断能力。因此，有必要加强内镜操作医师的规范化培训，努力强化和培养发现早期结直肠癌的意识，提高对早期结直肠癌以及癌前病变的识别能力，规范结肠镜的操作，尽量减少病变的遗漏。在充分肠道准备的基础上，结肠镜检查动作要轻柔，快速进入回盲部，退镜要慢，应仔细观察结肠黏膜的细微变化，包括黏膜色泽的变化，血管纹理的变化以及有无隆起或凹陷性病变等，尤其注意小病变、平坦病变的发现，以免漏诊。对于腺瘤性息肉要及时内镜下切除还要重视对结直肠微小病变、平坦型病变和凹陷型病变的识别，因为此类病变具有更高的恶变倾向。在内镜检查过程中充分应用充气及吸气手法、色素内镜使病变更清晰，然后再应用放大内镜仔细观察判别腺管开口形态；另外还要重视全瘤的靶向取材，提高早期癌的检出率。

4. 推荐在结肠镜检查前做好充分的肠道清洁准备 良好的肠道清洁准备是提高早期结直肠癌及癌前病变检出率的重要前提。

充分的肠道准备是结肠镜检查顺利完成及提高病变检出率的前提条件。肠道准备包括肠道清洁剂的选择及用法、辅助措施、不良反应、肠道准备评价等。常用口服制剂包括：复方聚乙二醇电解质散、磷酸钠盐、镁盐、甘露醇等，其中以复方聚乙二醇电解质散在清洁效果和耐受性方面具有一定优势，在检查前 5h 和（或）检查前一日晚服用复方聚乙二醇电解质散，需在 2h 内服用完毕。为达到最佳的肠道准备，建议于结肠镜检查前 1 天开始低纤维素饮食。结肠镜检查前口服及检查中喷洒去泡剂可降低气泡影响观察的发生率。目前肠道准备评价仍采用波士顿或渥太华评分。

5. 退镜时间不少于 6min 文献显示延长退镜时间可以增加结直肠息肉的发现率，推荐结肠镜检查时退镜的时间不低于6min，并且在观察时要确保没有死角。对于直肠近肛门处不易观察者可予以反转镜身观察以确保无病变漏诊，但要注意直肠壶腹情况，不可强行反转以避免穿孔。

（五）结直肠癌的早期治疗

早期结直肠癌的治疗以外科手术为主，手术方法的选择应依据病变部位、大小、病理，并且结合全身情况、性别、年龄乃至骨盆解剖来决定。内镜下可以有效地切除结直肠腺瘤性息肉和早期癌，进行准确的病理学评价。然而内镜治疗是以根治肿瘤为目的的，早期结直肠癌内镜下治疗适应证的原则是没有淋巴结转移的可能，并且根据肿瘤的大小以及部位判定能够一次性切除，所以在进行内镜下治疗时有关肿瘤大小、预测肿瘤浸润深度、组织类型的信息是不可或缺的。

1. 早期结直肠癌及癌前病变内镜治疗的适应证 结直肠腺瘤、黏膜内癌为内镜下治疗的绝对适应证，向黏膜下层轻度浸润的 SM1 癌为内镜下治疗的相对适应证。黏膜内癌无淋巴结以及血管转移，是内镜治疗的绝对适应证。肿瘤浸润至黏膜下浅层（SM1）者，淋巴结转移的比例仅为 3.3%，因此，可作为内镜治疗的相对适应证。但是需要对切除的标本进行严格的病理评估，判断是否有淋巴管和脉管的浸润，根据具体情况来判断是否需要追加外科手术。有文献报道显示对于黏膜内癌以及黏膜下浅层癌行内镜下治疗和外科手术治疗的疗效无明显差别。

2. 结直肠早期癌及癌前病变内镜治疗的禁忌证 有以下情况者：①不能取得患者同意；②患者不能配合；③有出血倾向，正在使用抗凝药；④严重心肺疾病不能耐受内镜治疗；⑤生命体征不平稳；⑥有可靠证据提示肿瘤已浸润至固有肌层；⑦怀疑黏膜下深浸润者为内镜下治疗的绝对禁忌证；⑧肿瘤位置不利于内镜下治疗，如内镜控制不充分，在进行内镜治疗时操作较困难，同时对出血、穿孔等并发症的对应处置也困难者为内镜下治疗的相对禁忌证。

3. 早期结直肠癌及癌前病变的内镜治疗方法 ①对于直径＜5mm 以下的结直肠病变推荐使用圈套器切除术，尚可考虑使用活检钳除术；而对于直径＜2mm 的病变，有研究显示使用活检钳钳除；②对于直径 6～9mm 的小型病变，推荐使用圈套器切除术尤其是冷圈套器切除术，因为热圈套术对黏膜下的血管破坏更大，所以要慎用；此外尚可考虑内镜黏膜切除术对难以切除的病变进行处理；③对直径＞10mm 隆起型病变 I p 型、I sp 型以及 I s 型病变推荐根据蒂部特征选用合适的圈套器切除术进行处理；④对于可一次性完全切除的 II a 型、II c 型，以及一部分 I s 型病变使用内镜黏膜切除术（EMR）治疗，对于这些病变，EMR 的治疗是安全有效的，应作为临床一线治疗的方法，原则上 EMR 可一次性整块切除的病变最大直径≤20mm；⑤对于最大直径超过 20mm 且必须在内镜下一次性切除的病变、抬举试验阴性的腺瘤及部分早期癌、直径大于 10mm 的 EMR 残留或复发再次行 EMR 治疗困难者及反复活检不能证实为癌的低位直肠病变使用内镜黏膜下剥离术治疗；⑥不推荐对结直肠早期癌及癌前病变使用全瘤体组织破坏法治疗，可以用于其他治疗后怀疑有小的残留时。

内镜下治疗的并发症主要包括出血、穿孔以及不完全切除。出血及穿孔首选内镜下处理，包括电凝止血、钛夹止血以及钛夹夹闭穿孔部位等，效果不佳者选择外科手术。对于内镜下不能完全切除的需要追加外科手术，主要包括以下情况：①切除标本侧切缘和基底切缘阳性（距切除切缘不足 0.5mm）；②黏膜下层高度浸润病变（黏膜下层浸润 1mm 以上）；③脉管浸润阳性；④低分化腺癌、未分化癌；⑤癌瘤出芽分级 G_2 以上。

4. 对于术前评估提示超出内镜切除适应证范围的早期肿瘤以及内镜切除术后评估需要追加外科手术的患者，建议结合肿瘤生长位置、大小及患者手术耐受度、患方意愿等综合考虑决定具体的手术方式以及切除范围。结直肠癌的根治性手术方式推荐全结肠系膜切除或全直肠系膜切除。

对于中高位直肠癌患者，远端 4～5cm 的切缘已足够，而对于低位直肠癌患者，肿块远端 1～2cm 切缘即可，推荐进行术中冰冻病理确认切缘阴性。根治性手术需要遵循肿瘤外科原则，遵照相关指南和规范选择手术切除范围和淋巴结清扫范围。关于手术方式选择，结直肠癌腹腔镜手术应在符合以下条件的患者中进行：①手术医师具有丰富的腹腔镜结直肠手术经验；②不存在急性肠梗阻和肠穿孔；③能够进行全腹腔探查；④不存在既往开腹手术等可能增加腹腔粘连的因素。

（六）结直肠癌的术后复发检测方案

对于经治疗后无肿瘤残留的结直肠癌患者推荐规范随访，随访内容包括病史、体格检查、肿瘤指标、影像学检查以及肠镜检查等。随访的目的是尽早发现复发和（或）异时新发肿瘤，并通过及时的干预改善长期生存。

1. 病史、体格检查及癌胚抗原、CA199 监测　每3~6个月1次，共2年，然后每6个月1次，总共5年，5年后每年1次。

2. 胸部、腹部或盆腔 CT 或 MRI　建议每半年到1年1次，共2年，然后每年1次，共5年。

3. 肠镜随访　术前肠镜到达盲肠的患者，术后1年进行首次肠镜检查，如患者术前肠镜未到达盲肠则术后3~6个月复查肠镜。低风险腺瘤是指1次结肠镜检查发现1~2个管状腺瘤，直径均<10mm。高风险腺瘤是指1次肠镜检查发现3个及以上腺瘤，或其中有1个腺瘤直径在10mm或以上，或有1/3绒毛结构以上或高级别上皮内瘤变。如肠镜未发现异常或高风险腺瘤，3年复查肠镜，之后每5年复查肠镜。

4. PET-CT　不是常规推荐的检查项目，对已有或怀疑有复发及远处转移的患者，可考虑行 PET-CT 检查。

5. 液体活检技术　有望成为治疗检测和预后评估的新技术。主要包括循环肿瘤细胞（CTC）和循环肿瘤 DNA（ctDNA）。目前正在研究阶段中，暂未在临床中广泛使用。

（何小文）

思　考　题

1. 结直肠癌早期防治的意义是什么？
2. 结直肠癌的筛查方法有哪些？

第十一节　结直肠间质瘤的外科治疗研究现状与方法选择

一、流行病学

胃肠道间质瘤（gastrointestinal stromal tumor，GIST）是消化道最常见的间叶来源肿瘤，但仅占胃肠肿瘤的 1%~3%。GIST 主要发病部位为胃和小肠，其中胃间质瘤占所有 GIST 的 56%，小肠间质瘤占 32%，而结直肠间质瘤相对罕见，仅占 6%。与胃间质瘤相比，结直肠间质瘤预后更差。作为结直肠外科专业研究生，应了解结直肠间质瘤的研究现状及治疗方法选择。研究显示结直肠间质瘤患者发病年龄与其他部位间质瘤相似，主要是成年人，大部分发病年龄在 50~70 岁，男性 GIST 发病率要略高于女性。

二、辅助检查

结肠镜下可见黏膜下肿物，由于黏膜相对完整，黏膜活检检出率低，此外，内镜和超声内镜（EUS）检查对小 GIST（直径<2cm）的诊断起重要作用。CT 仍是目前结直肠 GIST 临床上的首选检查，增强 CT 能够有效评估 GIST 原发灶、复发转移病灶（图3-2）。CT

还可用于药物治疗疗效评价以及定期复查肿瘤是否复发及转移。直肠的 GIST 还可依赖于直肠超声（图 3-3）、直肠 MRI（图 3-4）的检查评估病灶情况。直肠 MRI 有助于发现肠腔外生长的结节状肿块和评价有无肿瘤盆腔内转移。

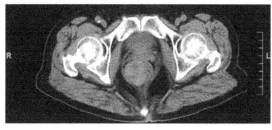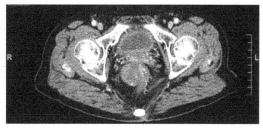

图 3-2 腹盆 CT

盆腔直肠右侧占位病变，与直肠壁分界不清，较大截面约 3.7cm×4.4cm，强化不明显，邻近直肠肠腔受压变窄

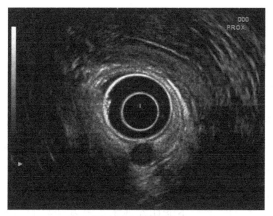

图 3-3 直肠超声

直肠左后壁，距肛门 4～5cm 处肠壁内可见低回声区，大小约 9.2mm×6.9mm，环周 8.88%，后方回声增强，表面光滑，周边及内部可见少许血流，可见穿入血流

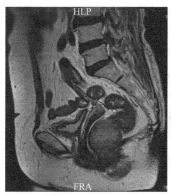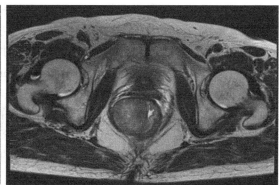

图 3-4 直肠 MRI

直肠下段右侧壁黏膜下可见类圆形混杂信号占位影，最大截面 4.1cm×3.6cm，T_2WI 像混杂稍高/高信号

三、病理诊断及危险度分级

组织标本镜下可见多数梭形细胞，并且免疫组化显示 CD117 和 CD34 过度表达，有助于病理学最终确诊。除 CD117、CD34 外，DOG-1、琥珀酸脱氢酶复合体 B 亚基（SDHB）

也可作为胃肠 GIST 的常规标志物，SDHB 可用来初步排查 SDH 缺陷型 GIST。

此外，结直肠 GIST 的危险度与患者的预后相关。危险度根据 NIH 2008 改良版（又称中国共识 2017 修改版）划分为极低、低、中、高风险 4 个等级。以肿瘤大小、核分裂象计数、肿瘤原发部位、有无肿瘤破裂等指标综合评定（表3-2）。术后病理提示切缘阳性、KIT 外显子 11 缺失突变等也是不良生物学行为。

表3-2 胃肠道间质瘤的危险度分级

肿瘤大小（cm）	核分裂象/50HPF	原发肿瘤位置	危险度分级
<2.0	≤5	任意	极低
	6~10	任意	中
2.1~5.0	≤5	任意	低
	6~10	胃	中
		非胃	高
5.1~10.0	≤5	胃	中
	6~10	非胃	高
		任意	高
>10	>10	任意	高
任意	任意	肿瘤破裂	高

四、治疗方案及预后

GIST 治疗上主要依靠手术和分子靶向药物，首选手术治疗，手术争取彻底完整切除，术中应避免肿瘤破裂。结直肠间质瘤极少发生淋巴结转移，因此不必常规进行淋巴结清扫。完全切除的存活期明显高于不完全切除的病例。甲磺酸伊马替尼是一种酪氨酸激酶抑制剂，可以针对性抑制 c-kit 活性，治疗不能切除或术后复发转移的 GIST 有效率在 50% 左右。其预后与危险度分级、病理分期、治疗选择以及治疗后有无复发等因素相关，局限性、局部进展期和转移性 GIST 的 5 年生存率分别约为 93%、80% 和 55%。

1. 内镜治疗 随着内镜黏膜切除术（EMR）和内镜黏膜下剥离术（ESD）等技术的开展，内镜已经成为其中部分结直肠来源小 GIST 的常规治疗选择之一。目前内镜在直径介于 2~5cm 之间的低风险 GIST 治疗中也有探索，尤其对于距肛门 10cm 内的结直肠间质瘤，也有中心开展经肛门内镜显微手术（transanal endoscopic microsurgery，TEM），实现结直肠间质瘤的全层完整切除。

2. 手术治疗 随着腹腔镜手术在结直肠外科手术的广泛应用和实践，腹腔镜手术适应证也已不再仅仅局限于直径 <5cm 范围内以及特定部位的 GIST，有新的证据显示直径 >5cm 原发可切除的 GIST 行腹腔镜手术与开腹手术的长期预后相似，必要时可借助腹腔镜联合内镜技术。

胃肠小 GIST（直径 <2cm）检出后选择随访还是切除仍有一些争议，虽然胃部小 GIST 的生物学行为相对惰性，而生长于小肠、结直肠等非胃部的小 GIST 其临床与预后特征明显有别于来源于胃的小 GIST，目前国内外相关指南均推荐予以手术切除。

与结直肠癌的手术原则不同，结直肠间质瘤在根治性外科切除时通常不常规清扫区域淋巴结。手术中术者应注意肿瘤包膜的保护，尽量避免术中肿瘤的破碎。对于复发性结直肠间质瘤，复发性转移灶的 R_0 切除甚至 R_1 切除也能够改善患者的预后，手术治疗联合靶向治疗是复发性结直肠间质瘤重要的治疗手段。

3. 靶向治疗 通常用于结直肠间质瘤的新辅助治疗和术后药物治疗。术前评估无法 R_0 切除、侵犯脏器需联合脏器切除的结直肠间质瘤，临床推荐患者可先行新辅助治疗。新辅助治疗的目的是提高手术切除率、缩小切除范围，尽可能保留器官功能。新辅助治疗前需完善病理活检以明确诊断，活检病理同时行基因检测了解相关基因突变情况。后续靶向治疗将依据基因检测结果，决定药物的种类和剂量。新辅助治疗的时间为半年至一年，一般不超过一年，新辅助治疗阶段患者需要严格定期随访和评估肿瘤情况，当 GIST 经评估不再退缩或符合手术 R_0 切除要求，可考虑及时进行手术治疗。定期复查的目的也是避免新辅助治疗期间药物治疗无效间质瘤快速进展，及时更换靶向治疗药物。

根据基因检测结果，临床上新辅助治疗方案选择策略如下：

（1）KIT 外显子 9 突变者推荐伊马替尼高剂量（600~800mg/d）。

（2）通常 KIT 外显子 11 突变推荐伊马替尼常规剂量（400mg/d）。

（3）KIT/PDGFRα 野生型 GIST 使用伊马替尼显著低于突变型 GIST，目前尚无明确药物可用。

（4）PDGFRα 外显子 18 突变（包含 D842V）GIST 新辅助治疗选用阿伐替尼。

对于 PDGFRα 外显子 18 突变和 KIT/PDGFRα 野生型 GIST 在生物学行为上相对惰性，且这两类 GIST 对于伊马替尼反应较差，临床并不推荐行辅助治疗。对于晚期转移性、复发难治性结直肠间质瘤的患者而言，新型靶向药物研发至关重要，阿伐替尼是新型高效 KIT/PDGFRα 酪氨酸激酶 I 型抑制剂，被推荐应用于 PDGFRα 外显子 18D842V 突变的转移性 GIST 的治疗。

五、总结

与胃间质瘤相比，结直肠间质瘤发病率更低、预后更差。CT 仍是目前结直肠 GIST 临床上的首选检查。结直肠间质瘤推荐手术切除，不常规清扫区域淋巴结，推荐腹腔镜等微创手术。靶向治疗是重要的治疗手段，活检病理诊断联合基因检测决定靶向药物的选择。

（吴　斌）

思　考　题

结直肠间质瘤危险度分度的参考依据是什么？

第四章 功能性疾病

第一节 盆底疾病外科治疗的研究现状与展望

一、概述

盆底是指封闭骨盆下口的全部软组织，是一个由肌肉及韧带将膀胱尿道、阴道子宫和直肠肛门联系在一起，受同一神经系统支配的功能整体。这些组织在承接腹压和承托内脏方面起着重要作用，而且在消化道与尿生殖系统出口处构成复杂的纤维-肌性复合体，对分娩、排尿及排便运动做着精细调节。盆底任何一组器官的功能障碍均不是孤立的，而是相互关联影响的，需要不同专业领域医生的共同协作，推动盆底外科向多学科整合方向的发展。盆底功能障碍性疾病（pelvic floor dysfunction，PFD）是指因盆底支持结构的发育缺陷、薄弱、盆底肌肉损伤及内分泌失调等原因导致盆底组织结构发生病理改变，引起盆腔器官移位及功能改变，从而导致相应器官功能障碍性疾病，表现为阴道前后壁、子宫等盆腔脏器脱垂（POP）、性功能障碍（FSD）、盆腔疼痛（CPP）等。随着各个专业领域对盆底疾病的不断研究，越来越多循证医学研究证据的积累，对盆底疾病的认识发生了深刻的变化，新理念、新技术不断涌现，促进了盆底疾病专业的发展。20世纪90年代澳大利亚Petros等在盆底领域首先提出了盆底整体理论，提出了前盆（膀胱、尿道）、中盆（子宫、阴道）和后盆（直肠、肛门）是一个有机功能整体，在国际上得到很多专家学者的认同，从而促进了盆底康复学的深入开展，亦促进了对肛门失禁、排便障碍和盆底痛相关疾病的诊治。因此，盆底疾病虽不像恶性肿瘤危及生命，但随着全球老龄化及人群寿命延长，呈现出发病率高、就诊率低且逐年上升的特点，严重影响生活质量和身心健康，并容易引起精神、心理障碍等问题，成为最常见慢性疾病之一，是医学领域的又一个研究热点。

二、病因

PFD的病因一直是临床及基础研究的热点和难点。通常认为腹压增加、遗传因素及营养不良、肥胖、妊娠、分娩、雌激素不足以及盆底手术和神经损害是PFD发生的高危因素，而且亦与盆底的解剖结构特点密切相关，盆底的支持结构发生松弛，导致PFD的发生。在这些病因的基础上，长期增加腹压可加重或加快疾病的发生。另外，随着外科尤其是妇科手术的开展，医源性因素也逐渐增加，也使得盆底解剖结构不同程度的破坏，导致PFD的发生。

三、盆底功能障碍性疾病的发病机制

（一）盆底支持组织机械损伤

机械性损伤对盆底功能造成的影响是多方面的，由于肌组织筋膜的破坏或者神经损伤所导致的肌肉功能障碍引起支持结构的损伤，导致盆底肌肉、韧带、筋膜等结缔组织力学功能减退，是盆底疾病发生的基础条件，国内研究亦证实女性分娩、衰老、便秘等因素引

起的盆底支持组织机械损伤可能参与 PFD 的发生发展。有研究分析认为，衰老和雌激素水平衰减可引起盆底支持结构退行性改变，而肥胖、便秘、妊娠等因素引起盆-腹腔压力增加，从而产生生物力学不平衡效应，在经阴道分娩过程中，盆底组织结构在短时间内经受过度的牵拉及持续被动扩张，将不可避免地导致盆底组织急性机械性损伤。此外，从基础研究来看，机械力学作用可以影响成纤维细胞的一系列生理功能，进而从多种途径实现对细胞外基质（extracellular matrix，ECM）代谢的调节作用，最终会影响盆底结缔组织的支撑作用。

（二）女性雌、孕激素及其受体水平的改变

盆底支持组织雌、孕激素及其受体的改变，妊娠期高水平孕激素的抑制作用和绝经后低水平的雌激素作用都可能导致胶原和弹性纤维的形成下降。流行病学研究资料报道进一步证实存在雌激素缺乏症且已出现下尿路症状的女性中约 70%的个体在进入绝经期后将发生尿失禁（UI），提示雌激素不足可能是导致下尿路症状的潜在病因之一。多项临床研究资料显示绝经期雌激素缺乏可导致膀胱过度活动症（OAB）发病风险增高，经阴道局部应用雌激素可改善尿频、尿急、急迫性尿失禁、性交困难及尿路感染下尿路症状，推测其作用机制可能是通过改善泌尿生殖道萎缩间接发挥治疗作用。

（三）基因易感性与盆底神经病理学的改变

有临床研究证据支持 PFD 的发生与基因易感性相关，弹性纤维相关成分的变化，对维持女性盆底结构和功能的完整性至关重要，应用基因表达谱芯片检查 PFD 患者与正常对照组子宫主韧带差异性表达基因，结果显示 Dikkopf 1（DKK1）、分泌型卷曲相关蛋白 1（SFRP1）介导的神经退行性变可能与 PFD 的发生密切相关。患有特定的先天性结缔组织代谢障碍性疾病的个体，如埃勒斯-当洛（Ehlers-Danlos）综合征（胶原基因缺陷）和马方（Marfan）综合征（弹性纤维基因缺陷）患者，合并尿失禁的发生率明显高于普通人群。进一步研究显示，绝经后 SUI 患者盆底组织胶原蛋白总含量降低并不是因为合成减少，而是因为降解加速导致，这可能是绝经后妇女 PFD 发病率增加的原因。基因易感性作为先天性危险因素，而生长环境，如妊娠、分娩等则是后天获得性危险因素，前者是患病基础，后者是发病诱因，两者共同作用是形成 PFD 的发生基础。

四、诊断与诊断技术

多学科的发展为盆底疾病的诊治开拓了广阔的应用前景。分子生物学、基因学、心理学、影像学等技术的发展提示我们需深入探究神经支配功能紊乱与临床症状的关系，促进一些新的诊断技术也不断涌现，能更清楚地显示盆底解剖结构，评估盆底功能，为诊断和治疗提供有力的依据。

（一）盆底疾病的临床表现

1. 肠道功能紊乱 主要表现为出口梗阻型便秘、排便困难和肛门失禁。

2. 盆腔脏器脱垂 包括阴道前壁、后壁脱垂及子宫脱垂；尿失禁：分为压力性尿失禁（用力、喷嚏或咳嗽时的不自主漏尿）、急迫性尿失禁（急症的不自主漏尿）和混合性尿失禁（与急症、劳累、打喷嚏或咳嗽相关的不自主漏尿）。

3. 性功能障碍 表现为性欲障碍和心理生理变化，会造成患者产生抑郁、焦虑等不良

情绪，还会影响人际关系。

（二）诊断技术在盆底疾病的应用

1. 盆底超声 因其实时动态性、无射线辐射、操作方便的优点被临床医生广泛接纳，可从会阴部直观、动态观察盆底器官活动，从形态及功能角度对盆底功能障碍性疾病的诊疗进行评价，并可及时发现隐匿于盆腔内部、尚未出现临床症状的盆底支持结构的损伤。通过观察患者在静息、张力及缩肛状态下的肛提肌裂孔面积、肛提肌左右支夹角、膀胱颈的移动度、尿道倾斜角等指标，可以对患者的盆底结构有更清晰的了解，方便疾病的诊断及治疗。

2. 盆腔磁共振成像 磁共振成像技术具有软组织分辨率高、无电离辐射、多平面成像等优势，逐渐被认为是评价盆底结构的理想影像学方法，在盆底结构成像中受到越来越多的重视。磁共振成像将高分辨率图像与较高的软组织对比度结合起来，可以对盆底疾病进行无创和更客观的评估。静态磁共振成像显示盆底解剖及支撑结构缺损，而动态磁共振成像显示盆腔器官活动、盆底肌力减弱、盆腔器官脱垂及相关间室缺损。静动态 MRI 三维重建更有助于理解盆腔的立体解剖结构，实现三维空间测量，解决二维仅能测量器官垂直方向运动情况的问题，直观地观察脱垂器官及其形态特点，了解其在盆腔中所处的空间位置，从而立体、真实地研究盆底疾病。

3. 影像尿动力学检查 是在原有普通尿动力学检查基础上，同步显示膀胱和尿道的影像形态变化，减少了检查过程中的误差，为下尿路疑难疾病患者提供更全面的诊断依据。

4. 排粪造影 一般采用钡剂注入肛管直肠内，然后在特制的排粪桶上采取坐位或蹲位排空造影剂，分别摄取侧位静息、提肛、用力排粪终末黏膜相的静息和用力排时照片，在 X 线下观察下段肠道的一种检查方法，常用于肠易激综合征、直肠脱垂、排便困难、出口梗阻型便秘等疾病的诊断。

5. 肛管直肠压力测定 常用的有气囊或水囊的方法、固态微型转换器方法等，是通过用探头感受直肠肛管内的压力，通过导管将所感受到的压力及变化信号经压力换能器转变为电信号，然后再传输给计算机和记录装置，来显示或打印出直肠肛管压力图形。此项技术主要应用于下段直肠肛门功能紊乱、排便困难或失禁、阴道脱垂等。

6. 盆底表面肌电图 采用针电极或丝状电极分别描记外括约肌、肛提肌和耻骨直肠肌的肌电活动，根据肌电的振幅、变异性、运动速度、肌纤维分型来评估盆底肌功能。常与肛管直肠测压法联合应用判断有无肌源性和神经源性病变。妊娠及分娩可导致盆底肌纤维的疲劳、拉伸甚至损伤，使得盆底肌收缩功能减弱，最终导致 PFD。

五、外科手术治疗与疗效评价

PFD 的治疗主要包括手术治疗与非手术治疗，其中以手术治疗为主。非手术治疗则主要包括电磁刺激疗法、药物治疗、盆底肌肉康复训练和子宫托等。PFD 手术方案繁多，随着新材料、新技术的发展，手术理念的更新，各种术式层出不穷，传统的 PFD 手术理念是建立在切除与修补的基础之上，主要有阴道前壁修补术、阴道后壁修补术、阴道前后壁修补+主韧带缩短+宫颈部分切除术[曼彻斯特手术（Manchester operation）]、经阴道全子宫切除+阴道前后壁修补术、阴道封闭术等。随着腹腔镜技术和材料科学的迅猛发展以及医学技术的日益成熟，腹腔镜手术和由合成材料发展出的人工网片在医学上得到了广泛应用，促进了盆底疾病外科治疗技术的提高和在基层医院的普及，但不同术式的演化，各有利弊，如何个体化地选择术式，提高治愈率，降低复发率，是PFD治疗重要的研究方向。

（一）前盆腔手术

前盆腔功能障碍主要为阴道前壁膨出或脱垂且多伴有压力性尿失禁（SUI）。患病人数呈逐年增多趋势，且以盆腔脏器脱垂为主，以中老年妇女为高发人群，高危因素主要包括：慢性咳嗽、长期便秘、会阴切开与频繁负重、子宫切除后、腹型肥胖及高龄造成腹腔内压力持续上升等，对患者身心健康有严重影响。无症状或阴道半程分级为Ⅰ度、Ⅱ度的阴道前壁膨出患者无须治疗，重度有症状患者应行手术治疗。常用的有阴道前壁修补术，适用于单纯前盆腔缺陷引起的阴道前壁脱垂。此术式通过切除子宫、阴道前壁修补、阴道后壁修补等一系列方法，将部分阴道黏膜、脱垂子宫等切除，修补阴道壁，进而改善脱垂症状，修补的重点在于切除过度拉伸组织，缝合后使阴道前壁恢复或接近正常解剖结构。虽然具有一定疗效，但手术完成后患者盆底功能恢复并不理想，不能完全达到盆底加固的目的，修补后的阴道前壁组织仍较薄弱，可能损害盆底正常解剖结构及功能，术后复发率偏高，出现多种并发症，影响预后，但也有学者加以改进取得了比较好的效果，叶黔等分析了Avaulta前盆底修复系统行改良前盆底重建术治疗前盆腔功能障碍的效果。主要方法是根据阴道松弛度与阴道前壁面积修剪网片，置于膀胱和阴道之间，网片前端缝合固定于膀胱颈后方膀胱浅筋膜，网片后端缝合固定于膀胱宫颈韧带，然后进行张力缝合处理。结果显示，术后盆底功能障碍评分低，生活质量评分更高，术中出血量、并发症发生率更低，手术时间、留置尿管时间、住院时间更短，提示Avaulta前盆底修复系统行改良前盆底重建术治疗前盆腔功能障碍的效果显著。1993年Richardson研究证实部分患者的膀胱膨出是阴道旁缺陷造成的，因此，提出了阴道旁修补术（vaginal paravaginal repair，VPVR）治疗阴道前壁膨出的手术方案。该方案是阴道前壁修补的补充治疗，在阴道前壁修补的同时行阴道旁缺陷闭合，报道近期客观治愈率为89.28%，手术近期临床效果较好。还有学者认为，加用网片或生物补片能达到加强修补、减少复发的作用，但近年来也有学者对是否加用网片提出异议。合并有SUI的患者应同时行SUI相关手术。

（二）中盆腔手术

中盆腔式主要针对子宫脱垂和阴道穹膨出，目前常见的手术方式有：骶棘韧带固定术，高位宫骶韧带悬吊术及骶骨固定术等。

（1）骶棘韧带固定术（sacrospinous ligament suspension，SSLS）：是影响非常广泛的中盆腔脱垂治疗的手术方案，由德国的Sederl于1958年首次描述，主要适用于子宫脱垂同时伴有主、骶韧带松弛，尤其适合老年患者，手术方法是打开阴道后壁，钝性分离直肠右侧间隙及阴道右侧壁，暴露骶棘韧带，用不可吸收缝合线把宫骶韧带及骶棘韧带缝合固定，然后把子宫宫骶韧带固定线与阴道残端固定，最后连续缝合阴道壁黏膜。有文章报道SSLS术后总体复发率为28.8%，其中阴道前后壁脱垂复发率为6.3%，阴道顶端脱垂复发率为7.2%，但SSLS术后恢复快且无性交困难，生活满意度高，生活质量改善明显。因此，有中盆腔脱垂或者脱垂倾向的患者可采取SSLS。

（2）高位宫骶韧带悬吊术（high uterosacral ligament suspension，HULS）：2007年鲁

永鲜等提出的阴式HULS手术方法为经阴道切除子宫后行阴道前壁修补术及无张力阴道吊带术，向上牵引阴道断端，用不可吸收线分3针在坐骨棘水平或略高于坐骨棘水平上下缝合双侧宫骶韧带及直肠子宫陷凹，无明显肠膨出及直肠上段膨出者，采用宫骶韧带同侧折叠缝合，宫骶韧带缝合打结后留线，然后用留线缝合到阴道断端的耻骨宫颈筋膜和Denonvilliers筋膜，依次打结，缝合阴道断端。测量阴道宽度，进行POP-Q分度。

（3）骶骨固定术（sacrocolpopexy）：骶骨固定术保留子宫者，将补片固定在双宫骶韧带和骶骨前棘间韧带，子宫切除者将补片固定在阴道残端和骶骨前棘间韧带。Lane于1962年报道了经腹骶骨阴道固定术治疗阴道穹膨出，Seracchioli于2004年首先报道了腹腔镜下应用补片的子宫骶骨固定术。

（4）曼彻斯特手术（Manchester operation）：是指阴道前后壁修补+主韧带缩短+宫颈部分切除术，适用于合并宫颈延长、中度子宫脱垂、有保留子宫意愿的患者。该手术经阴道完成，长期以来被认为是子宫脱垂的标准术式。但曼彻斯特手术同样未能充分修补盆腔缺陷，未达到盆底加固的目的。

（5）后穹隆成形术：又称为子宫陷凹成形术、直肠子宫陷凹疝修补术或阴道后疝修补术。手术的目的是关闭直肠子宫陷凹，以增强盆底组织的支持，减少肠膨出及肠疝的发生。

（6）腹腔镜骶骨固定术（laparoscopic sacrocolpopexy）：该术式利用人工合成网片，将子宫或阴道残端向上提拉，固定于骶骨 S_2～S_4 前方的前纵韧带上，将盆底结构恢复或接近至正常解剖位置，保持了正常的阴道轴向及长度，维持了正常的生理结构。该术式操作相对简单，手术效果明显。

（三）后盆腔手术

后盆腔手术主要针对阴道后壁膨出、直肠膨出和会阴体组织的缺陷。主要包括以下几种手术方式：

（1）直肠骶骨岬固定术：该术式主要是分离直肠后壁，游离直肠至尾骨尖，辨认骶骨岬位置后，将直肠提起拉直在平骶骨岬部位，用补片将直肠固定于骶骨岬突出部位骨膜上，缝合直肠两侧后腹膜，将其恢复直肠正常解剖角度和盆底肌的张力，维持直肠容器的作用，从而增加肛提肌功能，限制直肠过度活动。

（2）直肠折叠悬吊固定术：游离直肠后找到直肠肥厚部与明显变薄的交界点，在此点下方通过行肌层间断缝合折叠直肠全周前侧壁 2/3。前壁悬吊于切开的覆盖膀胱的腹膜以提升膀胱直肠陷凹的效果，侧壁悬吊固定于侧腹膜加强盆底组织的强度。

（3）肛提肌缝合术：修复直肠膨出部分后，沿盆壁两侧找到肛提肌，于直肠处肛提肌板上将两侧肛提肌缝合到中线，以形成新的肛提肌板。

（4）阴道后壁修补术或桥式修补术：特点是从后盆腔缺陷的最高点开始修补，同时修补会阴体。分离阴道直肠黏膜后，切除阴道后壁多余黏膜组织，再连续缝合阴道后壁。如同时伴有阴道顶部的横向撕裂时，需将直肠阴道部分与盆腔内深部筋膜加以缝合，并注意保留足够的阴道黏膜，以保证阴道的深度、宽度。阴道后壁桥式修补术是在阴道后壁穹隆的顶端与会阴体之间行一倒三角形切口，形成三角形"桥"体，全层切开黏膜及其下方的阴道直肠筋膜层，再用可吸收线褥式折叠缝合"桥"体黏膜，也可以考虑在阴道后壁内加用补片修补以达到更牢固的支持作用。

（四）全盆底重建术

近年来，随着盆底整体理论的发展，如盆底腔室系统理论、吊床理论、整体理论等，获得了一些突破性进展，使得以重建盆底解剖结构、恢复盆底功能为目的的重建手术逐渐代替了传统的姑息性手术。PFD 的手术治疗理念和模式已经发生较大的改变。治疗方式由以前的"切除"为主转变为"加强"为主，即由切除脱出的组织、器官到加强盆底支持结构的理念转变。该理论在水平方向上将阴道支持轴分为 3 个水平，不同腔室和水平的脱垂之间既相对独立又相互影响。全盆底重建就是在 3 个水平及前、中、后盆腔全面重建盆底结构，通过对松弛组织进行悬吊及修补，并使原有病损组织由对人体无害的材料进行代替，可达到重建盆底组织架构，恢复子宫正常解剖位置的目的。

（五）腹腔镜手术

传统的全盆底重建经阴道完成，部分手术操作是在非直视下完成，出现血管神经组织损伤概率较高，与经阴道植入网片盆底重建术比较，腹腔镜手术是开腹手术的延伸，随着腹腔镜器械的发展及手术操作的进步，腹腔镜下手术视野更开阔，解剖结构及层次更清晰，因此腹腔镜手术有逐渐替代开腹手术的趋势。但腹腔镜下盆底重建术因操作部位深，操作困难，因而对手术技能要求较高，需要熟练掌握腹腔镜手术技巧。腹腔镜手术治疗 PFD 主要术式有腹腔镜下子宫或阴道骶骨固定术、腹腔镜下子宫骶骨韧带缩短固定术、腹腔镜下阴道旁修补术等。

（六）经阴道植入网片盆底重建术

经阴道植入网片盆底重建术（transvaginal mesh，TVM）是应用非常广泛的一种全盆底重建术，应用的网片作为盆底缺陷的筋膜和韧带组织的补充和强化，为盆底提供持久的支持力，植入的网片在周围成纤维细胞长入后，形成的网架具有较强的拉力和支撑力，对盆底组织有明显的加固作用。网片的臂通过闭孔穿过耻骨宫颈韧带完成对前盆腔的支持，穿过盆筋膜腱弓后方闭孔完成对中盆腔的支持，经臀部路径穿过骶棘韧带完成对后盆腔的支持，同时对阴道侧壁的缺陷加以纠正，最终达到对薄弱盆底的整体修复目的，恢复正常的盆底解剖结构。

六、展望

随着人口老龄化的到来，PFD 将成为影响人们生活质量的重要因素，随着对盆底解剖研究的深入、盆底外科的建立、国际合作交流的日益频繁，PFD 的研究热点多转向通过影像与解剖相结合研究盆底结构的形态、解剖及功能，不断涌现出盆底疾病诊治的新理论、新知识、新技术。盆底疾病学科的发展已进入到多学科、多模式、多层次和中西医结合的阶段，已从分析性研究向整体性研究发展，体现盆底整体治疗理念的盆底生物反馈及康复治疗、骶神经调节、中医药、针灸、心理治疗、人工括约肌及盆底重建术、盆底补片术等都取得了长足的进展。以生物反馈为基础的盆底康复训练和电刺激疗法得到广泛推崇和在基层医疗机构的普及。不仅仅是挽救患者生命，更重要的是提高生活质量。同时，随着病理机制的阐明，相应的治疗与预防方法也齐头并进。多种理念的提出使得手术治疗治愈率显著提升，人工合成材料不断呈现多样化发展。但 PFD 病情病因复杂，目前暂无一种手术可以保证完全不复发。患者个体化差异大，需做到综合考虑，临床医师应严格掌握指征，并需要与患者充分沟通，明确各类手术的利弊关系，选择适当的个体化手术方案，有助于为患者制订合理的诊疗方案，进一步改善患者的生活质量，以达到最好的治疗效果。

（李进军）

思 考 题

1. 如何认识网片在盆底疾病手术中的应用？
2. 诊断技术如何应用于在盆底疾病手术中疗效的评价？

第二节　出口梗阻型便秘外科治疗的历史、争议与现状

一、概述

（一）出口梗阻型便秘的定义及特征

出口梗阻型便秘（outlet obstruction constipation，OOC）是指肛门、直肠解剖结构异常，直肠、肛管内外括约肌功能失调，各种原因导致盆底肌功能不良及排便动力缺乏所引起的便秘。

出口梗阻型便秘以排便困难、排便不尽感、排便姿势改变为临床表现，部分患者可能有便血、肛门疼痛等，严重者需要手法辅助排便（包括抠便、按压阴道排便），以及需要药物（包括开塞露或栓剂）协助排便。便秘可以继发精神心理障碍，如抑郁症、焦虑症、精神分裂症甚至自杀倾向等。

出口梗阻型便秘病因众多，目前公认的因素包括：直肠前突、直肠内套叠、耻骨直肠肌综合征、盆底痉挛综合征、会阴下降综合征、内括约肌失弛缓症和孤立性直肠溃疡综合征。

（二）出口梗阻型便秘的诊断和治疗

出口梗阻型便秘辅助检查包括结肠镜检查、排粪造影、结肠传输时间测定、肛管直肠压力测定、球囊逼出试验、盆底肌电图以及心理评估。通过典型的临床表现及对应的辅助检查，诊断便可成立。但因病因众多，出口梗阻型便秘治疗方法差异较大，治疗效果也不尽相同。总体来讲，保守治疗是出口梗阻型便秘首选的治疗方案，手术治疗仅适用于严格非手术治疗无效的患者，且因手术方式众多，疗效差异较大，至今尚缺乏标准的手术方式。

本节就引起出口梗阻型便秘的病因进行分类讲述，随着医学科学的不断发展，出口梗阻型便秘在基础研究和临床实践上都有了较大进步，本节重点关注出口梗阻型便秘治疗原则及外科术式的不同选择。

二、直肠前突

直肠前突（rectocele，RC），又称直肠前膨出，是直肠前壁通过直肠阴道隔薄弱、松弛、缺损处向阴道膨出形成的疝。多见于中老年女性经产妇。根据临床表现结合排粪造影

显示可确诊。根据排粪造影囊袋深度测量结果可分成三度及三型。轻度：0.6～1.5cm；中度：1.6～3.0cm；重度：>3.0cm。Ⅰ型：前突呈指状，或单纯性向阴道膨出；Ⅱ型：直肠前突呈大的囊袋状，直肠阴道隔松弛，直肠前壁黏膜脱垂，直肠子宫陷凹呈袋状深陷；Ⅲ型：直肠前突与直肠套叠或脱垂并存。

直肠前突经严格非手术治疗 3～6 个月无效可选择手术，手术方法较多，手术入路有经直肠、经阴道、经会阴及经腹腔手术，手术方式的选择需综合考虑直肠前突的程度、临床症状及其他合并的盆底异常，Ⅰ、Ⅱ型直肠前突可选择经直肠、经会阴或经阴道作为手术入路，Ⅲ型直肠前突适合选择经腹腔入路。

1. 经直肠入路

（1）闭式修补：代表术式 Block 手术，根据前突大小用弯止血钳钳夹直肠阴道隔薄弱区的直肠黏膜，沿止血钳以 2-0 号铬制肠线自齿线上 0.5cm 起向上纵行连续缝合黏膜及肌层，直至耻骨联合水平，两侧包括肛提肌边缘，缝合时保持下宽上窄，使折叠组织呈塔形，以免在上端形成黏膜瓣，妨碍排便。改良 Block 手术，可在直肠前壁做 2～3 个平行排列塔形缝合。Block 手术及改良 Block 手术具有操作简单、出血少的优点，但主要用于轻、中度直肠前突，使用较为有限。

（2）开放式修补：代表术式为 Sehapayak 手术及 Khubchandani 手术。前者在前正中齿线上方向上纵行切开直肠前壁 5～7cm，深达黏膜下层，显露肌层，并向两侧游离黏膜各 1～2cm，用可吸收线缝合直肠前壁肌肉及左右肛提肌 4～6 针。后者首先用电刀在齿线上方作2～3cm 长的横切口，然后在切口两端向上各作 6～7cm 的纵切口，深达黏膜下层，再游离出一个基底较宽的"U"形黏膜瓣。用可吸收线横行（左右）缝合 3～4 针，再垂直（上下）缝合 2～3 针，然后剪去多余黏膜瓣深达黏膜下层，显露肌层，并游离黏膜 1～2cm，用可吸收线缝合直肠前壁肌肉及左右肛提肌。开放式修补存在出血多、手术时间长等缺点，目前已较少应用。

（3）吻合器修补：如前所述，传统闭式、开放式修补存在明显的弊端，目前直肠前突的外科治疗多采用吻合器修补的手术方式。

PPH 术，通过切除部分直肠黏膜，缩小直肠前突的宽度、降低直肠前壁顺应性，改善便秘症状。PPH 具体操作详见痔治疗章节，显然 PPH 术具有创伤小、操作简便、术后近期效果好的优点，但因其钉仓容积有限，远期疗效较差。

PPH-STARR（stapled transanal rectal resection）术：所用技术同 PPH，只是荷包制作不同并且须用 2 把 33mm PPH 吻合器。在直肠前壁前突顶端作 1～3 个横行半荷包，置入第一把吻合器，并置入挡板于直肠内，用于阻隔直肠后壁黏膜，收紧击发，然后在直肠后壁做 1～2 个横行半周缝合，前方置入挡板，使用第二把吻合器，完成切除吻合。PPH-STARR 术切除的直肠黏膜更多，远期疗效肯定，但术中操作视野有限，学习曲线较长，并发症发生率高。

TST-STARR 术：选择 36mm TST 环形吻合器，折刀位扩肛，使用纱布拖出试验检查脱垂的程度及确定脱垂的顶点，采用降落伞技术分别于直肠前突及黏膜脱垂顶端折叠缝合6 针（截石位 1、3、5、7、9、11 点钟），置入 TST 吻合器并将缝线穿出保持一定张力，女性患者注意检查阴道后壁，然后击发吻合。该术式选择大容量 TST 器械，切除直肠组织体积更多，适用于重度直肠前突合并严重直肠内脱垂，操作简单，疗效肯定，目前临床应用较多。

Endo-GIA 术：代表术式为 Bresler 术，3 把组织钳呈纵行分别提起前突的直肠上缘、中点和下缘黏膜，用 60mm endo-GIA 垂直切割闭合器，闭合切除提起的直肠黏膜、黏膜下层及部分肌层，再连续锁边缝合。该术式报道较少，可用于重度直肠前突，但对于合并的直肠内套叠效果有限。

2. 经阴道入路

（1）闭式修补：用肠线在阴道内沿薄弱区左侧边缘进针，贯穿边缘肌组织及直肠纵肌层沿直肠壁横穿至薄弱区右侧边缘。依上法再由右侧向左侧穿行引出，根据薄弱区大小做 2～3 针褥式结扎。该术式缝合深浅难以掌握，有导致直肠阴道瘘或术后效果不佳的风险，目前较少采用。

（2）开放式修补：在阴道后壁作纵切口、菱形切口、阴道外口与皮缘交界处倒 "T" 形或弧形切口，钝性分离黏膜至完全暴露前突囊袋颈口，沿颈口肌层组织作一荷包缝合，再纵向间断缝合加固或折叠缝合包括括约肌、直肠纵肌、部分环肌和肛提肌，部分患者可采用经阴道补片植入修补术。该术式有分破直肠壁的风险，在伴有明显阴道膨出的患者可采用。

3. 经会阴入路

（1）前壁折叠缝合术：在肛门与阴道之间作一长 4～5cm 的弧形切口，向上分离至直肠前突上极，先将直肠阴道隔折叠缝合，再将阴道横膈和两侧的肛提肌边缘间断缝合，直到直肠指诊前壁薄弱区消失为止。

（2）补片修补术：切口同前，选择相应大小补片两侧与肛提肌边缘固定。该方法消除了直肠前突的病因，理论上是最佳的治疗方式，若补片修补成功，疗效也持久，但创伤大，手术难度大，还有会阴切口感染的风险，目前应用不多。

4. 经腹腔入路　经腹腔手术入路用于Ⅲ型直肠前突，主要用于直肠前突伴真性直肠脱垂患者。可在腹腔镜下实施。手术原则是固定直肠、修补直肠前突、抬高直肠子宫陷凹，同时修补膀胱后壁、子宫脱垂。该手术技术要求高，手术难度大，需选择合适的患者开展。

三、直肠内套叠

直肠内套叠（intussusception inside the rectum）又称直肠黏膜内脱垂、不完全直肠脱垂、隐性直肠脱垂，是指松弛或与肌层分离的直肠黏膜下垂拥堵在直肠下端或肛管内而未脱出肛门口，是出口梗阻型便秘最常见的临床类型，30%～40%的便秘患者行排粪造影检查均可发现直肠内套叠。引起直肠内套叠的原因尚不完全明确，较为公认的原因包括便秘、妊娠和分娩、盆底松弛、滑动疝学说、肠套叠学说等。按套叠的深度可将直肠内套叠分为三度：轻度，3～15mm；中度，16～30mm；重度，>30mm。

直肠内套叠的治疗仍以非手术治疗为首选，包括建立良好的排便习惯，避免过度用力，避免排便时间过长；饮食调节，建议多进食富含纤维素的蔬菜、水果，多饮水，必要时口服润滑药物软化大便；提肛锻炼，直肠黏膜脱垂多伴有盆底肌肉松弛、盆底下降、会阴部神经损伤，坚持提肛锻炼可增强盆底肌肉及肛门括约肌的力量。

经过 6 个月以上的严格非手术治疗无效者可选择手术。目前治疗直肠内套叠手术方法同样较多。

（1）单吻合器法吻合：即 PPH 术，见直肠前突章节。

（2）双吻合器吻合法：即同时做 2 次 PPH 术。在距齿状线 6～7cm 处，作黏膜下荷包缝合，置入第一把 PPH 吻合器，完成第一次切除吻合。距齿状线 3.0～3.5cm 处再作黏膜下荷包缝合，置入第二把 PPH 吻合器，完成第二次切除吻合，两次切除吻合完成后，两吻合口平行不能交叉，吻合口相距至少 1.0～1.5cm，低位吻合口距齿状线 1cm 左右。

（3）TST-STARR 术，见直肠前突章节。

（4）多排柱状缝合法：齿状线上方约 1cm 处开始连续或间断纵行柱状缝合直肠黏膜，缝合宽度 1.5～2.5cm，长度 5～8cm，缝合形成的纵行黏膜柱应平行于直肠纵轴，可缝 2～3 条，男性应避免在直肠前壁操作，以防损伤前列腺。

（5）胶圈套扎法、黏膜点状结扎法、消痔灵注射法：在齿状线上约 1cm 处开始纵行套扎或黏膜点状结扎或注射 1～3 处，共 3 行，最多套扎或黏膜点状结扎或注射 9 处。

（6）直肠黏膜切除：改良 Delorme 手术，电刀在齿状线上方 1.5cm 处环形切开直肠黏膜层，组织钳钳夹直肠远端黏膜边缘，一边向下牵拉一边在黏膜下做锐性分离至黏膜下组织最致密处，使直肠黏膜呈平滑状态，切除冗长脱垂的直肠黏膜，将分离后的直肠黏膜下肌层做垂直折叠缝合，可吸收缝线间断缝合直肠黏膜。

（7）经腹直肠固定或悬吊术：适用于严重的直肠黏膜内脱垂，尤其是高位直肠内脱垂（见直肠脱垂治疗章节）。

（8）联合手术：2 种或 3 种方法联合以增加疗效，如 PPH 加黏膜下消痔灵注射等。

直肠黏膜切除改良 Delorme 手术是较早的治疗方法，手术安全性方面具有一定优势，但长期疗效欠佳，复发率高，目前已较少使用。其余各种方法均在临床上使用，各单位侧重点不一。

四、耻骨直肠肌综合征

耻骨直肠肌综合征（puborectalis syndrome，PRS）主要是耻骨直肠肌的痉挛性肥大，致排便时耻骨直肠肌异常收缩或不能松弛，肛直角不能变大，肛管不能开放，粪便难以排出。导致耻骨直肠肌综合征的原因尚未完全明确，可能的原因有：耻骨直肠肌周围感染；阴部神经受到牵拉、刺激或水肿；直肠反射敏感性减弱，最终导致耻骨直肠肌和肛管内外括约肌长期处于收缩或痉挛状态。

根据临床表现结合以下检查即可诊断耻骨直肠肌综合征。结肠传输试验：直到第 5 天，至少有 20% 的标志物滞留在乙状结肠和直肠中；排粪造影：肛直角力排时不改变或缩小，静坐与力排时耻骨直肠肌压迹无变化；盆底肌电图检查：神经肌肉反常活动增加；肛管直肠压力测定：静息压、收缩压均升高，直肠顺应性下降，直肠肛门抑制反射减弱；病理检查：有耻骨直肠肌慢性炎症改变、纤维结缔组织增生及血管周围炎症改变。

该疾病应以非手术治疗为主，包括：饮食调整，多进食杂粮，多进食蔬菜、水果，多饮水，调整心理状态，适当进行体育锻炼；药物注射，肉毒杆菌素 A 在神经肌肉接头处可阻断组胺释放，松弛横纹肌，可有效减轻耻骨直肠肌的异常收缩；扩肛术，渐近性扩肛治疗是一种安全、简单、有效的治疗耻骨直肠肌痉挛的方法，采用三种扩肛器（20mm，23mm，27mm）每天扩肛，每次 10min，为期 3 个月；生物反馈疗法：掌握如何根据压力变化来调整排便动作，学习如何放松盆底肌，需经反复训练建立条件反射来实现，无论是肌电图生物反馈训练法，还是压力介导生物反馈训练法都能够有效改善耻骨直肠肌矛盾收缩患者的临床症状和肛管直肠功能。

耻骨直肠肌综合征的外科治疗争议较大。手术治疗有近期疗效，远期因肌肉瘢痕形成，疗效欠佳，甚至症状加重，因此，选择手术应谨慎。

（1）骶尾入路耻骨直肠肌部分切除术：自尾骨尖上方 1.0～1.5cm 处向下至肛缘切开，切口长 4～5cm；游离耻骨直肠肌后用止血钳钳夹 1.5～2.0cm，在止血钳内侧将其切除，耻骨直肠肌间断缝扎止血。

（2）耻骨直肠肌部分肌束切断术：游离耻骨直肠肌后，用电刀将耻骨直肠肌切断，断端在肌肉自然收缩力量作用下向两侧回缩，形成 1.5～2.0cm 缺损。以上两种手术方式在缝合切口时可将两侧皮下组织间断缝合于直肠后壁，包埋肌肉残端，避免术后肌肉瘢痕连接，以提升远期疗效，以上两种手术方式也可经肛门实施。

（3）挂线切断术：肛门外 5 点或 7 点处做放射状切口，长约 3cm，将带有橡皮筋的探针从耻骨直肠肌后缘绕过，从直肠黏膜下层穿出，切勿穿破黏膜，橡皮筋环绕耻骨直肠肌并收紧、结扎。

五、盆底痉挛综合征

盆底痉挛综合征（spastic pelvic floor syndrome，SPFS）是指用力排便时，盆底肌肉收缩而不松弛的功能性疾病，是由于肛门外括约肌、耻骨直肠肌在排便过程中的反常收缩，导致直肠排空障碍的一种盆底疾病。盆底痉挛综合征的病因尚不十分清楚，可能与神经肌肉传导异常、盆腔内脏神经损伤、感染和创伤、不良排便习惯、精神心理因素有关。

根据临床表现、结合患者病史及以下辅助检查可诊断本病。盆底肌电图检查：排便状态时肛门内外括约肌和耻骨直肠肌运动单位电位明显多于静息状态运动单位电位。排粪造影：肛直角力排相时不增大、保持 90°左右或缩小。肛管直肠压力测定：内括约肌肌电活动增强与肛管静息压增高同时存在，加之直肠肛门抑制反射减弱，即可诊断内括约肌痉挛。结肠传输试验：显示直肠排出障碍。病理学检查：肌肉无病理学改变。

盆底痉挛综合征是一种肌肉功能紊乱，应以恢复正常的肌肉功能为主，一般不采用手术治疗，手术切断部分痉挛的肌肉只能在短期内起到缓解的目的，待瘢痕形成后将会造成更加严重的痉挛，甚至可能造成肛门失禁。但合并直肠前突、直肠内套叠者可行手术治疗相应的合并疾病，部分患者合并疾病治疗后盆底肌肉痉挛得到缓解。非手术治疗方法：饮食疗法：以进食杂粮为主，多饮水，增加纤维素的摄入量，多进食蔬菜、水果，适当进行体育活动，必要时口服缓泻剂，以润滑型泄剂为主；生物反馈疗法：肌电图生物反馈疗法能及时检测肛门内外括约肌和耻骨直肠肌舒张和收缩状态，指导患者掌握正确的排便方式；气囊反馈疗法：利用气囊模拟粪便通过肛门时建立肛门内外括约肌和耻骨直肠肌正常舒张-收缩的反射；心理治疗：盆底痉挛综合征患者多数伴有心理障碍，在对其进行治疗的同时需行心理辅导，进行抗焦虑或抗抑郁治疗；阴部神经阻滞治疗和微波治疗：近年来已取得一定成效，但尚未达到临床较为满意的疗效。

六、会阴下降综合征

会阴下降综合征（descending perineum syndrome，DPS）是指盆底肌肉系统的张力减退、肌肉萎缩、异常松弛而引起的一系列临床症状，如排便困难、排便不尽感、会阴坠胀、肛门失禁等。其发病原因包括过度用力排便、分娩产伤、盆底结缔组织松弛等。

根据临床表现结合以下检查可诊断并发现合并疾病。排粪造影：静坐时会阴位置（耻骨直肠肌压迹中点）低于坐骨结节下缘，力排时会阴下降大于 3cm，注意是否有直肠内套叠的漏斗征，直肠前突的囊袋状钡剂潴留等；肛管直肠压力测定：静息压、收缩压及咳嗽时压力均降低，直肠感觉容量增高；盆底肌电图检查：有神经源性损害和肌源性损害。

会阴下降综合征的治疗是一个非常复杂的问题，除先天因素和后天损伤因素以外，中年以后人体性激素水平下降，导致结缔组织的退变松弛，也是全身多种松弛性疾病的基础，外科手术虽不能阻止这一自然变化，但对这种变化引起的解剖改变可通过外科手段进行纠正，因此外科手术对会阴下降综合征具有一定的价值。为减轻症状，避免盆底肌的进一步损伤，对伴随疾病如直肠内套叠或直肠脱垂者应积极治疗，首先采用硬化剂如鱼肝油酸钠、消痔灵注射治疗，注射治疗无效，可行直肠黏膜纵行柱状缝合或经腹直肠固定或悬吊术，但手术前应考虑到术后仍然可能遗留部分症状，这可能与会阴下降综合征的盆底肌变性有关。会阴下降综合征的治疗效果主要取决于盆底肌肉的功能状态、内外括约肌的功能状态及手术方法。目前，国内外对于会阴下降综合征的手术方法，主要是盆腔紧缩固定术，包括盆底的重建、子宫悬吊固定、直肠悬吊、乙状结肠切除等。对于合并有直肠前突的患者需积极治疗直肠前突。手术方法是将直肠后壁游离到尾骨尖，提高直肠，用生物悬吊网袋或腹直肌前鞘围绕上部直肠，用细的不吸收线固定于骶骨隆凸下的骶前筋膜和骨膜，将悬带边缘缝于直肠前壁及其侧壁，反复折叠缝合盆底腹膜，抬高盆底，将子宫阔韧带折叠缝合进行子宫悬吊。

七、内括约肌失弛缓症

凡因肛管内括约肌增生肥厚，或神经反射异常、中断，导致肛管内括约肌持续性痉挛而不能松弛者均称内括约肌失弛缓症（achalasia of internal sphincter）。其病因包括神经反射异常或器质性肛管内括约肌肥厚变性。

根据临床表现结合辅助检查，该病诊断并不困难。排粪造影：可观察到肛管不开放，直肠颈部呈对称性囊状扩张，在肛管直肠交界处呈萝卜根样改变；静息相见直肠扩张明显，甚至出现巨直肠；钡剂不能完全排空。肛肠压力测定：肛管的静息压主要靠内括约肌维持，故该病患者的静息压明显高于正常；此外，内括约肌松弛反射幅度下降或不能引出，对诊断有肯定意义，表现在气囊扩张直肠时肛管压力下降不明显或上升；直肠最大耐受量明显升高。盆底肌电图检查：内括约肌肌电图的放电频率和放电间隔以及扩张直肠时有无电节律抑制，对诊断该病及鉴别其他出口梗阻型便秘有重要意义。

该疾病以非手术治疗为主，对严格保守治疗无效者可考虑内括约肌切断术，手术步骤：后位肛门内括约肌切开术：于后正中线切开自肛缘到齿线，长约 1.5cm，分离内外括约肌间组织，切断内括约肌；侧位肛门内括约肌切开术：用食指摸到括约肌间沟后，在肛缘外侧皮肤行 2cm 弧形切口，用中弯血管钳由切口伸到括约肌间沟，暴露内括约肌后，用两把小弯血管钳夹住内括约肌下缘，向上分离到齿线并部分切断，两断端结扎止血，缝合皮肤。该疾病发病率不高，文献报道不多，缺乏长期随访资料。

八、孤立性直肠溃疡综合征

孤立性直肠溃疡综合征（solitary rectal ulcer syndrome，SRUS）又称直肠良性孤立性溃疡、直肠良性非特异性溃疡，是一种由于直肠前壁良性孤立性的急慢性溃疡所引起的消化道紊乱，以血便、黏液便、排粪困难及肛门坠胀疼痛为主要症状的慢性、良性直肠疾病。多见于青年人，无性别差异，发病率常较低，常与直肠脱垂、直肠息肉、混合痔相伴随，易被误诊为直肠癌或炎性肠病。其病因包括缺血、损伤、炎性肠病、先天性直肠黏膜错构畸形、血管异常、细菌和病毒感染及缺血性肠病等。

根据本病的临床表现和组织学改变的特征，并结合内镜等检查常可做出诊断。内镜检查：溃疡多数较浅，边界清楚，基底覆有灰白色坏死物，溃疡周围黏膜呈轻度炎症，可呈结节状；直肠腔内有黏液、血液、黏膜发红及水肿。X线检查：钡剂灌肠显示直肠狭窄、黏膜颗粒粗、直肠瓣增厚。排粪造影：可发现直肠内脱垂、直肠前突、盆底痉挛、会阴下降、肠疝和直肠脱垂等变化。直肠肛门测压和肌电测定：患者肛管静息压均无变化，肛管最大收缩压下降，做排粪动作时耻骨直肠肌反常收缩，肛门外括约肌单根纤维密度增加，阴部神经终末运动潜伏期延长。病理检查：这是区别 SRUS 与肿瘤、炎性肠病的可靠依据，其特征性表现是黏膜固有层纤维闭塞，黏膜肌增厚并被纤维充填，肌层纤维化并增厚，可突向肠腔，黏膜下有异位腺体。

SRUS 的外科治疗主要针对包括直肠内套叠和脱垂及盆底肌的痉挛性收缩。目前多主张采用直肠固定术（详见会阴下降综合征章节）、改良 Delorme 手术（详见直肠内套叠章节）等术式治疗内套叠和脱垂，辅以生物反馈法训练正常肌肉的异常收缩。内镜下氩等离子电凝、微波可用于反复出血者的止血和治疗。此外可考虑溃疡的局部切除、经会阴部的直肠切除术或造口手术。外科手术并不能改善肛门和直肠的敏感性及排粪障碍。

九、混合型便秘的外科创新术式

研究表明，出口梗阻型便秘与慢传输型便秘可互为因果，形成恶性循环。出口梗阻型便秘患者因粪便不能顺利排出，长期滥用泻药，导致和加剧结肠运输功能改变，从而出现慢传输型便秘。慢传输型便秘患者由于结肠运输缓慢，粪便干结，需长时间用力排便，盆腔压力持续增高，导致盆底解剖功能改变，出现直肠前突、黏膜套叠等出口梗阻型便秘的病理改变。中国人民解放军东部战区总医院-解放军普通外科研究所相关研究证实 1340 例便秘患者中 90.2% 为混合型便秘。因此单独为出口梗阻型便秘或慢传输型便秘设计的手术方案，疗效较差。结肠次全切除、升结肠直肠吻合术，简称金陵术式，为混合型便秘患者提供了一种新的安全有效的手术方式。该术式保留回结肠血管及其供血的升结肠 10～12cm，远端游离直肠后间隙至尾骨，切断肛尾骨韧带，直肠前壁不做游离。于腹膜反折上 5cm 切断直肠。升结肠离断后近端置入 29mm 吻合器，于齿状线上 2cm 做直肠后壁 Trocar 引出 29mm 吻合器中心杆，行升结肠-直肠后壁吻合。经肛门通过圆形吻合口置入 100mm 或 60mm 切割闭合器分别置入升结肠和直肠残端，行升结肠前壁与直肠后壁大口径侧侧吻合。金陵术式实施了次全结肠切除，解除了慢传输型便秘的病因，同时纠正了盆底解剖和功能紊乱，解除了出口梗阻型便秘的病因，治疗效果明显。但金陵术式需反转升结肠，同时游离盆底，手术创伤及并发症的风险增加，常见的术后并发症包括吻合口瘘、吻合口出血、尿潴留、性功能障碍、便秘复发、肠梗阻、吻合口狭窄等。

十、结语

出口梗阻型便秘发病原因众多且不完全明确，导致其手术治疗的多样化，对于出口梗阻型便秘手术方案，没有哪一种是完美的，相信随着外科技术的进步，对其发病机制的研究进一步深入，将有更多手术创伤小、术后恢复快、术式简单、适合不同患者的个体化手术技术出现，进一步提高我国出口梗阻型便秘外科治疗的整体水平。

（王继见　蔡洪科）

思 考 题

1. 出口梗阻型便秘的原因包括哪些？
2. 混合型便秘金陵术式的优缺点有哪些？

第三节　结肠慢传输型便秘手术的可行性及思考

慢传输型便秘（slow transit constipation，STC）又称慢运输型便秘或慢通过型便秘，是指肠内容物在肠道内通过缓慢，表现为大便次数减少（大便<3次/周）、大便干结、排出困难等，是慢性便秘的常见类型，约占1/3。STC可由多种原因引起，部分患者病因明确，如巨结肠或巨结肠类缘病、药物因素、内分泌疾病等；部分患者为特发性（又称功能性便秘），病因不明，这类STC患者可以是结肠运动无力型，也可以是结肠运动紊乱型（收缩占优势），虽然两者都表现为肠内容物通过缓慢，但前者通过缓慢处是在病变的肠段，而后者通过缓慢处可能是正常的肠管，病变肠管是在其肛侧。原因明确的STC，针对病因治疗，效果良好。特发性STC尚无满意的保守治疗方法。在欧美国家，外科治疗特发性STC开始于20世纪80年代。在我国，20世纪90年代中期开始有外科治疗STC的报道，结肠部分切除和全结肠切除术（partial and total colectomy）是常用的手术方式，此后几种新的术式相继出现，如结肠次全切除术、结肠旷置逆蠕动盲直肠吻合术等。经过十几年的临床实践和临床观察，手术治疗STC的效果被肯定。外科治疗已经成为重症特发性STC患者的最终选择。近十多年来，由于腹腔镜、手术机器人等微创技术的推广应用，将微创治疗STC推向了新的高潮。

一、STC诊断与分型

做出精准的诊断和分型，是取得治疗效果的根本保证。STC的诊断通过问诊、体格检查，结合胃肠传输试验即可确立。问诊是便秘最重要的诊断手段。详细询问患者排便习惯的具体改变和持续时间，诸如频率、粪便性状、排便是否费力、有无下坠感及排便不尽感、有无手辅排便等。询问有无导泻药服用史，有无影响排便的药物服用史，有无与器质性便秘相关的内外科病史等。同时评估患者精神、心理状态，注意有无近期便血、隐血试验阳性或腹部包块等肿瘤报警症状。患者排便次数减少（<3次/周），大便干硬，缺少便意，或伴有腹胀不适；肛门直肠指诊未见直肠内干硬粪块堆积，直肠及肛管内压力正常，排便时无相关肌群矛盾收缩或痉挛，排除肛门狭窄、括约肌紧张、直肠前突、直肠黏膜脱垂等出口相关问题；胃肠传输试验有慢传输证据即可诊断为STC。

（一）胃肠传输试验

1. 颗粒状标志物法　摄入不透X射线的颗粒状标志物后行腹部放射线检查。方法是与标准餐一起摄入不透X线标志物20个，于72h拍摄腹平片。若>4个标志物（即>20%）未排出体外，就诊断为慢传输型便秘。该方法在诊断有无慢传输方面具有简便易行的优势。

但该方法存在一定局限：①不能显示消化道形态，标志物在腹平片重叠肠管中定位容易出现误差；②散在标志物在肠道内缺乏连续性，难以精准判断肠道传输；③标志物的比重、形状、表面光滑度与肠内容物不同，其在消化道内的运行情况可能有别于肠内容物的运行情况。因此，该方法难以精确区分慢传输型，准确性受到质疑。

2. 少量钡餐法 2004 年由郑州大学第一附属医院结直肠肛门外科首创用少量钡餐法行胃肠传输功能检查，具体方法是：20g 医用硫酸钡加入早餐粥内服下，分别在餐后 4h、8h、12h、24h、48h、72h…拍立位腹部 X 线片（要求上包括胃、不包括直肠），直到钡剂完全从直肠内排空。在每个时间节点之间患者若有排便，应追加便后 X 线腹部透视或拍片。

评估标准：

胃：生理排空时间为 2～4h，>4h 视为胃排空延迟。由餐后 4h 平片评估。

小肠：生理通过时间为 2～4h，从口服钡剂到钡剂完全通过回盲瓣进入结肠的时间≤8h，>8h 视为胃小肠传输异常。小肠的通过时间是钡剂完全通过回盲瓣的时间减去胃排空时间。由餐后 8h 和 12h 平片评估。

右半结肠：生理通过时间为 2～12h，>12h 视为右半结肠传输缓慢。由餐后 8h、12h 和 24h 平片评估。

左半结肠：生理通过时间为 4～24h，>24h 视为左半结肠传输缓慢。由餐后 12h、24h 和 48h 平片评估。

直肠：正常情况下直肠是空虚的或有少量粪便（<30g），>50g 粪便在直肠内存留>24h 时即为直肠排空障碍。由餐后 24h、48h 和 72h 平片评估。

全消化道：生理通过时间为 10～44h。>48h 20%以上钡剂存留于胃肠道即为传输缓慢。

少量钡餐法胃肠传输功能检测的优势是：①检测结果准确可靠，钡与饭同服，两者在胃内充分混合，在消化道内一起运行，监测钡的运行情况可真实代表食糜或粪便在消化道的运行情况；②显示消化道形态，钡在何处一目了然，连续性好，能够分段评估消化道传输功能，实现对便秘精准分型；③检查方法简单，只需要普通 X 线机，各级医院均有条件开展该项检查（图 4-1）。

（二）分型

最新罗马 IV 标准将慢性便秘分为 4 种类型：功能性便秘（functional constipation）、功能性排粪障碍（functional defecation disorders）、便秘型肠易激综合征（irritable bowel syndrome constipation，IBS-C）及阿片引起的便秘（opioid-induced constipation，OIC），其中功能性排粪障碍包括排粪协调失调型（dyssynergic defecation）及排粪推动力不足型（inadequate defecatory propulsion）。而中华医学会外科学分会结直肠肛门外科学组所发表的《便秘外科诊治指南》中，将慢性原发性便秘分为 3 种类型：结肠慢传输型（slow transit constipation，STC）、出口梗阻型（outlet obstructive constipation，OOC）及混合型便秘。然而，这种分类较为粗糙，对 STC 患者手术指导意义有限。

根据少量钡餐法胃肠传输试验，可将慢性便秘分为 7 型：直肠排空障碍型（Ⅰ型）、左半结肠慢传输型（Ⅱ型）、全结肠慢传输型（Ⅲ型）、结肠慢传输并直肠排空障碍型（Ⅳ型）、胃小肠结肠慢传输型（Ⅴ型）、全消化道慢传输型（Ⅵ型）、传输功能正常型（Ⅶ型）。这种分类更加精细，对手术更具指导意义。随着深入研究，将会有更完善的监测胃肠传输功能的方法，慢性便秘的诊断和分类将更加精准。

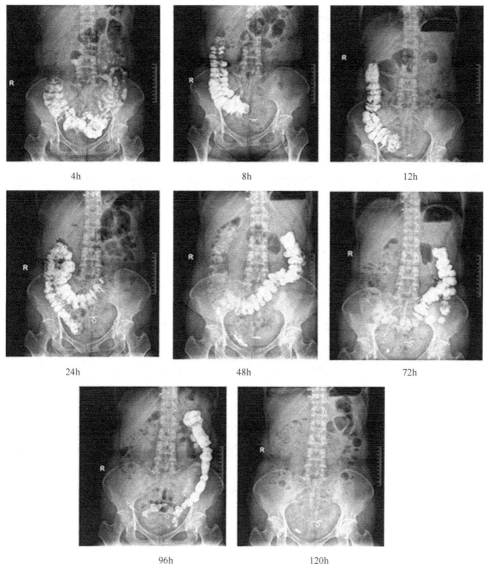

4h　　8h　　12h

24h　　48h　　72h

96h　　120h

图 4-1　少量钡餐法胃肠传输试验

二、STC 手术的可行性

STC 的治疗应根据病因和分型采取个体化治疗。因内分泌因素（如甲状腺功能减退等）、药物因素（如钙通道阻滞剂等）和饮食因素引起的 STC，采取保守治疗，效果良好。而对特发性结肠无力型、阶段性结肠功能紊乱型、泻剂依赖型 STC，多数患者保守治疗效果不佳。对这些患者外科治疗是最终选择。

STC 的外科治疗最早可追溯至 20 世纪 80 年代，经历了从简单到复杂再到个体化选择，从单一手术方法到多种手术方法结合，从经腹开放手术到腹腔镜、机器人等微创手术的发展历程。结肠部分切除是 STC 最初的主要术式，患者多由于便秘伴冗肠或者便秘造成肠梗阻而行手术。由于当时对 STC 的认识不足，缺乏检测手段，对病变肠管定位不准，切除肠管的范围也没有可靠依据。该方法近期疗效良好，但远期疗效差，复发率高，术后便秘复发率高达 50% 以上。多数学者认为结肠部分切除术治疗 STC 效果不佳，推荐行全结肠切除术。全结肠切除术部分患者术后出现程度不等的腹泻，术后腹泻成了外科医生和患者共同担心的问题，影响了手术的发展。经过近 20 年的探索，至 20 世纪末，外科治疗 STC 积累了不少经验，手术方式逐渐增多，次全结肠切除术成为主要术式，术后腹泻发生率明显下降。随着疗效逐步提高，手术并发症逐步降低，外科治疗 STC 已经进入高峰时期。

（一）结肠切除术治疗 STC 的理论依据

无论是肠运动无力，还是肠运动紊乱最终都导致粪便通过障碍。目前，还没有任何一种理想的保守治疗的方法（包括药物和其他治疗）。因此，外科治疗 STC 是最终的选择。结肠切除术治疗 STC 的理论依据是：①切除了病变肠管；②缩短了排泄通道；③减少了水分吸收，缓解了大便干结。

（二）精准治疗 STC 的基本条件

STC 手术精准治疗应遵循个体化原则，要求达到精准诊断、亚型诊断，"病变"与"病因"同治，力求最大疗效，避免过度治疗。因此，在手术治疗前需要清楚以下问题：①粪便在结肠哪些部位通过缓慢，通过缓慢的原因是结肠运动无力还是前方阻力增大。结肠运动无力时粪便在运动无力的肠段内通过缓慢，手术应切除运动无力的肠段；结肠运动紊乱（收缩占优势）时，粪便在其口侧的肠段内通过缓慢，手术应切除运动紊乱的肠段，保留其近侧的肠段，除非近段肠管继发巨结肠；②STC 是否合并其他形态学异常，如巨结肠、巨直肠、肠管狭窄、乙状结肠冗长及出口梗阻型便秘相关改变等；③胃有无排空延迟，小肠有无传输缓慢。这些都会影响手术效果及手术方式的选择。少量钡餐法动态监测胃肠传输功能，钡影连续精准示踪肠内容物位置，将慢性便秘更精准地分成多个亚型，还能一定程度显示肠道形态，必要时可结合 CT 三维重建技术，将"功能"与"形态"相结合，为手术精准切除病变肠段及选择个体化手术方案提供可靠依据（图 4-2，彩图扫描本书二维码）。

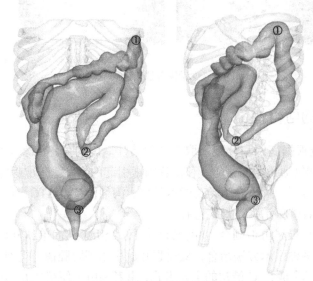

图 4-2 基于 CT 三维重建技术评估结直肠形态学改变

①结肠脾曲高悬，成锐角→升结肠及横结肠段传输缓慢；②乙状结肠可能存在痉挛性狭窄（直径仅 1.36cm）→降结肠继发扩张，传输缓慢；③直肠中下段传输异常→乙状结肠及直肠上段传输缓慢，管腔重度扩张（巨直肠直径 8.45cm），粪块堆积

（三）STC 手术治疗效果提高和手术并发症下降

经过三十多年的探索和手术经验的积累，从盲目行结肠部分切除术、全结肠切除术，到保留回盲部的次全结肠切除术，以及结肠旷置逆蠕动盲直肠吻合术，然后发展到在精准分型指导下的肠切除术，随着手术方式的改进，手术效果逐步提高，手术并发症逐步下降，手术后腹泻发生率降到 10% 以下，手术后肠梗阻发生率降到 5% 以下，手术死亡率和其他并发症少见。手术治疗 STC 被越来越多的患者接受。

（四）微创技术治疗 STC 的优势

如果说前三十年是外科治疗 STC 的成熟期，那么近十多年就是利用微创技术治疗 STC 的高峰期。STC 患者在选择外科治疗时往往心里是矛盾的，既不想长期服药治疗，又担心外科手术的创伤。微创技术的应用，满足了患者的要求，减少了患者对创伤的担心。因此，近几年来利用微创技术外科治疗 STC 的病例迅速增多。目前，在 STC 微创手术中腹腔镜、手术机器人、内镜等都是常用的设备。腹腔镜技术在县级以上医院得到普及，腹腔镜下结肠切除术有如下优势：①切口小，创伤小；②术野被放大，手术更精细，可以避免不必要的神经损伤；③术后恢复快。机器人手术除具有以上优势外，手术野放大 10 倍，而且是立体视觉，手术时操作更容易，在解剖分离时更精细。但机器人手术系统价格昂贵，不易普及。

三、STC 手术方式的选择

手术适应证：①符合功能性胃肠病罗马Ⅳ功能性便秘的诊断标准；②多次传输试验结果表明传输时间延长；③内科治疗无效，病程在 3~5 年及以上；④钡灌肠或结肠镜检查排除结直肠器质性疾病；⑤严重影响日常生活和工作，患者强烈要求手术；⑥无严重精神障碍。

手术可以通过开腹完成，也可在腹腔镜、机器人等微创技术下完成，后者越来越受患者的欢迎。手术方式应根据患者的全身情况、传输试验的分型和患者的期望值来决定：如胃小肠结肠慢传输型（Ⅴ型）宜采取全结肠切除加回肠直肠吻合术，若采取保留回盲部的结肠次全切除术则有术后效果不佳之虑；若为全结肠慢传输型（Ⅲ型），采取保留回盲部的结肠次全切除术则可减少术后排便次数。

注意事项：术前必须明确有无合并出口梗阻型便秘和先天性巨结肠，必要时行联合手术。

（一）全结肠切除术

这是治疗 STC 的经典术式，是国内外文献报道最多，也是改善排便困难最有效的术式，尤其适合于胃小肠结肠慢传输型（Ⅴ型）。术后功能改善率可达 90%~100%。手术过程中需要注意的是直肠保留长度的问题，如果确定直肠是正常的，则应尽量保证直肠的完整性，也就是保留直乙交界处以下的直肠，这样做能减少术后腹泻的发生和程度，保留正常的排便反射，防止肛门失禁的发生；如果确定直肠也存在动力障碍，则应尽量少保留直肠，以免术后便秘不缓解。文献报道约有 1/3 的患者术后出现程度不等的腹泻，术前评估胃和小肠的传输功能，进行了精准分型十分必要。若胃和小肠尤其是小肠传输较快（通过时间 <4h），全结肠切除术后排便次数达 6 次/日以上，严重影响生活质量，因此，不宜施行全结肠切除术。文献报道约有 10% 的患者术后出现肠梗阻，术中操作要精细，彻底止血，消

除异常间隙和通道、避免吻合时小肠扭转是预防术后肠梗阻的有效措施。

（二）结肠次全切除术

适合于左半结肠慢传输型（Ⅱ型）、全结肠慢传输型（Ⅲ型）。需要强调的是：术前至少 3 次的检查确定右半结肠无动力障碍，术中探查盲肠、升结肠无扩张，肠壁无变薄。

1. 升结肠顺行与直肠吻合术　是国内医生开展较多的术式,升结肠保留 3～5cm 即可,以免术后便秘不缓解。由于回盲瓣的保留，有效减慢了小肠的排空速度，利于营养物质的吸收，也使患者术后排便次数明显减少。但是进行升直吻合时，由于要将升结肠从右侧翻转 180°至左侧与直肠吻合，手术操作复杂一些。

2. 逆蠕动盲肠与直肠吻合术　保留回盲结合处以上约 7cm 升结肠，在骶岬下方离断直肠。直肠残端置入吻合器抵钉座（头端），切除阑尾，从升结肠切除断端置入吻合器器身，从阑尾残端旋出中心杆，旋紧吻合器，完成吻合，封闭结肠断端。逆蠕动吻合保留的盲肠及部分升结肠能起到类似储袋的功能，对排便有缓冲作用。术中需要注意：升结肠的长度以保留 7～10cm 为宜，保留过长，术后便秘治疗的效果不佳，过短其降低腹泻发生的效果不明显；直肠离断处一般在骶岬下方与直肠腹膜反折之间；吻合口不要离回盲瓣过近，以免损伤回盲瓣。与顺行吻合相比，逆蠕动吻合操作相对简单。

3. 金陵术　在结肠次全切除术的基础上行直肠后壁升结肠大口径侧侧吻合。全结肠游离完成后，游离骶前间隙至尾骨，切断肛尾骨韧带，使直肠能够拉直，直肠前壁不做分离，腹膜反折上离断闭合直肠并保留直肠约 8cm；保留回结肠血管以保证升结肠血供，离断升结肠并保留 10～12cm，近端置入抵钉座；扩肛后置入吻合器，于齿状线上 2cm 经直肠后壁 Trocar 引出中心杆，行升结肠-直肠后壁端侧吻合，经肛门通过吻合口将切割闭合器的两臂分别置入升结肠和直肠残端行升结肠前壁及直肠后壁大口径侧侧吻合。该术式不需要广泛游离盆腔，保留直肠前壁的压力感受功能，同时改变出口梗阻型便秘直肠肛管的异常解剖，新建的直肠升结肠大口径侧侧吻合口形成储袋代偿结肠潴留粪便的功能。它同时针对结肠慢传输和出口梗阻两方面病理生理改变进行重建，故主要适用于结肠慢传输并直肠排空障碍型（Ⅳ型），以及左半结肠慢传输型（Ⅱ型）或全结肠慢传输型（Ⅲ型）合并出口梗阻的混合型便秘。

（三）精准结肠部分切除术

根据少量钡餐法胃肠传输功能的监测结果，确定慢性便秘的类型及病变肠管的范围，对于阶段性结肠运动无力和阶段性运动紊乱的患者（如Ⅱ型便秘）宜行结肠部分切除术，如左半结肠切除术、乙状结肠切除术、右半结肠切除术等。该手术创伤小，术后并发症少。需要注意的是，术前至少三次的检查确定存在动力障碍的结肠肠段，术中探查病变肠段薄弱无力或痉挛状态，其余结肠正常，方可切除存在动力障碍的结肠肠段。郑州大学第一附属医院结直肠肛门外科自 2004 年以来，基于少量钡餐胃肠传输检查的结果，行结肠部分切除术 26 例，术后 3 年患者满意率达 95%以上，术后仅有 2 例便秘症状复发，其中一例症状轻微，间断服用泻剂，另一例行全结肠切除术。可见在精准医学指导下，结肠部分切除术是可行的。

在少量钡餐法胃肠传输试验的基础上，结合肠道形态学检查（如 CT 三维重建等）和术中快速病理更加精准确定肠管切除范围。例如，肠管狭窄、扩张、肠壁变薄等问题肠管与正常肠管交界处切缘快速病理可提示是否需要延长切除范围。

（四）结肠旷置逆蠕动盲直肠吻合术

适当游离回盲部及部分升结肠，在回盲部上方 7～10cm 处离断升结肠，切除阑尾，吻合器抵钉座置入盲肠，柄部从阑尾残端处穿出，扩肛后自肛门置入吻合器器身，在距腹膜反折上方 5～8cm 直肠右侧壁穿出中心杆，完成盲直肠端侧吻合。该手术操作简单，手术并发症少，近期缓解便秘效果肯定，远期效果有待进一步观察。该手术不能缓解腹痛、腹胀等症状，术前有此类症状的患者不适合行结肠旷置逆蠕动盲直肠吻合术。

（五）回肠造口术

适用于年龄偏大或合并症较多无法耐受较大手术的患者。虽然肠造口会带来生活不便，但对于年老体弱而又每日受严重便秘困扰的患者来说，造口后生活质量可以得到明显的提高。

（六）顺行结肠灌洗术

一种是通过腹腔镜手术切除阑尾后，经阑尾残端置入蕈状管作盲肠造口，或直接将阑尾拖出造口，每天通过经该造口置管进行灌洗排便。另一种是将末端回肠切断，近端与升结肠吻合，远端腹壁造口，通过回肠造口插入灌洗管至盲肠进行顺行结肠灌洗。由于灌流液倒流发生率高，随着时间的推移，通过灌洗排便的效果下降，手术满意度低。国外报道，顺行结肠灌洗术术后并发症多，再手术率高，不能作为一种常规手术治疗方法。

（七）结肠起搏器植入术

结肠起搏器植入术又称骶神经调控术（sacral nerve modulation，SNM），是一种治疗便秘与排便失禁的新术式，目前相关研究集中于国外，近两年国内也逐渐出现相关报道。其核心方法是通过介入手段植入临时或永久性骶神经刺激装置，将可控的人为脉冲刺激施加于特定的骶神经，以此剥夺神经细胞本身的电生理特性，干扰异常的骶神经反射弧，进而达到治疗神经源性结肠运动紊乱型便秘的目的。除此之外，SNM 还可用于治疗大小便失禁和慢性盆腔疼痛等。相对传统手术而言，SNM 具有手术操作简单、创伤小、安全等优点。尽管有研究证实该手术对慢传输型便秘有效，但目前仍缺乏足够的循证医学证据。因此，该术式在国内尚未普及。

四、STC 手术引发的思考

（一）手术治疗不能作为 STC 的一线治疗选择

尽管已经有足够的证据证实手术是 STC 的有效治疗手段，但从医生角度仍然要清晰地认识到手术只能作为 STC 保守治疗无效的最终选择，不能盲目地开展手术。任何手术方式都面临两个问题，一是手术创伤给患者带来的痛苦，二是手术并发症。大多数轻中度便秘患者通过保守治疗往往能够取得满意的治疗效果，如运动、饮食调节、建立良好排便习惯、益生菌、泻药、促动力药、生物反馈治疗、心理治疗、针灸按摩等方法。只有当患者长期保守治疗效果欠佳，症状较重，长期饱受便秘痛苦，具有强烈的手术意愿，经完善检查明确诊断，才考虑手术治疗。手术既是患者的痛苦决定，也是医生的无奈选择。尽可能做到精准的个体化治疗，利用微创技术，选择合理术式，降低手术并发症是目前的努力方向。

（二）选择合理的治疗方式

选择治疗方式时应当慎重。面对 STC 患者，选择何种治疗方式，应考虑多个因素，如年龄、体质状况、病程、以往的治疗、患者的经济条件等，也就是个体化治疗。到目前为止，没有一种保守治疗的方法对 STC 的治疗效果是持久的。长期用药给患者带来的副作用极其痛苦，也是患者难以接受的。因此，某些严重的 STC 患者积极要求手术治疗。在手术方式的选择上应做到精准，做到"病变"与"病因"同治，利用少量钡餐法胃肠传输试验、肠道形态学检查、术中快速病理等方法综合考虑 STC 患者肠道的功能异常和形态异常，指定最佳手术方式和切除范围，力争在取得良好效果的基础上做到创伤最小化。

（三）精准医学与过度治疗问题

在外科治疗 STC 的开始时期，由于缺乏对 STC 的认识和检测手段，盲目行结肠部分切除术，手术疗效不佳，复发率高；因此，许多学者认为结肠部分切除术不适合治疗 STC，主张行全结肠切除术。实践证明，全结肠切除术具有确切的疗效，然而术后腹泻发生率高达 1/3，对病变局限于某段肠管的患者不加选择地行全结肠切除术有过度治疗之嫌；保留回盲部的次全结肠切除术虽然降低了术后腹泻发生率，但对于全消化道慢传输型（Ⅵ型）患者，术后有较高的复发率；结肠旷置逆蠕动盲直肠吻合术虽然解决了排便问题，但部分患者腹胀问题不能解决；肠造口或顺行结肠灌洗都是无奈之举。

总之，外科治疗 STC 经过了结肠部分切除、全结肠切除、次全结肠切除这三个阶段，然后发展到当今的精准肠切除。前三个阶段有治疗不足或过度治疗的情况。因此，如何做到精准的术前评估，合理的手术切除范围，避免过度治疗或治疗不足是外科治疗 STC 的必然趋势。

（袁维堂　孙海峰）

思 考 题

1. 少量钡餐法胃肠传输试验相比于传统的胃肠传输试验有哪些优势？
2. 如何做到慢传输型便秘的精准外科治疗？

第四节　肛门失禁外科治疗的历史与现状

一、定义

肛门失禁（anal incontinence），也叫大便失禁（faecal incontinence，FI），是指机体对直肠内容物的蓄控能力减弱或丧失，症状反复且每个月发生频率大于 2 次。根据患者有无自主控便意识，通常将肛门失禁分为以下几种类型：①被动性失禁（无意识排出）；②急迫性失禁（尽管积极尝试保留直肠内容物，但仍排出）；③充溢性大便渗漏（大便渗漏，但排出及控便功能正常）。临床诊断除症状外，需结合直肠肛门抑制反射、直肠顺应性等物理检查，亦需借助内镜、测压、造影、超声等辅助检查，评估括约肌、神经等功能后进一步确诊。大多患者由于羞辱心理而较少就医，严重危害其身心健康。

二、病因

大便节制主要由大便性状、肛门直肠感觉和顺应性、肌肉功能、神经系统等多种因素共同维护。若上述器质性或功能性因素异常，则引起节制功能紊乱，造成肛门失禁）。如生理（年龄、性别、体残等），遗传，精神异常（肛门直肠畸形、多发性硬化、抑郁症、糖尿病性神经病），肌肉、神经损伤（脊髓损伤、分娩、手术、放疗），粪便成分异常（如腹泻、炎性肠病、便秘等）皆可导致肛门失禁。如随着年龄增长，括约肌增厚，血管减少，静息压、收缩压、直肠顺应性及敏感性均降低，肛管容量较少；女性肛管较短，收缩压较低，尤其是经产妇括约肌及盆底组织功能减弱，造成肛门直肠敏感性及容量阈值降低皆引发本病。外括约肌功能失调、内括约肌损伤、肛瘘手术都可以导致肛门失禁。

三、肛门失禁的评估

评估明确肛门失禁病因、严重程度，为选择最合适的治疗方法提供帮助。详细的病史、体格检查、肛门直肠镜检查对每例患者来说都是必需的，这些检查能找出相当一部分患者发生失禁的原因。生理和影像学检查能进一步明确诊断，区分病因是解剖因素还是功能因素，为选择治疗方案提供帮助。

（一）病史

首先，要判断是否存在肛门失禁。痔、瘘、肿瘤等疾病引起的肛周流脓、黏液易与肛门失禁相混淆，应予以鉴别。其次，明确是否存在腹泻，大便干湿度变化可影响肛门括约肌的功能。询问每位患者是否有便秘和肛门直肠、肛周疾病手术史，会阴部创伤史，分娩过程是否难产，是否会阴撕裂。

（二）体格检查

详细检查肛门以及肛周是否有肛瘘、瘢痕以及裂隙状肛门，这些都提示括约肌损伤可能。下蹲时观察患者有无直肠脱垂和（或）会阴下降。检查肛周感觉功能，感觉功能受损提示外周或中枢神经病变可能。直肠指诊可以评估肛门括约肌张力，初步评估括约肌的静息压（内括约肌）和收缩压（外括约肌）。直肠指诊能发现大部分粪便填塞患者，粪便填塞可导致充填性失禁。

（三）辅助检查

评价肛门失禁的辅助检查方法可归纳为解剖学评价和生理学评价两大类。其中，对临床诊治具有较大价值的主要包括：

1. 肛管内超声检查（endoanal ultrasound） 该检查是将一超声探头插入肛管内行超声成像，它能够提供准确的内外肛门括约肌图像，相比较于肌电图法和通过测压来描述外括约肌，具有更准确、直观和更易为患者所接受等优点。对了解肛门内外括约肌解剖形态很有帮助，任何括约肌修补术前都应予以常规检查。肛管内置线圈的 MRI，可提供较腔内超声更为清晰的括约肌图像。

2. 肛门直肠测压（anorectal manometry） 肛管直肠平时的静息压（resting pressure）主要与肛门内括约肌有关，一般在 40～70mmHg。收缩压（squeeze pressure）是肛门收缩时的腔内压力，一般是静息压的 2～3 倍，主要由肛门外括约肌产生。肛门失禁人群较正常人群直肠内收缩压有下降趋势，括约肌缺损也可表现在肛管静息压或收缩压下降。评价直肠的顺应性和感觉功能可通过一根置于直肠内的连接有膨胀气囊的导管来实现。肛门直肠有炎症或纤维化、急迫性失禁时直肠顺应性降低，顺应性降低的病例行括约肌手术修补效果较差。这项检查的最大价值在于能测定直肠的感觉功能（pectal sensation）和顺应性（pectal compliance）。

3. 阴部神经末梢运动潜伏期测定（pudendal never terminal motor latency，PNTML）肛门外括约肌受阴部神经支配，该神经的损伤可导致外括约肌收缩乏力，进而产生肛门失禁。PNTML 是利用一种与患者手指连接的一次性电极，引向坐骨结节，通过释放电脉冲到阴部神经，测定肛门外括约肌反应时间来测算神经末梢的传导速度。正常的反应时间为2.0ms±0.2ms。它主要用于括约肌修补术的术前评估，测定结果正常一般意味着术后效果较好。

4. 排粪造影（defecography） 是在直肠内灌入造影剂后做排便动作，进行摄片的检查，动态观察直肠形态和直肠肛管角的变化，主要在怀疑有直肠脱垂和直肠套叠时进行。对于肛门失禁，主要通过检查排便后直肠内容物残留情况来协助诊断填充性肛门失禁（overflow incontinence）。

四、肛门失禁的非手术治疗

一般先行保守治疗，降低或消除失禁风险，筛查高危患者，如中医药治疗、生活调理（训练排便习惯、饮食调节）、药物治疗、生物反馈疗法、辅助锻炼等；若保守疗法失败或不适时，应选用手术疗法，如修补术、神经刺激和肠造口术等。

（一）中医药疗法

补中益气为中医辨证论治治疗肛门失禁的主要治则。运用补中益气方，培补先后天之本，共奏调养脾肾、防滑固脱，治疗小儿、老年性肛门失禁疗效显著。此外，针刺作为一种辅助疗法亦受临床医师青睐；中、下髎穴分别对应第 3、4 骶孔，深刺两穴能调节腰骶自主神经功能。

（二）生活调理

认真倾听患者病情，疏导缓解患者焦虑情绪，建立信任的医患关系，使患者积极配合治疗。肥胖患者提倡多运动，一方面可减肥、降低腹压，另一方面可使意志力提高、大便自控能力增强；嘱每日清洗肛周，保持皮肤干燥，以免腐蚀皮肤组织。多食粗纤维食物，改善胃肠功能，硬化大便。生活调理为症状较轻患者的首选疗法。

（三）药物治疗

止泻剂（如洛哌丁胺）能降低肠道急迫性，减少蠕动，增加肛管静息压，主要用于女性或肠癌术后患者。聚卡波菲钙（calcium polycarbophil）对于大便稀薄的肛门失禁患者具有一定的治疗作用。五羟色胺受体拮抗剂（阿洛司琼等）减缓结肠传输，降低胃肠敏感性，减少大便次数。α-肾上腺素受体激动剂调节内括约肌，保持静息压恒定，治疗括约肌低压力性肛门失禁。抗胆碱能剂（阿米替林）可降低直肠肌振幅及频率，临床应用证明有效。

（四）康复训练

康复训练包括容量耐受（最大容量每日温水灌肠 2 次并尽量保持一段时间）、电刺激、会阴运动疗法（选择性训练提肛）、生物反馈等内容，按照上述项目进行系列康复训练，治疗效果亦较为满意，被越来越多的临床医师认可。

（五）生物反馈疗法（biofeedback therapy）

其目的是增强肛门括约肌收缩力、提高直肠感觉阈值、纠正排便时肛门括约肌和盆底肌的不协调运动。目前主要有 3 种训练方法，即力量训练、感觉训练和协调训练。根据患者的病理生理学机制，可单独或联合应用。该疗法是括约肌松弛和（或）直肠感觉受损患者的首选疗法，经过门诊专业医师指导后，患者自行在家治疗，治疗后最大收缩压升高，生活质量和困窘心理改善明显。生物反馈辅助盆底肌训练治疗儿童肌源性肛门失禁疗效较好。生物反馈训练可修复损伤的盆底肌肉和神经，从而降低直肠感觉阈值，以增强肛门外括约肌力量和弹性，进一步改善控便功能。生物反馈治疗可缓解患者的临床症状、增强肛门括约肌收缩力、提高直肠感觉阈值，有效率可达 70%。

（六）胫后神经刺激（posterior tibial nerve stimulation，PTNS）

通过将活动电极置于内踝附近的胫后神经，以针电极/表面黏附电极进行经皮电刺激。PTNS 最早用于尿失禁的治疗，现已逐步应用于治疗被动型、急迫型、混合型肛门失禁。PTNS 对特发性肛门失禁以及各种原因（炎性肠病、内外括约肌病变、产伤及脊柱损伤）引起的失禁症状有一定疗效。

（七）注射疗法

在内括约肌或黏膜下注射透明质酸聚糖苷凝胶、自体脂肪、硅胶、炭末等能增强肛门内括约肌的收缩力。注射后半年内疗效明显，疗效可以维持长达 1~2 年，具有创伤小、操作简便的优点。

（八）粪便收集装置

肛门失禁管理套件（fecal management systems，FMS）是在造口袋的基础上改进而来，提高了粪便收集效果并减少了其对皮肤的损伤，已逐步应用于临床。FMS 由球囊、软硅胶导管和引流袋 3 部分组成，其结构设计、作用原理及操作方法与留置导尿管相似，将球囊固定在直肠，粪便通过硅胶管流入体外引流袋，适用于水样便或稀糊便的患者，也可通过导管进行肠道灌洗，以达到粪便的充分引流。FMS 适用于长期卧床、制动或者行动不便的患者。

（九）插入式控便设备

对于中、重度肛门失禁的患者，可经肛门或经阴道插入特制控制设备，以阻止粪便溢出及提升患者控便的功能。经肛门插入设备（anal insertion device），也叫作肛门塞（anal plug），是一种软硅胶制品，形状类似于哑铃，由一条硅胶管和两个圆盘组成。顶部圆盘封闭肛管内口，有助于防止粪便的泄漏，底部圆盘位于肛门外，可防止装置上移进入肛管或直肠，目的是阻止粪便从肛门溢出。该装置由患者自行插入，可手动移除或通过排粪排出。肛门塞的缺点是肛门坠胀，部分患者难以忍受。经阴道控便系统（vaginal bowel control system，VBS）是一种风险低、效果好的治疗方法，它由一个阴道插入物和一个压力调节泵组成。患者可以通过调节阴道插入物内压力来控制排粪，排粪时无须取下，只需放气即可，不像肛门塞那样需要取出装置。VBS 的缺点包括尿频、尿急、盆底疼痛以及阴道损伤。

（十）射频治疗（radiofrequency）

射频治疗对肛周 4 个象限每个行 60s 射频处理，内括约肌缺陷者适宜，旨在通过射频波加热肌肉胶原纤维，拉紧括约肌，使其产生与完整括约肌相当的压力。射频治疗并发症少，中短期疗效较好，但长期效果欠佳。

五、手术疗法

（一）肛门修补术

肛门修补术包括肛门括约肌前修补术（anterior repair sphincteroplasty）和后修补术，适用于重度临床症状括约肌明显损伤患者。括约肌两端充分松解及肛直环完整的情况下，修补术及重叠术疗效相当。括约肌后修补术主要原理是减少肛直角的钝性，故对括约肌无力而没有器质性缺损的患者有效，而对神经源性或肌源性肛门失禁作用有限。

（二）肌肉转位术

肌肉转位术（muscle transposition）主要包括臀大肌移位术和股薄肌转位术。臀大肌瓣转位肛提肌加强术治疗神经源性肛门失禁，主要通过两侧的臀大肌瓣对肛管的上提后拉作用，加强盆底功能，从解剖层面上减少排便次数。股薄肌转位术旨在形成新的括约肌，由于随意控制性差且长期维持肌肉的收缩性弱，故近年来设计出了动力性股薄肌转位术（附加电子刺激），成功率较高，但易发生感染等并发症。

（三）人工肠括约肌

治疗括约肌严重损伤的重度患者，通过隧道将人工肠括约肌（artificial bowel sphincter）放置在原来的括约肌周围并持续维持一定的压力，植入成功者生活质量明显提高，但复发率较高、风险较大，费用高。

（四）骶神经刺激术（sacral nerve stimulation）

在无菌条件下经骶孔插入电极，电刺激第 3 骶神经根，诱发肛提肌和肛门外括约肌收缩，激活运动神经和提高肌肉张力，提高肛门静息压，治疗有效率可以达到 80%。

（五）顺行灌肠术

它通过微创手术（内镜或腹腔镜）经阑尾或盲肠放置结导管定期进行结肠灌洗，保持大肠排空。相比采用逆行结肠灌洗，顺行灌肠术（antegrade continence enema，ACE）具有液体用量少、清洗时间短等优点，是治疗肛门失禁的一种有用的外科治疗方法。但仍然需要进行外科手术和腹部造口是 ACE 的一个缺点。

（六）肠造口术

肠造口术（enterostomy）也称粪便转流术（fecal diversion），适用于所有对其他治疗无效或不适合的患者。对脊髓损伤和长期卧床的患者尤为适宜，但要注意造口护理，防治造口并发症。

（刘　海）

思　考　题

肛门失禁的手术治疗方法有哪些？

第五节　肛门失禁手术方式合理选择

目前对肛门失禁治疗的外科手术包括肛门括约肌成形术（anal sphincteroplasty）、肛门后盆底修补术（Parks postanal repair）、肌肉转位术（muscle transposition）、电刺激股薄肌转位术（stimulated Graciloplasty）、骶神经刺激术（sacral neuromodulation，SNM）、人工括约肌（artificial bowel sphincter，ABS）以及肠造口术等。

一、肛门括约肌成形术

目前普遍认为，肛门括约肌成形术是治疗肛门括约损伤引起肛门失禁的首选治疗方案，术前准备包括肠道准备和括约肌功能判断及定位。良好的肠道准备可保证手术的顺利进行，减少术后伤口感染等并发症。肌电图和直肠内超声、MRI 可明确外括约肌缺损部位和范围。持续硬膜外麻醉或全麻，根据肛门括约肌缺损部位，可以取左侧或右侧卧位、膀胱截石位或折刀位。

（一）手术要点

1. 在事先确定的肛门括约肌缺损部，向肛周组织注入 1 : 20 万肾上腺素生理盐水溶液。行肛旁弧形切口，切开 1/2 肛周皮肤和皮下组织。切除瘢痕组织暴露坐骨直肠窝脂肪，寻找肛门括约肌断端，保留附着于肛门括约肌断端的瘢痕组织。

2. 锐性分离肛管皮肤，用 2-0 可吸收缝线间断或连接缝合肛管皮肤，缝合要确切，以防肛瘘。

3. 锐性游离肛门括约肌断端，交叉试拉肛门括约肌的活动度及松紧度，用非吸收缝线将肛门括约肌断端重叠缝合，重建肛门括约肌。

4. 切口可敞开换药，也可间断缝合皮下组织和皮肤后放置引流管。

5. 修补的同时可做预防性结肠造口，如患者拒绝结肠造口，应术后限制饮食 10 天，伤口引流务必通畅，每天换药，排便后每天坐浴 2 次，保持局部清洁。

（二）手术效果

肛门括约肌成形术的效果，接近 2/3 接受肛门括约肌成形术患者从中得到益处。因此，肛门括约肌成形术对肛门失禁的患者被认为是可接受的标准手术，但部分患者长期的疗效不理想，复发完全失禁。肛门括约肌成形术后后期功能衰退的原因仍不确定。研究人员证实，术后长期便秘与阴部神经的功能相关，阴部神经的功能评估主要是测定阴部神经运动元的潜伏期。

二、肛门后盆底修补术

肛门后盆底修补术适用于非特异性肛门失禁症及直肠脱垂固定术后仍有失禁的患者。手术前准备同肛门括约肌修补术（repair sphincteroplasty）。采用腰麻或硬膜外麻醉，折刀位。

（一）手术要点

1. 在肛门后方皮下组织内注入1:20万肾上腺素生理盐水溶液。距后正中肛缘4~5cm处，向肛门两侧做倒"V"形皮肤切口。

2. 将皮瓣向前方牵引，锐性分离皮下组织，显露和确认肛门内、外括约肌间沟。有时肛门括约肌已萎缩，肉眼识别外括约肌与内括约肌有困难，可采用电刀刺激的方法，由于肛门外括约肌是横纹肌，电刀刺激后会强力收缩，故可和肛门内括约肌区别，分离肛门内、外括约肌间沟。

3. 将内、外括约肌间沟分离后，将内括约肌和肛管牵向前方，向上分离到耻骨直肠肌及肛提肌上缘，暴露直肠后壁及两侧约2/3周的肠壁。这个部位的直肠壁较薄，注意不要造成穿孔。

4. 依次将两侧肛提肌、耻骨直肠肌及肛门外括约肌用非吸收缝线间断缩缝4~5针。线不宜太细，打结时不宜过度收紧，以免损伤已萎缩的肛门外括约肌。缩缝后，特别是耻骨直肠肌的缩短，使肛直角前移，恢复正常角度。

5. 创面用稀释碘伏洗净后，皮下置细引流管，缝合皮肤。

（二）手术效果

该手术对因神经异常致盆底肌和肛门外括约肌松弛的肛门失禁者是最常用的手术方式。75%的完全性直肠脱垂伴有肛门失禁的患者，其中30%行直肠固定术后不能解除其肛门失禁症状，特别是那些伴有明显的盆底肌和肛门括约肌松弛患者，初次手术时应将直肠固定术与肛门后盆底修补术同时进行。

Parks等曾报道应用该手术183例，术后肛管自制能力完全恢复达72%，有改善12%，无改善16%。其他作者报道的完全自制及有进步的总数均在80%以上，10%~20%的患者无改善，这些患者的处理较困难，可以考虑其他的手术方法，包括股薄肌转移肛门括约肌成形术和臀大肌转位肛门括约肌形成术等，这些技术仍处在探索阶段，应有良好的发展前景。以前一直认为肛管后盆底修补术的成功是由于重建了肛直角，然而最近的研究表明，手术的成功与肛门括约肌张力的提高及肛管感受性的增强有关。

三、肌肉转位术

肌肉转位术包括臀大肌转位术和股薄肌转位术两大类，适用于：①肛门括约肌完全破坏、先天性无肛门括约肌，不能用括约肌修补术或屡次修补失败者；②因肛管、直肠肿瘤切除肛门括约肌者。

持续硬膜外麻醉或全身麻醉。股薄肌转移肛门括约肌成形术先取仰卧位,后改截石位。臀大肌移植括约肌成形术先取左侧或右侧卧位,后改截石位或直接取折刀位。

(一)臀大肌转位术要点

1. 做两对对称性切口,一对起自骶骨中部至坐骨结节向下呈轻度弦线形,另一对在肛管黏膜皮肤结合处的外侧。

2. 将两侧臀大肌的下半部分(宽约 5cm)自骶骨连同筋膜一起游离,保护臀下神经及血管。在臀部切口与同侧肛旁切口之间和肛周分别做皮下隧道,宽度以不压窄肌束为度。

3. 两侧肌束围绕肛管,断端给予缝合。

(二)股薄肌转位术要点

1. 取仰卧位或变形截石位(术中不改变体位),在大腿内侧近端沿股薄肌行第一个 5~8cm 纵切口,切开筋膜,露出股薄肌,向会阴方向游离至神经血管束处。神经在进入肌肉前分为 3 支。

2. 在第一个切口远端再做第 2 个 3~4cm 纵切口,游离股薄肌远、近端与上切口相通。然后再在胫骨结节处做第 3 个 3~4cm 斜切口,暴露股薄肌止点,在骨膜处切断肌腱,通过皮下隧道将股薄肌由会阴部切口牵出,用盐水纱布包裹备用。

3. 改截石位,在肛门前、后正中距肛缘 2cm 处各行一切口,用长钳绕肛门两侧做皮下隧道使两个切口相通。在对侧耻骨结节处行 2~3cm 切口,做一皮下隧道与肛门前方切口相通。将股薄肌肌束通过隧道拉至肛门前方切口,通过肛周皮下隧道围绕肛门由耻骨结节切口处牵出。拉紧肌腱,使肛门收紧,将肌腱固定于耻骨结节骨膜上,最后缝合各个切口。

4. 如行股薄肌移植括约肌成形术前患者没有肠造口,应在手术同时做暂时性结肠造口,使粪便转流,不污染会阴道部切口,以确保肛门括约肌成形术的成功。

(三)手术效果

肌肉转位术取得了一定的临床效果。以后为了克服肌束远端收缩不良及纤维化的缺点,在股薄肌转位术后,再植入电极,刺激股薄肌,使其处于长期收缩状态。电刺激使其肌纤维由 Ⅱ 型(疲劳占优势)逐渐变为 Ⅰ 型(耐疲劳)。带血管神经的臀大肌重建肛管括约肌,具有肌力优于股薄肌,容易分离,神经易于寻找,易于将肌束通过皮下隧道向肛门周围转移等优点。

尽管这两种转位术在经过选择的患者可获得较好的临床效果。但外科医生还应该权衡简单的腹壁结肠造口术和肌肉转位术的效果、手术创伤、并发症以及费用等利弊。

四、电刺激股薄肌转位术

由于单纯股薄肌转移括约肌成形术的远期疗效较差,术后 4 年约 30% 的患者出现肛门不完全失禁,其原因是股薄肌容易疲劳和萎缩,电刺激股薄肌神经术是近年来的新式手术,即在行股薄肌转位括约肌成形术的同时,找出支配股薄肌的神经主干,将电极片用 4-0 不吸收缝线固定在神经束上,神经刺激器置于第 5 肋下方的皮下,神经刺激器与电极片的电源导线通过胸腹的皮下隧道相连接,术后用体外磁控开关有节奏地打开刺激器,发出低频电脉冲，长期电刺激使得股薄肌肌纤维由Ⅱ型肌纤维转变为Ⅰ型肌纤维，肌肉抗疲劳性增加，防止肌肉萎缩，以增强远期疗效。适用于神经性肛门失禁、肛管直肠发育不全以及早期直肠癌患者行腹会阴直肠切除需原位肛门重建者。

（一）手术前准备

1. 向患者讲清手术的性质及失败的可能性，并讲解刺激器及磁控开关的用法，让患者有足够的思想准备。

2. 选择电极放置部位，电极刺激器开关埋于肋骨下缘的皮下，女性患者注意不要与胸罩摩擦，位置选定后做标记。肛门切除需重建原位肛门者，造口位置也应在术前选定好，并做好标记。

3. 肠道准备同直肠癌手术。

（二）麻醉与体位

麻醉：全麻或持续硬膜外麻醉。

体位：采用加有 Allen 脚蹬的 Lioyd Davis 体位。消毒范围包括会阴、腹股沟及大腿。如造口在右腹部者，选用左侧股薄肌，股薄肌是大腿内侧最表浅的肌肉，起于耻骨联合和耻骨，向下经过股骨内上髁后下方止于股骨内侧。该肌近端宽，远端扁平。该体位使患者会阴部悬吊，离开手术床。尾骶部用枕头垫好，肩部亦应垫好，防止患者移动，该体位的优点是术中不变换体位。否则先采用仰卧位，待大腿的股薄肌取好后，再改为膀胱截石位行会阴部手术。

（三）手术步骤

1. 先取仰卧位，供股薄肌的下肢稍内收及稍弯曲膝关节，摸清股薄肌的位置，在大腿内侧中下段 1/3 处做 3～4cm 长的纵切口（第一切口），显露呈带状的股薄肌远端，向上下游离该肌。在膝内上方做 4cm 长的斜切口（第二切口），找到股薄肌的止点，在止点处将该肌切断，并保持肌腱末端的完整，以备后用。在两切口之间用长弯血管钳做一隧道，将该肌的断端从大腿切口拉出。然后在大腿内上方做 6cm 长的纵切口（第三切口），并游离股薄肌。向上游离至支配该肌的神经血管束时，注意保护勿损伤该神经血管束。血管蒂通常在股薄肌的中上 1/3 交界处进入该肌。仔细分离血管蒂及周围组织，血管蒂的上方可找到支配股薄肌的神经末梢支，支配股薄肌的主干在血管蒂近端约 3cm，内收长、短肌之间进入该肌，用 0.5V 的电极刺激神经可引起肌肉收缩。清理神经连于内收短肌方面的组织，但神经的下面不要分离。在支配内收短肌神经支的远端与股薄肌神经形成末梢支之前为电极片放置点。用 4-0 号丝线缝合固定，缝时不要损伤神经，缝好后用磁控开关打开刺激器试验，以确保电极放在神经主干上。

2. 改截石位，股薄肌游离完毕并安装好电极片后，在肛门前后 2.0cm 各做一切口，在距肛门两侧约 3cm 做环绕肛门的皮下隧道。然后股薄肌绕肛门一周，并将其肌腱固定在耻骨结节上。

3. 在腹股沟韧带中点上方约 5cm 处做一个约 2cm 的切口。用长血管钳在皮下做一隧道与大腿上端切口沟通，然后用止血钳夹住与电极片相连的导线头部，轻轻地从腹股沟韧带上方的切口牵出。

4. 在锁骨中线第 5 肋下缘做一个 5cm 弧形切口，切口要深至足以埋下刺激器。从腹股沟韧带上方的切口用长套管针在皮下做隧道，从上部切口穿出，拔除套管针，通过套管针将导线从隧道穿至上腹部切口，以备与刺激器相连。

5. 导线连接部分要经过硅胶护套穿出，为确保护套能准确封闭，在护套嵌入前，拧紧刺激器连接部位的 4 个螺丝，并用无菌生理盐水润滑刺激锥状入口。然后松开连接部的 4 个螺丝，导线连接头从锥状入口插入刺激器的连接部（注意导线连接头充分插入刺激器的连接部分非常重要），并用特制的小轮压紧，最后将护套套在刺激器上。

6. 刺激器放置在锁骨中线第 5 肋间的组织中，环氧树脂面朝上，多余的导线放在植入体的后面，注意不要打结、皱褶。缝合该处皮下组织和皮肤。

7. 缝合下脚远端两个皮肤切口及腹部皮肤切口后，患者改截石位。距肛门 2cm 的前、后正中线处各做 3cm 的横切口。用长弯血管钳在肛门两侧潜行分离做两个隧道，将股薄肌从大腿根部切口牵出，使股薄肌通过隧道拉至肛门前方切口，围绕肛门一侧到肛门后方，再绕过对侧隧道到肛门前方，在对侧的坐骨结节处切口牵出。股薄肌围绕肛门一周，拉紧肌腱，紧缩肛门，将肌腱缝合固定于坐骨结节的骨膜上，最后缝合切口。注意固定肌腱时肛门应能通过一示指。手术后通过体外磁控开关来控制刺激器的开关，经常保持对股薄肌一定频率及强度的刺激，防止股薄肌萎缩。缝合所有皮肤切口。

（四）手术要点

1. 术中游离股薄肌时，切勿损伤股薄肌近端的主要神经血管束，这是保证股薄肌成活及手术成功的重要环节。

2. 安置刺激器的电极片时，一定要放在支配股薄肌神经的主干上，而不能放在该神经的分支上，以保证术后整块股薄肌都受到电刺激，防止肌肉萎缩。

3. 刺激器的连接点与导线连接头一定要连接妥当，并将螺丝拧紧，套好硅胶护套。硅胶护套一定要用特制的齿轮压，使护套能有效地起到保护作用，防止刺激器植入体受损。

4. 术中应调整好刺激器植入体的波幅、频率及开启时间和断开时间。

（五）手术后处理

1. 患者在 3 天内两腿并拢卧床休息，3 天后鼓励活动。如果所有切口均愈合，10 天后开始长期电刺激。刺激器设置和训练方法见表4-1。

表4-1　刺激器设置和训练方法表

参数	训练次数				
时间（周）	1～2	3～4	5～6	7～8	＞8
波幅（usec）	210	210	210	210	210
频率（Hz）	12	12	12	12	12
开启时间（s）	2	2	2	2	2
断开时间（s）	6	4	2	1	1

2. 如已行肠造口者，术后两天造口袋内有气体后即可进流质。如未行肠造口，术后应用深静脉高营养 5～7 天，然后进流质饮食。预防性应用抗生素。

3. 术后大便不成形，次数多者，应用收敛止泻剂。

（六）治疗效果

带蒂股薄肌转位电刺激股薄肌神经术是近几年来开展的一种新式手术。电刺激股薄肌转位术成功率为78%，但术后有约74%的患者出现并发症，其中感染是最严重的并发症，发生率约37%，经常引起手术失败；其次是疼痛，发生率为28%。感染发生率与手术范围和外科医师经验有关。但由于此类手术开展不多，时间也不长，刺激器能工作多少年等问题还有待临床进一步验证，并且该仪器昂贵，目前应用不多。

五、人工肛门括约肌植入术

人工肛门括约肌是通过隧道将人工肠括约肌放置在肛门括约肌周围，这种装置持续维持一定的压力。患者需要排便时，通过位于阴囊或阴唇手动泵进行复位。目前流行的装置均为原用于小便失禁的装置的改进型。适用证包括：①先天畸形，高位肛门直肠闭锁；②各种神经源性肛门失禁；③各种重症肛门失禁，肛门括约肌缺如超过半周的创伤性肛门失禁、产伤性肛门失禁、医源性肛门失禁；④直肠癌 Miles 手术术后会阴原位造口；⑤各种肛门括约肌修补术、肛门成形术失败，需行永久性结肠造口者。

（一）手术前准备

1. 让患者及家属了解手术的性质、人工肛门括约肌的构造和使用方法。人工肛门括约肌为可植入性弹性硅胶假体，主要包括括约带、控制泵、调压囊三个部分。括约带环绕肛管周围，控制泵放置在阴囊或大阴唇皮下，调压囊放置在膀胱前间隙。整个装置充满液体。正常情况下，调压囊将液体压入括约带，使肛门闭合。排便时，反复按压控制泵数次，液体自括约带回流到调压囊内，肛门开放。排便结束后数分钟，液体自调压囊自动压入括约带，肛门重新闭合。

2. 肠道准备。

3. 预防性应用抗生素。

4. 慢性腹泻患者应行结肠造口转流粪便。

（二）手术步骤

1. 人工肛门括约肌配件　配件准备：①将配件浸入专用填充液中，用无损伤针头将括约带填满后再抽空，从而排出空气；②将控制泵连接导管的两端均浸入填充液，反复轻轻挤压控制泵使空气完全排出；③用 40ml 左右的填充液使调压囊充满，并排出空气。

2. 植入括约带　①全麻，截石位。距肛缘 2~3cm，在肛门前方做一个弧形切口或在肛门两侧做垂直切口，切口长 3~5cm。围绕肛门钝性做皮下隧道；②选用合适的括约带：括约带宽度有 2.0cm、2.9cm、3.4cm 三种型号，长度有 9cm、10cm、11cm、12cm、13cm、14cm 六种型号。标准是：宽度等于分离的肛管长度，长度等于肛管周围皮下隧道的周长。用专用的括约带量尺测量，同时行直肠指诊协助判断；③放置括约带：利用量尺作引导，将括约带围绕于肛管周围，并扣好括约带，将括约带两端边缘用专用无损伤针线间断缝合数针。

3. 植入调压囊

（1）选用合适的调压囊：调压囊有 $80cmH_2O$、$90cmH_2O$、$100cmH_2O$、$110cmH_2O$、

120cmH$_2$O 压力四种型号。根据括约带大小、患者排便情况进行选择。括约带大、经常排稀便患者，应选用压力较大的调压囊。

（2）放置调压囊：耻骨上横切口，长 3～5cm，分开腹直肌，钝性分离，将调压囊放入耻骨后、膀胱前方的陷窝内，注水 55ml 充盈调压囊。

（3）验证系统：调压囊与括约带通过导管相接，60s 后括约带充盈增压，术者可通过直肠指诊或肛管测压方法检查肛管压力，从而判断能否理想地控制排便。如果肛管过紧或过松，则需要更换合格的括约带或调压囊。检验结束后，夹闭导管，使括约带保持充盈，抽出调压囊内的液体，再注入 40ml 填充液后，夹闭导管。

4. 植入控制泵 通过耻骨上切口向阴囊或大阴唇钝性分离，形成一个间隙。将控制泵放入间隙内，注意使控制钮向前，使用时容易操作。应用专用接头将各个导管连接，按压控制泵上的关闭按钮，使括约带松弛，人工肛门括约肌系统暂时不起作用。仔细止血，按层次用可吸收缝线仔细缝合切口。一般不放置引流。

（三）手术要点

1. 肛门前方的弧形切口可有效降低切口张力。肛门两侧垂直切口便于操作，但缝合时张力较大。切口应尽量避开瘢痕组织，如果切口张力大，可局部转移带蒂皮瓣、降低张力。可能压迫括约带的瘢痕必须切除，创面也可用带蒂皮瓣填充。

2. 选择括约带的型号相当重要，手术中要经常进行直肠指诊检查肛管压力，要求括约带排空时肛管可完全张开，括约带充盈时肛管可完全闭合。

3. 括约带最佳位置为肛管直肠交界处，不宜过浅。

4. 控制泵可根据患者情况选择植入左侧或右侧。植入左侧时应逆时针放置括约带，植入右侧时应顺时针放置括约带。

5. 整个系统均用专用填充液注满，必须排空气泡。必须应用等张、等渗的液体填充。专用填充液 X 线透视可显影，生理盐水则不能通过透视观察人工肛门括约肌的情况。

6. 避免用普通血管钳夹挤压人工肛门括约肌假体的任何配件，否则可能造成破坏。

（四）手术后处理

1. 术后 24h 内控制泵周围冷敷和压迫，避免血肿。

2. 术后 48h 内静脉应用抗生素。

3. 行结肠造口患者禁食 3 天，可应用减少肠蠕动药物。

4. 会阴伤口经常换药，保持干燥，肛门周围避免压迫。

5. 定期随访，3～6 周后进行随访和肛管直肠功能检查，6～8 周开始教会患者如何使用人工肛门括约肌。

6. 规律排便后，夜间可关闭人工肛门括约肌。

7. 结肠造口患者术后 3 个月左右可行造口关闭术，造口期间应暂时关闭人工肛门括约肌。

8. 如果人工肛门括约肌系统内液体减少，可自皮下用无损伤针穿刺加液。控制泵下方有加液孔。

（五）手术效果

人工肛门括约肌植入术是近几年治疗严重肛门失禁的一种新手段，手术时间一般为

60～120min。对多数患者有不错的疗效，生活质量都取得了一定的提高。国内对此手术的开展才刚刚起步，故手术经验积累及远期疗效的观察还远远不够，但该手术简便、安全，而且效果较好，对于重症复杂病例，其效果优于其他方法，值得推广应用。但由于是异物植入，感染率较高，而且费用昂贵，并有机械故障的报道。但随着手术病例增多，以及手术技能的提高和熟练操作，各种并发症发生率的逐步下降，将会进一步提高治疗效果。

六、骶神经刺激术（sacral never stimulation）

骶神经刺激用来治疗肛门失禁，来源于排尿障碍治疗，与其他手术相比，具有操作简单、创伤小、并发症较少等优点。Matzel 等在 1995 年首次报道该项技术治疗 3 例肛门失禁的患者。然后在欧洲和澳洲得到推广，美国 FDA 也批准其作为治疗肛门失禁的方法。

局麻或静脉麻醉，在 X 线荧光屏监视下操作，从第 3 骶孔插入电极，然后通过电脉冲测定患者运动和感觉反应。成功的感觉反应包括会阴、阴囊、直肠或盆腔的击打感或紧绷感。理想的运动反应包括大踇趾屈曲和会阴部肌肉收缩。证实位置放置妥当后，可以先安置临时性电脉冲发生器，2 周后重新评估大便失禁克利夫兰（CCF-FIS）评分和大便失禁生活质量评分（FIQL）。

研究发现骶神经刺激患者的肛门在静止和收缩期的压力增大，提高了直肠的敏感性，短期和长期进行骶神经刺激都有显著的治疗作用，并且患者的生活质量评分也有提高。骶神经刺激的作用机制仍然不明确，可能是通过刺激提高神经传入、传出的敏感性调节神经的反射，并加强这些作用的联系。

七、肛门括约肌增强磁环（magnetic anal sphincter augmentation）

美国 FDA 批准了菲尼克斯™排便控制系统（the Fenix™ continence restoration system，MAS）用于治疗药物和其他治疗方法无效的肛门失禁。菲尼克斯™是由 14～20 颗含有磁珠的钛链环组成，将它植入肛门括约肌周围，用于增强括约肌功能。排便时腹压增高，直肠扩张使磁珠分离，磁环打开，从而控制排粪过程。初步的临床研究表明，它可以使一半的患者症状得到改善。手术并发症主要包括感染、疼痛、臀部肿胀等。目前 Mayo Clinic 等盆底中心仍在进行相关研究，希望该技术能得到进一步的改进。

八、小结

对肛门失禁的患者，现在有多种外科治疗手段。各种肌肉转位术操作复杂，并发症高，现在较少使用。一些新技术，如人工肠括约肌、膨胀剂（bulking agents）注射法、射频治疗、括约肌增强磁环以及干细胞治疗技术等在不断完善之中。尽管新的手术方式和材料在不断出现，但对于终末期的肛门失禁，目前最好的治疗方法还是肠造口术。

（刘　海）

思　考　题

肛门括约肌成形术效果如何？

第五章 炎性肠病

第一节 溃疡性结肠炎发病机制研究的突破与启示

一、概述

溃疡性结肠炎（ulcerative colitis，UC）是炎性肠病（inflammatory bowel disease，IBD）的一个主要类型，是一种病因尚不明确的慢性非特异性肠道炎症，其发病率在世界范围内呈上升趋势。病变主要位于结肠的黏膜层和黏膜下层，以形成溃疡和隐窝脓肿为主要特点，多累及直肠和乙状结肠，也可遍及全部结肠。

二、发病机制

UC 的病因和发病机制目前尚未完全明确，较为明确的是肠道黏膜免疫系统的异常反应所引起的炎症在 UC 发病中起重要作用。目前认为 UC 的发病是由多种因素相互作用所导致的，主要包括遗传、环境、感染、免疫和肠黏膜屏障功能的破坏等因素。

（一）遗传因素

UC 是一种多基因参与、具有遗传易感性的基因相关性疾病。8%～14%的 UC 患者有家庭炎性肠病史。一级亲属患 UC 的风险是无家族史的正常人的 4 倍。犹太人的 UC 发病率高于其他种族，犹太人罹患 UC 的风险是非犹太人的 5～8 倍。迄今为止，全基因组关联研究已经确定了炎性肠病的 200 个风险位点，其中大多数基因都与 UC 和 CD 表型有关。与 UC 易感性增加相关的位点包括人类白细胞抗原和与屏障功能相关的基因，如 HNF4A 和 CDH1。UC 在欧洲和北美地区的发病率较高，是亚洲和中东地区发病率的 3 倍以上。在不同人种中，白人 UC 的发病率较其他人种更高，但近年统计发现这一差异有缩小的趋势；通过对双胞胎人群的研究发现，单卵双胞胎中 UC 的发病率显著高于双卵双胞胎，说明遗传易感性在 UC 的发病中有着重要作用。然而，遗传学只能解释 7.5%的疾病变异，对表型的预测能力很小，目前临床应用有限。

人类白细胞抗原（human leukocyte antigen，HLA）基因是基因组中最为复杂且具有高度多态性的基因，大量研究表明 HLA-Ⅱ类分子与 UC 的关系十分密切，UC 的易感性主要与 HLA-Ⅱ DR 区的多态性有关，其中 HLA-DRB1*030l 和 HLA-DRB1*1502 分别与轻型 UC 和重型 UC 有关，DRB1*0103 与广泛性结肠炎或有肠外表现的 UC 相关，HLA-DR15 可能导致广泛性结肠炎型 UC，HLA-DR2、DR9 等基因亦与 UC 的发病高度相关，而 HLA-DR3、DR4 则可能是 UC 的保护性基因。随着全基因组关联分析（genome wide association studies，GWAS）技术的发展，近年来出现了大量关于 UC 相关基因的报道，如 ECM1、HNF4A、CDH1 和 LAMB1 等位点涉及肠黏膜上皮屏障功能缺陷，PRDM1、IRF5 和 NKX2-3 等位点提示转录调节的障碍，DAP 与细胞凋亡和自噬有关，上述多种基因在 UC 的发病中都发挥着重要的作用。此外，还有数个与其他免疫系统介导的疾病有关的危险位点与 UC 相关，特别是 HLA-DR 和涉及 1 型和 17 型辅助性 T 细胞（Th1 和 Th17）分化的基因，如 IL7R、IL23R、IL10 和 IFN-γ 等。UC 和 CD 类似，也具有遗传异质性，因其涉及的基因数量众多，且每个基因的加性效应较小，目前尚无法以遗传学的手段来评估 UC 的发病风险。

研究发现，miRNA 不仅可以调控其基因的表达，还可以影响 UC 相关蛋白因子的表达，成为 UC 发病的关键环节。我们发现 IL-4 内含子 3 基因多态性与中国汉族 UC 患者相关，IL-4 RP1 基因频率降低，RP2 基因频率增加。应用基因芯片技术对汉族 UC 患者进行基因分型分析。结果表明，汉族 UC 易感基因可能为 DR2 或 DRB1*15 等位基因，HLA-DR 基因多态性与 UC 临床分型存在显著相关性。

（二）环境因素

世界范围内 UC 发病率的上升表明了环境因素在其发展中的重要性。临床流行病学资料显示，近几十年来 IBD（UC 和 CD）的发病率在世界范围内有持续升高的趋势。UC 的发病率在北美、北欧地区最高，并已趋于稳定；而亚洲、南美、非洲等地区的 UC 发病率较低，但近年来其上升趋势明显。有研究表明，亚洲地区 IBD 发病率的持续上升与其生活方式的西方化有着密切的联系。这一现象提示环境因素的变化在 IBD 的发病中可能发挥着重要作用。

流行病学研究发现自 80 年代以来，随着我国国民生活水平的提高，饮食结构中肉类食品、蛋奶制品的摄入增加，膳食纤维摄入较少，UC 发病率呈上升的趋势。有研究发现，UC 患者血清中存在较高的抗牛奶蛋白的抗体，提示与牛奶相关的免疫反应可能与 UC 的发病相关；而硫和硫酸盐的摄入增多可能与 UC 的复发相关。此外，随着经济水平的提升，环境变得越来越清洁，儿童时期肠道免疫系统所接受的外源刺激较弱，可能形成免疫耐受的不完善，导致以后肠道免疫反应的自身调节能力发生障碍，从而增加 UC 的发生。

吸烟在 IBD 的发病过程中扮演着截然不同的角色，其是 CD 发病的危险因素之一，能使 CD 患者病情恶化、并发症增多，但在 UC 中却体现出明显的保护性作用。戒烟者的 UC 发病率高出吸烟者约一倍，与不吸烟的 UC 患者相比，吸烟能改善 UC 的进展过程，减少激素的用量和结肠切除的发生率。其作用机制尚未阐明，可能是因为烟草中的烟碱能够促进结肠黏蛋白的合成，减少促炎因子的产生，松弛肠道平滑肌，降低肠壁对大分子的通透性。

还有研究阑尾切除术后罹患 UC 的风险降低，特别是对年轻患者的急性阑尾炎行阑尾切除术后新诊断为 UC 的患者比对照组低。此外，心理因素在 UC 的发病中可能也发挥了一定的作用。

药物，如口服避孕药、激素替代治疗和非甾体抗炎药都与 UC 的风险增加有关。有研究报道母乳喂养可以降低 UC 的风险，而城市生活可能会增加 UC 患病这一风险。在发达国家与亚洲或中东发展中国家比较时，抗生素被发现对 UC 具有保护作用。来自欧洲 11 项前瞻性研究的汇总数据没有发现压力与新发 UC 之间的联系。

（三）感染因素

微生物感染在 IBD 发病机制中的作用一直被大家所重视。大多数学者都认为感染在 UC 的发病机制中起到了一定的作用，因为大多数 UC 都发生在肠道感染之后，且应用抗生素治疗常可获得较好的疗效，而行粪便转流术能够显著改善 UC 患者结肠炎的症状并防止复发。但迄今为止仍未分离出一种与 UC 发病密切相关的感染因子。有研究提出副结核分枝杆菌、耶尔森菌及麻疹病毒可能与 CD 有关，幽门螺杆菌、志贺菌、梭状芽孢杆菌、类杆菌可能与 UC 有关，但都缺乏有力的证据。

近年来有观点认为 IBD（特别是 CD）是机体针对自身肠道正常共栖菌丛的异常免疫反应引起的。有研究发现，用转基因或敲除基因方法造成免疫缺陷的 IBD 动物模型，在肠道无菌的环境下不发生肠道炎症，但如重新恢复肠道正常菌丛状态，则出现肠道炎症。另有研究证明，IBD 患者病变部位针对自身正常细菌抗原的细胞和体液免疫反应增强；行粪便转流术能防止 CD 复发，但肠造口还纳后 CD 会再复发；抗生素或益生菌制剂治疗对某些 IBD 患者有效，提示 IBD 可能存在对正常菌丛的免疫耐受缺失，从而导致发病。

（四）免疫因素

免疫因素是 UC 发病机制中的研究热点。长久以来人们都认为 UC 是一种自身免疫性疾病，临床上常见 UC 患者除结肠病变外，还伴有结节性红斑、类风湿性脊柱炎、硬化性胆管炎等自身免疫性疾病的其他表现，其结肠黏膜多有大量炎症细胞浸润，细胞免疫和体液免疫被激活，而应用糖类皮质激素或免疫抑制剂对 UC 往往有较好的疗效，这些现象都说明免疫功能的异常在 UC 的发病中发挥着至关重要的作用。

先天淋巴样细胞（ILC）可能在炎性肠病的发病机制中起核心作用。ILC3 是慢性肠道炎症的主要介质。此外，从活动性 UC 患者中分离的 ILC 显示，关键 ILC3 细胞因子（IL17A 和 IL22）、转录因子（RORC 和 AHR）和细胞因子受体（包括 IL23R）的基因表达增加。ILC 可能是疾病发病机制的驱动因素。

尽管炎性肠病中 IgM、IgA 和 IgG 浓度升高有报道，但 UC 患者中 IgG1 抗体呈现不成比例的增加。目前尚不清楚 B 细胞是疾病发病机制的驱动因子，还是仅对屏障破坏有反应。

目前的证据表明，先天和适应性细胞免疫是疾病发病的关键。早期证据表明 UC 是一种辅助型 T 细胞 2（Th2）疾病，而克罗恩病是 Th1 驱动的。研究发现，UC 患者的结肠固有层细胞含有产生白细胞介素-5（IL-5）的极化 Th2。此外，与对照组相比，UC 患者直肠活检中 IL-4 和 IL-13 mRNA 水平显著升高，随后的数据进一步表明 IL-13 与 UC 的发病机制有关。IL-13 由非经典的自然杀伤 T 细胞（可能是 ILC 家族的成员）产生，是 UC 上皮细胞毒性和屏障功能障碍的关键介质。2014 年的数据显示，CD4 阳性 Th 细胞的新群体，产生 IL-9。未分化的 Th（Th0）细胞在细胞因子如转化生长因子-β 和 IL-4 存在的情况下遇到 MHC Ⅱ类抗原复合物后，Th9 细胞发育。Th9 细胞产生的 IL-9 抑制细胞增殖和修复，并对肠道屏障功能产生负面影响。此外，IL-9 轻微但显著增加了肿瘤坏死因子-α（TNF-α）的组织浓度。

树突状细胞通过整合环境信号、诱导特异性整合素和趋化因子受体的表达，在这一过程中发挥着核心作用。例如，在派尔（Peyer）斑或小肠引流淋巴结中的树突状细胞代谢维生素 A 产生视黄酸，并诱导 T 和 B 淋巴细胞表达整合素 $\alpha_4\beta_7$ 和 CCR9。因此，印迹细胞进入循环，在重新进入肠道血管系统时，它们结合各自的配体 MAdCAM-1（用于 $\alpha_4\beta_7$）和 CCL25（用于 CCR9）。虽然在 UC 患者中尚未发现黏膜归巢缺陷，但靶向 $\alpha_4\beta_7$ 与 MAdCAM 相互作用的治疗策略已成为治疗 UC 的主要工具。

UC 患者多有严重的肠道黏膜免疫功能紊乱，并常伴有各种与免疫异常相关的肠外并发症。目前研究认为多种免疫因素参与了 UC 的发病，主要包括黏附分子、细胞因子、自身抗体、细胞凋亡等。

黏附分子（adhesion molecule，AM）是一类具有多种生物功能的受体型跨膜糖蛋白，能介导细胞黏附、趋化、淋巴细胞归巢等作用，参与炎症和免疫反应。目前研究发现参与 UC 的 AM 主要有免疫球蛋白超家族（如细胞间黏附分子-1，ICAM-1）、选择素、整合素及 CD44 等。研究发现，活动性 UC 患者的血清中 ICAM-1 增高，且 ICAM-1 在 UC 患者肠黏膜组织中表达增多，并与炎症程度密切相关；在诱导 UC 的动物模型中，敲除小鼠的 CD34 基因以降低其对嗜酸性粒细胞的趋化作用，可显著减轻 UC 的严重程度，说明黏附分子介导炎症细胞在肠黏膜内的聚集可能在 UC 的发病中发挥作用。

UC 发病过程中有众多的细胞因子（cytokine，CK）参与，促炎因子与抗炎因子之间的平衡被打破，被认为是 UC 发病的关键环节之一。大量研究表明，促炎因子 IL-1、IL-6、IL-8、肿瘤坏死因子（tumor necrosis factor，TNF）、干扰素 γ（interferon-γ，IFN-γ）等是介导 UC 发病的细胞因子；而具有抗炎作用的细胞因子，如 IL-4、IL-10、转化生长因子（transforming growth factor，TGF）等在维持肠道正常的免疫功能中起重要作用。近来研究发现，促炎因子 Th17 产生的 IL-17 与 UC 有关，在病变组织中 IL-17 与 IL-6 的浓度成正比，共同参与 UC 发病；此外，IL-23 被发现可激活 Th17 分泌 IL-17，通过 IL-23/IL-17 轴在 UC 发病中发挥作用。

在大部分 UC 患者体内可检测到多种自身抗体，其中最为常见的是抗中性粒细胞胞质抗体（anti-neutrophil cytoplasmic antibodies，ANCA）和抗人原肌球蛋白（tropomyosin，TM）抗体，但其在 UC 的发病过程中发挥怎样的作用尚未明确。

UC 是多基因疾病，其发病机制是多方面因素共同作用引起的。遗传易感性是发病的基础，在外部环境致病因素的作用下，引起肠道黏膜的异常免疫应答和炎症反应，最终导致肠上皮和组织细胞持久的慢性损伤。

（五）肠黏膜屏障功能

肠黏膜屏障功能障碍作为 UC 发病机制中的一个重要因素，近年来受到了广泛关注。结肠上皮细胞、黏膜屏障和上皮屏障缺陷在 UC 的发病机制中有着重要的作用。与正常人相比，UC 患者肠黏膜通透性明显增加，而肠上皮细胞通透性的增加通过诱导肠腔内病原菌及其毒素进入上皮下层来造成炎症反复发作。黏液层属于黏膜屏障的重要组成部分，黏液成分中的黏蛋白进一步证实了黏膜屏障失调参与 UC 发病。研究发现，活动期 UC 患者 MUC2 黏蛋白的聚糖形态较静止期患者发生了明显改变，且炎症反应更严重。MUC13 基因敲除小鼠在 DSS 诱导后结肠炎症状亦加重，上皮细胞凋亡明显。肠三叶因子（TFF3）是一种杯状细胞衍生蛋白家族，已在 UC 患者中被证实于黏膜损伤时产生，并有助于黏膜屏障的完整性。在活动性 UC 患者中结肠杯状细胞产生的 TFF3 显著降低，这一事实支持了屏障功能缺陷是疾病的主要驱动因素。在 UC 患者的结肠细胞中，过氧化物酶体增殖物激活受体 γ（PPARγ）的表达降低，这是一种 NF-κb 依赖性炎症的负调控因子，提示了可能与 UC 的发病有因果关系。在活动性 UC 中，Toll 样受体 2（TLR2）和 TLR4 的表达水平在结肠细胞和固有层中增加，尽管这种表达的增加是黏膜炎症的原因还是结果尚不清楚。同样，TLR4 多态性在 UC 和克罗恩病患者中也有报道，但其与疾病发病机制的关系尚不清楚。此外，活动性 UC 患者的血液和结肠组织中存在大量活化的中性粒细胞浸润；

UC 患者的树突状细胞共刺激分子表达增强，可能参与 UC 肠屏障完整性的破坏。

（陶凯雄）

思 考 题

1. 简述溃疡性结肠炎的发病机制。

2. 肠屏障功能是当前 UC 的研究热点，简述肠屏障功能对 UC 发病的影响。

第二节 溃疡性结肠炎外科治疗的变迁与现状

一、概述

（一）溃疡性结肠炎的定义和特征

溃疡性结肠炎（UC）是一种病因不明的直肠和结肠炎性疾病，又称非特异性结肠炎。UC 于 1859 年由 Samuel Wilks 首次描述，1920 年被医学界公认，我国于 1956 年首次报道。该病在北欧及美洲发病率高，在近十几年中，发病人数增加了 3.08 倍。国外报道，好发年龄为 30 岁左右，国内统计的发病高峰年龄为 40.7 岁，男女比例相近。与欧美相比，本病在我国少见，且病情一般不重，近年来患病率有明显增加趋势，重症病例常有报道。

目前病因仍不明显，大多数学者认为是由基因、免疫、环境、感染、吸烟、地域、种族、工业化、高同型半胱氨酸血症等多种因素相互作用所致。主要有细菌病毒感染学说、基因学说等，也有证据表明该病可能属于自身免疫性疾病，可能与种族、心理因素、吸烟及饮食有关。

该病是以下腹部隐痛不适、大便次数增多伴黏液便、血便为临床表现，最典型的症状是黏液脓血便。部分患者在病程中可出现中毒性巨结肠、肠穿孔、下消化道出血等并发症。UC 的病变侵犯范围广，临床症状反复发生，病情反复迁延不愈，且有发生癌变的可能性。UC 迄今仍是一个依靠药物治疗而无法治愈的疾病。在正确方案指导下，在患者的良好配合下，进行较规范化治疗，大多数患者病情可得到缓解，可享有接近健康人的生活质量。

（二）溃疡性结肠炎治疗目标的变迁

由于病因不明、病情转归不清，传统的治疗目标是诱导缓解并维持治疗，防止并发症。治疗的着眼点主要是临床症状。近年横断面研究发现，症状治疗使 40%～50% 的 UC 仍然常年持续活动；随病程延长，累积癌变的可能性增加；由于慢性炎症活动和各种并发症导致 20% 以上的 UC，采用手术治疗。近年来发现，由于治疗的延迟和持续炎症导致不可逆性肠黏膜损伤及肠功能减退，此时即使强力的治疗也无济于事，促使人们从分子水平上探讨靶向治疗的目标和黏膜结构的修复，追求更为理想的终点。因此，现代治疗的目标是在疾病早期尽快控制发作、不用激素维持缓解、内镜下黏膜愈合、降低住院率与手术率，以提高生活质量。几个典型的临床试验促成了现代治疗目标的形成，如 Fuabion 报告糖皮质激素（CGS）治疗 UC 近期缓解率仅为 54%，1 年后 22% 激素依赖，29% 外科手术，说明炎症未能控制，疾病预后堪忧；Ardizzone 等报告硫唑嘌呤（AZA）可使 UC 有效缓解并撤停激素；Froslie 等还观察到长期的黏膜愈合大大降低了 UC 的手术率；著名的 ACT_1、ACT_2 多中心临床试验也显示在治疗 8 周内黏膜愈合者可维持 30 周、54 周的长期缓解；这些证据促使治疗目标从缓解症状提高到黏膜愈合，希望最终改变疾病的自然病程；随着发病机制的深入研究，将来的治疗目标期望达到减少肠黏膜的损伤，维持肠道正常生理功能、预防癌变与并发症，这就需要提前治疗，早期缓解发作，采取持续而有效的措施，长期控制疾病。

（三）溃疡性结肠炎治疗原则回顾

本病发作期，主要采取对症治疗，以纠正营养不良，提高血容量，改善贫血，抑制并发症，积极鼓励患者，增强合理治疗信心。

暴发型和急性发作期患者应卧床休息，密切观察病情变化，退热及腹泻停止后再逐渐恢复活动。患者应饮用富有营养且易于消化的食物。一般患者可进低渣饮食，不必限制种类。病情恶化者应予禁食，以肠外营养支持，如静脉高营养疗法，以补充蛋白质和能量，促进全胃肠休息，改善正氮平衡和临床症状。病情活动期，特别是出血时，不可口服铁剂，以免加剧腹泻。纠正患者贫血时可酌情给予输入全血、血浆和水解蛋白等。

根据我国 2020 年《炎症性肠病外科治疗专家共识》，UC 治疗原则如下：

1. 及早诊断病情并进行综合评估，认真排除诱因可查得结肠炎，疑似病例应密切随访，勿随意使用糖皮质激素。这在我国目前感染性肠病居高不下，药物性、血管性病变增多的情况下，仍有现实意义。

2. 明确患者的病变范围、程度及类型后进行相应的药物选择。

3. 可参考往期临床治疗方案和具体情况合理选择药物。对于慢性顽固性病变应更多考虑强有力的治疗措施，特别是免疫抑制剂和生物治疗剂。新的治疗指南对药物的抵抗、依赖都有明确界定，可作为换药的依据。

4. 患者用药治疗期间，密切关注并发症和药物不良反应是否出现，进行防治。尽早控制发作，应长期维持缓解，防止复发和并发症。建议长期维持甚至终生用药，一般不宜少于 3～5 年。黏膜愈合作为现在治疗的目标显得尤为重要。

5. 无论是内科还是外科治疗，都需要重视对患者进行全身性治疗和营养支持。不断全面评估病情和预后，确定治疗终点，适时更换治疗措施和选择外科治疗方法。加强营养、心理等支持。

6. 依据患者的个体情况，科学制定综合性和个体化治疗方案。

上述治疗原则的要旨是正确诊断、全面评估，采用量身定制的治疗方案和综合性、个体化的治疗措施，及早控制发作，维持缓解。

二、溃疡性结肠炎外科治疗的变迁

（一）溃疡性结肠炎外科治疗的病理基础

溃疡性结肠炎的病变所累及的范围各病例并不相同，其中以乙状结肠和直肠多见。也可累及升结肠或其他部位，严重时可累及整个结肠。少数病变可波及末段回肠，病变回肠大都局限在距回盲瓣 10cm 的范围之内。溃疡性结肠炎病变多局限在黏膜层或黏膜下层，肌层基本不受累。表现为黏膜充血水肿、糜烂和表浅小溃疡。在溃疡性结肠炎活动期，肠隐窝内可见大量成团的中性粒细胞浸润，混有黏液和细菌，并形成腺窝脓肿或黏膜下小脓肿，这是本病的组织学特征。脓肿溃破后，可形成多个粟粒样溃疡，或融合成形状不规则的大溃疡。病变严重者，由于黏膜下层的广泛病变可使大片黏膜脱落；此外，在有溃疡的同时，也会有增生性（假性）息肉的形成。慢性病变可致肠壁肌层略增厚，结肠袋消失，很少引起肠腔狭窄。极少数暴发型病变可致肠腔明显扩张，全层肠壁变薄，多发溃疡形成和大面积黏膜脱落，病变向深部发展易导致肠穿孔。近年来多个研究表明，溃疡性结肠炎是结肠癌的癌前病变。在理论上，完全切除所有病变组织可以治愈溃疡性结肠炎。所以，溃疡性结肠炎也被认为是一种可以通过手术治愈的炎性肠病。

（二）溃疡性结肠炎外科治疗的影响因素

在我国，溃疡性结肠炎的手术率长期徘徊在 5% 左右，其中多数是急诊手术，择期手术的比例更低。外科干预滞后，严重影响了相当部分患者的预后，使得可通过手术得到治愈的患者一直挣扎在疾病折磨的痛苦之中。其主要影响因素包括两个方面。①患者因素：即患者对非手术治疗的依赖，仍然在思想上占主导地位；还有对外科手术的畏惧和担忧，使许多患者尤其是年轻人不能接受；加之手术费用高等降低了患者选择外科治疗的意愿。其实，对于顽固性以及重度溃疡性结肠炎来说，疾病本身带来的合并症及危险度远大于外科手术的风险。②医者因素：冗长的非手术治疗，可能导致结直肠出现结构性损伤，并且癌变的风险也升高。据相关研究报道，长病程溃疡性结肠炎患者 10、20 和 30 年发生癌变的风险分别为 2%、8% 和 18%。在我国传统观念认为，溃疡性结肠炎仍是以内科治疗为主的疾病，直到患者的病情危重，如出现肠道大出血、中毒性巨结肠、肠穿孔等情况时才想到外科干预。但这时的患者一般情况已经很差，手术风险极大，术后容易发生很多与手术相关的并发症，而且一般需要多次手术才能达到最终的治愈，术后病死率为 27%～57%。

（三）溃疡性结肠炎外科治疗理念的转变

近年来，溃疡性结肠炎的治疗在观念上发生了根本性改变，在病变早期积极选择外科治疗已经取得了良好效果，患者的生活质量有了明显的提高，治疗费用也相应降低，术后多数患者恢复了正常的工作和生活。

1. 注意把握内科治疗的限度　UC 的治疗以药物为主，有许多可供选择的药物，但存在许多误区。以最常用的激素来说，国外的观点认为，足量激素使用时间超过 10 天，并不能增加 UC 的缓解率；国内激素抵抗者平均静脉使用激素的时间为 9～25 天，明显长于国外使用时间。此外，有研究表明，免疫抑制剂如环孢素（CSA）、硫唑嘌呤（AZA）等药物可降低 UC 的复发率，但仍有 50%～80% 的患者需要继续接受手术治疗。目前，UC 患者的手术率较低，仅为 5%。

2. 强调多学科协作治疗 UC　目前广大学者已达成共识，应以合理、规范、综合和个体化为原则。综合治疗不是将各种方法简单地叠加，而是每个治疗方案因人而异，经过多学科充分的讨论协商后决定。

（四）溃疡性结肠炎外科治疗的历史变迁

1. 手术方式历史回顾　1893 年 Mayo-Robson 设计了结肠造口术，1909 年 Keele 和 Weir 通过盲肠造口用溶液冲洗病变肠段。这两种方法由于无转流性造口，虽不损伤皮肤，但对病变肠管的刺激未能减少。第二次世界大战前后，尽管有人提出回肠造口、转流性造口的手术方法，使肠内容物完全转流，但造口技术的不完善及造口器材的简陋仍令医生和患者望而生畏。1944年，Alfreed和Siegfried报道了一个患者自创的造口袋。造口袋的发明及回肠造口术对UC的手术治疗具有划时代的意义。1952年，Brooke将造口端回肠外翻，克服了回肠造口的两大并发症：高排出量及盐的丢失。

1943年，Staley Aulett报道了回-直肠吻合术，并证实了保留部分乙状结肠不利于肠功能的恢复。但回-直肠吻合术后并发症多，如患癌概率高，需再次手术等。

1947年，Ravitch及Sabson成功地将回肠肛管吻合术（ileoanal anastomosis，IAA）运用到UC的外科治疗。1977年，Matin等在此手术上取得巨大成功，推动了UC的外科治疗。1972年，Kock设计了著名的节制性回肠造口术，具有有效的节制力。他在回肠末端内设计一个双重"U"形储袋，并用导管连接腹壁造口，通过生物瓣控制排便。在储袋的制作中应注意肠袢要够长，一般需要20cm，这样储袋才有一定容积。Kock储袋的应用为回肠储袋肛管吻合术（ileal pouch-anal anastomosis，IPAA）的产生奠定了基础。

1949年，Ravitch和Sabiston推荐了经腹结肠切除、直肠中上段切除、直肠下段黏膜剥除、回肠经直肠鞘拖出与回肠肛管吻合术，成功地为UC患者施行了此手术。该手术的优点是切除了所有患病的黏膜，防止直肠病变复发和癌变，保留对膀胱和生殖器的副交感神经支配，同时又避免了永久性回肠造口，保留了肛管括约肌环对大便的控制作用，IAA是当时治疗UC较理想的手术，但也存在一些具体问题，需进一步完善，其最大的缺点是腹泻难以控制。随着全结肠直肠切除（total proctocolectomy，TPC），加永久性回肠造口或回肠储袋肛管吻合术的临床应用，该术式目前已较少采用。

1978年，Parks和Nicholls报道了回肠储袋肛管吻合术，经过不断发展及改进，该术式已成为治疗UC的标准术式，且被越来越多的医生和患者所接受。

2. 外科治疗的基本术式　目前较规范、能彻底治愈的常见术式有以下6种：①乙状结肠直肠切除、结肠肛管吻合；②全结肠直肠切除、回肠造口；③全结肠直肠切除、回肠储袋造口（如Kock造口）；④全结肠切除、回-直肠吻合；⑤全结肠直肠切除、回肠肛管吻合；⑥全结肠直肠切除、回肠储袋肛管吻合。手术的方式应根据患者年龄、病变部位及有无癌变等来进行选择。

3. 基本术式特点及适应证

（1）乙状结肠直肠切除、结肠肛管吻合术：适用于病变局限于结肠远端和直肠的患者。手术切除病变的乙状结肠、直肠或直肠黏膜，行降结肠或横结肠与肛管吻合。术后易复发，难根治，故该术式很少被采用。

（2）全结肠直肠切除、回肠造口术：全结肠直肠切除，永久性回肠造口术，彻底切除了病变可能复发的部位，减少了癌变风险，故成为治疗UC手术的金标准及衡量其他手术的基础。该术式适用于病变范围广、累及全大肠者，或患者年龄大、肛门括约肌功能不全、长期服用激素、营养状况极差、病情严重，甚至伴有直肠癌者。其优点是无残留直肠病变复发及癌变危险，达到彻底治疗的目的；缺点是永久性腹壁回肠造口，排便不能自控，给患者带来生活上的不便及精神负担，目前已被保肛术式所取代。

（3）全结肠直肠切除、回肠储袋造口术：外置造口袋给患者带来生活及社交不便，故医生们纷纷改良。术后大部分患者能完全控制气体及粪便，无造口周围皮肤刺激或不良气味，但因腹部仍有造口，降低了患者的生活质量，需每天多次插入导管引导排便、排气，患者多感不便，且有 30%的患者还会出现出血、炎症、造口旁疝等并发症，现多被保肛术式所取代。如果患者年龄大、体质差、肛门括约肌功能不全或合并有低位直肠癌时，仍需采用回肠造口，当然最好能行回肠储袋造口术（如 Kock 造口）。Kock 储袋的应用为回肠储袋肛管吻合术的产生奠定了基础。

（4）全结肠切除、回-直肠吻合术：由于造口降低了患者的生活质量，故探索既可全部切除病变达到治疗效果，又可保留肠道节制性和完整性的手术方式成为外科医生不断努力的方向。1943 年，Staley Aulett 报道了回-直肠吻合术，该术式简单易操作，术后可保留直肠的储便功能、排尿和男性性功能，避免在腹壁作回肠造口给患者造成生活上的不便及精神负担，但需要一段相对正常的直肠进行吻合，所以严重的直肠炎或直肠扩张性显著下降都是此手术的禁忌证。残留直肠黏膜有疾病复发及癌变危险，因此仅适用于病变较局限、不累及直肠且有条件定期密切随访者，该手术目前已很少应用。

（5）全结肠直肠切除、回肠肛管吻合术：该手术的优点是切除了所有患病的黏膜，防止直肠病变复发和癌变，保留对膀胱和生殖器的副交感神经支配，同时又避免了永久性回肠造口，保留了肛管括约肌环对大便的控制作用。回肠肛管吻合术是目前治疗溃疡性结肠炎较理想的手术，但也存在一些具体问题需进一步完善，其最大的缺点是腹泻难以控制。随着全结肠直肠切除术的应用，该术式已较少采用。

（6）全结肠直肠切除、回肠储袋肛管吻合术：该术式是回肠肛管吻合术的改进型，其主要步骤是全结肠切除，直肠黏膜剥脱或切除，保留肛门括约肌，回肠末段改造成储袋重建直肠，并行直肠肌鞘内回肠储袋肛管吻合术。由于储袋的制作技术要求较高，因此需有一定经验的医生来完成。

回肠储袋的形式有 4 种：J、S、H 和 W 形，何种储袋为优，目前尚难定论，具体的储袋类型应根据回肠系膜的游离程度、患者盆腔的宽窄和医生的经验及习惯来选择。从术后效果看，储袋容积的大小与术后功能有很大关系。J 形及 H 形储袋为双袢型，操作相对简单，但其容积小，术后大便次数较多。S 形储袋为 3 袢型，容积较大，术后大便次数较少，但手术操作相对复杂，且储袋炎发生率高。W 形储袋为 4 袢型，容积最大，但其操作复杂，手术时间长，不能应用吻合器，所以临床应用较少。目前仍以操作简单，与吻合器配合方便的 J 形和 S 形储袋术式应用广泛，并已很少保留直肠肛管。

IPAA 多应用于 60 岁以下、直肠无癌变、体质尚好和肛门括约肌功能良好的患者，但对儿童患者要慎重选用。对老年患者行 IPAA，要考虑患者存在的合并症，以及患者的精神状态和肛门括约肌功能。对于一般情况差的虚弱患者、储袋手术失败的患者或长期使用免疫抑制剂者，为减少并发症，选择全大肠切除回肠造口术仍不失为一种理想的手术方式。

对于是否采用预防性，转流性回肠造口是目前争论的焦点。大多数 UC 患者都存在营养不良、低蛋白血症以及长期应用皮质激素等问题，且组织愈合和抗感染能力低，极易发生愈合不良，造成储袋瘘、吻合口瘘、盆腔脓肿等并发症。预防性回肠造口带来的并发症甚微，但对手术成功的作用不可低估，故采用预防性回肠造口是很必要的，这也是目前大多数医生的观点。

1875 年 Milks 和 Moxon 首先阐述了此病的病理特点，1893 年 Mayo-Robson 设计了结肠造口术，1909 年 Keele 和 Weir 开创了盲肠造口术。对溃疡性结肠炎的治疗，从灌洗到回肠储袋肛管吻合术，手术方式不断改进。随着科技进步，人们将对溃疡性结肠炎的病因以及预防有更深刻的认识，手术方法将会日臻完善。

三、溃疡性结肠炎外科治疗现状

（一）溃疡性结肠炎外科治疗的时机

在传统观念上，溃疡性结肠炎患者在出现大出血、肠穿孔、中毒性巨结肠、癌变或可疑癌变时进行手术，这是溃疡性结肠炎患者的绝对手术指征。但这类患者往往是在内科治疗失败、出现危及生命的并发症时进行的急诊手术，这种急诊手术并发症率高，病死率也高。

为此，选择更加合适的手术时机极为重要：对溃疡性结肠炎有治疗经验的胃肠外科医生应该尽早参与到患者的综合治疗中来，及时与内科医生和患者进行有效的沟通，参与治疗方案的制订，尽早发现需要手术的患者；在溃疡性结肠炎的治疗过程中，要积极干预感染、营养不良、内环境紊乱等异常，这不仅关系到内科治疗的效果，在需要手术时，还可减少不良结局的发生；对于病变广泛、活动期以及急性重度溃疡性结肠炎等情况，要及时发现内科治疗效果不佳或药物依赖的患者，盲目延长药物治疗的时间不仅无助于病情缓解、贻误手术时机，而且糖皮质激素等药物本身对手术结局也有不良影响，对于药物治疗效果不佳或药物依赖的患者，外科医生要勇于承担、积极手术，围术期注意采取必要的综合治疗措施，保障患者安全。

综上所述，对于已发生大出血、肠穿孔等危及生命的患者要及时手术；对于中毒性巨结肠、急性重度溃疡性结肠炎、活动期药物治疗无效等情况，要及时发现对药物治疗反应差的患者，短期纠正内环境紊乱等情况后积极手术；对于病变较广泛尤其合并药物依赖、易复发等，以及合并癌变和可疑癌变的患者，应该选择病情较稳定的时机，经过营养支持等过渡治疗和充分准备后进行手术。

（二）腹腔镜在溃疡性结肠炎外科治疗中的应用

随着腹腔镜技术的不断发展及广泛应用，外科医生更倾向于应用微创术式，在溃疡性结肠炎的外科治疗中，腹腔镜的应用具有损伤小、恢复快、患者生理和心理痛苦少等优点。Marcello 等客观评价认为，腹腔镜对急症非衰竭性结肠炎行结肠切除加回肠造口术是安全、有效的，虽腹腔镜的手术费用高，但可通过缩短住院时间来弥补。腹腔镜手术创伤较小，通过腹腔镜行 IPAA 和全结肠切除术是可行的，Tojoku 大学医疗中心证实该术式术后疼痛发生率显著下降。但由于手术技术的限制，尚未有大宗病例报道，其可行性及远期疗效有待于进一步研究。上海交通大学结直肠诊治中心，2014 年以来陆续开展了 3D 腹腔镜下 IPAA 与 2D 腹腔镜相比，术中更易判断组织间隙与血管走行，有效提高了手术效率。

（三）溃疡性结肠炎的围术期处理

1. 术前准备 纠正贫血、营养不良和水电解质紊乱，最大限度调整、减少激素和免疫抑制剂等内科药物的使用，恰当的肠道术前准备、人工肛门造口、必要的心理指导，以及造口部位的设计等都十分重要。大多数择期手术的患者，术前行静脉营养及针对性地加强全身抗菌药物的使用，有利于术后恢复和预防感染发生。

2. 术中管理 对于重症溃疡性结肠炎而言，手术风险较大，这就要求在提高外科技术水平的同时，做好患者的医疗护理工作。同时，加强对止痛措施的重视，疼痛不仅引起应激反应，使消化功能障碍，还可能引起免疫功能下降，严重的疼痛不利于患者器官功能的恢复，且易导致感染，增加术后并发症的发生率。

3. 术后处理 溃疡性结肠炎与一般消化道外科手术后的管理无特殊不同，对采用回肠造口的患者，应于术后立即选用适当的造口袋配用。

4. 减少术后并发症 溃疡性结肠炎患者的预后与术后并发症紧密关联，严重的并发症可致患者死亡。如 IPAA 的术后常见并发症。

术后近期并发症主要有盆腔感染、储袋出血、储袋吻合口瘘、储袋阴道瘘和肠梗阻等。术后远期并发症主要包括储袋炎、储袋废弃、肛门狭窄和男性性功能障碍等。随着技术创新和围术期管理水平的提高，并发症中除了储袋炎，其余并发症的发生率均已大大降低。储袋炎是一种非特异性炎症，可能由于储袋内菌群改变与机体的免疫反应引起，主要是厌氧菌感染。常表现为排粪次数增多、里急后重、腹痛、盆腔疼痛和瘘管形成等，在治疗上抗生素仍为一线药物。

目前 IPAA 作为标准术式而被广泛接受，且随着双吻合器、三吻合器的广泛应用，手术也变得更快捷、简便，并大大改善了手术后的效果。从远期随访的情况来看，IPAA 可以明显提高患者的生活质量，但要恢复比较理想的肠道功能和大便次数仍需大约 1 年的时间来恢复，因此患者应有充分的思想准备。Griffin 调查了 10 年内 IPAA 治疗的 585 例 UC 患者的生活质量，发现男性和年轻患者优于其他患者。Keighley 报道 154 例长期随访的行 IPAA 的 UC 患者，储袋的 5 年成功率为 82%，10 年成功率为 72%，主要失败在慢性感染，占 29%，有 81% 的患者生活质量满意。

近年来溃疡性结肠炎的外科治疗得到了长足进展，新兴的双吻合器 IPAA、手辅助腹腔镜 IPAA，将手的灵敏性与现代医疗器械相结合，开辟了新的思路，使手术步骤更加简化，可在直视下观察各层解剖结构，避免了肛门括约肌损伤，降低了术后并发症发生率，使现有的腹腔镜技术得到了更好拓展，成为溃疡性结肠炎外科治疗的新趋势。生物治疗、临床营养支持，在溃疡性结肠炎外科治疗地位已经确立，因此，我们应注重多学科合作，加强患者宣教，力争患者配合支持，尽力做到溃疡性结肠炎二级预防，重视手术指征评估，选择合适术式，完善术后护理，做到患者个性化治疗。我们相信随着科技进步以及基因密码破译，对溃疡性结肠炎会有更加深刻的认识，溃疡性结肠炎的外科治疗方案会不断优化。

（陈进才）

思 考 题

1. 简述溃疡性结肠炎治疗的目标变迁。
2. 简述溃疡性结肠炎的治疗原则。
3. 简述溃疡性结肠炎外科治疗的病理基础。
4. 如何恰当地选择溃疡性结肠炎外科治疗时机？

第三节 溃疡性结肠炎手术治疗的适应证及疗效评价

随着我国经济水平不断发展和人民群众生活方式的改变，溃疡性结肠炎（UC）的发病率持续升高，20%～30% 的患者需要接受外科手术治疗，尽早进行 UC 病情评估及选择合适的治疗方式不仅可以治愈 UC，还能够显著降低并发症与不良预后的发生率。一旦患者病情危重，合并中毒性巨结肠、肠穿孔时再给予手术治疗，将大大增加围术期并发症风险与病死率。因此，手术应在 UC 患者的疾病缓解期进行。手术治疗是 UC 诊治体系中不可或缺的一部分，手术的"窗口"不仅关乎疾病本身是否能够得到缓解或是治愈，更决定了每一位 UC 患者的长期生活质量。

一、手术适应证

绝大部分 UC 患者在长时间药物治疗后，肠道炎症会增加手术难度，继发贫血、营养不良、感染、水钠潴留等并发症，也会增加围术期风险与手术并发症。因此，手术适应证和合理选择手术时机尤为关键。根据中华医学会消化病学分会炎性肠病学组制订的专家共识，手术适应证包括：

（一）药物治疗无效的急性重症溃疡性结肠炎

急性重症溃疡性结肠炎（acute severe ulcerative colitis，ASUC）属于急症，不但进展快，而且极可能威胁生命，所以治疗目的是挽救生命。ASUC 静脉激素治疗 3～5 天后若效果不佳或无效，则应给予药物挽救治疗或直接手术；对挽救治疗 4～7 天无显著改善者，推荐急诊结肠切除手术。ASUC 并发中毒性巨结肠在发生穿孔的情况下，应尽早手术。

（二）UC 癌变、内镜切除不满意和不适宜内镜切除的上皮内瘤变

随着病程延长，UC 患者发生结直肠癌的风险升高，癌变可发生在结肠各部分，但有近端分布较多的倾向，对病程 10 年以上，慢性反复发作的患者，有腹痛加重、出血、贫血及低蛋白血症等，应及时行进一步检查，结肠镜检查、组织活检和病理学评估异型增生是辨别 UC 发生癌变的金标准。UC 合并结直肠癌或上皮内瘤变时，同时性或异时性多发性肿瘤的发生率较高。边界清楚的高级别上皮内瘤变（high grade dysplasia，HGD）首选内镜下切除，并根据切除病理结果决定是否补充结肠切除术；非腺瘤样异型增生相关病变或肿物（dysplasia-associated lesion or mass，DALM）的癌变率高，推荐手术。内镜下不可见（扁平）的 HGD 有 40%～60% 已癌变时，同样建议手术；内镜下不可见（扁平）的 LGD 应采用手术还是内镜下监测尚无定论，需要患者、内镜医生及结直肠外科医生共同讨论决定。

（三）长病程 UC 合并结肠狭窄

UC 合并狭窄之后，往往取检困难，且结肠炎相关肿瘤浸润性更强，即使内镜活检未见肿瘤也不能排除深部存在肿瘤的可能，因此对病程长（＞8 年）的 UC 合并狭窄，尤其是伴有其他风险因素如原发性硬化性胆管炎、内镜无法通过并准确取活检者，推荐手术治疗。

（四）内科治疗疗效不佳的慢性复发型 UC

这类患者包括慢性复发型 UC 药物治疗失败（包括生物制剂治疗 6 周 C 反应蛋白未恢复正常，治疗 12 周未达到黏膜愈合）、病情控制不佳反复住院、病变范围广、治疗期间疾病持续进展、全身状况恶化（持续贫血或低白蛋白血症伴 C 反应蛋白升高）、反复合并艰难梭菌感染、药物不良反应或疾病肠外表现导致的生活质量下降以及儿童慢性复发型 UC 导致生长发育障碍。对于高龄或有多个合并症的患者，如预计药物治疗失败的风险较高，也建议尽早手术。

二、手术方式与时机

急诊手术推荐经腹全结肠或次全结肠切除并末端回肠造口术；择期手术患者推荐首选全结肠直肠切除并回肠储袋肛管吻合术（IPAA），也可选择全结肠直肠切除并回肠造口术；同时回肠储袋肛管吻合术也适用于伴发结直肠癌 UC 患者、老年 UC 患者；自控性回肠造口术可作为不适合行复原性结直肠切除术或者复原性结直肠切除术失败 UC 患者的一种替代手术选择。手术方式可以选择腹腔镜，有条件的中心也可采用机器人。

回肠储袋肛管吻合术目前已成为治疗绝大多数 UC 的标准术式，这一重建性术式恢复了消化道的连续性，保留了肛门括约肌的功能，避免了术后永久性的痛苦，开创了溃疡性结肠炎外科治疗的新时代。该术式改良自 19 世纪 40 年代的回肠肛管吻合术，为解决患者术后便次频繁、紧迫感等排便功能障碍，Valiente 和 Bacon 于 1955 年首次描述了回肠储袋肛管吻合术的动物实验，最终 Parks 医生于 1978 年报道了首例应用于患者的 S 形回肠储袋肛管吻合术。尽管此后出现了一些技术上改良的术式，但其基本原则并未改变，即首先施行全直肠结肠切除术，然后构建回肠储袋，最后行回肠储袋肛管吻合，大多数患者需行预防性回肠造口。

回肠储袋肛管吻合术应择期进行，下列情况应先考虑施行结肠全/次全切除及末端回肠造口，再分期行直肠切除及回肠储袋肛管吻合术：中毒性巨结肠、严重肥胖、重度营养不良。随着抗肿瘤坏死因子制剂（英夫利昔单抗）的广泛应用，越来越多的患者在手术前接受了这类药物治疗，需要考虑这些药物带来的额外风险。建议最后一次使用英夫利昔单抗距手术不足 12 周的患者应首先施行结肠次全切除术以避免术后感染性并发症的发生。主张将远端无功能性乙状结肠残端闭合后上提固定于正中切口尾端的皮下层，以降低残端瘘导致腹膜炎的风险。一旦发生结肠残端破裂，只需敞开残端表面的皮肤切口，按结肠造口处理即可。此外，包埋于皮下的残端可以在施行下一阶段直肠切除术时轻松找到。如果行分期手术，回肠储袋肛管吻合术可在结肠切除后 6 个月进行。90% 以上的患者需要行临时性回肠造口，3 个月后关闭造口。关闭回肠造口前，常规对储袋行造影和内镜检查以明确回肠储袋和吻合口的完整性。

良好的储袋功能取决于完善的括约肌功能、协调的排便反射、足够的储袋容积和良好的顺应性。常用储袋形状包括 J 形、S 形和 H 形，也有 D 形储袋的报道。J 形储袋制作简单，易于排空，远期功能与其他储袋无差异，推荐作为首选的储袋形状。除结构外，其他因素诸如菌群、动力及通过性亦是决定储袋功能的重要因素。储袋的大小至关重要，过小的储袋不具备储便功能，过大则易导致排便困难。储袋的容量一般在术后 1 年增大到最初的 2～4 倍。

三、术前准备

术前应与患者及家属充分沟通，包括手术适应证、替代疗法、并发症及储袋功能等。对择期手术的 UC 患者，需要纠正营养不良、撤减激素和生物制剂等。严重腹泻伴营养不良患者采用禁食、肠外营养支持，以便控制腹泻等症状，其他患者首选肠内营养支持。UC 手术前尽量撤减或停用激素，但硫嘌呤类、环孢素、他克莫司类药物不影响术后并发症，术前不需要停用。

术前准备包括：

（1）全面评估患者的手术耐受力。

（2）结肠镜检评估病变范围，活检排除克罗恩病或恶变。

（3）肛门括约肌功能检查。

（4）标记回肠造口位置，造口治疗师指导造口护理。

（5）机械性肠道准备（包括清洁灌肠）。

（6）麻醉后，患者取截石位，留置导尿，胃肠减压。静脉预防性应用甲硝唑和第三代头孢菌素，预防深静脉血栓形成。

四、术后并发症

术后并发症包括全身并发症和局部并发症。回肠储袋肛管吻合术的并发症主要有吻合口瘘、盆腔感染和吻合口狭窄，远期并发症主要有排便失禁、性功能障碍和（或）不孕、套封炎及储袋炎。其中，储袋炎是最常见的远期并发症。总的来说，UC 的择期手术预后良好，能改善患者的生活质量，术后并发症在可接受的范围内，择期手术的病死率低于 1%，急诊手术病死率一直维持在 5% 左右。UC 急诊手术术后并发症包括全身并发症和局部并发症，常见局部并发症依次为：切口感染、腹腔脓肿、小肠梗阻、回肠造口相关并发症和出血；全身并发症最常见的有：脓毒血症、肺炎和血栓栓塞。

五、疗效评价

UC 治疗的临床疗效评价标准应具有实用性和可行性，疗效的评判应标准化、规范化，包含主要症状、内镜表现及医师总体评估。疗效评价应以客观评价为主，但是在临床工作中，医师的评价和患者的主观感受同样十分重要，有助于对疾病活动性和治疗反应的评估，并可反映疾病的缓解情况。根据不同的研究目的，各类疗效评价标准有所侧重，在治疗过程中，应不断全面评估病情及预后。

1. Truelove-Witts 严重度指标　简便易行，可用于判断患者病情程度、制订治疗方案、疗效观察和随访，但不能定量（表 5-1）。

表5-1　Truelove-Witts严重度指标

项目	轻度	重度
排便（次/天）	<4	>6
便血	轻或无	重
体温（℃）	正常	>37.5
脉搏（次/分）	正常	>90
血红蛋白（g/L）	正常	<75
红细胞沉降率（mm/h）	<30	>30

2. Powell-Tuck 指数　在 Truelove-Witts 严重度指标的基础之上增加了临床和内镜指标，用计分代替分度，但计算较烦琐，不方便临床应用。

3. 改良的 Mayo 活动指数　1987 年 Schroeder 将 Powell-Tuck 指数简化为改良的 Mayo 活动指数（表 5-2），该指数吸收了 Truelove-Witts 严重度指标和 Baron 内镜评分的优点，含 4 个变量，分值 0～12 分，简便易行，被国内外普遍采用，是观察病情变化和疗效的理想指数。

表5-2 改良的Mayo活动指数

项目	0	1	2	3
腹泻	无	比正常次数增加	比正常次数增加	比正常次数增加
便血	无	1～2 次/天	3～4 次/天	5 次/天
黏膜表现	正常	少量	明显	以血为主
医师评估	正常	轻度易脆	中度易脆	重度易脆伴渗出
病情		轻	中	重

注：总分之和＜2 分，症状缓解；3～5 分，轻度活动性 UC；6～10 分，中度活动性 UC；11～12 分，重度活动性 UC

4. Baron 内镜评分 内镜下黏膜愈合是目前 UC 治疗的目标之一，因此内镜评分具有重要作用，目前 Baron 内镜评分应用最广。

（1）正常黏膜图像计 0 分。

（2）轻度病变（血管纹理模糊，黏膜充血但无出血）计 1 分。

（3）中度病变（黏膜呈颗粒样变化，中度接触性出血）计 2 分。

（4）重度病变（黏膜溃疡并自发性出血）计 3 分。

观察并评价治疗前后计分变化。

5. 黏膜组织学检查疗效评价标准（Geboes 指数） 肠黏膜组织学与内镜评分结合可准确评价 UC 黏膜愈合情况。Geboes 指数描述详细，具有可重复性，效度高，是 UC 理想的组织学评分指数（表 5-3）。

表5-3 Geboes指数

分级	指数	组织学表现
0 级（结构改变）	0.0	无异常
	0.1	轻度异常
	0.2	轻中度弥漫性或多点异常
	0.3	重度弥漫性或多点异常
1 级（慢性炎症细胞浸润）	1.0	不增多
	1.1	轻度增多
	1.2	中度增多
	1.3	明显增加
2 级（中性和嗜酸性粒细胞）		
2A.嗜酸性粒细胞	2A.0	不增多
	2A.1	轻度增多
	2A.2	中度增多
	2A.3	明显增加
2B.中性粒细胞	2B.0	不增多
	2B.1	轻度增多
	2B.2	中度增多
	2B.3	明显增加

续表

分级	指数	组织学表现
3 级（上皮层中性粒细胞）	3.0	无
	3.1	<30%隐窝受累
	3.2	<50%隐窝受累
	3.3	>50%隐窝受累
4 级（隐窝破坏）	4.0	无
	4.1	部分粒细胞浸润
	4.2	隐窝减少
	4.3	明确的隐窝破坏
5 级（糜烂和溃疡）	5.0	无
	5.1	可见上皮细胞附近炎症
	5.2	点状糜烂
	5.3	明确的糜烂
	5.4	溃疡和肉芽组织

6. 临床疗效评价标准

完全缓解：临床症状消失，结肠镜复查发现黏膜大致正常。

有效：临床症状基本消失，结肠镜复查黏膜轻度炎症或假息肉形成。

无效：经治疗后临床症状、内镜及病理检查结果均无改善。

7. 生活质量评分 UC 病程冗长，长期的消化道和全身症状往往会影响到患者的情感和社会能力，多采用 Guyatt 编制的 IBDQ 炎性肠病的评价量表进行生存质量分析。IBDQ 量表包括 32 个定性和半定量的问题，测量 IBD 患者生活的 4 个方面：肠道症状（10 个问题）、全身症状（5 个问题）、情感能力（12 个问题）、社会能力（5 个问题），范围 32～224 分，准确性、可信度和反应度良好。

8. UC 的实验室检查 虽然没有特异性，但对于判断病情活动性、评价疗效、预测病情发展和转归，仍具有十分重要的作用，其主要包括便常规、血常规、血沉、C 反应蛋白、血清白蛋白等。

总之，UC 的外科治疗应当交由具有丰富经验的外科医师进行。外科治疗宗旨是恢复肠道正常结构，提高患者生活质量，手术指征和手术时机的选择关系到患者的预后，需要内、外科医师及患者间的密切沟通。虽然很多 UC 患者无法避免外科手术，但早期诊断、积极治疗活动性炎症、长期维持稳定的疾病缓解状态能够降低手术率。

（刘 正 白峻阁）

思 考 题

简述溃疡性结肠炎手术治疗的适应证。

第四节 克罗恩病外科治疗的现状与困惑

一、概述

（一）流行病学

克罗恩病（Crohn disease，CD）与溃疡性结肠炎（ulcerative colitis，UC）通称为炎性肠病（inflammatory bowel disease，IBD），是一种可累及全消化道的慢性非特异性炎症。目前的研究表明，遗传因素及环境因素（如饮食习惯、地理环境、经济水平、肠道菌群等）与 CD 发病密切相关，但其发病机制仍未明确，目前尚无法治愈。

在世界不同地区，CD 的发病率及患病率存在一定差距，其中北美的发病率约为 20.2 人/（10 万人·年）。欧洲国家发病率为 0.3～12.7 人/（10 万人·年）。亚洲发达国家以日本及韩国为代表，日本的数据显示 CD 发病率由 1968 年的 0.60 人/（10 万人·年）升高到 1998 年的 1.2 人/（10 万人·年），韩国的 CD 发病率也由 1986～1990 的 0.05 人/（10 万人·年）上升到 2005 的 1.68 人/（10 万人·年）。中国香港 2014 的发病率为 18.6 人/（10 万人·年）。对我国内地 1950～2007 年 CD 住院患者进行分析显示，我国 CD 总体发病率及患病率分别为 0.848 人/（10 万人·年）和 2.29 人/（10 万人·年），2015～2019 年患者人数由 8.1 万人增长至 13.4 万人，年复合增长率达 13.3%，大多数分布在我国东北部、东部和东南部经济发达地区。总体上，发达国家 CD 的发病率及患病率较发展中国家高，且不管是发达国家还是发展中国家，其发病率及患病率均呈上升趋势。

CD 可累及从口腔至肛门的全消化道。以消化道节段性、透壁性、炎症性病变为主要病理特征，常累及消化道以外的器官，如关节、皮肤及眼等。在西方发达国家，CD 病变部位多在回肠、回结肠及结肠，三者比例均一。在我国，回肠型最常见，其次为回结肠型，结肠型较少见。

（二）临床表现

CD 最常发生于青年期，根据我国统计资料，发病高峰年龄为 18～35 岁，男性略多于女性（男女比约为 1.5∶1）。临床表现呈多样化，包括消化道表现、全身性表现、肠外表现和并发症。消化道表现主要有腹泻和腹痛，可有血便；全身性表现主要有体重减轻、发热、食欲不振、疲劳、贫血等，青少年患者可见生长发育迟缓；肠外表现与 UC 相似；并发症常见的有瘘管、腹腔脓肿、肠腔狭窄和肠梗阻、肛周病变（肛周脓肿、肛周瘘管、皮赘、肛裂等），较少见的有消化道大出血、肠穿孔，病程长者可发生癌变。腹泻、腹痛、体重减轻是 CD 的常见症状，如有这些症状出现，特别是年轻患者，要考虑本病的可能，如伴肠外表现和（或）肛周病变则高度疑为本病。肛周脓肿和肛周瘘管可为部分 CD 患者的首诊表现，应予注意。CD 还可伴有全身多个系统损害，产生一系列肠外表现，如结节性红斑、坏疽性脓皮病等皮肤病变，骶髂关节炎、强直性脊柱炎等骨关节病变，还可引起心、肺、肝、肾、血液系统、血管、眼部等部位的相关疾病。

（三）诊断

CD 缺乏诊断金标准，诊断需要结合临床表现、内镜、影像学和病理组织学进行综合分析并随访观察，病理学结果是确诊的一个重要依据。2018 年中华医学会消化病学分会炎性肠病学组制定的《炎症性肠病诊断与治疗的共识意见》建议 CD 的诊断要点为：

在排除其他疾病基础上，可按下列要点诊断：

（1）具备前述临床表现者可临床疑诊，安排进一步检查。

（2）同时具备结肠镜或小肠镜（病变局限在小肠者）特征以及影像学（CTE 或 MRE，无条件者采用小肠钡剂造影）特征者，可临床拟诊。

（3）如再加上活检提示 CD 的特征性改变且能排除肠结核者，可作出临床诊断。

（4）如有手术切除标本（包括切除肠段及病变附近淋巴结），可根据标准作出病理确诊。

（5）对无病理确诊的初诊病例，随访 6～12 个月及以上，根据对治疗反应及病情变化判断，符合 CD 自然病程者，可作出临床确诊。

如与肠结核混淆不清但倾向于肠结核者应按肠结核作诊断性治疗 8～12 周，再行鉴别。

与 CD 相鉴别最困难的疾病是肠结核。肠白塞综合征系统表现不典型者的鉴别亦会相当困难。其他需要鉴别的疾病还有感染性肠炎（如 HIV 相关肠炎、血吸虫病、阿米巴肠病、耶尔森菌感染、空肠弯曲菌感染、*C.diff* 感染、CMV 感染等）、缺血性结肠炎、放射性肠炎、药物性（如 NSAID）肠病、嗜酸粒细胞性肠炎、以肠道病变为突出表现的多种风湿性疾病（如系统性红斑狼疮、原发性血管炎等）、肠道恶性淋巴瘤、憩室炎、转流性肠炎等。随着诊疗水平逐步提高及对该病的推广认识，术前误诊率已有所下降。

（四）治疗

CD 的治疗目标为诱导缓解和维持缓解，防治并发症，改善生存质量。

1. 活动期的治疗 治疗方案的选择建立在对病情进行全面评估的基础上。治疗过程中根据对治疗的反应及对药物的耐受情况随时调整治疗方案。

（1）轻度活动性 CD 的治疗：主要治疗原则是控制或减轻症状，尽量减少治疗药物对患者的损伤。氨基水杨酸制剂适用于结肠型、回肠型和回结肠型，应用美沙拉秦时需及时评估疗效。病变局限在回肠末端、回盲部或升结肠者，布地奈德疗效优于美沙拉秦。对上述治疗无效的轻度活动性 CD 患者视为中度活动性 CD，按中度活动性 CD 处理。

（2）中度活动性 CD 的治疗：糖皮质激素是治疗的首选。病变局限于回盲部者，可考虑应用布地奈德。激素无效或激素依赖时加用硫嘌呤类药物或甲氨蝶呤。英夫利西单抗用于激素及上述免疫抑制剂治疗无效或激素依赖者，或不能耐受上述药物治疗者。

（3）重度活动性 CD 的治疗

1）全身性糖皮质激素：口服或静脉给药，剂量相当于泼尼松 0.75～1mg/（kg·d）。

2）英夫利西单抗：可在激素无效时应用，亦可一开始就应用。

3）手术治疗：激素治疗无效者可考虑手术治疗。手术指征和手术时机的掌握应从治疗开始便内外科密切配合、共同商讨。

2. 药物诱导缓解后的维持治疗 应用糖皮质激素或生物制剂诱导缓解的 CD 患者往往需要继续长期使用药物，以维持撤离激素的临床缓解。目前氨基水杨酸制剂对激素诱导缓解后维持缓解的疗效未确定。硫嘌呤类药物或甲氨蝶呤中，硫唑嘌呤最常用于 CD 的维持治疗。使用英夫利西单抗诱导缓解后应以英夫利西单抗维持治疗。免疫抑制剂维持治疗期间复发者，改用英夫利西单抗诱导缓解并继以英夫利西单抗维持治疗。

3. 早期治疗 目前较为认同的病情难以控制的高危因素包括：合并肛周病变、广泛性病变（病变累及肠段累计＞100cm）、食管胃十二指肠病变、发病年龄轻、首次发病即需要激素治疗等。

考虑予早期积极治疗：对于有 2 个或以上高危因素的患者；从以往治疗经过看，接受过激素治疗而复发频繁（一般指每年≥2 次复发）者。

所谓早期积极治疗主要包括两种选择：一是糖皮质激素联合免疫抑制剂（硫嘌呤类药物或甲氨蝶呤）；或是直接予英夫利西单抗（单独用或与硫唑嘌呤联用）。

二、外科治疗的现状与困惑

欧洲克罗恩和结肠炎组织（ECCO）每年均会对 IBD 的诊治指南进行修订，而我国中华医学会消化病学分会炎性肠病学组借鉴了西方发达国家的诊治指南，逐渐形成了在这一领域的共识意见，其中外科在 IBD 的治疗过程中所充当的角色也逐渐显露。CD 规范性诊治的推广已经迫在眉睫。尽管 CD 药物治疗不断发展，仍有约 70%的患者在病程发展过程中需要接受手术治疗。据国内多中心研究表明，CD 患者总手术率约为 64.8%，起病后 5 年累计手术率为 52.0%。术后复发、并发症及术后再次手术等问题长期困扰着外科医师。CD 术后复发率达 50%以上，病程中有可能复发而需多次手术，所以其手术指征较 UC 相对严格。外科治疗在 CD 中究竟扮演什么角色，国内外在外科治疗 CD 的许多问题上仍存在争议。

CD 具有三大临床特征：大多数患者在某时需手术治疗、永远有再次手术的可能、始发病变的类型不同时患者的预后和复发也不同。与 UC 不同，CD 手术治疗无须追求根治性切除，而仅需处理引起明显症状的病变肠段。多个数据证明 CD 病变切除的程度、淋巴结清扫的程度不会影响疾病的复发，扩大切除术非但没有必要，且对患者还有损害，"肠段保留"（bowel-sparing）的理念已经深入人心，并同时避免了扩大切除术引起的短肠综合征及由此产生的肠衰竭。因此，主流意见倾向于手术切除时要求保留尽可能多的肉眼所见的正常肠段。随着各种先进器械设备的使用，包括结扎速血管闭合系统（Ligasure）、吻合器、吻合环、切割闭合器等，不但缩短了手术时间，而且降低了手术难度，CD 手术技术也随之日趋成熟。

（一）手术治疗的发展

自 20 世纪 30 年代 CD 为人们认识以来，其手术方式主要经历了"转流病变肠段"而实施的短路手术的、旷置手术、广泛肠切除术以及切除病变肠段后端端吻合术三个阶段。20 世纪 30 年代，欧美国家多采用改道手术治疗 CD，但因严重并发症较多，包括脓毒血症、持续性内瘘、代谢紊乱和较高的复发率（5 年内高达 40%~90%），于 50 年代以后逐步流行肠段切除术，主张切除所有病变及病变两端较长的正常肠管。由于小肠 CD 病变的多节段性以及因复发需经历多次小肠切除手术，可能导致短肠综合征，开始重视"肠管保留"的核心理念。后经一项由 Fazio 主导的随机对照试验证实，CD 的复发率未因显微镜下病变的存在而增加，由此认为切除至肉眼正常的肠管已足够。CD 病变肠切除或狭窄成形术的肠吻合口并不会因为有显微镜下的病变而增高复发率和吻合口裂开的发生率。此后，手术的切除范围更倾向于保守。20 世纪 80 年代以后有学者提倡行"狭窄成形术"的新术式，该术式多数是针对病变小肠出现梗阻而施行的简单术式，即纵切横缝较短的狭窄肠段，但文献报道仍有 13%～15%的再手术率。此外，有时根据术中发现，特别是存在"连续性病变"的 CD 严重病例，尚可慎重选择全结肠直肠切除或结直肠切除，视病变情况行结肠造口术或回肠造口术，但因 CD 属透壁性炎症且有复发倾向，故一般不应行回肠储袋肛管吻合术。

（二）CD 手术指征

手术是针对 CD 临床并发症所采取的措施，手术并不能治愈疾病本身，手术治疗的目的是消除或缓解并发症给患者带来的临床症状，改善病情和营养状况，提高生活质量。

CD 手术指征包括：

1. 针对 CD 并发症的治疗　①肠梗阻，由纤维狭窄所致的肠梗阻视病变部位和范围行肠段切除术或狭窄成形术。短段狭窄肠管（一般<4cm）可行内镜下球囊扩张术。炎症性狭窄引起的梗阻如药物治疗无效可考虑手术治疗。②腹腔脓肿：先行经皮脓肿引流和抗感染，必要时再行手术处理病变肠段。③瘘管形成：非肛周瘘管（包括肠皮瘘和各种内瘘）的处理是一个复杂的难题，应由内外科医师密切配合进行个体化处理。④急性穿孔：需急诊手术。⑤大出血：内科治疗（包括内镜止血）无效而危及生命者，需急诊手术。⑥癌变。

2. 内科治疗无效　药物治疗无效的重度 CD；无法耐受药物副作用；对药物及营养治疗效果不佳、影响生长发育的儿童和青少年 CD 患者亦考虑手术治疗。

（三）手术时机的选择

近年随诊治水平的提高及新型药物不断涌现，特别是生物制剂应用于临床后，CD 已逐渐过渡为内科疾病。什么时候采取手术治疗，能在风险最小的情况下使患者获得最大受益？手术一般都在 CD 出现相应的并发症需要外科干预或内科治疗无效、病情继续发展时进行。有学者提出是否行早期手术干预，即预防性手术。有部分报道，早期手术能暂时减缓疾病的进展，减少并发症的发生。然而，大多数学者认为，早期预防性手术是不必要的，因为 CD 不能得到根治，切除病变肠段后残余肠段均有可能再发，术后复发率及术后再手术率高。对 CD 而言，外科治疗的目的是解决并发症给患者带来的症状。如果手术治疗需要符合风险最小、获益最大的原则，早期预防性手术是不可取的。

CD 活动期患者常伴有各种急慢性并发症，患者的总体情况处于较差的状态。在机体处于炎症反应、营养不良的状态下，手术创伤的打击会增加手术并发症的发生。另外，CD 是慢性肠道疾病，常伴有较长时间的营养消化吸收障碍，有并发症时其营养情况更是下降，因此多数患者伴有营养不良，围术期应给予充足营养支持。肠内营养不但能改善患者的营养状态，也可缓解急性发作症状，延长疾病的缓解期，且营养状况的改善有利于患者术后康复。因此，除伴有急性游离性穿孔、大出血等急性并发症外，一般不建议行急诊手术，可经一段时间的内科治疗、充足的术前准备后再施行手术。即使是穿孔，多数也是先有脓腔形成继而穿孔、形成瘘，很少有急性穿孔形成弥漫性腹膜炎者。在有感染、形成脓肿的情况下，建议先行引流控制感染，再行确定性手术。

（四）手术方式的选择

1. 小肠切除术 适用于病变局限于小肠，狭窄段较短，切除后不至于引起短肠综合征者。该术式是 CD 手术治疗的传统术式之一，应用较为广泛。其贯彻了"肠段保留"的理念，且由于其效果肯定而被大多数外科医生所接受。

因小肠 CD 常常需要多次手术治疗，故正中切口较为合适，且该切口显露好、易于延长，便于术中探查。仔细探查腹腔，尤其是小肠、结肠、膀胱。如病变局限于小肠，切除范围应包括病变肠段、两端正常肠管（不超 2cm）及其系膜。尽量保留无病变的小肠。最常见的是累及回盲部的病变，可行回结肠切除术，范围包括末端回肠和盲肠下部。由于 CD 的肠系膜常有过度肥厚（"脂肪包裹"现象），分离切断时要缝扎过度肥厚的肠系膜，防止血管滑脱或形成系膜内血肿。CD 的复发率与肿大淋巴结切除与否无关，不常规进行根治性淋巴结切除。如果已有恶变，应行根治性切除。切除肠管后，肠管两端行侧侧吻合或端端吻合。

2. 狭窄成形术 既能解除梗阻症状，又能充分保留肠管，避免短肠综合征的发生，近年来得到较广泛的应用。该术式在一定程度上可取代病变肠段切除术，狭窄成形术可能比长段肠切除术更可取，日本一项研究中回顾 526 名 CD 患者发现狭窄成形术较肠部分切除具有更低的再次手术率。但初次手术多不采用狭窄成形术，仍需施行保守的肠切除。CD 有以下情况，可行狭窄成形术：①初次手术切除术后复发，小肠有单个或多个短的狭窄；②十二指肠病变引起狭窄，如有可能可行狭窄成形术；③单纯回肠切除术后，距离回盲部尚有一定距离的跳跃性病灶；④因手术切除造成短肠综合征的患者再次出现狭窄；⑤狭窄成形术仅用于较短的纤维性狭窄，而不能用于有活动性炎症的狭窄。

根据具体情况，可行多个狭窄成形术，或小肠部分切除与狭窄成形术联合应用。

采用腹正中切口。如果病变肠管小于 8.0cm，则行 Heineke-Mikulicz 狭窄成形术。在拟行狭窄成形术的部位上、下端阻断肠管，纵行切开肠壁，两端达正常肠管约 3.0cm，全层横行缝合纵切口。必要时可应用空肠浆膜补片覆盖吻合口，有利于防止吻合口瘘的发生。如果狭窄段在 10~25cm，则行 Finny 狭窄成形术。于前侧方切开肠管，缝合后壁边缘，并同法关闭前壁。亦可应用吻合器来完成上述狭窄成形术。如果肠管多发狭窄病变，可行同向蠕动侧侧狭窄成形术，但应用较少。于病变肠段中部，切断肠管及系膜，远、近端肠袢按同一蠕动方向重叠，行侧侧吻合。

3. 节段性结肠切除术 结肠 CD 最常见累及的部位是乙状结肠和横结肠。节段性结肠切除术适用于局限性结肠 CD（病变范围小于 1/3 的全结肠）的患者。对于孤立的结肠狭窄，建议不行狭窄成形术，而行手术切除；有回肠-结肠吻合口或回-直肠吻合口狭窄的患者，应行手术切除。一项纳入 223 位次全/全结肠切除患者和 265 例节段性结肠切除患者的队列研究中发现，尽管术后复发率、并发症以及永久性结肠造口在两组间无显著性差异，但次全/全结肠切除患者术后复发的时间约晚 4.4 年。另一个纳入 1436 名患者的研究发现，节段性结肠切除术患者术后并发症发生率更高。尽管如此，该术式能够避免永久性结肠造口，有利于术后肠道功能恢复，能有效地改善患者术后生活质量。

根据切除肠段的部位选择合适的腹部切口。升结肠、横结肠及降结肠切除选择上腹部正中切口；乙状结肠切除可选择下腹正中切口。应远离病变明显的肠管 5~10cm。尽管结肠黏膜存在口疮样溃疡或点状的针尖样溃疡提示存在 CD 的可能，但这些表现不能成为对该区域进行扩大切除的依据。

以脾曲结肠切除为例，切除线应远离病变明显的肠管 5～10cm。对于脾曲的切除，向头侧提起网膜，沿左结肠沟的白线游离左半结肠。向上方和中线牵引降结肠，以便暴露覆盖在肾周围的肾筋膜。将横结肠和降结肠向下方和中线牵引，分离结肠脾曲的韧带。靠近肠管钳夹、离断并结扎结肠系膜血管，包括中结肠左支血管分支、左结肠血管升支，但可疑有肿瘤病变时应在血管根部结扎。如需行横结肠中部与降结肠中部的无张力吻合，应游离结肠肝曲。

4. 结肠次全切除加回肠造口术 该术式常用于紧急和急诊情况下，适用于中毒性结肠炎、中毒性巨结肠估计不能耐受直肠切除者。该术式的难点是结肠残端的处理。残端通常使用手工或者吻合器关闭后留置于盆腔内，但术后残端出血和残端瘘的发生率较高，常导致盆腔脓肿等并发症，治疗难度较大。手术应注意以下几点：①术前确定回肠造口的位置；②采用正中线切口；③评估并立即处理存在的腹腔或结肠穿孔；④避免意外损伤肠管；⑤对小肠病变程度进行评估；⑥乙状结肠远端的切断应采用较保守的切除，尽可能保留足够长的肠管，使远端肠管在无张力的情况下到达前腹壁。

切除范围从末端回肠至降乙结肠。肠管用直线型切割吻合器横断或在两把肠钳间切断。

结肠的游离：术者可选择从回盲部或从乙状结肠处的腹膜反折开始分离结肠。如选择从回盲部开始分离，从盲肠外侧的腹膜反折处（黄白交界）切开，将左手食指伸入腹膜后升结肠后间隙，轻轻向上抬起盲肠和升结肠，向头端分离至结肠肝曲，游离结肠肝曲时勿损伤十二指肠；分离胃结肠韧带时注意结扎其中的血管。结肠脾曲的游离如前所述。

直肠乙状结肠远端残端的处理常使用吻合器或手工缝合关闭后留置于盆腔内，但术后发生残端瘘导致盆腔脓肿的风险较高。鉴于此，有学者建议在无张力的情况下将结肠残端缝合关闭置于腹膜外腹壁皮下或于左下腹外置造口（结肠壁常水肿质脆，如试图进行缝合或吻合器封闭时，可能导致残端处的肠壁破裂，缝线亦容易划开肠壁，此时应将肠管外置造口）。

5. 结肠切除回-直肠吻合术 主要适用于结肠广泛病变，且不伴活动性肛周脓肿的生育期年轻女性患者、伴或不伴高手术风险的老年患者、经直肠内镜检查直肠正常的患者。如乙状结肠或其远端没有溃疡形成，而直肠未受累且顺应性好（直肠容量大于 150ml），则可行回肠-乙状结肠吻合。如果在直肠下 1/2 无明显的 CD 病变，但在直肠上 1/2 有明显活动病变，可考虑行直肠近端 1/2 切除、回-直肠吻合。小肠有广泛病变、急性肛周感染或瘘、肛门括约肌功能低下、直肠顺应性低等是本术式的禁忌证。

6. 结直肠切除加回肠造口术 该术式适用于结肠广泛受累伴直肠炎的患者，特别是直肠炎、肛门括约肌功能障碍或肛周感染较严重而不适合直肠保留和回-直肠吻合的患者。该术式治疗结肠 CD 的术后复发率最低，是结直肠病变广泛时治疗最为彻底的手术方法。

7. 回肠储袋肛管吻合术（ileal pouch anal anastomosis，IPAA） 是治疗溃疡性结肠炎的推荐术式，在 CD 的应用中存在争议，因 CD 属透壁性炎症且有复发倾向，一般不推荐行 IPAA。有时由于鉴别溃疡性结肠炎和 CD 困难，部分患者行 IPAA 后才确诊为 CD。对于这类尚未明确诊断或不能明确诊断 CD 患者行 IPAA，其并发症及失败率会明显上升。但这部分患者焦虑程度降低，术后有较满意的储袋功能，生活质量提高。结肠 CD 由于小肠及肛周可能同时具有潜在的病变危险，加上 IPAA 本身的失败率可高达 50%，因此不推荐行 IPAA。但也有部分学者认为对于广泛的结肠 CD，只要小肠与肛周没有受累，而患者又可以接受其并发症可能增多及一期吻合可能失败，行 IPAA 替代全结肠直肠切除加回肠末端造口术是可行的。

（五）CD 手术肠系膜的去和留

CD 病变肠段的系膜出现脂肪组织的异常肥厚，增生的脂肪从肠管的系膜缘向对侧缘爬行覆盖，形成 CD 特征性的"匍匐性脂肪"（creeping fat），在 CT 影像上，CD 肥厚的肠系膜表现出特征性"梳样征"，这是 CD 与普通肠炎鉴别的重要指标。Coffey 等回顾性对比了系膜扩大切除和传统靠近肠管切除两种方式的预后，发现系膜匍匐性脂肪是 CD 患者术后复发的独立相关因素，而在手术中扩大性切除肠系膜，术后疾病复发率从 40% 下降到 2.9%。尽管同时切除肠系膜可降低 CD 复发率，但仍需要更为高级别的临床证据来进一步证实。

（六）腹腔镜在 CD 中的应用

自 1986 年 ErickMuhe 首次应用腹腔镜手术以来，腹腔镜手术在国内外均得到迅速蓬勃的发展。与开放性手术相比，腹腔镜手术具有伤口美观、住院时间短、术后疼痛轻、肠道功能恢复早等优点，吸引了大量的年轻患者。但因患者存在免疫抑制以及 CD 特殊的解剖病理特点（如肠系膜短厚、粘连，组织脆性高等），腹腔镜的应用早期被认为会致手术难度升高，术后并发症增加。然而，Bergamaschi 等对 92 例 CD 患者分别行腹腔镜下和开放性回结肠切除术，结果显示腹腔镜手术组术后 5 年小肠梗阻发生率（11.1%）较开放性手术（35.4%）低，二者在复发率上没有差异（分别为 27.7% 和 29.1%）。多项荟萃分析明确腹腔镜手术的可行性和安全性更高，可导致更少的术后并发症以及切口疝的发生，适合原发性或者复发性小肠 CD 的患者。腹腔镜手术术后即使无法评价腹腔粘连的程度，再次手术时也可发现腹壁与肠管粘连很少，且再次手术时间缩短，血液丢失少，伤口美观。因此，2020 年 ECCO 指南指出，对于有经验的医生，腹腔镜手术应作为治疗 CD 的一线手术方法。

腹腔镜治疗 CD 的手术适应证与开放性手术的适应证相同。而其禁忌证包括以下几点：①弥漫性腹膜炎；②急性肠梗阻伴肠袢扩张；③多次腹部手术史或大范围腹腔粘连；④不可纠正的凝血功能障碍；⑤门静脉高压症伴腹腔静脉曲张。

复发性 CD 曾被认为是腹腔镜手术的禁忌证，主要原因是中转开腹风险高，术后并发症多。然而研究表明在采用腹腔镜手术治疗的原发性 CD 及复发性 CD 两组之间，发生肠瘘、中转开腹及术后并发症的差异没有统计学意义。因此，对复发性 CD 仍可以考虑采用腹腔镜手术。对同一个患者坚持腹腔镜手术有两个好处：其一，再次腹腔镜手术具有等同第 1 次腹腔镜手术的优点，如伤口美观、肠道功能早期恢复等；其二，腹腔镜手术减少粘连，从而减少术后梗阻症状的出现，增加再次腹腔镜手术的成功机会。因此，在患者第 1 次手术时只要情况允许就选择腹腔镜路径，这对患者有长期的益处。

鉴于腹腔镜手术有中转开腹的可能性，为此有必要对相关影响因素进行评价。一般认为腹部触及包块、术前营养不良、肠瘘等都是相关的危险因素，因此在选择手术方式时应当了解患者有无这些危险因素，尽量避免中转开腹。

（七）肠造口术

营养不良、术前使用激素、疾病处于活动期及合并腹腔感染/脓肿等，是术后出现吻合口相关并发症的高危因素。如果上述危险因素术前无法消除，或者急诊情况下，病变肠段切除术后行一期吻合应持非常谨慎的态度，特别是肠道严重炎症水肿、合并脓毒血症及严重肛周 CD 等，此时近端肠造口或远-近两端同时造口或吻合口近端保护性造口应优先考虑，待 3～6 个月后，一般情况改善、病情控制的条件下再行造口回纳术恢复肠道连续性。有时肠道炎症严重并不适合急诊手术切除，这时采用暂时性造口将肠内容物由体内引流到造口袋是必要的。有学者提出，严重肛周合并症，如大便失禁、肛管狭窄、并发严重脓肿和瘘在局部处理失败后最终都需行直肠切除术，这可能导致永久性结肠造口术；永久性结肠造口术后的残余肠段也可能再发。而暂时性造口因为炎症持续性进展、复发或再发，大多都不能行关瘘手术而需要永久性结肠造口术。

（八）术后复发及再手术

手术是针对 CD 并发症而施行，不是从根本上治愈其原发病，因此 CD 病变肠管切除后，残余肠管仍有病变复发的可能。复发的定义至今尚无统一标准。CD 复发的诊断应综合评价临床症状、内镜及影像学表现，因为临床症状如腹痛、腹泻均非特异性指标。CD 活动指数亦不可靠。CD 肠切除术后 6 个月及 12 个月可行回结肠镜、小肠造影、肠道彩超、MRE 或 CTE 检查评估是否有复发。多个研究表明回结肠镜对复发的形态学改变最为敏感。内镜下复发表现常常比临床表现要早，而且内镜下复发严重者预后较差。Rutgeerts 等提出的一个内镜评分系统较为有用。该评分基于新末端回肠的内镜表现：未发现病灶为 0 分，少于 5 个阿弗他溃疡为 1 分，阿弗他溃疡多于 5 个而病灶间黏膜正常或跳跃性病灶较大或病灶局限于回结肠吻合口（小于 1cm）为 2 分，弥漫性阿弗他回肠炎伴广泛黏膜炎症为 3 分，弥漫性炎症伴较大溃疡、结节和或狭窄为 4 分。术后一年内内镜下病灶的严重程度是目前预测术后病情发展的最好指标。0～1 分的患者中近 80%可持续 3 年无症状，3 分以上者低于 10%。

胶囊内镜有滞留的风险，因而有研究在使用胶囊内镜评估 CD 术后复发时，先使用探路胶囊（patency capsule）。胶囊内镜检查虽较为舒适而且简易，但其诊断的准确性需要进一步的评价。而且目前尚无相应胶囊内镜的疾病评分体系。临床症状复发和胶囊内镜表现之间临床上并无明显关联。因此，胶囊内镜尚不能取代回结肠镜用于评估术后复发。

若根据内镜复查结果评定复发，1 年复发率为 73%～93%，3 年复发率达 85%～100%。若根据临床症状需要再次行手术切除者，初次手术后 5、10、15 年的复发率分别为 15%～45%、26%～65%和 33%～82%。CD 术后复发通常发生在吻合口附近或回肠造口附近。CD 术后复发是外科医师应关注的一个问题。在术前即应告知患者，术后应维持治疗以延缓复发。CD 的复发与病变范围、侵袭性强度有关，其中回结肠型病变复发率最高，其次为小肠型病变，而局限于结肠的病变复发率最低。发作年龄小、病程短及出血、穿孔等并发症均是复发的高危因素。

术后复发并不代表着患者一定需要再次手术。术后复发的患者大多通过内科药物治疗，病情可以得到缓解。然而，因为影响术后复发的因素常常影响手术治疗方式的选择，术后复发其再次手术的机会很高。国内 CD 多中心临床研究发现再手术率为 33.9%，穿孔型初次手术适应证可以作为 CD 患者术后复发再手术的独立预测因素，也可能提示行多次手术的风险大。穿孔型 CD 患者再次手术风险为非穿孔型患者的近 3 倍，同时发现回结肠 CD 患者再手术的风险为回肠型的 3 倍以上，考虑可能由于回结肠型 CD 容易发生穿孔所致。CD 患者多数最终需要再手术，约 25%需要第二次再手术。

（九）CD 癌变的处理

长久以来一直认为 CD 有致癌倾向，但癌变率远较 UC 为低。学者最近发现 CD 与 UC 具有类似的癌变倾向，随着时间推移而癌变的危险性相应增加。在美国，结直肠癌已成为慢性炎性肠病患者较严重的并发症之一，CD 患者大肠癌变率接近 1%。胃肠道肿瘤是引起 CD 相关性死亡的主要原因之一。据报道，长期小肠 CD 的患者发生小肠癌的危险性增高。它可发生于病变连续的肠道，也可发生于旁路手术后的旷置肠袢。再者，结肠 CD 患者有发生结直肠癌的危险性。若病变范围和病程相同，其发生结直肠癌的危险性与溃疡性结肠炎相似。CD 癌变具有多种高危因素，包括发病年龄、病程、病变范围、炎症程度、合并原发性硬化性胆管炎等。

异型增生是结肠上皮的一种致瘤性转化，以细胞不典型增生、异常分化及结构异常为特征。在炎性肠病中，异型增生分为不确定、低度、高度异型增生及黏膜内癌。通常异型增生发生在前，之后往往不表现为局部的息肉，而直接伴随着结直肠癌的发生。CD 的癌变不只局限于炎症明显部位，可呈多中心性、异时性和并发肠外癌变，因而术后定期监测胃肠肿瘤标志物、结肠镜、CT 等是必要的。结肠镜检查对早期发现结直肠癌具有重要作用，对于炎性肠病患者我们主张定期行结肠镜检查。CD 中推测与癌变相关的危险因素有直系亲属肿瘤史及病变部位。据大宗病例统计，CD 癌变平均年龄为 47 岁，较一般人群提前约 15 年，其中小肠 CD 癌变 70%发生在回肠，结肠 CD 癌变则以右半结肠多见。长期存在的肛门直肠部病变也是癌变的好发部位，应加强随访检查。

有学者提出，一种预防结直肠炎性肠病癌变行之有效的方法就是，在发现病变 8～10 年后施行全结肠直肠切除术。肠切除术是否能预防癌变的发生？这涉及手术指征的选择。我们知道，CD 可侵及全消化道。因此预防性肠切除术根本行不通，更甚者可能引起一直困扰我们的严重手术并发症——短肠综合征及相关的肠衰竭。但在处理其他并发症行剖腹手术时，应全面探查肠管，了解病变范围及可能遗漏的已发肿瘤。

（何小文）

思 考 题

1. 简述克罗恩病的临床特点及手术指征。
2. 请叙述克罗恩病中腹腔镜手术较传统手术的优势与劣势。

第五节 肛周克罗恩病外科治疗的现状与对策

一、概述

肛周克罗恩病（perianal Crohn disease，PCD）是以肛门病变为主要表现的克罗恩病，目前肛周病变作为克罗恩病的致残风险之一已被广泛认识。1934 年 Bissell 等学者首次描述了同时有小肠局限性肠炎和肛周肉芽肿的病变，1938 年 Penner 和 Crohn 报道了一例具有肛瘘表现的克罗恩病患者，自此，肛周病变成为克罗恩病诊治中重要的一部分。

在儿童克罗恩病患者中，PCD 的发生率为 13.6%～62%；在成年克罗恩病患者中，PCD 的发病率为 25%～80%，其中瘘管型肛周病变的发病率最高。根据 Williams 等学者的报道，超过一半的克罗恩病患者肛周病变与肠道病变同时诊断，其中有 20%～36%的患者肛周病变发生在肠道病变之前，单独的肛周克罗恩病并不常见，占全部克罗恩病患者的 1%～5%。随着确诊为克罗恩病的时间延长，出现肛周病变的概率会逐渐变大，在确诊 10 年后发生肛周病变的概率为 29.5%，而确诊 20 年后发生肛周病变的概率高达 42.7%。此外，肠道克罗恩病的发病部位明显影响肛周病变的发生，随着肠道病变向消化道远端发展，肛周病变的发病率随之增高。还有研究表明，伴有肛周病变的克罗恩病患者相对更加严重，预后更差。

PCD 的相关发病机制尚不清楚，目前存在两种主流的假说：一是克罗恩病引起相关的炎症首先导致浅层黏膜溃疡的形成，溃疡形成后受到排便压力的影响以及溃疡暴露于粪便使得炎症与感染加重，从而延伸到深层结构；二是肛门部腺体感染后逐渐渗透发展至深部。对 PCD 相关发病机制的研究是近期的热点，最近越来越多证据表明上皮-间充质转化和基质金属蛋白酶影响着 PCD 的发生发展；也有研究表明 5q31 染色体上的 OCTN、IRGM 基因与 PCD 的发生密切相关。肠道菌群似乎也影响着 PCD 的发展，有研究发现 PCD 患者的肠道菌群发生了改变，但这种改变是原发改变还是 PCD 后的继发改变还尚不清楚。

PCD 患者的临床表现复杂多变，主要包括肛周皮赘、痔疮、肛裂、溃疡、脓肿、瘘管、狭窄甚至是癌变。其中肛瘘发病率最高，约 25%的克罗恩病患者可合并有瘘管存在。克罗恩病肛瘘与一般肛瘘的分类方法相同，目前较普遍采用美国胃肠病学会（AGA）分类法，可分为简单性和复杂性两大类。

关于 PCD 的诊断标准目前尚未完全统一，主要诊断依据包括：①有无肛周皮赘、肛裂、脓肿、溃疡、肛瘘和直肠狭窄等表现；②有无肠道克罗恩病表现；③病理诊断和实验室检查。其中病理诊断主要依据为有无结节病样非干酪性肉芽肿；实验室检查主要是排除各种病原体如结核杆菌、深部真菌等感染。另外，在 PCD 肛瘘患者中 Goodsall 规律似乎并不准确，为了全面评估患者情况，MRI 等影像学有重要作用，直肠指诊、结肠镜及直肠腔内超声检查是十分必要的，由于肛门部存在病灶，这些检查可能会造成不适，必要时可在麻醉下进行。

PCD 治疗目标是缓解症状、促进瘘管愈合、提高生活质量、避免直肠切除术和永久性结肠造口术。目前 PCD 的治疗主要分为药物治疗和外科治疗两大类。药物治疗包括抗生素、免疫抑制剂和生物制剂。虽然氨基水杨酸与激素常被用于克罗恩病的治疗，但这些药物不用于 PCD 的治疗，甚至有研究发现在接受激素治疗后肛瘘出现了恶化的情况。

二、外科治疗的现状

（一）外科处理的原则

PCD 治疗的目的是清除病灶、缓解症状、控制感染、保护肛门功能，并最大限度地预防复发，治疗的程度取决于症状和体征的严重程度以及潜在的病理性质。症状的有无是决定治疗的重要因素，仅有体征而没有症状者不应强行治疗。PCD 伴有活动性的肠道克罗恩病者，应予以全身治疗，辅以引流手术。如何将药物治疗和外科治疗有效的结合，才是现代外科医生持续探索的目标。

临床上若想获得比较满意的治疗效果，手术时机的选择至关重要。对于 PCD 活动期急性表现的肛周脓肿或瘘管继发感染，应及时进行挂线引流或置管引流，以缓解肛周症状，并为内科药物治疗创造条件。PCD 的确定性外科手术则应在克罗恩病缓解期进行，在克罗恩病活动期或伴营养不良和激素依赖时实施手术会导致手术失败、排便失禁等严重后果。总之，无论是克罗恩病活动期还是缓解期，手术均应遵循"损伤最小化"的原则，最大限度地保护肛门功能。

（二）PCD 肛周脓肿的外科处理

克罗恩病患者出现肛周脓肿时必须尽快进行手术引流，切开引流是肛周脓肿的治疗原则。手术中切口应尽可能靠近肛缘，以缩短可能形成的瘘管长度，并保证引流通畅，且同时尽可能避免括约肌的损伤。肛管后间隙脓肿可以通过切开内括约肌和外括约肌皮下部及部分浅部以得到充分引流。括约肌间脓肿应直接通过括约肌间入路而不损伤括约肌；如果脓腔较大且离肛门较远，可通过小切口进入脓腔，放置蘑菇头导管持续引流。导管可放置数周或数月，其间可以通过肛门镜检查、更换放置橡皮筋等方法，直至肛瘘形成。

（三）PCD 肛瘘外科治疗手术方式选择

PCD 肛瘘外科治疗的目的是解除症状，尽量减少可能出现的并发症。目前有传统术式、微创术式和其他术式。

1. 传统术式

（1）瘘管切开术：欧洲克罗恩病和肠炎协会发布的炎性肠病指南中提出瘘管切开术已成为克罗恩病肛瘘的诊疗共识。对于非活动期的低位肛瘘，瘘管切开术是首选术式，其愈合率高、复发率低、安全性好。

（2）挂线手术：克罗恩病肛瘘容易复发，多次的手术更容易导致肛门失禁、括约肌功能降低，松挂线即是克罗恩病肛瘘较好的选择，既能保护肛门括约肌，又能良好引流，使瘘管纤维化，从而提高患者生活质量。

2. 微创术式

（1）经直肠推移瓣修补术（endorectal advancement flap，ERAF）：是安全性较高的治疗复杂性肛瘘的方法。ERAF 成功的关键在于黏膜瓣血供是否良好，较薄的黏膜瓣血供差、易坏死；含肌层的黏膜瓣血供丰富，但会损伤括约肌而影响肛门功能。考虑到克罗恩病肛瘘的特殊性以及手术技术操作要求高等原因，临床上不优先使用此术式。

（2）经括约肌瘘管结扎术（ligation of intersphincteric fistula tract，LIFT）：是一种新的保留括约肌术式，常应用于低位肛瘘。主要步骤是在内括约肌与外括约肌之间缝扎离断瘘管，后将覆盖内外括约肌间沟上的皮肤切口封闭。LIFT 虽有一定的效果，但是该术式复发率较高，目前有较多改进的术式。

（3）生物填充技术：间充质干细胞（mesenchymal stem cell，MSC）、纤维蛋白胶（fibrin glue，FG）、肛瘘栓（anal fistula plug，AFP）等生物填充治疗。生物填充适应性强，可重复操作，过去的临床治疗效果波动大，是今后值得关注的方向。

（4）无结舒适性引流（comfort drain，CD）：适用于克罗恩病复杂肛瘘或带瘘生存的部分患者。舒适性引流线由硅胶引流线、小倒钩和金属探针组成，是一种由硅胶材料制成的医用引流线。将金属探针沿瘘管插入，带入硅胶引流管，完全置于瘘管中，去除探针后连接引流线两端的倒钩，形成柔韧的圆环形无结引流线。

（5）视频辅助肛瘘治疗（video assisted anal fistula treatment，VAAFT）：肛瘘镜的日益发展，使克罗恩病肛瘘的诊断和治疗又多了一个新工具。肛瘘镜能直接观察瘘管，帮助识别瘘管的解剖结构和内口并在直视下进行镜下精细操作，如刮剥瘘管、电灼清创、生物材料封堵，进而达到根治肛瘘的目的。

3. 其他术式　包括肠造口术和直肠切除术。对于无法控制的感染、组织破坏严重或保守治疗失败的患者，应考虑选择肠造口术。部分接受肠造口术的患者最终还有可能需要行直肠切除治疗。

三、外科治疗的对策

PCD 通常需要手术治疗，但早期手术容易造成手术的失败，创面不愈合，而过晚手术又会使得患者长期忍受疾病的困扰。此外，患者在 PCD 活动期或伴有营养不良、激素依赖时，实施手术常导致手术失败，甚至会导致病情难以控制、永久性结肠造口术、排便失禁等后果。因此，正确的外科治疗策略是获得满意外科治疗效果的关键。

PCD 病变位置和范围的评估是外科治疗对策的关键。以往的钡剂造影、CT 等诊断技术已经很少用于 PCD 的评估，取而代之的是盆腔磁共振成像、腔内超声及麻醉下查体，三种技术可靠性均>85%，若采用其中两种方法联合诊断，正确率可达 100%。

不同类别 PCD 的治疗策略如下：

（1）痔的处理：禁止对克罗恩病患者的痔行手术治疗。

（2）皮赘的处理：伴有肠道炎症时皮赘会增大、水肿，通常是良性的，极少恶变，因此无须行皮赘切除，若切除，会导致切口愈合不良，甚至形成经久不愈的溃疡。

（3）肛裂的处理：克罗恩病肛裂不应行肛裂切除术，慎行内括约肌侧切术。克罗恩病肛裂一般不引起症状或症状轻微，故推荐外用药物治疗。

（4）肛周脓肿的处理：肛周脓肿应急诊切开引流并置管或挂线引流，若伴脓毒血症，应同时给予抗生素治疗；脓腔走行复杂或引流效果不佳者可予粪便转流。

（5）肛瘘的处理：无症状的克罗恩病肛瘘不需要手术治疗，有症状的肛瘘选择合理损伤小的手术方式。

（6）直肠阴道瘘的处理：无症状的克罗恩病直肠阴道瘘一般无须治疗。有症状的克罗恩病直肠阴道瘘在炎症得到有效控制时，可行直肠阴道瘘修补术、经直肠推移瓣修补术、直肠切除吻合术或肠造口术。

（7）肛管直肠狭窄的处理：无症状的肛管直肠狭窄无须治疗；有症状者可采用气囊扩张、手指及器械扩张等方法扩肛治疗；对于狭窄的患者，要准确判断狭窄的性质是炎性的还是纤维化，炎性狭窄一般无须手术干预，通过内科治疗通常即可使炎症消散，进而使狭窄逐渐缓解，在直肠炎症得到有效控制但扩肛无效时，可行狭窄切开松解术。严重狭窄者，可行直肠切除、肠造口。

术后易复发以及再次手术是 PCD 的重要特性，克罗恩病患者一生之中可能需要多次手术。研究表明，在接受第 1 次手术后的 10 年内，约有 50%的复发者需要再次手术。外科医生必须认识到，克罗恩病手术只是针对其明显的并发症而施行，不能达到治愈效果。

同时，为取得满意的治疗效果，外科医生在术前、术后应与内科医生及患者密切配合，多学科联合诊治，制订合理有效且适合患者的个性化治疗方案，包括坚持内科药物治疗、鼓励患者戒烟等，以保证患者能够获得最佳的生活质量。

综上所述，PCD 是临床局部特征独特的疾病，PCD 的外科治疗应根据患者个体情况、医生的经验和判断，结合术前病变位置和范围的准确评估，选择最恰当的手术时机以及治疗方式。随着生物制剂和免疫抑制剂的应用，PCD 治疗由以往缓解症状，转变为瘘管的完全闭合和解除狭窄症状，并侧重于改善生活质量、降低手术的干预频率、防止复发、避免直肠切除及造口。把握治疗时机，及时多学科诊疗，使 PCD 尽可能获得满意的疗效。

（张　森）

思 考 题

1. PCD 特有的局部病变特征有哪些？
2. PCD 的外科处理原则是什么？
3. PCD 所致肛瘘的检查手段和意义是什么？

第六章 先天性疾病

第一节 直肠阴道瘘手术方式的选择及疗效评价

一、概述

直肠阴道瘘（rectovaginal fistula，RVF）是直肠和阴道之间形成的先天或后天的病理性通道，瘘的内侧面被覆上皮组织，可发生在阴道的任何位置，但大多发生在肛管至齿状线之间。根据瘘口的位置可将直肠阴道瘘分为低位、中位和高位三种类型。瘘口大小和位置这两个特征直接影响修补方式的选择，因此须特别注意。低位直肠阴道瘘的直肠瘘口靠近齿状线位置，而阴道瘘口正位于处女膜的内侧；中位直肠阴道瘘常发生在处女膜和子宫颈之间；高位直肠阴道瘘的阴道瘘口接近子宫颈或子宫切除患者的阴道末端，而与之相通的肠侧瘘口一般位于乙状结肠或直肠，这类瘘通常需经开腹手术修补。有些高位直肠阴道瘘体格检查和内镜检查不易发现，需进行鉴别诊断。直肠阴道瘘的瘘口大小不等，小瘘口直径小于1mm，而大瘘口可以使整个阴道后壁缺损，这无疑给手术修补带来了困难。

RVF常导致患者阴道不洁且易感染，生活质量下降，使其痛苦不堪，RVF临床上虽然少见，但对患者的生活质量及心理影响巨大，往往强烈要求手术治疗。RVF自行痊愈的概率很小，一旦诊断明确，均需采用手术治疗，只有在与产伤相关RVF的初期才考虑非手术治疗。由于RVF的形成是从高压的直肠（25～80cmH$_2$O）到低压的阴道（大气压），因而修补RVF的关键在于直肠前壁的重建，以恢复直肠及肛管部位的高压力区。如行局部修补，应充分分离瘘口周围组织并完整切除瘘管及周围瘢痕，保持修补组织的无张力和血供。如瘘管较大或局部瘢痕严重，不可勉强缝合，应选择修补后张力较小的游离瓣修补术。总之，无论采用何种手术，切断直肠与阴道间上皮的融合、清除局部不新鲜的组织、无张力缝合是手术成功修补的基本条件。之前应用纤维蛋白胶和胶原栓等异体材料治疗RVF的术式，由于成功率低，目前开展得少。

二、病因与分类

（一）病因

本病病因复杂，可由先天异常造成，但多数是后天获得，随着医学的发展和医务工作者技术水平的提高，RVF在临床上相对少见，仅占肛门直肠瘘的5%。先天性RVF发生的原因是胚胎第6～7周时，由于中肾旁管沿尿生殖窦后壁向下延伸所致。后天获得性RVF常见病因包括产伤（约占88%）、炎性肠病（克罗恩病、溃疡性直肠炎等）、手术创伤（妇科和结直肠手术）、感染（直肠周围、盆腔脓肿、憩室炎、前庭大腺炎等）、盆底新生物和盆底放疗（主要是宫颈癌放疗）后等。少见原因包括硬化剂内痔注射后、直肠阴道损伤、放射性阴道纤维化行扩张治疗后、使用吻合器或植入异体材料的痔手术等。

值得重视的是，随着社会-心理层面的需求，盆底直肠手术中低位保肛手术的增加，吻合器使用的推广，术前新辅助化疗、放疗的联合应用，直肠癌术后并发 RVF 的患者有增多趋势，直肠癌前切除术后 RVF 发生率报道为 0.9%～2.9%。可能原因为：①肿瘤浸润切除部分阴道壁；②低位直肠癌双吻合术或吻合器闭合时包含部分阴道壁或缝线穿透阴道黏膜；③联合脏器切除或吻合口瘘导致盆腔脓肿，穿透阴道后壁等；④绝经后：患者绝经后因阴道弹性降低，发生损伤后再生能力差，导致 RVF 的发生。

（二）分类

1. 按病因分类

（1）先天性直肠阴道瘘：多见于儿童，往往合并肛门直肠畸形，手术除了修补瘘管外还需肛门重建。

（2）后天性直肠阴道瘘：后天性多见于成人，需肛门重建者少。

2. 按是否有损伤过程分类

（1）损伤性直肠阴道瘘：多因产伤所致，手术误伤、放射性损伤、创伤等也是其常见原因。

（2）非损伤性直肠阴道瘘：则包括先天性和肿瘤、医用修复材料侵蚀等多种因素。

3. 按照瘘口位置分类

（1）低位直肠阴道瘘：直肠侧瘘口位于或低于齿状线，而阴道侧瘘口位于或低于阴唇系带，即瘘位于直肠的下 1/3 及阴道的下 1/2。

（2）中位直肠阴道瘘：即介于高位和低位直肠阴道瘘之间。

（3）高位直肠阴道瘘：瘘口位于直肠的中 1/3 及阴道穹处，阴道侧瘘口位于或高于子宫颈平面。

4. 根据瘘口直径分类

（1）小口直肠阴道瘘：瘘口直径小于 0.5cm。

（2）中口直肠阴道瘘：瘘口直径 0.5～2.5cm。

（3）大口直肠阴道瘘：瘘口直径大于 2.5cm。

5. 根据手术治疗难度分类 这是目前较为公认的分类方法，于 1983 年由 Rothenberger 提出，是根据瘘口在阴道内的位置、大小及病因进行分类。

（1）单纯性直肠阴道瘘：指瘘口直径<2.5cm，位于阴道下半部或中部 1/3，由创伤或感染导致且既往无手术史者。

（2）复杂性直肠阴道瘘：指瘘口直径>2.5cm，位于直肠阴道隔膜上部的高位，或由肿瘤、炎性肠病或放疗所致并有过一次或多次手术者。

Devesa 认为决定愈合的最大影响因素是瘘的类型，即单纯性或复杂性直肠阴道瘘，复杂性直肠阴道瘘常需要行暂时性结肠造口。

6. 自发性直肠阴道瘘 极为罕见。Chitrathara 等报道自发性穿孔导致直肠阴道瘘 2 例，两例都发生在卧床粪便嵌塞的患者。

三、诊断

RVF 的诊断相对比较明确，通过患者的症状和体征，一般均能够明确诊断。最常见的症状为患者主诉经阴道有排气或少量粪样液体流出，瘘口较大的患者，从阴道排出成形便，可因会阴部疼痛而导致性功能障碍，也可合并低热等全身症状。但是瘘管走行及瘘口位置等的精确判断，对确定临床治疗方案有较高的价值，因此，合理有效的术前检查和评估方法至关重要。位置较低的 RVF 通常直视下即可确定瘘口大小及位置。高位且瘘口小的 RVF 常通过亚甲蓝灌肠、阴道内填充棉球来观察其是否染色来确诊，可分别行阴道镜和直肠镜精确定位，阴道直肠双合诊对 RVF 的诊断有一定的帮助，可了解瘘口位置、大小、括约肌张力和会阴体宽度并评估肛门括约肌功能。根据病史及肛门阴道指诊或探针检查，RVF 的确诊率为 74%，一些极小的瘘则需要借助肛门 B 超、MRI、直肠内镜、阴道内镜等检查确诊。直肠腔内超声检查可确定 RVF 的位置，该检查能较好地评估括约肌损伤程度。近年来，直肠内 MRI 亦被广泛使用于对 RVF 进行评估。Dwarkasing 等推荐应用直肠内 MRI 对 RVF 进行临床分型，对于放疗相关的 RVF 患者，可选择使用阴道镜加瘘口造影以除外可能发生的阴道-小肠、结肠瘘。有研究表明，括约肌正常的 RVF 经直肠推移瓣修补术的术后成功率为 50%，异常的仅为 33%，临床应了解患者是否发生大便失禁，这对于了解低位 RVF 是否合并括约肌损伤有重要意义。由于括约肌功能与手术成败密切相关，RVF 患者术前都应进行直肠内超声及直肠肛管压力测定，以发现隐藏的括约肌功能障碍。国内林静等回顾性分析 51 例术前 MRI 和直肠腔内超声（ERUS）疑诊 RVF 患者，以手术结果为标准，比较两种方法诊断 RVF 的敏感度、特异度、准确率及其对各种类型 RVF 的检出率，发现对于单纯性 RVF，MRI 及 ERUS 的检出率均为 100%。联合检查对复杂性 RVF 的检出率可提高至 88.57%，提示 MRI 和 ERUS 是 RVF 最有效的成像方式，有助于评估肛门括约肌复合体等周围组织的受累情况。

四、手术治疗与疗效评价

RVF 的治疗包括保守和手术治疗。目前，文献中保守治疗 RVF 的手段包括局部坐浴及局部冲洗、病灶引流、无渣饮食、口服敏感抗生素、肠外营养等，但治愈的概率小，仅适用于瘘管直径小或无法耐受麻醉和手术的患者。近年有使用英夫利西单抗治疗克罗恩病引起的 RVF 以及运用生物蛋白胶或生物瘘管塞（anal fistula plug）来封堵单纯型 RVF 的成功报道，但临床实践发现成功率低，目前开展得少。因此，尽管有学者报道 RVF 可保守治愈，但大多数学者均认为手术修补是 RVF 唯一的治愈手段，且疗效肯定。一旦发现 RVF，即应根据病因、瘘管位置及大小、肛门括约肌功能状况、有无局部手术史、患者的整体情况、对手术的耐受程度以及外科医师的技术和判断选择不同术式，从而获得较高的治愈率，改善患者的生存质量。

（一）手术时机的选择

由于 RVF 的急性期局部充血、水肿等，疾病活动期或感染状态是手术的禁忌证。因此，在初始评估和治疗中，必须首先了解其病理学特点，如并发隐窝脓肿、克罗恩病或肿瘤的情况，应待感染控制，充血、水肿完全消退、上皮覆盖、瘘管成熟、瘢痕软化后（一般 3～6 个月）才可行局部修补术。修补失败者可于 3 个月后再次修补，但应注重肛门括约肌功能的评价，以牺牲肛门功能为代价的手术方式要慎重。同时因直肠内有大量细菌滋生，手术前应该进行良好的肠道准备，充分清洗肠道，手术时再严格消毒直肠和阴道，使手术野获得良好的愈合环境，这对手术的成功至关重要。

（二）手术注意事项

修补 RVF 的关键在于直肠前壁的重建，恢复直肠及肛管部位的高压力区。应充分游离瘘口旁组织、仔细辨认周围组织层次，完整切除瘘管及周围瘢痕，谨慎止血后分层行无张力缝合，并保持组织间充足的血供。如果无法保证充足血供，则应在阴道与直肠间填充血运丰富的组织，以确保缝合部位的愈合。

（三）手术方式及疗效评价

1. 瘘管切开缝合术 经会阴直肠瘘管切开缝合术即 Musset 手术，主要用于低位 RVF，尤其是因产伤而合并括约肌损伤者、反复肛门阴道手术史者。术中将瘘管至会阴体间的肛管直肠阴道隔切开，切除瘘管，分层缝合直肠肛管、肛门括约肌和阴道黏膜等。其要点是将 RVF 转变为Ⅳ度会阴裂伤，之后再逐层缝合直肠肛管、肛门括约肌和阴道黏膜等，手术时应注意阴道可容二指，肛门通过一指，且有括约肌收缩感，成功率为 64.7%～100%。此类手术最大的优点是手术视野开阔，径路直达，可以完全显露会阴区，进行括约肌折叠术或括约肌修复，获得充分的会阴体重建，是一种整体的修复和加强术式，具有较高的成功率和术后较低的并发症发生率。但这些优点并未得到外科医生的足够重视，主要原因是切开肛周括约肌可能会引起术后肛门失禁。国内学者申震等用 Musset 手术治疗中低位 RVF 20 例，简单瘘 15 例，复杂瘘 5 例。全组患者术后无排便失禁的发生，认为是由于 Musset 手术仅切断了基底袢和中间袢，而保留了对肛门控便起决定作用的尖顶袢的结果。该组均未实施肠道保护性造口，但建议对于瘘口周围炎性反应、水肿明显或由于炎性肠病、放疗等原因而导致 RVF 的患者，在修补的同时，还应行转流性造口术。国外学者 Soriano 等报道 Musset 手术治疗 RVF 48 例，成功率为 87%～100%。因此他们认为，Musset 手术是治疗 RVF 的有效术式，对于具有手术修补失败史的患者，仍能获得较好疗效。同时认为，肛门括约肌并非为不可碰触的禁区，充分的括约肌和会阴体的重建，并不会增加术后排便失禁的发生，但仍对术前患者进行全面评估，制订个体化方案，术后需预防伤口感染，防止二次损伤。

2. 单纯瘘管切除、分层修补术 该术式有经腹、经阴道、经会阴及经肛门 4 种入路。显露瘘管后，切开直肠阴道间连接处黏膜或切除瘘管，适当游离瘘管周围直肠阴道隔后分别缝合直肠前壁及阴道后壁。其中经腹入路适用于高位 RVF，而其余 3 种途径适用于中低位 RVF。单纯性低位 RVF 可以采用直接手工缝合方法修补，可经阴道通过阴道窥器或经直肠用直肠拉钩充分显露，经直肠侧或阴道侧或双侧结合直视下切除窦道，缝合瘘口。首先应切除瘘口周围瘢痕组织，强调分层缝合以实现解剖对位，但注意缝合的创口应错开而不相重合。主张术前发现有肛门功能不全或瘘口直径 2.5cm 以上大瘘口者，应同时行肛门括约肌重建，预防术后控便能力下降或失禁。最好使用可吸收缝线以减少局部异物反应和炎症反应。基层医院首次手术多采用此方法，失败率较高，强调把握好手术时机和进行充分的围术期准备。一般要求手术与瘘发生时间间隔至少 3 个月，早期可通过挂线引流换药或预置去功能性肠造口等处理，促进局部炎症、水肿减轻或消退，同时控制好基础疾病，如糖尿病和自身免疫性疾病等，设法改善全身营养状况。对直径大、高位、复发及炎性肠病引起的 RVF，不建议采用直接缝合修补术；此种情况下 RVF 修补的失败率非常高，贸然仓促手术，一旦失败将给后续治疗造成极大困难。经肛途径的优点在于不损伤肛门括约肌。经阴道途径显露优于经肛途径，不需分离括约肌，可同时行括约肌成形术，多数不需要术前或同时行回肠末端或结肠造口手术，无会阴切口，愈合快，不导致会阴及肛管畸形，并发症发生率低是其优点。但经阴道及经肛门修补均没有充分游离，仅在原位修补，局部组织张力大且血运差，故复发率高。瘘管的上皮细胞残留及周围瘢痕、硬化组织是影响愈合的主要因素，因此彻底切除是减少复发的关键。Lescher 报道术后复发率高达 84%，Given 报道为 30%，且经阴道修补术后可能存在性交困难，故有部分学者建议少用甚至不提倡用此手术方式治疗 RVF。但另有学者对该术式持肯定意见，有报道经会阴途径修补 6 例 RVF 效果良好，同时认为如合并括约肌损伤还可对括约肌进行重建，未合并肛门括约肌损伤者，经会阴入路可拉拢缝合肛提肌，分隔直肠前壁和阴道后壁，能降低复发风险。有学者采用经会阴弧形切口和纵切口对 RVF 进行修补，发展出新颖的经会阴切口无张力修补术，即先经会阴弧形切口再经纵切口修补 RVF。该修补术不仅可保持阴道外口外形比较好，还为直肠瘘口无张力缝合创造了条件，手术的基本要点如下：①修补处血供良好；②无张力缝合；③避免感染蓄积，及时清除感染灶。

3. 经直肠推移瓣修补术（endorectal advancement flap，ERAF） 该术式由 Noble 于 1902 年提出（推荐等级：1C），适合位于宫颈平面以下的中低位、瘘口直径<2.5cm 的 RVF 与直肠炎症消退等情况，如果合并肛门括约肌功能障碍，可行括约肌成形术。手术方式为经直肠侧将瘘口上下沿黏膜及黏膜下层分离掀起一直肠黏膜瓣，去除瘘口周围瘢痕组织后缝合瘘管，表面覆盖直肠黏膜瓣，一定程度上提高了手术成功率。此为 20 世纪 80 年代治疗低位 RVF 的主流术式，首次手术成功率为 78%～95%。之后很多学者做了细节改良，20 世纪末，有些欧美学者尝试应用经肛门推移皮瓣修补术治疗肛瘘，也取得了成功，它是将肛门皮肤游离出的滑动瓣向上牵拉覆盖肛瘘内口的一种方法。但成功率并无明显提高，成功率只有 70%～90%，尤其对复发性 RVF，复发率仍较高。国内徐民民等分析了 20 例患者中 17 例行经直肠推移瓣修补术，3 例行经肛门推移皮瓣修补术。术后愈合 15 例，失败 5 例，治愈率 75%。但他更倾向于采用经肛门推移皮瓣修补术，因为肛门推移皮瓣容易操作，血流好，促进愈合，并且避免了经直肠推移瓣的黏膜外翻的缺点。有研究报道复发性 RVF 采用经直肠推移瓣修补术治疗 21 例患者，复发率高达 56.8%。故目前不赞成将此法作为治疗复发性 RVF 的优选方法。该术式要点是在瘘管周围分离出一个包括直肠黏膜层、黏膜肌层和部分内括约肌的推移瓣，切除部分瘘管后，将推移瓣覆盖缝合，使直肠壁恢复连续性；阴道内的瘘管则敞开引流。该术式可分为经会阴和经肛两种入路：经会阴切口暴露较好，可同时行括约肌成形术；经肛入路的优点则在于无会阴部切口，解剖完整，疼痛少，愈合好，不损伤括约肌，术后不影响排便功能，避免术后锁眼畸形及保护性转流性肠造口，失败后不影响再次手术，是单纯性中低位 RVF 的首选方法，即使首次失败后仍能再次应用，成功率可高达 93%。但手术完成后瘘管内口游离黏膜肌瓣，仅有直肠黏膜覆盖，术后黏膜容易因炎症水肿而裂开是该术式的不足。马冲等及邵万金等分别报道运用该术式治疗 12 例及 11 例 RVF，效果满意。

但有些学者对经直肠推移瓣修补术治疗 RVF 的价值存在一定的争议。Kodner 等报道使用直肠推移黏膜治疗 RVF 和其他复杂肛瘘的经验，作者共回顾性分析了 10 年来以经直肠推移瓣修补术治疗的 107 例患者，其中 71 例为低位 RVF，28 例前侧肛瘘，8 例后侧肛瘘，其中产伤 48 例，腺源性感染 31 例，克罗恩病肛瘘 24 例，外伤或其他手术 4 例，17 例（16%）瘘管复发，其中 9 例初次手术失败、二次手术后瘘管痊愈，总治愈率为 93%；

80%患者控便功能没有改变，18%控便能力有所增加，而且即使手术失败，也不增加患者失禁程度。Ozunner等报道了101例进行经直肠推移瓣修补术治疗肛瘘的患者，其中RVF 52例、肛腺源性肛瘘46例、直肠尿道瘘3例、产伤导致瘘13例、克罗恩病47例、腺源性感染19例、溃疡性结肠炎7例、外科创伤15例，随访31个月（1～79个月），术后1周内失败6%、总复发率29%，其中75%复发在术后15个月内发生。Khanduja等报道20例使用经直肠推移瓣修补术和括约肌成形术治疗RVF和括约肌损伤的患者，20例患者RVF完全愈合，14例（70%）患者的肛门控便能力明显好转，6例患者控便能力有所好转但是仍有失禁。Zimmerman等认为，在进行经直肠推移瓣修补术治疗RVF的同时进行大阴唇直肠瓣间置术并不能提高治愈率。

4. 经肛门括约肌途径修补术（Mason手术） 原本是为修补直肠尿道瘘而设计的，后又用于治疗中下段直肠肿瘤，现在，国内外学者用该术式治疗RVF也取得了很好的疗效。该术式主要用于治疗距肛缘5～9cm的低位RVF，尤其是合并括约肌损伤者。手术取俯卧位或折刀位，臀部抬高，从骶尾关节至肛缘作一直切口，可切除尾骨，切断肛门外括约肌并标记，从肛门后缘向上剪开直肠后壁，显露直肠前壁的瘘口。充分切除瘘口四周的瘢痕组织后，以锐性分离法分别解剖出直肠壁和阴道壁，要求游离距瘘口缘以外3cm宽的正常组织，先做阴道壁的间断内翻缝合，后做直肠壁的间断内翻缝合，均为两层内翻缝合。最后缝合切开的直肠后壁、盆底肌和各组肛门外括约肌等。手术时应注意阴道可容二指，肛门通过一指，且有括约肌收缩感。国内邱辉忠率先运用该术式并报道4例成功经验。该术式经后路括约肌或尾骨手术，在直视下从中线分离肛提肌群，经后矢状路行直肠阴道瘘修补、肛门直肠成形术，具有径路直达、术野宽敞、显露充分等优点，但由于盆底解剖广泛，一旦发生感染，直肠回缩，仍需行肠造口术，因此应尽量避免切除尾骨，这样可明显降低术后并发症发生率及伤口疼痛程度。本术式的严重术后并发症为伤口感染、直肠皮肤瘘及肛门失禁，其发生率分别为3.8%和18.0%。对于无括约肌损伤的患者需切断括约肌，亦是Mason手术的不足之处。如果伴有严重肛门括约肌损伤可行经会阴瘘管切开缝合术（episioproctotomy，EP）（推荐等级：1C），其手术要点是将阴道瘘切开，转变为类似Ⅳ度会阴裂伤，再依次缝合直肠黏膜、肛门括约肌、阴道黏膜及会阴皮肤，治愈率在78%～100%，并且肛门功能良好。该术式优点是同期修复括约肌，但手术创伤比较大。

5. 组织瓣转移修补术 指通过引入血供良好的组织到瘘管区，并分隔两侧瘘口缝合处。目的是加强直肠阴道间隙，促进愈合，适用于复杂性RVF。对于中低位RVF，常用的组织瓣有球海绵体肌、肛提肌、阴股沟皮瓣、臀肌皮瓣、单或双侧股薄肌皮瓣等，适用于缺少健康支持组织或多次修补失败的复杂性RVF。该术式的优点是将健康带血供的组织植入直肠与阴道之间，增加直肠阴道隔的厚度，提高治愈率。但手术操作复杂，易诱发尿路感染、阴道炎等。因此，术前需对患者进行全面评估，对术者严格要求，术后应注意预防伤口感染，保持伤口干燥清洁。主要方法有：

（1）耻骨直肠肌插入间置术：耻骨直肠肌位于肛管直肠交界平面，走行于肛管轴周围，呈"U"形包绕肛管直肠接合部、阴道和尿道，该肌正常于肛管前不汇合。在直肠阴道间缝合两侧耻骨直肠肌内侧部，可明显加强直肠阴道隔的张力，有利于直肠、阴道肌层和黏膜肌层的愈合。该手术可满足至少5层组织修补，手术时解剖层次要清楚，在分离直肠阴道隔时，一定要显露两侧耻骨直肠肌边缘。该手术在直肠阴道间间置血供良好的耻骨直肠肌，愈合率达92%～100%。具有不需转流性造口、操作简单、恢复迅速等优点。Oom报道 2001～2004 年间，26 名行耻骨直肠肌插入间置术，平均随访 14 个月，16/26 例 RVF 愈合；在以前行 1 次或多次手术修补的患者中，愈合率 31%（以前未行修补术的愈合率为 92%）。但术后性交疼痛发生率增加。

（2）球海绵体肌移植术：Martius 于 1928 年首次提出了利用带蒂的大阴唇脂肪瓣与前庭球海绵体肌修复尿道阴道瘘（推荐等级：1C），其手术要点是保留阴部内动脉后外侧分支作为血管蒂，将游离组织瓣经皮下隧道间置于 RVF 的切缘和闭合缘之间。Trompetto 等研究了 24 例接受该术式患者的生活质量、大便控制和性功能情况，疗效可靠，并认为其可作为低位 RVF 的一线治疗方案。Reisenauer 等报道用球海绵体肌移植手术治疗 RVF 2 例，其中 1 例为直肠前突经阴道后壁修补术引起的 RVF，该患者 20 年前因为宫颈癌放射治疗引起阴道瘢痕性狭窄。另 1 例患者有 23 年克罗恩病史，具有小的低位 RVF。2 例患者经阴道途径采用右侧大阴唇球海绵体肌脂肪瓣修复瘘管，避免了临时性的回肠或结肠造口，经随访修复成功。Chitrathara 等报道自发粪性穿孔导致 RVF 2 例。两例都发生在卧床的粪嵌塞患者。其中 1 例用球海绵体肌瓣修补成功，作者认为，球海绵体肌瓣的植入能防治复杂性 RVF 修复后阴道狭窄。总体来说，目前与此相关的研究多为小样本回顾性，常用于修复各种复发性 RVF，通常都需要转流性造口。

（3）阴股沟皮瓣修补法：起初阴股沟皮瓣主要用于阴道再造，后经学者改良用于修补 RVF。Kosugi 报道治疗 5 例转流后未愈合的直肠癌术后 RVF 患者获得成功。该皮瓣血供可靠，具有对阴道腔干扰小、可同时行阴道下段再造、不破坏会阴外形、供区瘢痕隐蔽等优点。

（4）臀沟菱形皮瓣结合经直肠推移瓣法或肛门内转移皮瓣（内括约肌附近）法，如采用肛门内转移皮瓣（内括约肌附近）结合阴道口后外侧菱形游离皮瓣修补等转移皮瓣方法，为避免感染并发症发生，应常规行近侧肠道去功能性造口。

（5）股薄肌移植法：该方法同股薄肌移植治疗肛门失禁者。其他还有带蒂股直肌转移瓣修复等，皮瓣、肌瓣或肌皮瓣移植多需转流性造口。

高位瘘通常在经腹修补术后填充大网膜或折叠下翻的腹直肌等。以上方法均有文献报道，球海绵体肌修补者报道最多。但 Zimmerman 等的研究表明：是否植入组织瓣对于经推肛移瓣修补术后 RVF 复发率等并没有影响。手术经会阴途径显露清楚，可同时行多种肌肉间置或皮瓣转移，其修复方式灵活，但切口并发症发生率较高。

6. 微创内镜技术的应用 随着内镜技术及器械的发展，近年有学者尝试将其应用于 RVF 的治疗。1983 年由 Buess 首次提出经肛门内镜显微手术（transanal endoscopic microsurgery，TEM），愈合率为 93%，它是一种采用透射电子显微镜治疗 RVF 的新技术，D'Ambrosio 等采用经肛门内镜显微手术修复 RVF，使瘘管及硬化组织可在三维直视下切除，修复成功率为 92.3%（12/13）。适用于修复放疗和术后发生的 RVF。具有微创、消除会阴切口、视野放大清晰及瘘口辨认准确、组织破坏小、同时修复瘘管的高压侧、住院时间短、并发症发病率＜15%等优点。Tong 等采用内镜下瘘管闭合术治疗 16 例 RVF 患者，平均随访 10.2 个月，修复成功率为 43.7%（7/16）。Lin 等对经会阴入路，采用切割吻合器治疗 7 例 RVF，平均随访半年未见复发，手术疗效满意。Lamazza 等采用自体膨胀型镍钛合金支架治疗 6 例结直肠癌切除术后 RVF 患者，在内镜下将支架置于结直肠狭窄梗阻处，以恢复其原始直径并在一定程度上封堵直肠侧的瘘口，其中 5 例治愈，1 例在瘘口直径减小、周围组织炎症消退后进行了组织瓣间置修补术并获得成功；有学者尝试经会阴入路吻合器直肠阴道瘘切除闭合术治疗复发性或复杂性 RVF，结果安全有效，认为使用高质量吻合器闭合瘘管后的切口可承受来自直肠的高压力，而且患者术后控便功能获得改善，该术式应用前景广阔。上述微创技术的应用具有切口小、患者术后恢复快、住院时间较短等优势，符合微创理念，但也存在应用范围局限、隔膜血肿、肛门括约肌损伤、术后复发等并发症的发生。目前仍缺乏长期的大规模随访证实其可靠性与安全性。

7. 经腹手术及腹腔镜手术 该术式适用于高位复杂性 RVF（推荐等级：2C），术式包括经腹肛拖出式直肠切除术（Maunsell-Weir 手术）、Parks 结肠-肛管直肠肌袖内吻合术等，其中最常用的是腹腔镜手术，手术方法特点是使阴道壁与直肠完全被隔开，彻底消除窦道形成的最主要因素，一期手术成功率高，患者易接受。主要用于复杂性或复发性 RVF。但手术较复杂，需要有低位直肠切除吻合的手术经验。Parks 手术缺点是残存的直肠肌肉病变可能会继续加重并发展至狭窄。目前有文献报道经腹腔镜修复 RVF 的病例，但该术式手术适应证相对严格，对患者瘘口大小、位置、原因及括约肌功能、腹腔条件和整体的健康状况等均有限制，同时需操作者具备很高的腹腔镜操作技巧。李宇洲等报道腹腔镜辅助下经肛治疗 RVF 2 例。手术经腹腔镜在腹腔内先剪开腹膜反折行下段直肠前壁的游离，至瘘管上缘，进而弧形游离瘘管口两侧，然后在腹腔镜的引导下，于肛门处把瘘口上缘游离的全层直肠前壁切开并脱出肛门，覆盖瘘管口并与远端直肠全层吻合，瘘口及瘘口以下到肛门的直肠黏膜全部予以剔除。无术中并发症，伤口无感染，愈合良好，排便功能好。汤绍涛、阮庆兰报道腹腔镜下经腹部和后矢状路联合修补术后复发性直肠尿道瘘 RVF 5 例，5 例为术后多次复发性 RVF 患儿，男 3 例，女 2 例，年龄 3～13 岁。腹部在腹腔镜下游离结肠，远端尽可能从骶前向盆腔分离肠管，近端肠管游离保证正常结肠能无张力拖至肛门处吻合。低位盆腔肠管分离通过后矢状位切口（肛缘后上 1cm），正中切开直肠后壁，直肠内剥离黏膜至齿状线，直视下修补瘘口，近端切断结肠，将正常结肠拖出与肛门吻合。结果所有患儿排便功能良好，仅 1 例有轻度污粪，未见瘘管复发。Hagen 等报道，腹腔镜下修补 RVF 的成功率达 95%。因此认为腹腔镜下经腹部和后矢状入路游离结肠、直肠，创伤小，视野清晰，避开了粘连紧密的瘘管分离，完整结肠拖出避免了瘘管的复发，后矢状入路直肠切开能直视下显示并修补瘘管。但手术复杂、创伤大。因此，术前要充分评估患者瘘管的位置、病因、大小，严格掌握手术指征，制订个体化治疗方案。

8. 生物材料修补手术 随着生物材料的进步，应用脱细胞真皮移植片、肛瘘栓经会阴修补顽固性 RVF 的方法时有报道。2004 年，Moore 等首次介绍了 2 例使用猪脱细胞真皮移植作为补片成功修复 RVF 的病例。随后应用于 RVF 修补的补片材料如猪小肠黏膜下层、猪膀胱基质、人类尸体脱细胞真皮基质等不断涌现。该术式是在瘘管或直肠阴道隔上植入纤维蛋白胶、补片或生物网塞等人工材料。主要包括生物补片填塞术和 Surgisis™ 网片封闭术。其理论基础是生物补片的置入可以为新生组织的长入提供支架，促进炎症反应和瘢痕形成，完成对缺损组织的修复和重建，使瘘管闭合。具有无须切除组织，操作相对容易、微创、封闭缺损、切断感染源、加固薄弱区、保护创面、操作简便和不损害肛门功能及外形等优势。适用于自身组织量不足或质量较差的患者。Ellis 报道用组织瓣膜移植治疗 RVF 44 例，生物材料治疗 RVF 34 例，其中 27 例用生物补片植入，平均随访 12 个月。7 例患者用生物材料栓修补，平均随访 6 个月。转移皮瓣修复者复发 15 例（34%），用生物补片修复者复发 5 例（19%），用生物材料栓修复者复发 1 例（14%）。作者认为用生物材料修复 RVF 是一项新技术，其修复 RVF 的效果与皮瓣转移手术相当。李愈飞报道生物补片加经直肠黏膜推移瓣修补术治疗 RVF 6 例，术后随访 3～6 个月，6 例患者全部获得一期治愈，无复发，无肛门畸形，肛门括约肌功能正常，无肛门狭窄。认为对于中低位 RVF，生物补片加直肠黏膜推移瓣修补治疗疗效确切，手术操作简单，损伤小，术后恢复快，不需切断括约肌，不会引起肛门失禁，不需做保护性造口，值得推广。Mege 等对 10 例 RVF 患者进行前瞻性研究认为，生物补片的一期修补成功率较低，不足以替代组织瓣间置术。由猪的小肠黏膜制作瘘管塞入肛周瘘管的治疗应用虽广泛，但有文献统计其在 RVF 修复的成功率不足 50%，加之手术费用高、有一定的排异反应，目前开展得少。

五、需要注意的问题

（一）创造有利于手术成功的条件，提高手术治愈率

RVF 临床上虽然少见，但对患者的生活质量及心理影响巨大。RVF 自行痊愈的概率很小，一经确诊，均须采用手术治疗。由于 RVF 的形成是从高压的直肠到低压的阴道，因而修补 RVF 的关键在于直肠前壁的重建，以恢复直肠及肛管部位的高压力区。应充分分离瘘口周围组织并完整切除瘘管及周围瘢痕。如行局部修补，保持修补组织的无张力和血供。如瘘管较大或局部瘢痕严重，不可勉强缝合，应选择修补后张力较小的游离瓣修补术。总之，无论采用何种手术，切断直肠与阴道间上皮的融合、清除局部不新鲜的组织、无张力缝合是手术成功修补的基本条件。

（二）正确的手术方式来源于正确的病情评估

高位 RVF 多采用经腹手术，中、低位 RVF 主要采用经直肠和阴道路径进行修补，但需根据瘘口位置、周围组织情况、是否有括约肌损伤等选择合适的手术方式。如低位 RVF 患者，因瘘口周围瘢痕严重而行改良 Parks 手术袖套吻合而治愈。同样，手术方式与治愈率间并无明显相关。没有一种手术适用于所有类型 RVF，但手术治愈的基础是必须具备游离组织良好的血供以及切口的无张力和错层缝合。直肠推移瓣手术作为目前较流行的术式，其优点有操作简单，不需切开会阴体，疼痛少、愈合快；瘘口表面无缝线，粪汁和细菌无法进入；不需切开肛门括约肌，不引起肛门失禁；再次手术也不增加复杂程度。但如有明显肛门括约肌的损伤，推移皮瓣修补术是不合适的。术前磁共振或超声检查可帮助选择合理的手术方式。

（三）关于回肠、结肠去功能性造口

在治疗 RVF 中是否行末端回肠或结肠去功能性造口仍存在争议。文献报道，造口与治愈率无明显相关。但行保护性造口，使粪便改道、减少局部炎症刺激和粪渣污染，能为成功修补 RVF 创造有利条件。如 Piekarski 等报道 18% 的 RVF 患者只行结肠造口而痊愈。复发性 RVF 多为复杂性肛瘘，经多次修补后局部组织条件差，血供不好，瘢痕严重。Lowry 等曾报道 RVF 初次修补成功率为 88%，而经过 2 次或 2 次以上手术的 RVF 修补成功率仅为 55%。因此，对复发性 RVF、修补不满意、失败概率高的患者，应分期处理。一期行末端回肠或结肠去功能性造口，二期再行手术修补。

（四）手术时机的正确选择对 RVF 治疗同样重要

RVF 确诊后不建议立即手术，急性期瘘口周边组织充血水肿、解剖易出血、组织结构

不清、炎症明显，应采用抗感染、坐浴等，待局部炎症消退后再行手术，否则在组织充血、水肿时期手术，手术成功率低，风险大。Halverson 等报道间隔小于 3 个月的手术成功率明显低于间隔超过 3 个月的手术成功率（45%～71%）。因此，对于急性期、复发性 RVF 或者肛门直肠部位手术引起的 RVF，不应急于手术修复，应先采用至少 3 个月的非手术治疗，待局部炎症消退，为修补创造有利条件。

目前对于 RVF 的治疗缺乏统一、标准的治疗规范。手术时机的把握、手术方式的选择，是治疗的关键；另外，树立分期处理观念尤为重要，在此基础上根据具体情况制订个性化的手术治疗方案。

近年来，随着对 RVF 认识的不断提高，尤其是医源性 RVF 的预防和治疗已引起广大相关学科临床医师的重视。提高手术技巧，避免医源性损伤是减少 RVF 的重要途径。创伤或医源性损伤形成的 RVF 可立即进行修补；肛周感染或炎性疾病导致的 RVF，一般要经过至少 6 个月保守治疗，等待感染控制，瘘管瘢痕软化后再进行修补。提倡个体化治疗，根据病因学、解剖和生理学基础选择不同术式，并注重围术期的处理对于提高 RVF 修补成功率有重要意义。手术后复发问题一直是治疗的难点，国内外学者通过对 RVF 手术治疗经验的总结，认为对复发性直肠阴道瘘采用带血管蒂的全层肠片以及直肠推移瓣技术可明显提高手术成功率。为了提高 RVF 的手术治愈率，如何针对不同患者进行个体化治疗仍然是相关专业医师须进一步研究的课题。

（五）特殊情况的治疗

放疗是治疗盆腔恶性肿瘤的有效手段。放射线在对肿瘤细胞起杀灭作用的同时，也会对盆腔的正常组织产生损伤，可引起直肠的急性组织改变，包括炎症影响直肠尤其是吻合部位组织的血运和组织修复，使吻合部位缺血坏死，是术后并发 RVF 的重要诱因之一。放疗后 RVF 发生率为 0.69%～5.00%，多在治疗后 0.5～8.0 年内发生，主要因为大剂量，相关因素包括盆腔手术史、糖尿病、心血管疾病、高血压、高龄、吸氧及化疗等。有报道使用双吻合器手术的患者较单吻合器的患者 RVF 的发生率高。Kazi Mufaddal 等研究了 2013～2019 年间有 488 例接受直肠切除术患者，其中 9 例并发 RVF（1.8%），手术修复成功率仅有 66.7%，治疗效果不满意。在大多数接受术前放疗的患者中，转流和局部修复的失败率也比较高，故医源性发病值得重视。克罗恩病、溃疡性结肠炎等免疫性疾病所导致 RVF 属于一种比较特殊的手术类型，在临床工作中要加以重视，Simmang 等报道采用直肠袖套移行术、Marchesa 等采用经肛门推移皮瓣修补术治疗克罗恩病所致的 RVF，治愈率低，仅为 61%，但数据有限，其疗效有待进一步研究。所以合并克罗恩病、溃疡性结肠炎等免疫性疾病的 RVF 患者，医生在临床工作中不要漏诊，慎重起见，首选药物治疗，手术治疗主要原则是控制感染，不以根治为目的。

（李进军）

思　考　题

1. 如何处理因产伤所导致的直肠阴道瘘？
2. 如何预防直肠癌手术中直肠阴道瘘的发生？

第二节　先天性巨结肠的外科治疗现状与未来

先天性巨结肠（congenital megacolon）又称先天性无神经节症（congenital aganglionosis）。丹麦医生 Hirschsprung 于 1886 年首次较完整地报道该病，所以通常称之为希尔施普龙病（Hirschsprung disease，HD）。发病率约为 1：5000，男女比例为 4：1。本病多发生在儿童，成人先天性巨结肠（adult congenital megacolon，ACM）少见，也称为成人希尔施普龙病（adult Hirschsprung disease，AHD）。

一、漫长的认识过程

对先天性巨结肠的认识经历了 300 余年漫长曲折的过程，有很多问题至今仍在探索。

（一）临床表现的初期认识

第一位发现先天性巨结肠的是 Frederick Ruys，在尸检 1 名 5 岁女孩时无意中发现直肠及近端结肠明显扩张。Hirschsprung 通过对 2 例患者临床症状及尸检结果观察，第一次将 HD 的临床症状进行了典型描述，"直肠不扩张，确切地说是狭窄，是先天性疾病"。Osle 第一次提出 HD 的病因是肠管缺乏神经分布、收缩功能减弱。Sir Fraderick 首先切除狭窄及扩张的肠管治疗 HD，术后无复发，但肛门失禁有粪污。18 世纪末学者们公认：①HD 是神经起源的异常。②低位直肠和结肠是发病部位，近端结肠扩张是结果。

（二）病理生理改变的证实

1. 来自神经嵴的交感神经抑制胃肠运动和分泌　来自盆壁的副交感神经促进胃肠运动和分泌。Rankin 等报道，在麻醉状态下切断骶前交感神经末梢，直肠指诊发现"括约肌强烈收缩，继而结肠收缩"，这是副交感神经促进胃肠运动的功能相对增强所致。Ishikawa 在动物身上切除副交感神经，导致巨结肠的发生，这是交感神经抑制胃肠运动的功能相对增强所致。Shepara 等首先使用肌电图检查，发现人类及灵长类刺激骶前神经可使肛门括约肌松弛。

2. 无神经节细胞　Tittel 首先报道病变肠壁内肌间神经丛（Auerbach 丛）和黏膜下神经丛（Meissner 丛）神经节细胞缺如，是先天性巨结肠最基本的病理改变。White 和 Zueler 最早应用组织化学方法证实了先天性巨结肠病变肠段无神经节细胞。细胞免疫和电生理研究发现 Cajal 间质细胞（ICC）存在于胃肠纵肌与环肌之间，是肠慢波电位的起搏者和传导者，ICC 产生自发性的平滑肌慢波，与胃肠道运动功能关系密切。在 HD 正常段、扩张段和狭窄段肠腔，ICC 分布依次减少，具有统计学显著性差异。与无神经节细胞一样，ICC 分布异常可导致 HD 病变肠管慢波节律和兴奋传导异常，从而引起或加重 HD 的发病。

3. 副交感神经系统异常　病变肠壁内缺乏神经节细胞，副交感神经节前纤维找不到靶细胞，增生延长，称为向神经性（neurotropism）。肠壁内乙酰胆碱升高为正常 2 倍以上，乙酰胆碱酯酶活性也相应增强，大量胆碱能神经递质作用于肠平滑肌的胆碱能神经受体，导致病变肠管持续性强烈收缩，这可能是造成无神经节细胞病变肠管痉挛收缩的主要原因。

4. 交感神经系统异常　HD 病变肠管无神经节细胞，但交感神经节后纤维代偿性增多、增粗，其分泌去甲肾上腺素（noradrenaline，NA）的功能增强，NA 作用于肠平滑肌细胞膜上的兴奋性 α-肾上腺素受体，使肠壁平滑肌收缩增加，对胆碱能过度增加导致高度收缩痉挛的病变肠段而言，可谓是"雪上加霜"。

5. 非肾上腺素能非胆碱能神经（NANC）异常 20 世纪 60 年代人们发现肠壁内除胆碱能神经、肾上腺素能神经外，还存在第 3 种神经，它对肠肌有非常强烈的抑制和舒张作用，这类神经末梢释放肽类物质，故称"肽能神经"。NANC 神经兴奋后释放一氧化氮（NO），肠道肽类递质发挥作用需通过 NO 介导，因此可认为狭窄段肠管痉挛，与缺乏产生 NO 的神经有关。大量研究发现，病变肠段 VIP（血管活性肽）、SP（P 物质）、ENK（脑啡肽）、SOM（生长抑素）、GRP（胃泌素释放肽）、CGRP（降钙素基因相关肽）等均发生紊乱，都有不同程度的缺乏甚至消失。

（三）病因学的探究

消化道壁内来自神经嵴的神经节细胞和来自盆丛的副交感神经纤维，在胚胎发育过程中相辅相成，如果神经节细胞缺如，导致副交感神经纤维在肠壁肌间大量增生，病变肠管痉挛狭窄，导致先天性巨结肠。神经嵴的神经母细胞发育形成消化道壁内神经丛，胚胎第 5 周开始沿迷走神经干由头侧向尾侧迁移，第 12 周至直肠，但未达内括约肌。在胚胎发育后期，逐渐发育为神经节细胞。如果某种原因导致神经母细胞移行时发育停顿，即可造成肠壁无神经节细胞症。发生的时间越早，病变的部位越接近头侧，病变范围越长，所以直肠、乙状结肠受累的机会越多。神经母细胞由肌层向黏膜下发展，在纵肌与环肌形成肌间神经丛；神经母细胞继续穿过环形肌后，在黏膜下层形成深层神经丛，即黏膜深层神经丛（Henley 神经丛）；神经母细胞再向黏膜浅层移行，在黏膜下层形成浅层神经丛，即黏膜下神经丛。临床上全层活检主要检查肌间神经丛，而吸引活检主要检查黏膜下神经丛。

导致消化道壁内神经节细胞发育障碍的原因，目前尚未确定，但普遍认为可能与以下因素有关：

1. 缺血、缺氧 临床与动物实验均已证实，神经系统对缺氧最为敏感。脑细胞缺氧 3～5min，肠壁神经缺氧 1～4h，病理改变将不可逆转。患儿母亲在妊娠期腹痛、创伤、精神创伤、用药等因素都可引起肠管痉挛导致肠壁供血不良。

2. 感染 文献报道，出生婴儿胎粪性肠梗阻，可以导致后天性神经节细胞缺如，出现巨结肠。感染枯西氏锥体鞭毛虫，其产生的毒素可引起消化道神经节细胞萎缩变性，导致结肠扩张，严重者食管和小肠也扩张。

3. 家族遗传 有关 HD 的家族性研究逐渐增多，有家族史者占 1.5%～7%。在家族病例中，同胞发生率，男性为 2.6%，女性为 7.2%，分别为正常群体的 130 倍和 360 倍。有人报告家族病例中长段型明显增多，高于正常 5 倍；后发病者比前发病者严重。在双生子女中，一卵双生多为同时发病，双卵双生则为异时发病。

目前认为本病是多基因遗传，遗传度为 80%。其中位于第 10 号染色体的 RET 基因，表现为常染色体显性遗传；位于第 13 号染色体的内皮素 B 基因（EDNRB）表现为常染色体隐性遗传；另一基因位于 20 号染色体的内皮素 3 基因（EDN3）。在 50% 家族性 HD 和 10%～20% 的单发性 HD 病例中，可检测到 RET 基因突变。短段型 HD 病变肠管仅限于直肠，是常染色体隐性遗传为主的多因素遗传模式；普通型 HD 病变累及直肠及乙状结肠，是多因素常染色体隐性遗传伴较低的外显率；长段型病变累及直肠、乙状结肠和结肠脾区，甚至全结肠，其特点是常染色体显性遗传伴不完全外显率。在动物实验中，采取基因敲除的方法，可复制相应的先天性巨结肠模型。

二、临床诊断要点

（一）分型

根据病变范围对先天性巨结肠进行分型，有利于手术方法的选择及手术效果的预判。

1. 超短段型　病变局限于直肠远段，内括约肌呈失弛缓状态。

2. 短段型　病变延伸至直肠近、中段。

3. 常见型　自肛门起始向上延至第 1 骶椎以上均为无神经节细胞区，病变累及直肠近段或直肠、乙状结肠交界处，甚至达乙状结肠远段。

4. 长段型　病变延至乙状结肠近段或降结肠。

5. 全结肠型　病变累及全结肠。

6. 全肠型　病变累及全部结肠及回肠，甚至累及十二指肠。

上述各型中，常见型占 75% 左右，其次是短段型，全结肠型占 3%～5%。

（二）临床症状

根据临床症状出现的年龄不同，可分为小儿先天性巨结肠和成人先天性巨结肠。

1. 小儿先天性巨结肠

（1）胎便排出延迟：94%～98% 的 HD 患儿，出生后 24h 内不能排出黑色胎便。

（2）腹胀：由于病变肠管痉挛狭窄，粪便无法通过，滞留于肠腔，HD 患儿约 87% 反复出现腹胀。

（3）呕吐：早期 HD 患儿呕吐不多见，如果治疗不及时，肠梗阻症状加重，也可出现呕吐，甚至呕出物有胆汁或粪液。

（4）并发症：20% 以上 HD 患儿并发肠炎，可以出现腹泻、腹胀、发热、呕吐等。如治疗不及时，可发展为败血症、肠坏死和肠穿孔。3.4%～6.4% 的肠炎可发生穿孔，病死率超过 30%。病史较长的患儿，可出现全身营养发育不良，消瘦、贫血、低蛋白血症和免疫功能低下等。

2. 成人先天性巨结肠　短段型或常见型中狭窄段较短的 HD 患儿，随年龄增大成为 AHD。患者自幼间断出现排便困难和轻度腹胀，口服泻药和灌肠辅助排便，腹胀可缓解。若未及时行根治性手术，随年龄增长，排便困难和腹胀呈进行性加重。多数患者以肠梗阻为首发症状，容易漏诊和误诊。常伴贫血、消瘦等营养不良表现，追问胎粪排出时间，有助于本病的诊断。

3. 先天性巨结肠合并畸形　发生率为 20%～30%，若对先天性巨结肠患者常规全面检查，合并畸形的发病率会更高，应充分重视先天性巨结肠合并畸形的诊断和治疗。主要合并畸形有脑积水、先天愚型、唇裂、甲状腺功能低下、肺动脉狭窄、肾盂积水、肠旋转不良、内疝、直肠肛门闭锁、隐睾、马蹄足等。中枢神经畸形发生率最高，其次为心血管系统、泌尿系统和消化系统。中枢神经系统畸形多见的原因，可能与神经细胞对有害因素耐受力低有关。唐氏综合征是先天性巨结肠合并先天愚型，21 号染色体为三倍体，发生率约为 9%。还有 Waardenburg-Shah 综合征、Mowat-Wilson 综合征、Goldberg-Shpritzen 巨结肠综合征和先天性中央肺换气不足综合征。

4. 先天性巨结肠并发小肠结肠炎　小肠结肠炎是 HD 最严重的并发症，发病率高达约 30%。病因复杂，病情发展凶险迅猛，可能会出现中毒性休克，高热、精神萎靡、衰竭甚至死亡。小肠结肠炎的诊断目前多依据临床表现，早期很难与一般肠炎鉴别。HD 并发小肠结肠炎常有以下症状：①食欲减退或呕吐，水样便伴腥臭。②腹胀突然加剧，严重者可出现腹壁静脉曲张。③体温升高至 38～40℃，同时白细胞升高。④直肠指诊有大量气液排出。⑤立位腹部平片显示小肠结肠广泛胀气，可见气液平，肠黏膜粗糙呈锯齿状。

（三）确诊先天性巨结肠的"四联"检查方法

1. 直肠指诊　新生儿出现胎便排出延迟，应高度怀疑患有先天性巨结肠，直肠指诊至关重要。可以发现直肠肛门畸形、狭窄部位和长度，了解内括约肌功能和直肠壶腹部是否空虚。由于手指扩张肛门，拔出后常有大量粪便和气体呈"爆炸样"排出，腹胀立即缓解。出现这种情况有助于巨结肠的诊断。

2. 腹部 X 线检查　为确诊 HD 提供非常有价值的客观依据。

（1）立位腹部平片：显示低位肠梗阻，狭窄以上肠腔扩张，结肠袋消失，积气和积粪，狭窄以下不显影。单凭立位腹部平片确诊比较困难，必须结合病史及其他检查。

（2）钡剂灌肠：是筛查诊断 HD 最常用的方法，应作为首选。病变肠壁无张力，僵直呈筒状，无正常蠕动，黏膜光滑，病变狭窄段最常见于乙状结肠；狭窄段近端肠管逐渐扩张呈漏斗状或突然扩张，是 X 线诊断的可靠征象；狭窄段远端不规则收缩波和粪钡相混征出现，亦有诊断价值。如果显示典型的痉挛狭窄段、移行段和扩张段，X 线可明确诊断；短段型狭窄段距齿状线仅数厘米，很难显示，仅见直肠明显扩张，最容易漏诊，但还应与先天性巨结肠同源病（Hirschsprung disease allied disorders，HAD）钡剂灌肠影像鉴别诊断，HAD 最有价值的征象是仅有直肠明显扩张而无狭窄肠段。病变狭窄段在脾曲以上，钡剂不能充盈到病变部位，也很容易漏诊。钡剂灌肠应注意以下事项：①检查前不应洗肠，尤其对新生儿，以免肠内容物排出，导致扩张肠段消失而影响诊断。②用细尿管灌注钡剂，粗肛管可能扩张狭窄段，影响狭窄与扩张肠腔直径的对比；尿管不可插入过深，避免钡剂注入病变肠段以上，而未能显影。③将稀钡剂低压缓慢灌注，狭窄和扩张段出现时立即拍片；侧位像可准确了解狭窄长度和距肛门距离。

（3）24h 钡剂滞留检查：钡剂灌肠不能确诊，24h 后应透视进行钡剂滞留检查，钡剂滞留有诊断价值。钡剂在某一肠段滞留 24h 以上，显示逆蠕动、扩张等征象，表明该肠段远端有可疑病灶。但是 HAD 钡剂滞留时间长于 HD，应注意鉴别诊断。钡剂灌肠及 24h 钡剂滞留检查仍不能确诊，可口服钡剂动态观察，了解钡剂在全消化道的运行和排出情况。

3. 病理检查

（1）大体病理

1）痉挛狭窄段：为无神经节细胞的病变肠段，肠壁灰白，狭窄。

2）扩张段：位于病变肠段之上，常累及乙状结肠，也可达横结肠，甚至累及全结肠。肠腔扩大为正常的 1～2 倍甚至数倍。肠腔内积存大量粪便或坚硬的粪石，细菌分解发酵产生大量气体，加重肠腔膨胀。黏膜常呈慢性炎症，伴水肿、小溃疡。肠壁增厚变硬如皮革样，结肠袋消失。肠系膜增厚变短，血管和淋巴管扩张。

3）移行段：在痉挛段与扩张段之间，呈漏斗状，长数厘米甚至更长，两端肠腔直径差异很大。

（2）组织学病理：包括苏木精-伊红（hematoxylin-eosin，HE）染色、乙酰胆碱酯酶（acetylcholinesterase，AChE）染色、免疫组化染色。

1）活检标本 HE 染色未发现肠神经节细胞，即可确诊先天性巨结肠，正确率达 99%。

2）正常肠黏膜 AChE 染色呈阴性，HD 病变狭窄段呈阳性，新生儿正确率为 95%～100%，对 HD 诊断具有重要价值，但受取材标本淋巴滤泡比例的影响，易出现假阴性。

3）目前免疫组化染色是较好的诊断方法，简便、快捷、准确。标志物主要分为蛋白、蛋白酶和神经因子三大类，目前常用的有钙结合蛋白（S100）、神经元特异性烯醇化酶（NSE）、蛋白基因产物 9.5（PGP9.5）、钙视网膜蛋白（calretinin）和天冬氨酸蛋白酶（CAD）。

4）获取标本的途径：①直肠黏膜吸引活检，用特制吸取器，在齿状线以上 2～6cm 处吸取黏膜及黏膜下组织，直径 4mm，厚 1mm，必须保证黏膜下神经丛的存在。本方法安全可靠、简便易行，但新生儿肠壁较薄，易导致出血、穿孔、感染甚至死亡等并发症，应慎用。②直肠全层活检，如果取材够大，病变部位正确，病理医师经验丰富，是术前确诊 HD 的金标准，准确率达 98%。局麻后经肛门于齿状线 2cm 以上，在直肠后壁切取全层直肠壁，确认无神经节细胞，即可诊断为先天性巨结肠。小儿肛管细小，齿状线以上 2cm 为神经节细胞正常缺失区，所以应在其以上切取肠壁。术中术后可能出血较多或出现肠穿孔；取材表浅，很难明确判断，亦可造成误诊。新生儿神经节细胞发育尚不成熟，更容易误诊，所以国内临床很少应用；但是美国学者认为诊断 HD 特别是不典型病例，必须采用本方法。③术中快速冷冻，手术医师取材部位，冷冻切片制作水平及病理医师的经验，决定冷冻切片诊断的准确性，所以文献报道冷冻切片的可靠性有所不同。冷冻切片肠壁无神经节细胞或神经干肥大，即能诊断先天性巨结肠；同时也可判定切除肠管的部位。快速 AChE 染色方法，结果仅需 6min。④术后切除标本，石蜡片病理报告是确诊的重要依据。

4. 肛管直肠测压检查　安全无创伤，可反复检查，对 HD 诊断具有重要价值，也可用于随访。

（1）直肠肛管抑制反射消失：直肠内的压力刺激可引起直肠内括约肌共同的协调运动，直肠产生充盈感和肛管内括约肌松弛，同时肛管外括约肌收缩。这种反射现象称为直肠肛管抑制反射（RAIR）。现已基本确认 RAIR 是一种由肠壁内肌间固有神经传递和调节的局部反射，高级脊髓中枢也可能参与调节。短型和超短型 HD 和 AHD 患者，病变的直肠和内括约肌无神经节细胞，所以 RAIR 消失。RAIR 消失是诊断 HD 和 AHD 特异性很高的诊断指标，确诊率达 97%，特别对短型和超短型 HD 和 AHD，由于病变位置较低，病理活检常不能准确取材，所以 RAIR 消失是诊断和鉴别诊断的重要依据。

（2）其他异常表现：①直肠蠕动波消失。②直肠顺应性降低。③散发性收缩，HD 和 AHD 患者 70%～80% 有散发性收缩，正常人群和便秘均不出现，可作为诊断 HD 和 AHD 的重要指标。

（3）足月儿均存在 RAIR，早产儿出生后 12 天至 4 周才能出现 RAIR，所以新生儿早期未出现 RAIR，不能简单地诊断为 HD，应多次复查，并结合其他检查。

（4）HD 手术后发现的问题：①术后 RAIR 重现与手术方式有关。术后控便和排便功能良好的患者，RAIR 的重现率较高，这对阐明 RAIR 的产生和调节机制有重要意义，目前两者的相关性不肯定，应该关注。②术后肛管压力的变化，对评价手术效果有一定价值。术后出现的持续性便秘甚至肠梗阻，应测定肛周肌群进行评估。

三、先天性巨结肠外科治疗要点及疗效评估

先天性巨结肠手术的基本原则是充分切除无神经节细胞的病变肠段，这是手术成功的关键。主要的根治术有 Duhamel、Soave、Rehbein、Swenson 等经典手术。Swenson 手术为 HD 根治术的首创手术，其他手术均在此基础上加以改良，术式的区别在于狭窄段和扩张段处理的方法不同；消化道重建时吻合的方法也不同。Soave 手术、Rehbein 手术和 Swenson 手术可用于 AHD 根治。这四种术式开腹手术都应行左下腹经腹直肌切口，上端超过脐部 3cm，下端达耻骨上缘，保证结肠脾曲的顺利分离。术中应仔细探查狭窄段、移行段和扩张段，如果肉眼判断有困难，术中应行冷冻切片，明确切除范围；须分离乙状结肠、降结肠和结肠脾曲，保证肠管无张力吻合；除 Soave 手术外，其他术式要于骶前间隙分离直肠后壁至肛周皮下，以便结肠与直肠肛管吻合。吻合器的应用使结直肠超低位吻合成为可能；经肛门手术和腹腔镜辅助手术避免了开腹术式带来的并发症，减少了手术的创伤。

（一）Duhamel 手术（结肠切除、直肠后结肠拖出术）

切除扩张的结肠，保证近端肠管封闭，拖出时减少盆腔污染。于骶前间隙分离直肠后壁至肛周，在耻骨平面切断直肠。经肛门在齿状线平面将肛管后壁切开，分离至盆腔，将断端封闭的近端结肠拖出。将拖出的结肠前壁与直肠后壁纵行吻合。目前吻合的方法有三种：①传统的方法是用 Kocker 钳夹闭 7～10 天，自行脱落。②经肛门使用直线型切割吻合器，使用受限，容易导致吻合口瘘。③经肛门使用内镜切割吻合器，方便放入肠腔，可提高吻合质量。两肠管纵行切开吻合，前壁为无神经节细胞的直肠，后壁为蠕动正常的结肠。本术式优点是保留了直肠前壁的压力感觉功能，减小了盆腔分离范围；缺点是遗留盲袋和出现闸门症候群，切除部分内括约肌可能导致肛门失禁，武汉王果教授设计心形吻合术，保留了括约肌功能，又解除了括约肌痉挛，减少了并发症发生，近来肠吻合器的使用对此问题有改善。

（二）Soave 手术（直肠黏膜剥除、结肠经直肠肌鞘内拖出切除术）

在腹腔将 0.5%普鲁卡因和肾上腺素液于近段直肠浆膜纵行注入黏膜下层，切开浆肌层游离黏膜至齿状线，经肛门于齿状线环行切断黏膜层。将黏膜套及扩张结肠拖出肛门并切除，直肠肌鞘后壁纵切，防止术后狭窄。保留的正常结肠经直肠肌鞘内拖出与肛门做一期二层缝合。此术式优点是不需要游离直肠，对盆腔神经损伤少；结肠经直肠肌鞘拖出，不易发生吻合口瘘。其缺点是保留了无神经节细胞的肠管肌层，导致远端结肠双层肠壁，可出现内括约肌痉挛症候群；如果直肠黏膜残留于夹层内生长，分泌黏液可引起肌间脓肿。肌间隙放置引流管有助于避免发生肌间脓肿，有报道称自引流管打入过氧化氢溶液可以使残留的直肠黏膜失去分泌功能。

（三）Rehbein 手术（结肠切除、盆腔内低位直肠结肠吻合术）

于骶前间隙分离直肠后壁至肛周皮下，经肛门距齿状线 3～5cm 切断直肠，拖出扩张结肠并切除。将肛门镜放入肛门，进行低位结肠直肠吻合，放置肛管排气，其上端要超过吻合口 5～8cm。此术式保留内括约肌，可无肛门失禁。其缺点是保留部分的病变肠管，

相当于短段型巨结肠的存在，术后复发的可能性大，约 13%需再次施行内括约肌切除术。

（四）Swenson 手术（拖出型直肠、乙状结肠切除术）

经腹切除巨结肠。于骶前间隙分离直肠后壁至肛周皮下，经肛门用长钳夹住直肠将其外翻拖出，在齿状线处作一横切口，经此切口插入长钳夹住结肠残端，拖出肛门行结肠肛管吻合，边切直肠边全层缝合一周，以防结肠回缩。此术式优点是减少复发，因为几乎将内括约肌全部切除；其缺点是操作范围大，创伤大，出现肛门失禁和尿潴留，术后易发生吻合口瘘，病死率较高，不适合婴幼儿。

（五）结肠直肠肛管心形吻合术

国内学者王果等采用放入橄榄头扩张器至扩张段，将结肠和橄榄头结扎在一起。结肠套叠于直肠内拖出肛门，在结扎线处切断直肠，将扩张的结肠拖出，慎防肠管扭转。纵向切开直肠后壁至齿状线呈"V"形。首先在"V"形尖端肛管与结肠浆肌层缝两针牵引线，同法在 3、9、12 点各缝一针作为牵引线，应特别注意"V"形尖端牵引线距齿状线 1cm，12 点牵引线距齿状线约 3cm。切除多余的直肠和结肠，全层间断吻合肠壁一周，需确认齿状线后再缝合，前壁距齿状线约 3cm，后壁距齿状线约 1cm，吻合线不在同一平面，呈鸡心形，避免发生环形狭窄和内括约肌痉挛。

（六）单纯经肛门巨结肠手术

1998 年 Torre 首先报道单纯经肛门巨结肠手术成功。手术操作要点：患者取截石位，环形切开齿状线上直肠黏膜，沿直肠黏膜下向近端分离直至进入腹膜反折，切开腹膜，证实进入腹腔。继续向上分离肠系膜至正常段肠管，术中冷冻切片检查神经节细胞确定吻合部位。齿状线上 0.5～1.0cm 处纵行切开或楔形切除直肠肌鞘后壁。在活检近端切断结肠，断端与肛门齿状线切缘吻合。此手术具有不必开腹、肠粘连发生率低、创伤小、出血少、进食早、恢复快、腹部无瘢痕等优点。尤其适用于常见型及短段型 HD，特别是新生儿与小婴儿，越来越多的患者于新生儿期明确诊断，推荐先行扩肛、灌肠缓解症状，1～3 月龄、体重达 5kg 者可行一期根治术，有利于降低手术风险和并发症发生率。近年随着 Open Star 等肛门牵开器的应用，使得此类手术实施更加便捷，已成为巨结肠根治术的"标准术式"之一，在国内各医院广泛应用。

（七）腹腔镜辅助下经肛门巨结肠根治术

在腹腔镜下可探查腹腔内肠管情况，明确狭窄的长度、扩张肠管的位置。肛管直肠处吻合采用 Duhamel、Soave 及 Swenson 术式均有报道，但以 Soave 术式居多。腹腔镜辅助手术可以达到单纯经肛门手术无法达到的结肠肠管，术后肠蠕动恢复快、进食早、肠粘连发生少、住院时间短。此外，近来采用达芬奇机器人完成巨结肠根治术的报道也越来越多，其对直肠解剖更清晰精准，出血量更少，但仍缺乏远期随访结果。有数据统计，国内微创手术的占比达＞90%，其中 43%为腹腔镜辅助手术，单纯经肛门手术占 51%。

（八）单纯经脐腹腔镜巨结肠根治术

伴随着经自然腔道内镜手术（natural orifices transluminal endoscopic surgery，NOTES）

的发展，单纯经脐腹腔镜巨结肠根治术的适应证及腔镜腹腔内的操作与普通腹腔镜巨结肠根治术相同，且术后并发症少、手术感染风险低，肠道功能恢复快，最大的优点是其美容效果可以和 NOTES 相媲美。

操作要点主要有：在脐下方行弧形切口，打开腹膜后置入 5mm 的 Trocar，建立气腹后，在脐两侧对称分别行两个 5mm 大小的切口，分别置入两个 5mm 的特制 Trocar。两种操作器械与普通腹腔镜器械有所不同，多使用手柄弯曲、长短不一的器械，这样可以避免由于 Trocar 相邻近导致器械拥挤的情况，从而解决传统直杆操作带来的操作问题。单纯经脐腹腔镜巨结肠根治术治疗先天性巨结肠不需要昂贵的设备以及复杂的手术操作，但是可以达到让患者满意的治疗与美容效果，极大地减少了患者生理上和心理上的创伤。

四、手术并发症的防治及处理

（一）吻合口瘘

吻合口瘘发生率为 3.4%～13.3%，是根治术早期最严重的并发症，可以导致腹膜炎、盆腔脓肿、感染性休克，甚至危及生命。出现吻合口瘘的原因及预防措施：①结肠末端血供不良，术后肠壁缺血坏死，吻合口不能愈合可导致吻合口瘘。因此，在决定下拖出肠管前必须确认末端肠管血供良好，下拖过程中系膜不可旋转扭曲或牵拉过紧，以免损伤血管。吻合时一旦出现肠管血供不良务必切除，至血供良好处方可吻合。②肠管吻合后应常规做充气试验，及时发现吻合不严密的部位，加针缝合，直至充气试验阴性。③剥除吻合肠壁间的其他组织，否则组织液化可导致吻合口愈合不良。④行 Duhamel 手术，夹钳脱落过早，直肠结肠尚未粘连牢固，吻合口裂开，用直线型切割吻合器进行吻合常可避免；⑤吻合口近端肠管回缩导致吻合口裂开，所以术中近端肠管必须充分游离松解，必要时要游离结肠脾曲，使其与远端肠管无张力吻合。

（二）盆腔感染

HD 患者术前长期排便困难，出现消瘦、贫血、低蛋白血症等营养不良的表现，全身抵抗力较差，一旦有细菌污染极易感染。HD 患者术前肠道长期有粪便堆积，甚至形成粪石，所以术前肠道准备十分困难，术中肠吻合时需要肠腔灌洗，粪便外溢污染腹腔和切口，容易感染。可将积粪挤入要切除的肠段内，两端肠管封闭，将积粪和肠段一并取出，减少污染机会。

吻合口瘘是导致盆腔感染的常见原因，一旦出现应及时盆腔引流、肛管减压；同时禁食、给予肠外营养和抗生素治疗。盆腔感染不能得到控制，应尽早行造口手术，以免感染发展危及生命。反复盆腔感染，可导致肛门功能障碍。以下措施可以减少盆腔感染的发生：①尽可能避免吻合口瘘；②术中用直线型切割吻合器切除肠管，使肠管残端封闭，减少腹腔污染；③经会阴部在骶前放置负压引流管引流积液，比经腹腔引流更及时充分；④一般术后正常排便 2～3 次，确认无粪性引流液，指诊检查吻合口完整光滑，再拔除骶前引流管，预防亚临床瘘形成。

（三）出血

这是严重的术后并发症。术后腹腔或盆腔引流管快速引出大量鲜血，同时患者出现失血性休克的临床表现，考虑血管活动性出血，应尽早再次手术探查，需有效止血，避免出血性休克。重要血管必须有效结扎；目前多种能量平台具有凝血功能，术后血压升高可导致出血，手术结束前适当升压，可及时发现活动性出血；分离直肠后壁必须在骶前间隙进行，减少渗血；关腹前检查所有手术创面，及时发现出血并有效止血。吻合口出血可以通过电子结肠镜夹闭出血点，低位吻合口出血可以肛门填塞纱布压迫止血，也可以缝合止血。

（四）肛门功能障碍

1. 吻合口狭窄 比较多见，早期发生率为 10.5%～23.8%，晚期发生率仍有 10% 左右，排便困难是主要临床表现。主要原因及措施：①肠管端端环形吻合，瘢痕挛缩可导致环形狭窄，国内学者王果手术的心形吻合扩大了吻合口直径，可以防止吻合口狭窄；②吻合口组织缺血、坏死、纤维化，也可导致吻合口狭窄，所以必须保证吻合肠管供血良好；③吻合口回缩裂开后再愈合，吻合口周围可形成瘢痕，必须早期坚持扩肛，吻合口较高可放置支架；④结肠由直肠鞘内拖出，远端肠管为双层肠壁，收缩时容易狭窄，应将直肠鞘上部切开，术后坚持较长时间扩肛，可以避免发生；⑤盆腔感染直肠周围形成大量瘢痕，不仅吻合口严重狭窄，也可以导致肠管狭窄，一旦发生只能早期坚持扩肛，或肠腔内放置支架。

2. 肛门失禁 HD 根治术后早期发生肛门失禁粪污的患者高达 30%～40%，半年至一年好转痊愈；晚期仍有污粪者约 20%，失禁者约 10%。轻者偶有发生，重者每晚出现。切除 1/2 或更多内括约肌容易发生失禁粪污，而保留过多又可出现内括约肌痉挛、便秘复发。切除多少为恰当，国内外临床医师都难以掌握。手术改用直肠肛管背侧纵切和心形吻合术，既可保留括约肌全部功能，又可彻底解除内括约肌痉挛，有效防止了肛门功能障碍的发生。

3. 盲袋和闸门症状 为 Duhamel 手术特有的并发症，发生率为 6.0%～17.5%。直肠结肠间隔钳夹过低，隔前直肠形成盲袋，隔本身下垂形成闸门，肛门收缩时粪便向前进入盲袋，久而久之盲袋内形成大粪石。向前压迫膀胱，导致尿频尿急；向后压迫结肠引起梗阻；闸门下垂使括约肌不能收紧关闭肛门，导致污粪。需要重新切开直肠结肠间隔，保持排便通畅。

（五）输尿管损伤

输尿管损伤也是严重的术后并发症，主要原因是术中输尿管解剖不清晰；HD 患者可能合并有输尿管畸形，解剖部位变异，所以在分离直肠侧壁时容易撕裂、剪断甚至结扎。术中仔细探查并清晰解剖输尿管，用细尿管牵引可避免损伤；静脉注射亚甲蓝，有助于及时发现输尿管损伤。术中发现输尿管损伤后应立即修补或端端吻合，放置支架，术后行静脉肾盂造影无异常即可拔除。输尿管损伤术中未被及时发现，术后可出现尿腹或腹腔尿液性囊肿，应及时行静脉肾盂造影，确诊损伤部位，并在 B 超指引下穿刺引流，将引流管放置损伤部位，充分引流尿液，行膀胱镜检查，尽可能将输尿管插管经损伤处插入肾盂内，可以避免再手术，这些工作最好在杂交手术室内一次完成。术后早期患者出现肾区疼痛，应及时行腹部 B 超检查，发现肾积水应及时行肾盂造口，防止肾萎缩和肾衰竭。

（六）术后肠梗阻

根治术后 9.6%～12.7% 发生肠梗阻。因 HD 根治术腹膜创面较大，导致术后肠梗阻的主要原因是肠粘连，组织分离后完全腹膜化是预防粘连性肠梗阻的好方法。肠系膜根部腹膜缺损应仔细缝合，以防内疝形成，避免出现绞窄性肠梗阻。勿使肠系膜旋转扭曲，避免出现缺血坏死性肠梗阻。粘连性肠梗阻一般经过常规非手术治疗多数患者可以缓解，极少需要剖腹探查。绞窄性和缺血坏死性肠梗阻需要及时剖腹探查，不要错过最佳手术时机。

（七）骶前神经丛损伤

分离骶前间隙易损伤骶前神经丛，造成术后膀胱收缩无力、尿潴留、性功能障碍等。开腹手术时拉钩应轻柔，避免对盆壁的挤压，减少骶前神经丛神经分支损伤。贴近肠壁分离可以减少神经损伤，但出血较多，应两者兼顾。一旦发生尿潴留，应及时导尿并定时开放导尿管，术后 3～5 天多数患者可恢复自行排尿。预防的有效方法是精细外科操作和微创手术的实施。

（八）便秘复发

HD 根治术后约有 10%的患者便秘复发。

1. 狭窄和扩张 HD 的病因是病变的狭窄肠段缺乏神经节细胞，丧失蠕动功能，导致肠梗阻，近端肠管继发扩张。病程越久扩张的肠管越长，其肠壁神经节细胞继发出现空泡病变，丧失正常功能，加重肠梗阻症状。所以必须将狭窄段和扩张段的肠管一并完全切除，确保吻合的肠管功能正常，才可预防术后便秘复发。术中冰冻病理检查有助于正常功能肠管的判定。

2. 肠壁缺血 个别病例术中冰冻病理检查肠管正常，但术后症状仍有复发，再次活检时发现神经节细胞缺乏或消失，其原因可能与术中血管损伤导致肠壁缺血有关，所以术中必须注重精细外科操作，避免副损伤。

3. 术前误诊 先天性巨结肠类源性疾病包括神经节细胞减少症（hypoganglionosis）、神经节细胞未成熟症（immaturity of ganglia）、神经节细胞发育不良症（hypogenesis）、肠神经元发育异常（neuronal intestinal dysplsia），其临床症状酷似先天性巨结肠，术前很难鉴别诊断，经常以先天性巨结肠而手术。术后复发再次核查病理切片才认识到误诊，需要再次手术切除全部病变肠管，预后不佳。

4. 合并神经系统畸形 先天性巨结肠多合并先天愚型、神经性耳聋等神经系统畸形，术后易出现便秘复发，应慎重选择手术。

（九）术后小肠结肠炎

HD 根治术后发生小肠结肠炎占 10%～18%，术前已患小肠结肠炎者术后更易发生，原因不明，有学者们认为与肠梗阻相关，细菌过度繁殖和全身免疫力降低，导致肠黏膜细菌屏障损伤，出现感染性休克。造成 HD 根治术后肠梗阻的主要原因有狭窄痉挛的病变肠段切除不完全和吻合口狭窄，术后经肛门放置肛管排气，可以降低小肠结肠炎的发生率。

小肠结肠炎病情凶猛，发展迅速，病死率较高，应及时诊治。抗生素治疗要覆盖有氧菌和厌氧菌；早期肠外营养，使肠道休息；提高全身免疫力；控制血糖在 8～10mmol/L。

必须早期发现术后并发症，及时处理；尽可能通过非手术治疗，但是需要通过再手术解决的，必须对前次手术进行认真的反思，缜密制订再手术方案，果断进行；再手术必须由经验丰富、技术熟练的医师施行，力求成功，尽可能杜绝再次出现并发症。

五、展望与未来

随着科技手段的不断更新，对先天性巨结肠的诊治水平有了很大进步，临床治疗效果也基本令人满意。但发病原因目前尚未完全明了，仍有许多难题需要国内外学者探究解决。

（1）开展多中心、前瞻性、随机对照试验（RCT）：目前国内关于 HD 的研究大部分是单中心回顾性临床研究或多中心回顾性治疗结果分析。存在局限性，难以获得大样本的专病队列，亦难形成强有力的科学结果和结论。在大数据及"互联网+"的时代背景下，开展前瞻性随机对照研究能在短时间内收集较多的受试者，避免单一研究机构的局限性，是评价临床研究科学、可靠的方法。RCT 和大数据分析，两者在临床研究中相辅相成，应将两者结合起来，更好地开展 HD 临床研究，制定出高质量的临床治疗指南，最大限度地减轻患者痛苦及社会、家庭负担。

（2）建立完善 HD 规范化诊疗流程及深化 HD 的基础研究：在先天性巨结肠及其同源性疾病诊断过程中，除典型的临床表现外，术前的钡灌肠、直肠肛管测压、直肠黏膜活检、AChE 染色检测等辅助检查方法均有其优、缺点。常规 HE 染色仅能判断肠神经节细胞的有无或多少，但无法判定肠神经细胞成熟度；各种肠神经纤维及神经元的酶或者免疫组化各具特点，染色结果代表意义截然不同，无法相互替代。2017 年中华医学会小儿外科学分会肛肠外科学组开展了一项关于我国大陆地区先天性巨结肠诊疗现状的调查结果显示，国内对 HD 的病理诊断缺乏统一标准，诊断标准不够规范。例如，术前直肠活检及 AChE 染色的应用率仅为 25.9%，而欧美国家及地区基本达到 100%。因此，有必要进一步完善和统一 HD 及 HAD 的诊疗指南并不断更新。

HD 的病因、机制尚不清楚。建立具备规模的生物样本库，开发有价值的检测方法，对揭示疾病发生机制意义重大，国内外有关新型检测治疗方法研究方兴未艾，基因检测诊断可以提供有价值的风险分层，并为进一步活检提供参考；开展肠神经元损伤移植替代和修复研究，组织工程技术的应用，让使用干细胞来源的结肠炎器官治疗 HD 变得更有希望。此外，受益于 CRISPR/CAS9 技术的进步，基因编辑治疗也将为个体化再生医学带来曙光。

（孙大庆　经福龙）

思　考　题

1. HD 的严重并发症有哪些?
2. HD 的诊断依据是什么?有哪些临床分型?

第三节　一穴肛的发病机制和外科治疗现状

一穴肛（cloaca）是一种小儿肛肠外科疾病，是先天性肛门直肠畸形（congenital anorectal malformations）的一种。发病率极低，约为 1/50 000。近年来，虽然一穴肛的诊断和治疗水平都在提高，但仍有约 30%的患儿术后出现并发症，包括排便障碍、排尿障碍及性功能障碍等，这些都严重影响患者的生活质量，给患儿及其家庭、社会带来沉重的负担。

一、病因

一穴肛是一种由环境因素和遗传因素共同作用的复杂疾病，受多基因调控。众所周知，一穴肛是胚胎期后肠发育障碍所致的消化道畸形，尽管国内外很多学者已经应用人类胚胎标本或致畸的动物模型标本对泄殖腔的发育过程进行了研究，但一穴肛的发病机制却尚未清楚，受标本来源的限制，人们对泄殖腔正常的发育过程尚存有争议，如泄殖腔发育过程中尿直肠隔与泄殖腔膜是否融合就备受争议。

胚胎期泄殖腔发育是细胞的定向分化、增殖及细胞凋亡共同作用的结果。在胚胎发育的初期，后肠末端逐渐膨大，并与前面的尿囊相互连通，形成泄殖腔。泄殖腔的尾端是被泄殖腔膜所封闭的，泄殖腔膜来源于外胚层的上皮细胞，正是有了泄殖腔膜才使得泄殖腔可以与外界隔离。随着胚胎发育的进展，泄殖腔内中胚层和内侧间质增生形成皱襞，并向尾侧方向延伸，尿直肠隔逐渐形成。泄殖腔被尿直肠隔分为尿生殖窦和原始直肠两个部分，这两个部分通过泄殖腔管相通。尿直肠隔随着胚胎发育逐渐向尾侧延伸直至与泄殖腔膜相互融合，融合后泄殖腔膜被切断分为两个部分，分别称为尿生殖膜和肛膜。在胚胎发育的第5周左右，外胚层逐渐分化，肛凹形成，并向肠管方向加深，直至肛膜破裂，此时起源于外胚层的肛凹与起源于内胚层的直肠相通，肛门发育成形。

但是关于泄殖腔的发育过程也存在不同的观点。Kluth 等认为泄殖腔正常发育的过程确实形成了尿直肠隔，但它在下降的过程中并未与泄殖腔膜融合，只是泄殖腔本身的形态发生了变化。也有学者做了同样的实验观察，结果认为泄殖腔是一个中胚层结构，尿生殖膈不断向下生长，尿生殖膈与泄殖腔膜间的距离越来越近，与泄殖腔膜的内胚层上皮和间质成分相互融合，逐渐形成尿道。

Van der Putte 等通过动物实验研究泄殖腔的胚胎发育过程，他们通过对猪和人的胚胎研究发现：在泄殖腔分化过程中，泄殖腔背侧连同其间质成分会向背侧方向延伸，而泄殖腔膜会向腹侧延伸，背侧泄殖腔膜逐渐变薄并破裂形成肛门，直肠与外界相通。

胚胎发育初期，后肠末端逐渐膨大，并与前面的尿囊相互连通，形成泄殖腔。尿直肠隔将泄殖腔分为尿生殖窦和原始直肠两个部分。胚胎发育在此期间若受到干扰，导致泄殖腔分化受阻，则会形成尿道、阴道、直肠在会阴部原尿道的位置有共同开口的先天性畸形，称为一穴肛。因为所有胚胎发育均经过这一时期，所以无论何种性别均有可能患此疾病。

在早期胚胎发育中，背侧泄殖腔膜逐渐变薄并破裂形成肛门，使直肠与外界相通。如果胚胎早期的发育过程出现问题，背侧泄殖腔膜的发育受阻，泄殖腔发育出现异常，形态发生改变，肛门未在正常位置开口或是与周围器官形成瘘，胚胎发育异常，胎儿会出现先天性直肠肛门畸形。异位的肛门开口位置阻碍了背侧泄殖腔的发育，其缺损的形式和程度决定了所形成肛门直肠畸形的类型。

一穴肛形成复杂，不仅仅是肛门直肠发育存在缺陷，也会连带周围的肌肉包括耻骨直肠肌、肛门外括约肌和内括约肌发生不同程度的畸形。这种发育异常也会引起神经系统发育障碍。肛门直肠畸形虽然可以独立存在，但其常常合并其他畸形，最常见的是泌尿生殖系统畸形。本病也会作为综合征及其他复杂畸形的一部分出现，合并畸形发生率较高。例如，有的患儿会合并阴道积液，Levitt 统计了 490 例泄殖腔畸形患儿，其中有 139 例患儿存在阴道积液。

　　人类疾病或多或少都会受到遗传因素的影响。每个人的基因不同，他们对疾病的遗传易感性也不同。人类基因多态性的研究可以帮助人们更多地了解各种基因及它们的等位基因在不同种族和人群中的分布情况，有助于我们从基因水平去研究各种疾病在不同种族和人群中的发病率和发病机制。遗传流行病学研究表明，一穴肛是由多个基因共同参与的疾病，其中可能存在一个或多个主基因，还应有较多微效基因累加，环境因素也会起到很大的作用，包括工作环境等，长期受电离辐射或从事装修类工作的人，其所生胎儿患先天性畸形的可能性会明显增加。

　　一穴肛的发病机制十分复杂，而且常伴发其他畸形，因相关的基因很多，且研究相对表浅，所以一穴肛相关致病基因的定位工作尚未完成，其遗传方式尚不十分清楚。人类对一穴肛致病基因候选基因的研究还处于起步阶段，至今也未找到有明确意义的相关基因，这可能是由于以下几方面：①一穴肛发育复杂，形态多种多样。一穴肛极少独立发生，常伴有其他种类的畸形，盆腔肌肉神经亦会出现发育异常的情况，且伴发畸形率高。②一穴肛的种类很多，疾病本身的分类方式也很多，且分类比较复杂。③一穴肛不仅可以独立存在，也会作为综合征及其他复杂畸形的一部分出现，合并畸形发生率较高。有学者把肛门直肠畸形分为独立型（单纯型）肛门直肠畸形和综合征型（复杂型）肛门直肠畸形两类，并且推测它们的发病机制及致病基因可能不同。④一穴肛是一种受多基因多因素影响的复杂疾病。⑤一穴肛的遗传方式复杂多样。⑥可供研究的动物和人类标本来源受限。这是一种受多因素影响、受多个基因调控的复杂畸形，而一穴肛发病机制的研究重点就是找出这些基因，明确其在胚胎发生中的作用，探究其发挥作用的具体机制。目前大多数实验室都应用致畸动物模型研究一穴肛，实验方法一般都采用乙烯硫脲、维甲酸等建立致畸模型，对其胚胎发育的过程及相关的基因表达情况进行探索。

　　以往很多学者致力于研究一穴肛的遗传方式，认为一穴肛的发病与遗传相关。他们通过总结家族性肛门直肠畸形病例，对肛门直肠畸形的遗传方式进行研究和推测，但是得出的结论却很不统一。有人认为是常染色体显性遗传病；也有人认为是 X 连锁隐性遗传病；甚至有人认为，由于一穴肛的发生受多基因调控，尤其作为综合征及其他复杂畸形的一部分出现，其遗传方式可能取决于该综合征。所以，就目前研究得出结论来看，一穴肛的遗传方式尚有很大的争议。

　　在泄殖腔的发育过程中，如果某些与泄殖腔发育有关的基因及其产物出现异常则会导致泄殖腔异常发育，形成直肠肛门畸形。国内外学者发现了一些与一穴肛发生有关的候选基因及一些可能发现致病基因的候选区域：7q36，Xp22，22pter-22q11.2，CDXl、TCF4、WNT5A、HOX、SHH、FGFIO、EPHB2、BMP4、SALL1 等。这些基因可能是一穴肛的致病基因。其中，CDX1、HOX 共属一个基因家族，该基因家族是一个高度保守的转录因子家族，在胚胎发育前后轴的形成阶段中起作用，同时在中轴骨、胃肠和泌尿生殖系统及外生殖器、肢体的发育中起重要作用。虽然已经发现了一些候选基因，但这些基因是如何调控消化道末端发育，通过怎样的通路也尚未得出结论。

　　一穴肛有几种分类方式，但最常用的还是 Pena 分型，其分型方式如下。Ⅰ型：典型泄殖腔畸形（typical cloaca），尿道、阴道及直肠汇合于泄殖腔管近端，泄殖腔管长 2～3cm，阴道大小正常，外括约肌复合体发育和位置均正常。泄殖腔管开口于正常尿道的部位，会阴体较正常小。Ⅱ型：高位泄殖腔畸形（high cloaca），泄殖腔开口小，会阴短，该型泄殖腔管长 3～7cm，阴道极小，拖出成形极为困难，盆腔狭窄，骶骨短，盆底肌及外括约肌发育差。Ⅲ型：为不常见的泄殖腔畸形，直肠开口位置高，开口于阴道后壁的顶部。Ⅳ型：低位泄殖腔畸形（low cloaca），泄殖腔管长 0.5～1.5cm，低位直肠阴道瘘合并女性尿道下裂（recto-low vaginalfistula associated with female hypospedias）。Ⅴ型：泄殖腔畸形合并阴道积液（cloaca with hydrocolpos），泄殖腔管为常见型，阴道大量积液，约 40%一穴肛合并阴道积液，阴道积液易继发泌尿系统梗阻和感染。这种类型做阴道成形时取材容易。因患儿尿液从膀胱经较短的近端尿道直接进入扩张的阴道，在阴道引流后可能发生假性尿失禁。Ⅵ型：泄殖腔畸形合并双子宫、双阴道（cloaca with double vagina and double uterus），约占泄殖腔畸形的 60%，有时为完全分离的双子宫双阴道，有时中间有隔，为不完全分离。

其次，Rafensperger 分类法也较为常用，其将此病分为 9 型，其中第 1 型又分为 4 类。也有人根据泄殖腔的共同管长度将本症分为高位型（＞3cm）、常见型（2～3cm）和短段型（＜2cm），以指导手术入路。

二、诊断

一穴肛的诊断并不十分困难，从临床表现基本可进行诊断，但为了更明确地分型以进行治疗，以下诊断方法也常会用到。

1. 内镜检查 内镜有助于一穴肛的诊断及术前评估，膀胱镜可以在直视下了解泌尿生殖系统精细的解剖结构情况并准确测量共同管道的长度，从而确定手术术式。内镜下微创手术可以对一穴肛的术后并发症进行预防和治疗，包括术后阴道狭窄、尿道狭窄、阴道积液等，治疗效果也得到了认可。

2. 超声检查 进行全程产前检查对于及早发现胎儿泄殖腔畸形极为重要，超声诊断即为产前诊断的首选方法。超声常表现为下腹壁皮肤层回声的中断、缺损，盆腔内无膀胱显示，并在缺损处可见包块，可合并有脊髓脊膜的膨出及肛门闭锁的超声征象。当出现下列影像学改变时常提示可能存在泄殖腔畸形：①肾脏及泌尿道的畸形病变；②胎儿盆腔发出的囊状结构、双侧肾积水；③结肠和尿道内钙化的胎粪影；④膀胱和尿道根部的膨大；⑤胎儿（第 22 周）前腹壁发出的条索状组织突出影（象鼻征）。重视胎儿产前检查，提早诊断泄殖腔畸形，采取相应的措施，将有助于降低畸形儿出生率，提高新生儿的生存质量。

3. MRI 检查 MRI 可准确、无创、全面地显示肛门直肠畸形的类型、瘘管存在与否、肛周肌肉的发育状态以及伴发的畸形情况，此技术简单易行，能为临床提供更多的诊断信息，协助治疗方案的确定，提高患儿的存活率及生活质量。

三、治疗

一穴肛多样而复杂的病理改变决定了手术治疗的方式。一穴肛手术重建的目标是达到排尿、排便功能以及实现性功能，最终实现生殖功能。通常选择术式的时候根据共同管道的长度将患者分成两组，共同管道大于 3cm 的为一组，小于 3cm 的为另外一组。

一穴肛的手术治疗术式多种多样，较为经典的是 20 世纪 80 年代中期美国儿科医师 Hendren 的手术方法，但遗憾的是手术时间长达 12h。随后，为了克服这一缺点，Pena 医生用后矢状入路肛门、直肠、阴道、尿道成形术治疗本病。1997 年 Pena 又报告了用泌尿生殖窦整体游离（total urogenital mobilization，TUM）的手术方法治疗一穴肛，手术操作较为简单，时间明显缩短。术后尿道口外露，即使出现排尿障碍，也易于插入导尿管。

（一）后矢状入路肛门会阴尿道成形术

自 1982 年 DeVries 等提出后矢状入路肛门会阴尿道成形术（posterior sagittal anorecto-vaginourethroplasty，PSARP）以来，由于术中直视下精确解剖，使直肠盲端准确地通过耻骨直肠肌复合体中央，同时还可修复和加强相应肌肉，此术式现已被多数儿童外科医生采用，临床疗效显著改善。

手术操作如下：①定位肛穴正中位置：肛穴正中位置的定位通过局部外观判定，通过刺激肛穴皮肤找到肛门括约肌收缩中心。取骶尾部正中行矢状纵切口，切口自尾骨上缘至肛穴正中。切口需超过尾骨，其目的是当直肠末端位置较高时劈开尾骨使直肠游离更充分。切口下方位置达肛穴中心即可，以防牵拉切口时撕开肛穴。②暴露瘘管并修补瘘管：切开皮肤后，纵行切开横纹肌正中及肛门外括约肌。边刺激边切，同时观察肛提肌、肛门括约肌发育及分布情况。当肌层完全分开后，向深层小心分离，找到直肠盲端，分离直肠两侧及瘘管处，因尿道紧贴直肠易损伤尿道，可用手触摸尿道内的尿管来辨认尿道以免伤及尿道。切开直肠后壁，辨认尿道瘘口。将尿道瘘管处黏膜层分离至距尿道 2~3mm 水平，缝扎关闭瘘管。③游离直肠末端：游离直肠直至达肛穴水平处。分离直肠时应紧邻浆肌层，以免损伤骶前神经丛及膀胱周围的神经丛。④固定直肠并形成肛门：先固定直肠前壁，经肛口插入一根肛管，缝合固定直肠后壁。固定直肠时要使肛门括约肌及肛提肌包绕直肠四周，缝合横纹肌复合体时要各层一一对应缝合。缝合尾骨及骶尾部切口皮肤，直肠与肛穴皮肤间断缝合 1 周，形成肛门。⑤将阴道与尿道分离分别成形，但当共同管道较长时需将阴道后壁从尿道上分离以成形阴道，共同管道作为尿道的一部分成形尿道，同时行代阴道术。

Pena 法是治疗中、高位肛门闭锁的有效手术方法。具有很多优点：①可充分进行解剖，暴露肛周肌群，避免发生额外损伤，有助于肛周肌群重建，避免术后肛门发生功能障碍；②充分游离直肠盲端及瘘管，找出肛周肌肉复合体中心位置，从而将游离出的直肠从其中心拖出，可有效预防术后发生大便失禁和污粪情况。

但是，此术式因阴道及尿道分离过程较精细，分离时间长，同时术中分离面较大，所以会造成阴道及尿道部位血液循环障碍，且术后阴道及尿道狭窄的发病率较高。一项包含 54 名研究对象的研究显示，25%的患者出现阴道狭窄，18%出现尿失禁，12%出现尿道阴道瘘，1 例输尿管的损伤和 1 例阴道缺血性坏死。

直肠狭窄和肛门口瘢痕形成多因下拖直肠有张力，使吻合口裂开导致直肠回缩。所以直肠与肛周皮肤的无张力吻合十分重要，术中要将直肠充分游离以保障直肠与肛周的无张力吻合。

（二）泌尿生殖窦整体游离术

泌尿生殖窦整体游离术避免了尿道与阴道大面积解剖分离，术后阴道及尿道狭窄的发病率较前明显下降，适用于共同管道<3cm 的患儿。术中患儿取俯卧位，切口由骶前延伸至共同开口处，依次切开皮肤、皮下组织、括约肌复合体，于正中位置切开共同通道，显露尿道、阴道及直肠的开口，常规分离直肠，将泌尿生殖窦作为整体从周围组织游离，前方需经耻骨后分离至耻骨尿道韧带上方，两侧需完全分离尿道及阴道悬韧带，术中需仔细保留尿道及阴道血供，以显露耻骨后脂肪作为泌尿生殖窦整体游离的标准，待游离完成后自正中将共同管道分成 2 个皮瓣，分别成形阴道口及尿道口，遗留的 2 个皮瓣成形阴唇。

本术式对手术技术要求较高，最好术者已熟练掌握后矢状入路肛门会阴尿道成形术的手术技术并具备多例成功治疗经验。手术操作需遵循以下原则：①应用配备了针状刀头的高质量电刀完成切开、游离等技术操作，减少出血和组织损伤；②使用电刺激器（可用针麻仪代替）辨认相关的排便控制肌群；③用牵引线及自动拉钩显露手术野，避免随意钳夹组织；④泌尿生殖窦整体游离要适度，避免游离位置过高造成局部组织缺血、坏死和可能发生的高位尿道瘘；⑤直肠血运丰富，可充分游离，以避免开腹。松解直肠外纤维鞘后可使直肠延长一倍，如操作得当甚至可以松解盆底腹膜，将很高位的直肠盲端拖至肛门。

术后排尿控制障碍为本症最易出现且难以处理的并发症。应强调游离泄殖腔的正确层次与适当高度。还应注意紧贴肠壁游离直肠，以避免损伤骶前神经。一旦出现排尿控制障碍，应先行保守治疗，部分患儿可以恢复，否则提倡终生间歇导尿。

为了减少并发症发生率及手术时间，更加提倡使用 TUM。TUM 包括将阴道和尿道从直肠游离下来，从技术上可使步骤更简单，减少血管损伤的风险。在行 TUM 的 11 例患者中，Pena 在随访的 1～14 个月内未发现尿道阴道瘘或阴道闭锁及狭窄。

对于拥有长共同通道（>3cm）的患者，需要更高的技术难度，同时需要剖腹及做后矢状切口。而短共同通道的患者只需要经会阴切口。当共同通道长度大于 5cm，将其连通到会阴部是不可能的，因此此段共同通路被保留下来作为尿道，阴道被分离。

有研究通过对 5 所儿童外科医疗机构 1985～2009 年行手术治疗的 42 位患儿进行回顾性研究，认为 TUM 推荐年龄为 6～12 个月，年龄小于 6 个月患儿术后伤口裂开率较高（42%），而手术年龄较大时不利于排便控制训练。

（三）腹腔镜下手术（laparoscopic cloacal repair）

目前已有应用腹腔镜进行早期治疗的病例，因其创伤小、术后恢复快，正逐渐被人们接受。但它的使用相对限于直肠松解和瘘管分离，或腹腔镜辅助肛管成形术。在治疗中高位一穴肛畸形有其独特优势：能在腹腔镜直视下进行充分游离直肠操作、保护肠管血运；极大减少盆底肌肉的干扰，改良术后排便功能；简化会阴部操作，保护泌尿系统功能等。

（四）组织工程自体移植

作为很多先天性疾病的治疗方案，在未来的发展中，组织工程学方法在治疗先天性肛门直肠畸形方面也将取得很大的进展，成为一穴肛治疗的新方向。

四、预后

患者的预后及生活质量也非常重要。在儿童期容易影响患儿上学、同伴交往、心理健康等。研究发现，随着肛门直肠畸形患者年龄的增长，虽然其相应功能得到部分改善，但在成人期仍存在许多功能障碍，这会影响其工作与正常生活，生活质量明显低于正常人。Rintala 等 1994 年对 83 例低位肛门直肠畸形患者，33 例中高位肛门直肠畸形患者进行生活质量调查发现，11 例（13%）低位肛门直肠畸形患者，10 例（30%）中高位肛门直肠畸形患者因大便失禁而使性生活受到影响。对生活质量的影响内容综合而广泛，包括生理、心理、社会等方面，要从多维的角度对患者健康状况进行评估。

常见的并发症包括以下几点，①排便功能障碍：排便障碍对患者生活质量的影响是多方面的、长期的，这会严重影响患儿的生理和心理健康。患儿术后良好控制排便的概率为

54%～95%，因此儿科医生应重视肛门直肠畸形的治疗，尤其是首次手术效果。不断提高手术治疗水平，尽量减少排便功能障碍的发生。②尿失禁：也是一穴肛患儿术后的常见并发症，有报道显示患儿术后良好控制排尿的概率为54%～95%。对部分尿失禁的患儿可通过间歇清洁导尿以保持清洁干燥，极少数患儿需行尿路改道。③生殖系统异常：也是常见的，Versteegh 等统计了 1993～2012 年 71 例女性泄殖腔畸形患儿的术后妇科情况，其中 25 例患儿月经正常，其他患儿均有不同程度的妇科问题，如原发性闭经、子宫积血、阴道狭窄等。Warne 等随访了 21 例泄殖腔畸形患儿的术后性生活情况，12 例（57%）患儿可过正常的性生活。关于泄殖腔畸形患儿术后生育问题尚无大宗长期随访报道。因此，关于泄殖腔畸形患儿的生育问题可能是将来的研究方向之一。

一穴肛的治疗不仅仅限于挽救患儿生命，还应该注意其未来的生活质量。术后并发症会给患儿带来沉重的心理负担，更应重视全面的、综合的康复治疗，提高肛门直肠畸形患儿的远期生活质量。

（张　宏　刘彦伯）

思 考 题

1. 一穴肛常用的 Pena 分型有哪些?
2. 一穴肛术后常见的并发症有哪些?

第七章　损伤性疾病

第一节　结直肠肛管损伤概述

腹部创伤中，结直肠损伤在和平时期占 10%～22%，战争时期占 11%～38%。36%～85% 为穿透伤，如火器伤、刺伤等；钝性伤较少见，占 3%～40%，主要为交通事故伤等；值得注意的是医源性损伤，占 0.1%～4.5%，见于内镜诊治、手术过程中及误用灌肠剂等。在结肠损伤中，以横结肠损伤最为常见，占 36%～44%；盲肠和升结肠损伤占 19%～27%；降结肠和乙状结肠损伤占 19%～31%。直肠由骨盆壁及臀部较多的软组织保护，故损伤机会较少，且单纯性损伤少见。

在近一个世纪以来，以历次战争战伤救治经验为基础，结直肠损伤的救治发生了较大的变化。从第一次世界大战时采用一期修补，死亡率为 75%；到第二次世界大战时普遍采用以结肠造口（Ogilvie 所倡导）为主的分期手术策略，加上输血、抗生素等进步，死亡率降低至 22%～35%。此后逐渐认识到平时的结直肠损伤不同于战时的结直肠损伤，1979 年 Stone 等在一项基于平民结肠穿透伤的随机研究中证实了一期手术优于分期手术。并且，自 20 世纪 80 年代以来，严重创伤救治发生了显著的变化，主要体现在以 CT 扫描为基础的精确评估和以损害控制策略为基础的紧急救治策略的进步，这些进展同样对结直肠损伤的救治产生了较大影响。

一、结直肠肛管损伤致伤机制

与其他脏器损伤一样，结直肠肛管损伤也是由能量损耗导致的人体的物理损伤，原发性解剖损伤和继发性功能紊乱及并发症依赖于损伤的部位和能量损耗的多少。一般将结直肠肛管损伤分为穿透伤和钝性伤。

（一）结直肠肛管穿透伤致伤机制

穿透伤可导致机体组织的撕裂、断裂、毁损和挫伤等损伤。腹部穿透伤不仅有皮肤完整性的破坏，还存在腹膜破裂，常伴内脏损伤。临床上伤情紧急，可根据伤口及受伤时姿势推测伤道，多需紧急剖腹探查。主要包括火器伤、砍刺伤、分娩损伤、直肠性交损伤等。

1. 火器致伤机制　火器伤指火药燃烧、炸药爆炸等化学能迅速转变为机械能的过程中，将弹丸、弹片、弹珠等物体向外高速抛射，击中机体所造成的损伤。美国由于枪支管理的不同，枪伤常见，1999 年发生了 18 874 例故意和意外枪伤，大约每天死亡 80 人。美国枪伤有关的死亡是所有年龄创伤死亡的第二位原因，占创伤死亡的 19%。对于 15～34 岁的年轻黑人男性，枪伤是死亡的首位原因。

由枪弹导致弹丸伤和由炮弹、炸弹、手榴弹等爆炸后的弹片击中人体引起的弹片伤，占现代战伤的 70%～80%。高速小弹片伤指初速>762m/s、自重<5g 的破片或钢珠击中人体后所致的损伤。按入口出口情况可分为：①贯通伤：有入口和出口；②非贯通伤：仅有入口无出口；③切线伤：沿体表切线方向通过，伤道呈沟槽状；④反跳伤：入口和出口为

同一点。

根据伤道方向可以将组织损伤分为 3 个区，①原发伤道区：指枪弹穿过的部位，内有破碎的失活组织、血块等；②挫伤区：指伤道周围组织受挤压而失活的区域，一般宽 0.5～1.0cm；③震荡区：因瞬时空腔效应使伤道周围的组织因牵拉、撕裂与震荡而导致的损伤。

（1）前冲力：指沿弹轴方向前进的力量，可直接穿透、离断和撕裂组织，形成原发伤道或永久伤道，是低速投射物的主要致伤效应。动能大的投射物可造成贯通伤，动能较小的投射物则存留于体内而形成非贯通伤，若投射物沿切线方向擦过体表，则形成切线伤。

（2）侧冲力：指与弹轴方向垂直、向伤道四周扩散的力量，可迫使伤道周围的组织迅速压缩和位移，从而造成组织损伤，是高速投射物的重要致伤机制之一。

（3）压力波：指投射物高速穿入机体时，一部分能量以压力波的形式传递给周围的组织和器官，从而造成损伤。

（4）瞬时空腔：高速投射物穿入组织时，以很大的压力压缩弹道周围的组织，使其迅速位移，形成比原发伤道或投射物直径大几倍至几十倍的空腔，空腔膨胀与收缩在数十毫秒内重复 7～8 次，使伤道周围的组织广泛损伤。

火器伤的伤情影响因素包括 5 个方面：①投射物动能是决定机体损伤的先决条件。$E=1/2\left(m \cdot v^2\right)$，其中 E 代表动能，单位焦耳；m 代表质量，单位千克（kg）；v 为速度，单位米/秒（m/s）。增加投射物的速度就增加了其带有的动能。低于 50m/s 的投射物通常仅造成皮肤挫伤，100m/s 的投射物可击伤人体，高于 200m/s 时可造成各种损伤。速度有初速、碰击速度和剩余速度 3 个基本概念，初速是指弹头（炮弹、枪弹）离开枪（炮）口的瞬间速度。破片的初速是炮弹（包括手榴弹、地雷、航弹等爆炸性武器）爆炸后，爆炸能量赋予破片的最大速度。其影响因素主要是火药或炸药的性能、装药结构以及投射物本身的质量。碰击速度是投射物碰击目标的瞬间速度。由于空气阻力，弹头离开枪腔后就开始减速，初速是决定碰击速度的重要因素，碰击速度越大损伤越重。剩余速度是投射物穿过机体后的瞬间速度。②投射物的速度相同时，质量越大，动能越大，造成的损伤越严重。③投射物在飞行中的稳定性和它穿入机体时的状态是影响损伤效应的重要因素。稳定飞行通过投射物每秒数千转的自旋速度来实现，膛线（来复线）决定自旋的速度。章动角是弹头与弹道切线的夹角，当弹头击中介质后，章动角增大，一方面使弹头翻转，增强了其对组织的切割破坏能力；同时使飞行阻力增大，速度迅速降低，在短时间内将大量能量传递给组织，增强了其对组织的破坏能力。④投射物的结构特性包括外形和内部结构，均可显著影响伤情。尖形弹飞行阻力较小，速度衰减慢，射程远，穿透能力强，但在稳定飞行中传递给组织的能量却较少，通常用于步枪和机枪。钝形弹飞行阻力大，速度衰减快，射程近，穿透能力差，但传递给组织的能量却较多，多用于手枪。铅心弹强度较低，低速情况下击穿较薄的软组织时，不容易变形和破碎，碰击骨头时可破碎。高速情况下在侵彻机体过程中极易变形和破碎，把绝大部分能量传递给组织，从而造成严重创伤。钢心弹强度较高，在侵彻机体过程中不易变形和破碎，飞行稳定性也好，因此传递给组织的能量比较少，所造成的损伤也就相对较轻。⑤投射物的致伤效应随着组织密度的增加而增加。组织含水量越多，黏滞性越大，就越容易传递动能，损伤范围越大。弹性大的组织对能量具有缓冲作用，可减轻损伤。骨组织密度最大，弹性小，损伤最重；皮肤组织密度仅次于骨骼，但皮肤具有极大的弹性和韧性，消耗弹头的能量较多；肌肉组织密度大而均匀，含水量多，投射物击中后易造成广泛而严重的损伤。收缩状态受伤时损伤范围较大，松弛状态受伤时常形成狭窄的裂缝状伤道。肝、肾等组织密度和肌肉相似，但弹性较小，受伤后常出现放射状碎裂；血管组织弹性较大，不易离断，当投射物直接撞击，或遭受瞬时空腔的牵拉超过其弹性限度时，也可发生断裂或内膜损伤；胃、肠、膀胱等组织含有液体和气体，可将能量向远处传播。常见入口不大，但出口巨大，且可造成远隔部位发生多处破裂。

2. 砍刺等致伤机制　通常是手动武器（锐器）致伤，包括刀、剪刀、铁钉、竹片、针、冰锥和钢丝等，也见于坠落于竖立的钢筋上等意外事故时。砍伤伤口长而浅，倾向于张开，容易探查伤口的深度。刺伤强调使用刀，是锐器沿长轴刺入受害者身体，皮肤伤口小，深度不可知，由于事发现场受害者和目击证人受情绪影响认识不准确，武器的种类和伤口的大小与伤道的深度和伤道不相关。刺穿指较大的武器进入躯干。刺伤时由于可能伤及大血管和心脏而导致较高的死亡率，所以如果致伤物仍在体内，只能在手术室内拔出。刺透伤常为坠落于刺穿的物体上，或机械、气压动力的工具致伤，也包括低能量非火器投射物致伤，如箭伤。刺穿的物体可能压迫大血管，故只能在手术直视下完全分离伤道后取出。

损伤程度和范围视致伤物大小、长短和形态而不同，损伤一般限于伤道及其周围组织。砍伤伤口大，易于诊断；刺伤伤口小而深，如很小的皮肤损伤也可能存在深部的结直肠损伤。锐器伤较火器伤而言，污染较轻，较少引起严重感染。

3. 分娩致伤机制　分娩常导致会阴和阴道裂伤。分娩时由于先露部下降，直接挤压盆底组织，肛提肌向两侧和下方扩展，肌纤维伸长，肌束分离，会阴体变薄，尤其是胎头娩出时，当俯屈不全、胎头较大或胎位不正时，易造成会阴阴道裂伤，严重时可累及肛门括约肌、肛管甚至直肠。分娩导致肛管损伤的危险因素包括：①第二产程过快；②头大、体重大、胎位不正；③阴道狭窄、会阴体弹性差；④助产不当，未行会阴切开或切口过小等。

4. 直肠性交损伤　直肠性交可造成肛门括约肌松弛，暴力时可引起肛管皮肤、直肠黏膜损伤。

（二）结直肠肛管钝性伤致伤机制

钝性伤主要包括交通事故伤、坠落伤、冲击波伤等。腹部钝性伤包括全部闭合伤及开放伤中腹膜完整者，强调腹膜腔完整。临床上钝性伤伤情变化大，致伤范围广泛，多发伤、多部位伤常见，早期诊断困难，常见漏诊或延误诊断的情况，延误治疗可导致严重后果。由于有骨盆保护，直肠肛管损伤较少见，除与结肠相同的致伤机制外，直肠肛管损伤还常有撞击或碾压导致骨盆骨折引起的继发性损伤。

1. 交通事故致伤机制　交通事故伤是人体与车体的某些部位或道路等结构间相互撞击引起的损伤。道路交通事故的发生受人、车、道路等因素的影响。酒精是青少年和成人致命性交通伤的主要因素，饮酒者包括司机、乘客、行人和骑自行车者，其中醉酒率以摩托车驾驶员最高，大卡车驾驶员最低。交通事故伤类型主要包括机动车撞击、摩托车撞击、自行车撞击、火车撞击和步行被撞击等致伤。

（1）轿车等机动车撞击致伤机制：机动车内人员受伤属减速性损伤，即在短距离内快速减速导致的损伤，严重程度取决于撞击或坠落减速时的能量传导。机动车撞击致伤机制包括3个方面：①机动车撞击另外一个物体的原发撞击，如头部加速性损伤、减速性损伤、挤压性损伤等；②由于车内物体或人员间导致的撞击称为继发撞击，如正面撞击时方向盘导致的驾驶员横结肠损伤等；③由于减速引起的机体变形，导致体内固定和非固定部分间位置移动不同而导致的体内结构间的撞击，如肠系膜撕裂伤等。

机动车撞击伤的影响因素中速度是最主要的相关因素，其他包括以下 4 个方面：①车内人员的损伤危险度与车辆的大小和重量成反比。②车内伤者的位置危险性从大到小依次为司机、前排乘员和后排乘员，腹部损伤以驾驶员居多。③安全装置的正确使用，就车内人员而言有无防护，结果大不相同，有防护者伤亡可减少 20%～40%，小儿安全带佩戴后甚至可减少 90% 的伤亡。未使用限制装置的乘客受伤机会增加，没有系安全带的司机和前排乘客与方向盘、车门内侧、扶手等撞击，腹部伤的发生率达 15%～18%。正确使用安全带等限制装置可有效减少伤亡，但不恰当地使用则可导致更严重的损伤。腰部安全带应跨过髂前上棘；若不恰当地从腹部跨过时，偶可发生腰椎骨折，或发生结肠等空腔脏器损伤。气囊减速虽然较三点式安全带慢，但在前方撞击时，可减轻肋骨和胸骨骨折，避免头部接触方向盘，但下肢损伤的比例和严重程度相对于躯干和头部损伤增加。④撞击方向，前方撞击占机动车撞击伤的 64%，死亡率较侧方撞击低。如翻滚撞击由于力量变化难以估计，使用安全带的人员，可能引起严重的头部伤或躯干损伤，未使用安全带的人员，可能被抛出车外并被车辆碾压致伤。侧方撞击由于侧方无金属阻挡和空间避让，侧方撞击的死亡率是前方的 2 倍。

（2）摩托车撞击致伤机制：驾驶者或乘坐人员常承受所有的能量，是最易受伤的人群，损伤远较轿车等车辆的乘员严重，死亡率是小型机动车内乘员的 20 倍。损伤严重程度取决于摩托车的速度和撞击的解剖部位。摩托车乘坐人员少数在骑座上受伤，多数被抛出一定距离后坠落致伤。摩托车驾驶员上半身基本上无防护，很容易受伤。

（3）自行车撞击致伤机制：由于自行车车速较慢，损伤程度较轻。儿童或青少年骑自行车时常见车把导致的腹部钝性伤，包括十二指肠壁内血肿等。

（4）火车撞击致伤机制：均为严重损伤，常见火车撞击机动车、火车相撞、火车脱轨等致伤。以颅脑伤和肢体离断伤最常见，其次是四肢开放性骨折或闭合性骨折；主要为碾压伤、撞击伤和摔伤，常导致骨盆骨折、结直肠损伤。

（5）走行人交通伤致伤机制：行人伤情重，因交通伤致死的行人占交通伤死亡的14.90%～38.50%。北京地区统计交通伤致死者的比例为机动车：摩托车：自行车：行人=1：1.7：2.34：3.55。一般交通伤中行人死亡率是小车内乘坐人员的 9 倍。机动车撞击后弹起坠地严重损伤机会增加 3～5 倍。以儿童和老人常见，儿童常被"撞飞"。

2. 坠落致伤机制　致伤机制包括着地时直接撞击引起的直接损伤（以骨折为主）和在撞击后减速力引起的减速损伤（以脏器伤为主）。坠落撞击的能量是伤者的体重乘以坠落的距离，再乘以重力加速度，撞击时动能分散到伤者的骨骼和软组织。影响伤情的因素主要包括坠落高度、地面性质、着地姿势和部位、年龄和体重。

（1）坠落高度：是损伤的决定因素。落差越大，损伤越重，伤情越复杂。不同坠落高度的损伤发生情况具有一定规律性，小于 3m 的坠落伤以四肢与颅脑伤为主，脊柱、骨盆骨折一般大于 3m，大于 8m 的坠落伤以胸腹内脏损伤为多。随着落差增大，其损伤类型发生改变，多发伤的发生率更高，死亡率增加。

（2）地面性质：撞击时间（接触地面后伤者多长时间停止位移）是决定损伤严重程度的关键。时间越短的撞击损伤程度越大，地面性质影响撞击时间的长短，坠落于松软的泥地或雪地时损伤程度较轻，伤情单一；而坠落于坚硬的水泥、石质地面，损伤程度较重，伤情复杂。

（3）着地姿势和部位：不同的着地姿势，人体各部位的受力点和受力方向各不相同，由此造成的损伤部位和程度各异。当着地部位失去支撑，继而身体另一部位撞击地面时，或身体在向下坠落时空中存在障碍物遮挡的情况下，常伴有多处伤或多发伤。足部着地引起的连锁性损伤较多，如高空坠落时臀部或双足着地，外力通过脊柱传递到头部引起脑损伤等。头部着地损伤程度最重，死亡率最高。当伤者是水平着地时能量消散较快、损伤较轻。

（4）年龄和体重：年龄大、以侧身着地是构成胸腹腔内脏器损伤的高危因素。儿童及体重较轻者损伤较单一，成人及肥胖者则伤情较为复杂。同一高度坠落时，儿童及体重轻者其减速力和冲击力小，损伤程度比肥胖者及成人轻，死亡率低。儿童重心靠上，坠落时身体重心移向头侧，常为头部最先着地，故颅脑伤多于成人。成人常见足部着地，易引起跟骨骨折、下肢骨折、髋部骨折、骨盆垂直撕裂骨折、脊柱骨折和结直肠损伤等；由于胸廓弹性差，肋骨骨折及胸内脏器损伤常见。

除上述影响伤情的主要因素外，空中障碍物阻挡、着装、气候条件、防护措施、职业培训情况、伤者有效支配撞击力的能力等与损伤类型及损伤程度亦有一定关系。空中障碍物阻挡和衣着松散可缓冲坠落时的下坠速度，使落地时致伤力减弱；障碍物的阻挡碰撞也可导致机体相应部位的损伤，增加多发伤的发生率。雨雪天气影响地面性质，风力影响坠落速度与着地体位。从多级台阶上坠落，可发生各种损伤，老年人应考虑脊柱骨折。

3. 冲击波致伤机制 冲击伤（blast injury）指机体受爆炸冲击波直接或间接作用而发生的损伤。常导致机体多处损伤，表现为体表完整而内脏损伤，且伤情发展迅速。原发冲击伤为冲击波所致环境压力的突然改变而使人体损伤，即超压和负压引起的损伤，常累及含气较多的肺、肠道和听器，影响因素包括压力峰值、正压作用时间和压力上升时间。继发冲击伤指某些物体接受冲击波的动能后以投射物的形式使人体损伤，包括冲击波使建筑物倒塌砸伤人体致伤。第三冲击效应指冲击波动压作用下抛掷或移动而使人体损伤。原发冲击伤导致腹部损伤的机制包括以下4个方面。

（1）内爆效应：冲击波通过后被压缩的气体极度膨胀，导致的周围组织损伤，如含空气的结直肠损伤。

（2）剥落效应：压力波从较致密组织传入较疏散组织时导致的界面处损伤，如结肠黏膜下出血等。

（3）惯性效应：压力波在密度不一的组织中传递速度不同，导致密度不同的组织连接部位的损伤，如肠管与肠系膜连接处的出血等。

（4）血流动力学效应：超压作用于体表后，可压迫胸腹壁发生一系列血流动力学变化，一些微血管因经受不了这样急剧的压力变化而发生损伤。

（三）结直肠肛管医源性损伤致伤机制

医源性损伤指临床进行有创诊疗或手术时发生的损伤。

1. 手术损伤 腹部和盆腔手术时以损伤结肠较常见。常见的有左肾手术时损伤结肠脾曲，胃手术时损伤横结肠，剖宫产、诊刮或人工流产时损伤乙状结肠、直肠，甚至有心脏手术等非腹部手术时发生结肠穿孔者的报告。若术中及时发现并处理，常可顺利恢复，但若术后出现感染才发现，常导致严重后果，多需分期手术。腹腔镜手术的增加，使手术导致的腹腔内脏器损伤（包括结肠损伤）的发生率有所增高，尤其是在学习曲线的初期。肛管直肠手术，包括内痔手术、瘘管切开术、括约肌切开术、肛管直肠狭窄扩张术等可引起肛管损伤。如痔手术时将肛管皮肤切除过多，可导致肛管狭窄，有报道切除肛管皮肤 1/12，肛管周径缩小 0.13cm±0.04cm；直肠黏膜脱垂、内痔行硬化剂注射时，药物浓度过大，在同一平面或一点上注射过多，可导致肛管皮肤或括约肌变性、纤维化，引起狭窄等。

2. 内镜检查损伤

（1）硬式乙状结肠镜检查：导致结肠穿孔的发生率为 0.02%～0.15%，主要是未循腔进镜，盲目插入损伤。

（2）纤维结肠镜检查：随纤维结肠镜技术的推广，插镜时导致的结肠损伤，发生率为 0.2%～0.8%，原因主要为肠道准备不充分，盲目插镜，或滑镜用力过大造成穿孔，也有因过去腹腔手术或炎症引起结肠粘连，改变了大肠的正常位置及活动度，如乙状结肠或横结肠因粘连形成内镜难以通过的锐角时易导致穿孔。

（3）经纤维结肠镜治疗：经结肠镜电切腺瘤等息肉，尤其是 2cm 以上的黏膜下肿瘤时，结肠穿孔的发生率明显增加，切除带蒂息肉者为 1.9%，而无蒂息肉达 4.9%，此时先在息肉底部的黏膜下层内注入生理盐水等液体，使病变隆凸后再行包括周边正常黏膜在内的息肉切除，所注射的生理盐水形成一个保护垫，可降低息肉切除时肠穿孔的发生率。

3. 灌肠损伤

（1）钡灌肠检查：钡灌肠导致结肠穿孔罕见，Herdnd 报告每年约有 7000 次的钡灌肠，5 年中共有 3 例发生穿孔。小儿肠套叠钡灌肠复位时，可因患儿不合作或灌肠压力过高而致肠管破裂，应小心处理。笔者曾收治 1 例因盲肠息肉电切后行钡灌肠检查穿孔的患者，提示结肠息肉电切后应慎行钡灌肠检查。

（2）清洁灌肠：无结肠基础疾病，按规程操作是安全的。有报道 1 例患者因便秘、腹痛、腹胀，白细胞 $17×10^9$/L，计划灌肠后摄腹部平片，用 1000ml 温肥皂水灌肠，灌肠后即出现弥漫性腹膜炎体征，剖腹探查证实为坏疽性阑尾炎、穿孔并弥漫性腹膜炎，最后死亡，故应严格遵守急腹症禁忌灌肠的原则。

误用腐蚀性药物灌肠等导致的结肠损伤少见，但后果极为严重。

4. 放射性损伤 放射性肠炎是因腹腔、盆腔和腹膜后恶性肿瘤行放射治疗所致的并发症，可累及小肠、结肠和直肠。由于盆腔放射治疗的病例较多，直肠和乙状结肠受损的机会相对较大。

二、结直肠肛管损伤病理类型及严重程度评分

（一）结直肠肛管损伤的病理生理特点

2013 年基于美国创伤数据库的一项 6817 例结肠损伤分析，显示钝性伤和穿透伤分别占 48% 和 52%。结直肠是腹部穿透伤中仅次于小肠的第二常见受累器官。枪伤需剖腹患者中，结肠损伤占 27%。钝性结肠损伤多是非全层、挫伤或系膜损伤，但常是多发伤的组成，伤情更重，住院时间更长，死亡率更高。损伤部位按横结肠、乙状结肠、右半结肠和降结肠顺序发生率依次递减，分别为 24.3%、17.5%、13% 和 8.7%。因骨盆保护，直肠伤少见，但严重骨盆骨折可伴发会阴、肛管和直肠损伤。

（1）结肠损伤的病理生理特点：①结肠中充满粪便，细菌含量高，每克干粪中含大肠杆菌 10^6～10^8 个，厌氧菌 10^{11}～10^{12} 个，故结肠损伤后易发生严重感染。George 将粪便污染分为三度：轻度，指粪便仅污染损伤局部；中度，指较多粪便污染，但局限于腹部的一

个象限；重度，指大量粪便污染并超过一个象限；②结肠壁薄，血液供应较小肠差，伤口愈合能力较差；③升、降结肠后壁位于腹膜后，损伤后早期症状不明显，易漏诊，而致严重腹膜后感染；④结肠损伤合并伤多，穿透伤多。

（2）直肠肛管损伤的病理生理特点：①直肠内粪便成形，细菌含量多，损伤后污染严重；②直肠周围为疏松结缔组织，易发生严重感染并发症；③直肠损伤常伴其他脏器损伤，如骨盆骨折、后尿道断裂等；④直肠肛管损伤发生率低，临床医师多经验不足，易误诊、漏诊。如果诊断和治疗不及时或不恰当，可能发生严重的感染并发症。由于第二次世界大战以后转流性结肠造口等处理原则的确立，其手术病死率已降至 5.7%～16.7%，但并发症发生率仍达 28.6%～75%，早期并发症主要为直肠肛管周围脓肿、出血、直肠瘘、直肠阴道瘘、直肠尿道瘘等，后期并发症包括肛管直肠狭窄及肛门失禁等。

（二）结直肠肛管损伤的临床分类

1. 结肠损伤临床分类　按部位分为右半结肠损伤和左半结肠损伤，最常见的损伤部位是横结肠，其次是升结肠和盲肠。按损伤与腹膜的关系分为腹膜内损伤和腹膜外损伤。按照结肠的损伤程度将结肠损伤区分为毁损伤和非毁损伤。

（1）毁损伤：指裂伤超过 50% 周径、节段性肠壁缺损或系膜区血管等需行节段性切除者，通常是高能量枪弹损伤所致，偶尔为钝性损伤所致。

（2）非毁损伤：指肠壁挫伤、血肿，或裂伤小于 50% 周径者，清创后能一期修补，通常是刺伤等低能量损伤所致。

2. 直肠肛管损伤临床分类　按解剖部位，直肠肛管损伤可分为三类：①腹膜内直肠损伤；②腹膜外直肠损伤，指腹膜反折以下、肛提肌以上的直肠损伤；③肛提肌以下的肛管损伤，包括括约肌及其周围皮肤的损伤，常合并会阴部撕裂伤、阴道损伤等。

（三）结直肠肛管损伤的严重程度评分

反映创伤严重程度的因素包括损伤对生命的威胁、预期的病死率、能量耗损量及吸收量、是否住院治疗、是否需要重症监护、留院时间、治疗费用、治疗的复杂性、整个治疗周期、暂时和永久的残疾可能、永久的功能障碍和以后的生活质量等。单纯凭临床经验描述创伤的严重程度，由于缺乏统一的评价标准，不同国家、不同地区和不同单位间难以相互比较。自 20 世纪 60 年代开始，国外对创伤的严重程度开始用量化表达，以后逐渐推广，由此产生了创伤评分。创伤评分是定量诊断在创伤医学中的应用，是对创伤患者损伤严重程度的量化评估方法，同时也是预测存活可能性、治疗决策、科研对照和救治质量评价的依据，经过半个世纪的不断改进而日趋成熟的一些创伤评分方案逐渐广泛应用于临床和研究中，各种评分方法的共同原则是"多参数量化"描述伤势并预测伤员结局。

创伤评分一般采用量化和权重处理伤员的解剖和生理指标，经数学计算以显示伤情，大致分为三类。①生理评分：如循环-呼吸-腹部-活动-语言（circulation-respiration-abdominal-movement-speech，CRAMS）评分、创伤计分（trauma score，TS）、修正创伤计分（revised trauma score，RTS）等，生理评分不考虑解剖结构的损伤程度，而以伤后各种重要生理参数的紊乱作为评分依据以评价伤势，多数生理评分伤势越重分值越低，受伤时间、个体差异及治疗干预对分值产生影响，主要用于现场评估与分类后送。②解剖评分：如简明损伤定级标准（abbreviated injury scale，AIS）及其派生的损伤严重程度评分（injury severity scale，ISS）等，对各组织器官解剖结构的损伤进行评定，损伤越重评分越高，解剖评分只考虑器官组织的伤情而忽略伤后生理紊乱，分值与伤员存活率有一定相关性，主要用于院内评分。③综合评分：结合生理、解剖和年龄因素评估创伤程度，如创伤与损伤严重程度评分（trauma and injury severity score，TRISS）和创伤严重程度特征（a severity characteristics of trauma，ASOT）等。结直肠肛管损伤通常采用解剖学评分方法。

为了对脏器损伤的严重程度加以量化，20 世纪 90 年代初，美国创伤外科学会制订了"器官损伤定级标准"（organ injury scale，OIS），其评估范围几乎包括了胸腹各重要器官，也涉及周围血管等损伤。通常器官损伤级别与 AIS 分值一致，但多以 2 分为起点，即Ⅰ、Ⅱ级均为 2 分；也受最高分值限制，即有的器官Ⅴ级损伤仅为 4 分或 3 分。同一器官多处损伤评分增加一级。OIS 不仅反映了脏器损伤的严重程度和提示预后，更是不同外科治疗手段选择的重要依据。

OIS 是基于个别器官解剖学损伤的分类方法，更侧重于对患者的临床关注；而现阶段的 AIS 则过于标准化，且一个分值仅仅反映一种损伤。总体而言，OIS 和 AIS 的联系越来越密切。

1. 结肠损伤严重程度评分　AIS-2005 评分、OIS 的结肠损伤严重程度分级见表 7-1。

2. 直肠损伤严重程度评分　AIS-2005 评分、OIS 的直肠损伤严重程度分及见表 7-2。

表7-1　结肠损伤AIS评分及OIS分级

伤情	AIS-2005 评分	OIS 分级
挫伤，血肿：不影响血供	2	Ⅰ
裂伤：未进一步详细说明	2	
未穿孔；非全层；＜50%周径	2	Ⅱ
穿孔；全层；≥50%周径，但未横断	3	Ⅲ
广泛；撕脱；复杂性；组织缺失；横断	4	Ⅳ
血供障碍	4	Ⅴ

表7-2　直肠损伤AIS评分及OIS分级

伤情	AIS-2005 评分	OIS 分级
挫伤，血肿：不影响血供	2	Ⅰ
裂伤：未进一步详细说明	2	
未穿孔；非全层；≤50%周径	2	Ⅱ
全层；＞50%周径	3	Ⅲ
全层扩展至会阴	4	
广泛；撕脱；复杂性；组织缺失；血供障碍	5	Ⅳ

3. 肛管损伤严重程度评分　AIS-2005 的肛管损伤严重程度评分见表 7-3。

表7-3　肛管损伤AIS-2005评分

伤情	AIS-2005 评分	伤情	AIS-2005 评分
挫伤；血肿，未进一步详细说明	1	穿孔；全层	3
裂伤：未进一步详细说明	2	广泛；撕脱；复杂性；大块组织缺失	4
未穿孔；非全层	2		

（张连阳）

第二节　结直肠肛管损伤的伤情评估

结直肠肛管损伤可能仅仅是腹部创伤或多发伤的一个方面，接触患者后应首先遵循高级创伤生命支持（advanced trauma life support，ATLS）行初次评估和二次评估，首先评估和维护气道、呼吸和循环功能。临床上机动车撞击等高能量所致钝性伤，致伤范围广，常为多发伤，且常见漏诊或延误诊断的情况。在评估对生命威胁不大的结直肠损伤前，应先评估和处理对生命威胁更大的损伤。

最后的结直肠肛管损伤诊断通常是在剖腹手术中作出，故考虑结直肠肛管损伤患者需要明确回答两个问题：①有没有腹部损伤？②是否需要手术？目前比较一致的观点认为，只有患者表现为腹膜炎或血流动力学不稳定时才需急诊手术。如果不存在这两种情况，则有更多时间进行进一步的全面检查。

一、严重创伤伤情评估概述

在不影响结局的前提下尽早确诊是严重创伤伤情评估的基本原则。如稳定性骨盆骨折不需紧急处理，可数天后摄片确诊；不稳定性骨盆骨折则需要紧急控制出血和处理伴随的盆腔脏器损伤，应紧急影像学评估处理。标准化、高效率的评估策略是提高多发伤救治时效性的关键，超过 60% 的漏诊是能避免的，可以采取以下 5 种策略。

（一）根据致伤机制评估

详细、全面地了解致伤机制有助于多发伤的伤情评估，如从机动车中弹出、同车乘客有死亡、救出时间>20min、2 楼以上的坠落伤、行人被机动车撞击等都提示有严重伤的可能。对于腹部穿透伤应仔细分析伤道的各种可能，男性乳头平面以下的刀刺伤均可能伤及横结肠等腹腔内脏器。对于腹部钝性伤应充分考虑到伤情的复杂性，发生前方撞击时，司机腹部抵于方向盘，常导致横结肠等损伤；碾压导致的骨盆前后环骨折者应高度怀疑乙状结肠、直肠等损伤。

（二）CRASH PLAN 系统评估

由于严重创伤可能从头到脚，查体和辅助检查不可能面面俱到，应有的放矢、重点突出，公认的系统性检诊程序是"CRASH PLAN"。

1. C（cardiac）　指心脏及循环系统，包括检查血压、脉搏、心率。注意有无心脏压塞的 Beck 三联征，即颈静脉怒张、心音遥远、血压下降。

2. R（respiration）　指胸部及呼吸系统，注意有无呼吸困难、气管偏移、胸部伤口、反常呼吸、皮下气肿及压痛，检查叩诊音和呼吸音，以及胸腔穿刺，必要时应行 X 线片、心脏超声和 CT 等检查。

3. A（abdomen）　腹部是多发伤中最易发生漏诊的部位。

（1）症状：实质性脏器损伤根据血流动力学变化、CT 和超声等动态检查，多数能确诊。而肠道损伤仍是全身脏器中最易漏诊、误诊的，尤其是腹膜后结直肠，为避免漏诊肠道损伤，应重视伤后临床症状变化，如持续高热、肠道梗阻等症状，腹痛、发热等症状常常在肠道蠕动恢复后出现，但进食、排气排便等均不能完全排除肠道损伤，我们曾有 3 例结肠近横断的损伤者在伤后仍可进食排便。

（2）体征：应注意伤口位置、腹部膨隆、腹膜刺激征，注意肝浊音区、肝脾肾区叩击痛和肠鸣音情况。腹部钝性伤后颈部皮下气肿可能是结肠系膜缘或腹膜外部分破裂，气体经腹膜后间隙、纵隔到达颈部，对于无颈胸部损伤的患者出现颈部皮下气肿，应考虑腹部腹膜外肠道损伤的可能。应注意腹部创伤后约 40% 的患者缺乏腹膜炎体征，且如果患者不清醒、中毒和高位脊髓损伤等均可缺乏腹部感觉，对于主观性较强的腹膜刺激征而言，我们提出"多次、多人检查"的原则，提高其客观性；相对而言，引流管流出肠液、粪水样物则容易诊断，我们曾收治 1 例胸部刀刺伤延误诊断脾曲结肠损伤 24 天的病例，在基层医院剖腹术后 3 天就拔出腹腔引流管的教训非常深刻，应强调引流管均应"放过肠道危险期"，而不仅仅是没有出血危险。

（3）腹腔穿刺和诊断性腹腔灌洗（diagnostic peritoneal lavage，DPL）：肠道损伤可出现穿刺液淀粉酶升高，或为脓性，或穿刺抽出气体。虽然随着多层螺旋 CT 的应用，诊断性腹腔灌洗已很少应用，但在多发伤，尤其是合并颅脑损伤、其他伤情相对稳定时（如在创伤病房或 ICU 期间），诊断性腹腔灌洗仍是除外肠道损伤的有效方法，使用应注意诊断性腹腔灌洗敏感性高，特异性差，不能作为指导手术的唯一依据。

对腹部而言没有哪一项辅助检查是完美的，对于伤后或手术后积极复苏仍无法稳定血流动力学，或持续发热的严重脓毒血症患者在用肺部等其他部位感染无法解释时，阴性的诊断性腹腔灌洗和腹部 CT 扫描都不应成为阻止外科医师进行剖腹探查术的依据。

4. S（spine） 指脊柱，注意有无脊柱畸形、压痛及叩击痛，是否存在四肢感觉障碍、运动障碍，可行 X 线平片、CT 和 MRI 等检查。

5. H（head） 指头部，注意意识状况，检查有无伤口及血肿、凹陷，注意肢体肌力、肌张力、生理反射和病理反射的情况，检查 12 对脑神经和格拉斯哥昏迷量表（GCS），疑颅脑损伤者应行头颅 CT 检查。

6. P（pelvis） 指骨盆，检查骨盆，但强调禁忌行骨盆分离试验，以免增加出血量，可行 X 线平片和 CT 检查。

7. L（limbs） 指肢体，常规行视、触、动、量检查，必要时行 X 线平片等检查。

8. A（arteries） 指动脉，主要是外周动脉搏动和损伤情况，可行超声多普勒、CT 血管造影或 DSA 等检查。

9. N（nerves） 指神经，注意检查四肢和躯干的感觉、运动情况。

（三）影像学检查精确评估

现代影像学的发展为严重创伤救治奠定了坚实的基础，恰当地运用影像学技术能从根本上降低延迟和漏诊的风险，磁共振、CT、同位素扫描能将其他检查漏掉的骨折发现率增加 25%。应重视腹部 X 线平片、B 超和 CT 等辅助检查的应用，X 线片可发现骨折、腹腔内的游离气体、腹膜后积气等。创伤超声重点评估（focused assessment with sonography in trauma，FAST）通常作为初次和二次评估的组成，用于血流动力学不稳定者，可发现腹腔内游离液体等肠道其他脏器损伤的间接征象。由于组织中钡剂极难清除，常致感染持续、窦道形成等，怀疑结直肠损伤时禁忌行钡灌肠检查，可以用水溶性造影剂灌肠。直肠内灌注对比剂的 CT 检查可能不准确地评估直肠的高能量伤口，建议慎用。结直肠损伤常合并泌尿生殖系统损伤，必要时应行尿道造影等明确。

多层螺旋 CT 扫描是评价血流动力学稳定的腹部钝性伤患者首选的影像学方法，也是结直肠损伤最重要的诊断方法。稳定的钝性伤、行非手术治疗的腰背部刀刺伤等建议行CT 检查，已经确定手术探查的穿透伤则应直接手术。基于临床考虑，静脉注射、口服和直肠灌注对比剂的三造影方法可增加阳性率。CT 检查可发现结直肠损伤的直接征象包括肠壁连续性中断，甚至与刺伤或枪伤的伤道相连；静脉注射对比剂后系膜处造影剂外溢、口服对比剂外溢至腹膜后等。笔者曾遇尿管位于直肠粪便中，而漏诊直肠膀胱贯通伤 8 天者。还可发现肠外积气、腹腔游离积液、系膜血肿、肠壁增厚等间接征象。

（四）复苏无效时重点评估

创伤复苏是一个有序、全面寻找血流动力学不稳定原因的过程，虽然休克存在几种类型，但多发伤患者的休克通常由出血导致血容量不足所造成。失血的根源可能非常明显，如股动脉撕裂；也可能很隐蔽，如骨盆骨折造成的腹膜后出血。

对于复苏无效的病例，时间就是生命，在全身暴露排除外出血后，复苏甚至剖腹手术后失血体征无明显改善，患者面色苍白、大汗、心动过速、呼吸加快、脉压缩小、低血压和尿量减少等，静脉补液无反应和不能维持生命体征稳定等都提示有继续失血。内出血最可能发生在几个体腔中的一个，如胸腔、腹腔、腹膜后。通常应重点检查以下 5个部位损伤。

1. 胸部损伤 是否存在延迟性胸腔出血，有无心脏压塞等。可以通过拍摄胸部 X 线片、CT 或超声检查，或是安放胸腔闭式引流管观察引流情况来判断。一般早期出血超过1000ml，或者有连续活动性出血应该进行剖胸探查术。

2. 腹腔内损伤 腹腔内是最常见的活动性出血部位，用反复动态床旁腹腔穿刺、诊断性腹腔灌洗、超声检查有助于明确腹腔内是否存在持续出血。

3. 腹膜后损伤 是否存在腹膜后血管、脏器损伤导致的血肿，这是最难发现和控制出血的腔隙。

4. 下肢长骨骨折 可能因为昏迷或脊髓损伤无感觉而无症状，应对照检查两侧肢体。

5. 骨盆骨折 是否存在骨盆骶、稳定与否等。骨盆骨折通常是引起腹膜后血肿的原因。

罕见情况下，低血压和血流动力学不稳定不是由出血造成的，而是由高位脊髓损伤导致的神经源性休克引起，患者通常表现为低血压和心动过缓。

（五）多次动态检查全面评估

严重创伤应强调至少 3 次全身动态检查。

1. 初次评估 重点是气道、呼吸和循环等威胁生命的损伤，重点在颅脑、颈、胸及腹部的检查。

2. 二次评估 在气道、呼吸及循环等情况处理后进行，每一寸皮肤都应看到，每一主要骨骼都应摸到。通过检查表面伤口、触诊骨盆和脊柱等骨结构，包括最初的放射线、超声检查和实验室检查，以明确身体各部位明显的、需要急诊手术的损伤。腹部创伤是最易漏诊的类型，其中肠道又是最难诊断者，笔者 2005 年 7 月至 2009 年 3 月收治严重多发伤（ISS≥16）425 例中漏诊肠道损伤的有 15 例（占 3.53%），多人、多途径、多时相检查非常重要。

3. 三次评估 紧急手术后转 ICU 或外科病房后应从头到脚（head to toe）检查，常能发现在急诊室内遗漏的微小损伤（有时是大的损伤），临床遗漏上小的骨折或韧带损伤常是长期功能障碍的重要原因。

二、结直肠肛管损伤的临床特点

结直肠损伤临床表现差异极大，轻者可仅有模糊腹痛，重者休克濒临死亡。腹膜后的结直肠损伤常表现隐匿，明显表现可延迟 24h 以上。怀疑时应仔细、有针对性地询问病史，注意伤后腹痛、便血情况等。直肠镜检查是腹膜外段直肠损伤诊断的金标准，可据伤情决定在检查室或手术室进行。首先需确认患者病情稳定且没有腹膜炎征象。通常认为不过度充气状态下检查是安全有效的。

如果临床表现不典型，各种检查阴性，但仍怀疑结直肠损伤，则应密切观察病情变化，包括血压、脉搏、体温、腹痛情况、腹膜刺激征变化，每 6～12h 复查一次血常规、C 反应蛋白和降钙素原等。行动态 FAST 甚至 CT 检查，以期尽早确诊。当患者出现腹膜刺激征或感染征象加重时，宜行腹腔镜或剖腹手术探查腹腔。腹腔镜在结直肠损伤诊断和处理中的作用有限，无法诊断腹膜后肠道损伤。一项多中心研究显示，阴性腹腔镜探查后剖腹术的阴性发生率仅为 25%，腹腔镜检查假阴性患者的非手术治疗，可能导致更严重的并发症甚至死亡。

（一）结肠损伤的临床表现

结肠损伤临床表现取决于结肠损伤部位是在腹膜内或腹膜外，粪便漏出量、积聚范围，以及合并伤情况等。

1. 腹膜内结肠破裂　主要临床表现有腹痛、腹胀、压痛、腹肌紧张、反跳痛、肠鸣音消失等腹膜炎症状和体征，远端结肠损伤患者常有便血症状。直肠指诊指套染血，粪便隐血试验阳性，诊断性腹腔灌洗液呈混浊粪样液体。

2. 腹膜外结肠破裂　缺乏特异性临床表现，患者可主诉后腰痛、腹胀，腹膜刺激征不明显，而腰部压痛明显。诊断性腹腔灌洗可呈阴性。

虽然创伤救治体系和救治技术越发进步，但结肠损伤后并发症发生率仍达 15%～50%，包括各种感染并发症、结肠瘘和各种造口并发症等。

（二）直肠肛管损伤的临床表现

直肠腹膜内段破裂的临床表现同腹膜内结肠损伤。腹膜反折以下直肠损伤后腹痛不明显，可无腹膜炎表现。直肠损伤主要表现为肛门出血，会阴部、肛门或下腹部疼痛，或里急后重、肛门坠胀等，有时直肠出血或局部疼痛是唯一症状。若损伤同时累及膀胱、尿道，尿液和粪便即会互相沟通而排出。

查体时注意有无安全带征（在安全腰带横跨腹部位置的线性勒痕或瘀斑）、腹膜刺激征、肝浊音界改变等，直肠指诊了解肛门功能、指套有无血迹等。出现安全带征时，约 20% 伴肠道和系膜损伤，且常伴有腹壁肌肉组织破坏和腰椎或骨盆骨折。

三、结直肠肛管损伤的诊断及伤情评估常见陷阱

（一）结直肠肛管损伤的诊断与鉴别诊断

1. 结肠损伤的诊断与鉴别诊断　结肠损伤的确诊多在剖腹术中作出，穿透性结肠损伤入院后多须立即剖腹探查，应充分考虑到伤道的各种可能，避免漏诊。钝性结肠损伤常至腹腔或严重腹膜后感染出现时才确诊，但已丧失早期治疗的机会。应仔细询问病史，注意伤后腹痛、便血情况等。查体时注意有无腹膜刺激征、肝浊音界改变等，直肠指诊指套有血迹提示结肠损伤。腹部平片部分可见膈下游离气体，但禁忌行钡灌肠检查。腹腔穿刺、诊断性腹腔灌洗和腹腔镜检查有助于诊断。腹膜后损伤患者 B 超、CT 可显示腹膜后结肠

外积液、积气，腰大肌阴影模糊。乙状结肠镜检查可据伤情决定在检查室或手术室进行，但由于常未行肠道准备、观察死角的存在等，乙状结肠镜仍可能遗漏隐匿性的损伤。结肠损伤常合并泌尿生殖系统损伤，应常规导尿、阴道指诊等，必要时应行尿道造影等明确诊断。

对疑有结肠损伤者，应及时剖腹探查，及早控制污染，在重度感染形成前处理，并避免漏诊。结肠位于腹腔的四周，探查要求照明良好、腹壁肌肉松弛。强调全面、有序地探查全结肠，对任何小的肠壁血肿，均应仔细探查；腹腔内污染物的多少不能反映有无结肠损伤，有时即使存在结肠破裂，粪便干结，腹腔内污染也不严重；尤其注意肝曲、脾曲和腹膜后结肠，若这些部位有血肿或积气，应切开后腹膜探查；如发现升结肠或降结肠前壁有伤口，应探查后壁。手术中，发现破裂结肠伤口时应首先夹闭、缝合或吻合器钉合等，避免进一步出血和污染。

结肠损伤诊断策略见图 7-1。

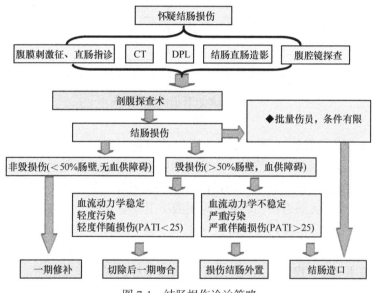

图 7-1 结肠损伤诊治策略

DPL，诊断性腹腔灌注

2. 直肠肛管损伤的诊断与鉴别诊断 腹膜内直肠损伤诊断同结肠损伤。肛管损伤部位表浅，诊断容易，但应判断是仅为肛管撕裂伤，还是合并有括约肌损伤。

腹膜外直肠损伤的诊断则并不容易，凡下腹部、臀部、骶尾部、肛门周围及会阴部有外伤史，出现便血、腹痛、肛门坠胀、发热、血尿或尿液从肛门流出等症状，或剖腹术中直肠周围、腹膜外血肿形成等，均应考虑直肠损伤的可能。应常规进行直肠指诊，检查肛管括约肌的松紧度，有无破裂口及指套是否染血，男性患者应检查前列腺，放置尿管；女性患者应行阴道检查。

疑有直肠损伤者，即使指检为阴性，也应行直肠乙状结肠镜检查，可据伤情决定在检查室或手术室进行。骨盆 X 线摄片有助于了解有无骨盆骨折和异物存留。肛管直肠腔内超声对判断括约肌损伤有重要价值。直肠肛管损伤诊断策略见图 7-2。

（二）结直肠损伤伤情评估常见陷阱

1. 钝性伤者忽略结直肠损伤 结直肠损伤常由穿透伤所致，多数紧急手术探查，故延迟诊断少见。而钝性伤发生结直肠损伤者少见，仅占 5%～13%，故常被忽略，一旦延迟诊断则后果严重。除直接碾压骨盆或腹部等要怀疑结直肠损伤外，系安全带者在机动车高速撞击后的减速性伤害也常并发结直肠损伤，此时腹部压缩产生的压力，以及因减速所造成的动能转变，常导致横结肠和乙状结肠系膜损伤；另外，结直肠可被腹壁与脊柱、骨盆之间挤压受损。查体评估时一定要暴露会阴部，仔细检查会阴部及骶尾部，即使患者已经在院外因骨盆骨折上了外固定架，也要把患者翻过来检查骶尾部。

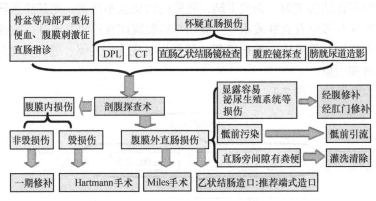

图 7-2 直肠肛管损伤诊治策略
DPL，诊断性腹腔灌注

2. 被阴性体征或平卧位 X 线片误导　结肠内容物对腹膜无剧烈化学刺激，且流动性小、扩散慢，故早期症状局限而隐蔽，腹膜后结肠损伤则临床表现更为隐匿。而且因腹部以外的损伤、药物镇静等因素影响，肠道损伤的腹膜刺激征准确性大大降低，有报道肠道穿孔者、非全层破裂和无肠道损伤者的腹膜刺激征阳性率分别仅为 32.6%、17.3% 和 3.7%。

另外，常常误导临床医师的是平卧位 X 线片，膈下游离气体是诊断胃肠道穿孔的重要方法，但严重创伤患者常常不能站立，无法拍摄立位胸片，而仅仅拍摄了平卧位胸片，常不能显示膈下游离气体，没有"游离气体"的胸部平片常误导临床医师，应特别注意判断拍片时的体位。

3. 剖腹探查指征过严或术中遗漏　不但腹部钝性伤时临床医师经常在延迟诊断和阴性剖腹探查间徘徊，即使腹部穿透伤时临床医师也希望尽量"精准"，避免不必要的剖腹，剖腹探查手术适应证的把握是临床上经常面临的困境。以前只要怀疑穿透腹膜，无论有无临床征象皆常规剖腹探查，却造成可能达 50% 的腹前壁刺伤患者的非必要手术。之后通过伤道探查等证实腹膜有穿透者剖腹探查，但 30% 腹膜穿透的刺伤无明显的腹腔内脏器损伤。现多数专家同意对于腹部穿透伤，如果腹部柔软、无腹膜刺激征则非手术治疗，而仅对有腹膜炎或严重出血证据患者行紧急剖腹手术。

剖腹术后仍然遗漏肠道损伤并不罕见。由于结肠相当部分位于腹膜后，探查难度较大，如发现肝曲、脾曲和腹膜后结肠邻近部位有血肿或积气，必要时应游离肝曲或脾曲结肠，切开后腹膜探查。如果腹腔内脏器水肿，显露不佳，必要时可取出小肠置于左侧或右侧，以改善右侧或左侧结肠显露。对于穿透伤，发现结肠壁脂肪内血肿应切开探查。如发现结肠前壁有伤口一定要探查后壁。特别是对于延迟数天剖腹者，由于腹腔内感染，大量纤维蛋白渗出、附着于肠壁，应仔细清除探查全结直肠，避免遗漏。

术中高度怀疑腹膜外段直肠损伤时，有建议根据致伤机制、便血等即推论直肠损伤而行近端结肠造口。黏膜完整性是除外直肠损伤（尤其是穿透伤）的金标准。但此时是否切开盆底腹膜探查争议较大，故对于骨盆穿透伤等高度怀疑有直肠损伤者应取截石位，便于术中行直肠镜或乙状结肠镜检查。

（张连阳）

第三节　结直肠肛管损伤的治疗

结直肠肛管损伤本身不会致死，其主要死因是粪便污染后的感染并发症，影响结直肠肛管损伤的治疗因素包括结肠损伤程度、腹腔污染情况、合并伤情况和处理是否及时、恰当等，前三者在伤后已成事实，故降低并发症发生率和病死率的关键是早期确定性手术，处理粪便漏出和污染。Lockwood 指出，当损伤后 4h 内施行手术者，效果最佳，手术每延迟 4h，病死率增高 15%，故对疑有结肠损伤者，应及时剖腹探查，及早控制污染，在重度感染形成前处理，并避免漏诊。

一、严重创伤紧急救治策略

严重创伤的组织器官损伤范围广、伤情复杂严重、内环境紊乱严重及免疫功能明显抑制，而且各种并发症发生率高，因此病死率极高。严重创伤常需进行手术治疗，尤其是结直肠肛管等腹部脏器损伤，但是由于损伤的部位和严重程度不同，处理重点和先后次序也不一样，如严重多发伤时，经常几个部位的损伤都很严重，此时在处理顺序上就很难抉择。

现代创伤救治包括现场急救、伤员转运、院内救治等，多发伤救治涉及多个专业，成立专业的创伤救治中心是提高救治水平的基础，包括院外救治技术和先进的生命支持系统、快速转运、基础设施、运行机制和个人经验等是获得最佳结果的关键。多发伤救治可以分为院外救治和院内救治两个阶段。

不论是在院外或院内，首先接触伤员的医师应按 ABC 原则快速评估伤情，即评价气道（和颈椎）（airway）、呼吸（breathing）、循环（circulation），一旦需要应立即行气管插管等挽救生命的措施。在救治过程中伤员出现任何生理状态的恶化，都应按高级创伤生命支持再次立即评估气道、呼吸和循环功能，在评估对生命威胁不大的结肠损伤前，应先液体复苏和处理所有威胁生命的损伤。

结直肠肛管损伤手术术前应积极抗休克、应用广谱抗生素等，并视术中所见调整或终止抗生素的使用，由于污染的存在，预防性抗生素应用可延长至 24h；术中根据患者全身情况、是否休克、损伤部位和时间、腹腔污染情况及治疗条件等综合决定手术方式，对于伴酸中毒、凝血功能障碍者应遵循包括手术止血和暂时性缝合损伤肠道等紧急处理措施，直到酸中毒和凝血功能障碍纠正，并 6000～9000ml 温盐水冲洗腹腔，留置引流；术后密切注意防治感染并发症等。

二、结直肠肛管损伤手术

（一）结肠损伤手术

1. 剖腹探查　结肠位于腹腔的四周，探查要求照明良好、腹壁肌肉松弛。强调全面、有序地探查全结肠，对任何小的肠壁血肿，均应仔细探查；腹腔内污染物的多少不能反映有无结肠损伤，有时即使存在结肠破裂，粪便干结，腹腔内污染也不严重；尤其注意肝曲、脾曲和结肠的腹膜后部分，若这些部位有血肿，应切开后腹膜探查；如发现升结肠或降结肠前壁有伤口，应探查后壁。

2. 结肠损伤手术方式的选择 结肠损伤的手术方式种类较多，结肠损伤范围是决定手术方式的最重要因素。行一期手术还是分期手术是结直肠损伤处理的关键，和平时期的结肠损伤处理以一期修复为主，左右侧结肠损伤的处理也趋于一致。但切忌盲目追求一期手术，应综合考虑患者的具体情况、治疗条件等。对被结肠损伤污染的所有伤口，经清创后最好敞开，待 4～5 天后延期缝合。

（1）一期手术：Sasaki 提出所有结肠损伤均可一期修补或切除吻合，不必考虑其他伴随危险因素，为多数临床研究结果支持。液体复苏和麻醉技术的进步、抗生素应用和缩短受伤到确定性治疗的时间等都有助于一期手术的应用。一期手术的优点是不需再次手术、住院时间短、术后并发症少。

1）一期修补术：已成为结肠非毁损伤、和平时期结肠损伤治疗的主要术式。手术方式包括局部有限清创后缝合关闭破裂处，也可采用带蒂肠浆肌片贴敷修补。适应证：①钝性伤引起的单纯结肠损伤；②伤后 6～8h 以内施行确定性手术；③术前无休克，腹内出血量少于 1000ml；④轻度腹腔污染；⑤无其他脏器损伤；⑥无广泛腹壁组织缺损；⑦年龄小于 60 岁。但腹腔内及腹膜后间隙的严重粪便污染、合并严重伤、肠壁广泛撕裂和血管伤，以及伤员全身情况差者，应避免一期修补术。

2）一期切除吻合术：适用于损伤结肠超过周径 25%者、贯通伤、有肠壁缺损、邻近的多处损伤，以及火器伤等情况，但要求血流动力学稳定、没有严重的腹腔污染。可采取切除毁损肠段，一期吻合回肠结肠，或结肠结肠等措施。

（2）分期手术：包括结肠造口和损伤肠道腹壁外置，是降低结肠损伤病死率的简单、可靠和安全的经典术式，但常规分期手术的原则已被摈弃。

1）肠造口术：虽然结肠损伤应常规造口的原则已被摈弃，但仍是结肠损伤常用的手术方法之一。主要适用于枪弹等高能量损伤、腹腔污染严重、局部损伤重、休克时间长及伤后确定性手术时间延迟者，或因严重失血性休克、多发伤等需采用损害控制外科策略者等。通过粪便转流保证损伤修复处愈合，减轻腹腔内感染，避免术后修补处或吻合口瘘等。

结肠造口有 4 种术式：单腔造口、标准式袢式造口、远端肠道关闭近端造口和双腔造口。应用方式包括损伤处修补或切除吻合后近端保护性造口、损伤肠管外置造口、切除损伤肠段后双腔造口、切除损伤肠段后远端关闭近端造口等。应根据损伤的部位、损伤严重程度、腹腔污染程度等选择，通常选用较游离的右侧横结肠和乙状结肠作造口。近端保护性造口适用于结肠修补或切除吻合可能不可靠，而又无法外置者，尤其是升结肠、降结肠等固定部位的肠袢。严重的右半结肠毁损伤有时可采用损伤结肠切除、远端回肠及结肠断端双腔造口。

标准袢式造口操作及还纳均容易，但可能存在转流不全。在结肠近端和远端造口间，间隔一段皮肤确保完全转流的原则，至今仍为多数外科医师接受。有学者用一棒状物将袢式造口结肠抬高出皮面，经钡餐证实可完全转流，具有手术容易、还纳简单等优点；支撑棒应在 7～14 天后拔取，避免造口肠段缩回腹腔发生粪便性腹膜炎。

2）损伤结肠外置术：对修补和吻合存在疑虑时，可将损伤结肠袢外置 5～10 天，待愈合后再回纳腹腔。外置术手术操作简单，不必行广泛的解剖分离，特别对危重伤员争取抢救时间有益。缺点是住院时间长、并发症多、需再次手术，有些部位如升结肠、肝曲外置困难等。适应证：①有广泛的肠壁损伤时；②结肠袢活力存在疑问时；③修补困难或修补后可能有瘘者；④伴有严重的多发伤。

手术方式有修补后外置术和损伤肠袢直接外置术两种。修补后外置术即使修补失败，也不会造成腹腔内感染，可使60%以上的患者避免结肠造口，外置7～14天后若损伤处愈合则还纳入腹腔，裂开则改为造口。外置并发症发生率达36%～50%，其中肠梗阻占21%。因此，所有结肠损伤均作外置的观点早已被抛弃，目前外置术应用已日渐减少。

为避免外置后较高的造口率和二期手术，同时最大限度地降低修补处瘘发生后腹膜炎的危险，笔者提出"腹膜外外置"的概念，因盲肠、升结肠、降结肠和乙状结肠贴近侧腹壁，可以适当游离侧腹膜，将结肠损伤处的前方、外侧、后方侧腹膜缝合于结肠损伤处附近，使结肠修补处或吻合口置于腹膜外，即使发生瘘也可避免腹膜炎的发生。

由于结肠造口术、抗生素的应用、早期确定性手术等，近年来单纯性结肠损伤病死率已降至4%～10%。采用造口术的结肠损伤患者并发症发生率远高于单纯修补，除两者均有的感染并发症外，还包括造口并发症、再次手术引起的肠粘连等并发症。所有结肠损伤术后应加强抗感染，做好结肠外置和造口的护理，积极防治各种感染、结肠外置和造口等并发症。

（二）直肠损伤手术

除浅表的肛管皮肤撕裂伤、单纯直肠黏膜损伤可行非手术治疗外，其余肛管直肠损伤均应手术治疗，避免或控制严重感染的发生。手术方式包括转流性结肠造口、直肠伤口修补、骶前引流、远侧直肠灌洗，可单用或合用上述几种方法。应根据损伤原因、部位、伤情、就诊时间等综合选择手术方式。

术前疑有直肠损伤者，手术应取截石位，便于术中行直肠乙状结肠镜检查，以及远侧直肠灌洗、骶前引流等。

1. 腹膜内直肠损伤 伤口较小时可双层修补，然后近侧结肠去功能性造口；肠段损伤重如毁损伤等应切除损伤段，远端关闭，近端提出腹壁造口，即 Hartmann 手术；若损伤时间短、直肠空虚、损伤肠壁无明显炎症改变时，可行一期修补。

2. 腹膜外直肠损伤

（1）去功能性结肠造口术：去功能性乙状结肠造口是直肠损伤治疗的基本原则，可根据具体情况选择应用以下5种方式。

1）标准袢式造口术：与端式造口相比，具有操作容易、还纳简单的优点，但若提出的结肠系膜缘未高出皮肤，可能出现转流不彻底的情况。

2）远端肠道关闭法袢式造口术：通过关闭袢式结肠造口的远侧端，达到完全转流，具备标准袢式造口操作简单、快速、还纳容易等优点。

3）双腔造口术：即近端端式造口、远端黏膜瘘法，用于需切除一段乙状结肠者。

4）Hartmann 手术：即近端端式造口、远端关闭于腹腔内。用于乙状结肠和（或）直肠有严重、广泛的损伤，修补有危险，可能发生盆腔并发症时。切除过多则二期还纳时较困难。

5）经腹会阴直肠肛管切除、乙状结肠造口术：用于腹膜外直肠肛管严重毁损伤时。

结肠造口常在术后3～6个月还纳。由于损伤患者多较年轻，身体条件较炎症性或癌性结肠疾病为好，有学者提出可早期（伤后 15 天内）还纳结肠造口，缩短住院时间、减少费用、减少造口护理的需要，消除造口带来的心理、社会及经济上的问题，其适应证包括：①初次手术无严重并发症，术后恢复好，全身情况较好者；②无腹壁切口感染，无开放的会阴部伤口存在；③钡灌肠等证实直肠远侧伤口已愈合。

（2）直肠伤口修补：腹膜内段直肠损伤应修补或切除，但腹膜外段损伤由于显露损伤困难，需游离大部分直肠，技术上有时难以达到，并可能增加感染并发症。伤口修补的适应证：①容易显露的损伤处；②在暴露探查周围脏器如膀胱、髂内血管、阴道时，同时发现的损伤；③伴泌尿生殖系统损伤时，应修补以避免直肠尿道瘘、直肠阴道瘘发生。

对于经腹途径难以显露的伤口，则不强求直接修补，只要转流彻底、感染得到控制；未经修补的直肠损伤，除毁损伤外，一般都能自行愈合。

对腹膜外直肠损伤应慎重选用一期修补，适应证仅为术前已行肠道准备的盆腔、会阴盆底手术中意外损伤者，并且术后应严格控制饮食。

（3）骶前引流：用于直肠腹膜外伤口已经腹修补者、形成肛提肌上方的直肠周围感染或脓肿时。常不需切除尾骨，一般不作预防性引流。

（4）远侧直肠灌洗：理论上远侧直肠灌洗可减少直肠内细菌的数量，但因灌洗液可能沿伤道流入直肠周围间隙，造成直肠周围甚至骨盆骨折部位的感染，故应慎用。事实上多数直肠损伤者直肠相对空虚，取截石位时大多数粪便可手法掏出，常不需直肠灌洗。如果发现直肠旁间隙有粪便，应设法清除。

（三）肛管损伤手术

浅小的外伤只需单纯清创缝合。损伤大而深，累及括约肌和直肠者，应行乙状结肠造口。应仔细清创，注意保留尚未累及的括约肌，并修复损伤的直肠和括约肌，以期尽量保存肛管直肠的功能。对括约肌损伤应分期手术，即先行去功能性乙状结肠造口术；肛管及括约肌损伤处清创后修补，或在感染控制后（1～2 个月后）修补，同时肛管成形；之后 2～3 个月还纳造口。伤口愈合后应定期扩张肛管和直肠，防止狭窄。肛管、肛门括约肌、腹膜外直肠严重毁损伤时行经腹会阴直肠切除、乙状结肠造口术。

肛管直肠损伤术后应加强抗感染、保持引流管通畅及局部伤口处理等。若发生肛管直肠狭窄，可给予扩张、狭窄成形、狭窄切除等处理，出现肛门失禁应行括约肌修复、生物反馈及括约肌移植等治疗。

随着转流性结肠造口等处理原则的确立，其手术后死亡率已降至 5.7%～16.7%。

（四）损害控制性剖腹术对结直肠肛管手术方式的影响

损害控制性剖腹手术的目的是避免酸中毒、低体温、凝血功能障碍等构成的致命性三联征。在结直肠损伤时，控制出血和污染是防治致命性三联征的基础。它的基本理念是在局部解剖结构的确定性治疗前，应先稳定患者，实际上彻底改变了创伤紧急手术，但其给结直肠损伤的治疗带来了更多变化。在首次简明手术时，对于非毁损性结直肠损伤直接用自动缝合器钉合破口，毁损性结直肠损伤则切除损伤肠段，断端用自动缝合器钉合关闭，即达到目的。不必重建肠道连续性或造口，然后采用暂时性腹腔关闭技术保持腹腔开放，目的是尽快结束手术，使患者尽早到 ICU 复苏，防治致命性三联征。24～48h 后患者生理功能稳定后行二次剖腹术，重建结肠连续性（称为延迟吻合）或造口（称为延迟造口）。

有报道称一期吻合修复（即在首次简明手术时即重建肠道连续性，同时开放腹腔）与延迟吻合修复在肠道空气瘘、切口裂开和脓肿等严重并发症方面无差别。对一组 61 例损害控制性剖腹术同时伴结肠损伤手术患者的观察，发现一期手术或分期手术结局相似，不建议分期手术。但由于二次剖腹术时结肠及其系膜常明显水肿，可能增加吻合口泄漏率，故常行造口术，尤其是输血超过 6 单位和出现多种并发症者。也有分析多篇文献后发现损害控制性剖腹术时结肠吻合口瘘的发生率为 0%～27%，高危因素包括碱剩余升高，左侧结肠损伤，大量输血，以及腹腔确定性关闭迟于伤后第 5 天。对于损害控制性剖腹术中结肠不连续状态可持续的时间尚无明确研究，多数专家建议不超过 3 天。

三、结直肠肛管损伤救治的常见陷阱及并发症

（一）结直肠损伤紧急救治中的常见陷阱

1. 忽略大量晶体液复苏对结直肠吻合口的影响 结肠损伤患者常因血流动力学不稳定而使用大量的晶体液等来维持对重要器官的灌注。有研究表明，在最初的 72h 内输入晶体液达 10.5L 时，结肠吻合口失败的风险增加 5 倍。认为可导致肠道壁/肠系膜水肿，增加吻合口泄漏风险，应避免过度的晶体液复苏。对于合并失血性休克患者，大量输注等渗晶体液可增加呼吸衰竭、肢体/腹腔间室综合征及凝血病等风险，应遵循最少量晶体液输注原则（6h 内小于 3L），而且高渗盐水、右旋糖酐和胶体液在早期院内治疗严重失血时均没有更多的益处。

2. 未重视结肠损伤手术的技术细节 在择期结肠切除手术中，与手法缝合的吻合口相比，自动缝合器效果相当。但在创伤人群中与手法缝合的吻合口相比，虽然也有效果一样的研究，但多数研究显示自动缝合器的泄漏率更高。一项多中心的回顾性研究发现，自动缝合器缝合较手法缝合吻合的整体并发症发生率高（20% vs 7%）。连续的、单层缝合效果和双层缝合一样安全，且手术时间缩短 10min。实际上，对于非毁损伤，一期修补的步骤包括探查确诊、适当清创去除边缘失活组织、单层缝合，并用附近的肠脂垂或网膜覆盖支撑。

由于袢式造口容易还纳，常成为分期手术时的首选，但可能担心其转流不全无法达到预期的效果。实际上可以通过自动缝合器钉合或手法缝合关闭远侧肠袢，形成远端肠道关闭法袢式造口。另外，结直肠修补或吻合后近侧肠道保护性造口，是选择结肠还是回肠也常令外科医师困惑，今天这个问题的答案已经很明确：若将来要还纳，则选择回肠袢式造口，无异味，技术上更简单，使用器械更方便。

3. 腹部切口的不当缝合 在结直肠损伤时，剖腹手术切口处的皮肤可以保持开放或关闭。回顾性分析 223 例火器伤导致结肠损伤的患者发现，其外科手术部位感染（SSI）发生率为 13%，其中皮肤关闭或开放感染率无差异。也有前瞻性随机对照试验发现如果切口保持开放，与一期缝合相比，伤口感染率下降一半（65% vs 36%）。结直肠损伤的腹壁切口属污染切口，保持皮肤开放的延期缝合是值得推荐的方法。另外一个选择是，彻底冲洗伤口后缝合切口，在皮肤表面覆盖负压封闭引流，也有助于降低切口感染，这点在择期结直肠手术中已经有证据支持。

（二）结直肠肛管损伤并发症

如果诊断和治疗不及时或不恰当，结直肠肛管损伤可能发生严重的感染并发症，并发

症发生率为 28.6%～75.0%，早期并发症包括直肠肛管周围脓肿、出血、直肠瘘、直肠阴道瘘、直肠尿道瘘等，后期并发症包括肛管直肠狭窄、肛门失禁等。

1. 结肠及腹膜内段直肠损伤并发症　结肠及腹膜内段直肠损伤并发症的发生与确定性手术治疗时间的早晚、选择手术方式的适当与否、合并伤的严重程度等相关。

（1）感染并发症：包括切口感染、腹腔内感染和腹膜后感染，发生率为 5.3%～74.0%。轻度腹腔污染者，术后腹腔脓肿发生率为 19.6%；中、重度腹腔污染者，腹腔脓肿发生率为 63%。预防方法包括及时应用抗生素，不经伤口而是经中线切口探查，加强切口保护，术中应仔细探查、恰当处理腹膜后结肠损伤，充分冲洗腹腔及切口，充分引流，术后高半卧位，必要时切口应延期缝合、术后持续灌洗腹腔等。

Nelson 报道腹部挫伤如不涉及结肠，腹腔内感染的发生率仅为 6%，如涉及结肠，术后感染可增至 21%。Velmahos 对 48 名结肠损伤进行了前瞻性随机研究，将患者分为伤口缝合和敞开两组，分析伤口感染、裂开和软组织坏死感染的情况，结果切口感染率缝合组为65%，敞开组为 36%；伤口裂开率分别是 31%和 14%。认为伤口感染的危险因素包括一期缝合、结肠造口和腹腔内感染。推荐对结肠损伤采用延期缝合，可使伤口感染率降低一半。

（2）吻合口瘘或修补处瘘：0.6%～7.9%发生主要见于一期修补或吻合者。修补或吻合后近侧结肠保护性造口虽不能减少瘘的发生率，但可避免大的瘘和瘘发生后导致的腹腔感染等严重后果。应强调合理选择手术方式，对污染严重、生机可疑的结肠应果断切除，结肠多发伤应行近侧保护性造口。

术后早期区分腹腔内感染和吻合口瘘困难。若术后症状、体征一度好转后再次恶化，如体温再次上升，腹痛加剧而持续不减，腹肌紧张更明显，肛门排气后又停止，肠蠕动再次减弱或消失，应警惕瘘的可能。若引流有稀粪水流出，或切口裂开后有粪臭味或浑浊的粪样物流出，可明确吻合口瘘，若存在全腹膜炎则应果断手术，手术可行缝合裂开部肠祥外置造口，或切除后近端造口远端关闭。若仅为局限性腹膜炎，引流通畅，无体温升高等全身感染症状，可行非手术治疗，包括抗生素应用、通畅引流、胃肠减压、禁食、营养支持等。

（3）造口并发症：严重者有造口肠祥回缩、坏死等，其他有造口脱出、狭窄、造口旁疝、造口旁感染、出血及造口周围皮肤损害等。造口为不得已的救命措施，结肠损伤手术造口有时是永久性的，给患者术后生活带来不同程度的不便，术中操作应仔细，尽量避免各种造口并发症。

结肠造口的并发症还包括造口还纳术的并发症。Curran 整理 809 例造口还纳术的结果，肠梗阻、腹腔脓肿、肠瘘和胰腺炎等严重并发症的发生率为 5.3%，伤口感染、切口疝、肺炎和肠麻痹等一般并发症的发生率为 7.8%，且有 1 例死亡是造口还纳术所致。

结肠损伤术后其他并发症包括小肠梗阻、胰腺炎、骨髓炎、肺不张、胸膜炎、尿路感染、血栓性静脉炎等。

2. 腹膜外段直肠及肛管损伤并发症

（1）肛管直肠周围脓肿：占早期并发症的 46%，分肛提肌上的骨盆直肠窝脓肿、直肠后间隙脓肿、直肠壁内脓肿，肛提肌下的坐骨直肠窝脓肿、肛周脓肿等。脓肿的发生与受伤至确定性手术的时间、手术方式正确与否、引流是否充分等有关。直肠肛管周围脓肿一旦形成应及时引流；若形成直肠周围瘘，应治愈后再还纳造口。

（2）肛管直肠狭窄：在腹膜外直肠火器伤时发生率高达 32%，主要为直肠壁毁损伤、继发严重感染、纤维组织增生及去功能性造口后无粪便通过等所致。狭窄长度少于 2.5cm 的为环形狭窄，超过 2.5cm 为管状狭窄。对可能发生的低位直肠及肛管狭窄，应在感染控制后定期扩张，持续半年。严重狭窄者应在创伤愈合后 3～6 个月行手术治疗，肛管狭窄可行放射切口瘢痕松解术、V-Y 皮瓣肛门成形术、纵切横缝术等；直肠环形狭窄可行经肛管瘢痕切开缝合术、经尾骨直肠后纵切横缝术；直肠管状狭窄必要时可行狭窄段切除、直肠端端吻合术等；若肛管直肠狭窄形成完全梗阻，不能用以上方法治疗时，则结肠造口为永久性。

（3）创伤性肛门失禁：主要为括约肌断裂、毁损所致。括约肌断裂者可在感染控制 3～6 个月后行括约肌修补术、会阴修补术等；括约肌毁损而无直肠缺损者可行肛门括约肌重建术，包括股薄肌移植、臀大肌移植、掌长肌移植等。

3. 结直肠肛管损伤后腹腔间室综合征 腹腔作为一个单独的腔室，如果压力急剧升高，将导致一系列病理生理改变。严重结直肠肛管损伤可因创伤性失血性休克，大量液体复苏或感染并发症等，在救治过程中常出现腹腔高压症（intra-abdominal hypertension，IAH），甚至发生腹腔间室综合征（abdominal compartment syndrome，ACS）。IAH 指持续或反复的病理性腹腔压力（IAP）≥12mmHg；ACS 指 IAP 持续>20mmHg，伴随新发器官功能障碍或衰竭，伴或不伴腹腔灌注压（APP）<60mmHg。危险因素包括严重创伤、腹壁血管损伤、腹腔填塞、重度休克、过量液体平衡等。

（1）IAH/ACS 临床表现：除引起 IAH/ACS 病因的临床表现外，IAH/ACS 患者还出现明显腹胀，腹壁张力增高，肠鸣音减弱或消失；低氧血症、高碳酸血症，吸气压峰值升高；心跳、呼吸加快，心输出量减少；少尿甚至无尿，水钠潴留；代谢性酸中毒及颅内压升高等。

（2）IAH/ACS 诊断：IAP 的测量是诊断和处理 IAH/ACS 的基础，动态的 IAP 监测是高危患者的标准监测项目之一。IAP 测量技术有：①直接测量法，如经腹膜透析管或腹腔镜等方法测量。②间接测量法，如经膀胱、胃、结肠或子宫等放置导管测量。膀胱内压力（intravesical pressure，IVP）测定技术简便、安全、易行，故被认为是 IAP 测定的"金标准"。

（3）IAH/ACS 治疗：IAH/ACS 的治疗主要分为非手术治疗及手术治疗两大类。通常先行非手术治疗，无效后再行切开减压术。

1）非手术治疗：包括以下 4 个方面。①增加腹壁顺应性，如避免胸腹带约束过紧，尤其应避免勉强关闭腹部切口，腹部烧伤患者应切除焦痂等。②排空胃肠道内容物，首先考虑安置鼻胃管、鼻肠管、肛管等方法以排空胃肠道内容物；减少或间断给予肠内营养；甲氧氯普胺、红霉素用于改善肠麻痹时肠道动力；急性假性结肠梗阻症（Ogilvie 综合征）患者可考虑静脉注射新斯的明排空结肠，必要时可经肠镜减压；如果存在低位梗阻，必须考虑手术解除梗阻。③排空腹腔占位损害，如引流腹腔积血、腹水、腹腔脓肿、腹膜后血肿等。④优化液体复苏，应严格监测输液量，避免过量输液；IAH 患者以高渗晶体液或胶体液为主的复苏可能有助于延缓继发性 ACS 的进程。IAH 伴少尿或无尿的患者可行持续性或间歇性血液滤过；利尿或肾脏替代治疗（renal replacement therapy，RRT）净超滤有助于移除过多的液体，减轻第三间隙水肿。但尚无足够的证据推荐使用。

2）手术治疗：开放腹腔（open abdomen，OA）手术的提出已有 20 余年历史，可有效降低病死率和早期术后并发症率，自 20 世纪 90 年代中期以来取得了显著进展，且逐渐统一到以负压封闭引流为主的相关术式上来，据今年一篇综述统计的截至 2011 年报道的较大宗病例总数已近 5248 例，合理应用这一技术必将提高腹部外科危重症患者的救治水平。

OA 手术的适应证包括：①腹膜炎：急性胰腺炎、坏死性筋膜炎、化脓性腹部感染。②腹部创伤：损害控制性剖腹术、腹壁毁损伤。笔者近期应用负压封闭辅助的暂时性腹腔关闭方法成功救治 1 例爆炸致腹壁全层 1/3 缺损、肠道 10 余处破裂严重污染的患者，60 天即能站立行走。③肠系膜缺血，肠管循环难以确定需要计划性再探查者。④原发性或继发性 IAH/ACS，对于 IAP＞20mmHg，伴随有新发的脏器功能障碍，可行腹腔扩容术或减压术。OA 手术基本方法是剖腹敞开原本封闭的腹腔，可立即起到减压作用，IAH 产生的病理生理表现在短时间内即可得到改善。腹腔扩容术（intra-abdominalvolume increment，IAVI）是指腹部手术完成腹腔内手术操作后，腹壁各层不采用常规的分层缝合关闭方法，而是用皮肤或人工材料实施暂时性腹腔关闭的一种有计划的外科手术，也称腹腔减压术（decompression surgery，DS）等。常用的暂时性腹腔关闭手术方式包括皮肤关闭技术（skin closure techniques）、筋膜关闭技术（fascial closure technique，FCT）和负压封闭引流技术。OA 手术对生存率的影响，据 Regner 统计，6 篇文献共 399 例创伤患者应用开放腹腔手术，损害控制外科生存率为 65%～90%；915 例 ACS 行开放腹腔手术的病死率为 43%～75%；493 例急诊普通外科手术中行开放腹腔手术，其中胰腺炎生存率为 25%～70%，穿孔等导致的腹腔感染生存率为 53%～73%。

（张连阳）

思 考 题

1. 关于结直肠肛管损伤的分类，为什么现在多是"钝性伤和穿透伤"，而不是"闭合伤和开放伤"，两种分类有何区别？

2. 男性，35 岁，1h 前被摩托车碾压下腹部，外院 X 线片提示骨盆骨折，患者来院急诊就诊，如何除外结直肠肛管损伤？

3. 损害控制性剖腹术时，对于严重的腹膜外段直肠毁损伤，肠道破口与腹腔相通，首次手术时应选择何种术式？

第八章 肛肠外科急重症

第一节 下消化道出血诊断技术的研究现状与困惑

下消化道出血指十二指肠悬韧带[屈氏（Treitz）韧带]以下的空肠、回肠、结肠及直肠因各种原因引起的血便、大便带血，临床上称为下消化道出血（lower gastrointestinal bleeding）。

一、下消化道出血诊断

（一）排除上消化道出血

下消化道出血和上消化道出血均可表现为血便，在确定下消化道出血之前，必须排除上消化道出血。血便的颜色和数量是诊断的重要线索。在排除饮食及药物因素之后，出现间断少量红色或暗红色血便，即可初步拟为下消化道出血。当出现大量暗红色或红色血便时或仅表现为黑粪或大便隐血试验阳性时，要注意排除上消化道出血。当上消化道出血量在 1000ml 以上，且出血速度快，4h 左右即完全排出时，其大便亦可呈暗红色或红色。上消化道出血和高位小肠出血，血液在肠道内停留时间较长，血红蛋白的铁经肠内细菌作用与硫化物结合形成硫化铁，大便可呈黑色或柏油样。低位小肠或右半结肠少量出血，排出速度慢，血液在肠道内停留时间较长时，大便亦可呈黑色，不要误诊为上消化道出血，此时常需要进行胃十二指肠肠镜检查排除上消化道出血疾病，方可诊断为下消化道出血。

此外，血尿素氮、肌酐值的检查对区分上、下消化道出血也有帮助。当血肌酐值正常，尿素氮增高，可能是上消化道出血或高位小肠大量出血。因为大量出血后，血液蛋白消化产物被肠道吸收，引起肠源性氮质血症。此时需排除由于严重缺血、缺氧、低血容量导致肾血流量及肾小球滤过率降低所致的肾性氮质血症。对于消化道出血患者行胃镜、结肠镜、小肠镜、核素扫描及选择性肠系膜动脉造影检查，多能对出血的部位作出判断。但临床上经常可遇到消化道大量出血患者，无呕血，仅表现为大量暗红色血便，患者一般情况差，不能耐受 X 线、内镜或动脉造影检查，此时可行胃管抽吸消化液或吞钡试验，以排除上消化道出血。若鼻胃管吸出的胃液清亮，患者无幽门梗阻症状，或可抽吸出含有胆汁的黄绿色胃液，则可排除上消化道出血。该法简单易行，可对活动性出血的部位及时作出初步判断，不失为快速鉴别上、下消化道出血的好方法。偶尔十二指肠球部溃疡并大出血，由于幽门水肿狭窄，血液不能反流至胃腔，此时胃液也可呈清亮，但此时患者往往有腹胀、呕吐等幽门梗阻症状。另外，高位小肠出血，出血量大，伴有肠梗阻时，血液可反流至胃腔，此时胃管也可抽吸出咖啡色液体或暗红色液体。便秘或胃肠运动迟缓的患者出现下消化道出血，有时血液不能排出，患者出现不明原因的血压下降甚至休克，此时给患者灌肠通便，可使肠内积血排出，以免延误消化道出血的诊断。

（二）病史及体格检查

仔细询问病史，重点完成体格检查，是做出正确病因诊断的开端。有反复少量显性出血史，提示痔、息肉、憩室；排便习惯改变或粪便变细有切迹，应高度怀疑直结肠肿瘤；反复血性腹泻史应高度怀疑炎性肠病、肠套叠。急性出血性肠病多见于青少年和儿童，而肿瘤及血管性病变则常见于中、老年人。便后滴鲜血，与粪便不相混淆者多见于内痔、肛裂或直肠息肉；粪便呈脓血样或血便伴有黏液，要考虑细菌性痢疾、血吸虫病、肠结核、炎性肠病、结直肠肿瘤；便血伴剧烈腹痛并出现休克，多见于出血坏死性肠炎、肠系膜血管栓塞、肠套叠；血便伴有腹部包块，常见于肠肿瘤、肠结核、克罗恩病或肠套叠等；便血伴有皮肤或其他器官出血者，多为血液系统疾病、急性感染性疾病；反复大量或中等量出血，除贫血和失血性休克外，无其他症状，可考虑肠血管性病变，如血管畸形、血管发育不良、血管瘤或者肠憩室、先天性肠重叠畸形等。直肠指诊应作为诊断下消化道出血的常规检查方法，可以发现距肛门 7cm 内的肿瘤性病变。

（三）特殊检查

1. 结肠镜检查　结肠镜检查操作方便，具有清晰、直观等优点，还可行内镜下治疗，能对下消化道出血的病因及部位做出及时准确的诊断，误诊率和漏诊率低，已成为诊断下消化道出血病因的首选方法。

2. 小肠镜检查

（1）推进式小肠镜：长度 165cm，能达到屈氏韧带以下 60～80cm，即空肠近端。现有小肠镜长度为 200cm，在滑管的辅助下，可达屈氏韧带以下 150cm，能到达空肠远端，诊断阳性率为 13%～38%。

（2）探条式小肠镜：直径 5mm，长 3000mm，无活检钳通过，从鼻腔插入可达空肠，随肠蠕动前进，6～7h 后可达回盲部，成功率为 77%～84%。退镜观察肠黏膜，诊断阳性率为 50%。

（3）双气囊电子小肠镜：如临床怀疑病变在小肠上段，则首选经口进镜，如怀疑病变在小肠下段，则首选经肛门进镜，诊断阳性率可达 90.7%。

3. 胶囊内镜　胶囊大小为 26mm×11mm，照明时间长达 8h，由微型摄像镜头、发光管、电池和电脑芯片组成。从口腔吞入后利用胃肠蠕动将到达不同部位的内镜图像发送到绑在患者腰际的无线感应接收器，通过电脑储存分析，能比较清晰地看到胃、小肠及结肠的内镜图像，对小肠疾病的诊断阳性率为 50%～70%。

4. 腹腔镜　此为近年来推荐用于诊断下消化道出血的新技术，可清晰探查全腹腔，尤其对怀疑肠扭转、肠套叠、急性出血坏死性肠炎、憩室炎、克罗恩病、肿瘤等所引起的出血，诊断准确率为 80% 以上，并能做肠管复位、肠管切除等。

5. 放射性同位素检查

（1）锝-99m 标记的红细胞扫描（^{99m}Tc-RBC）：以 ^{99m}Tc 标记患者 RBC，此标记细胞在出血部位溢出形成放射性浓染区，采用大视野腹部 γ 照相闪烁扫描判断出血部位，当扫描时出血率达 0.1～0.4ml/min 时可能得到阳性结果。^{99m}Tc 标记的红细胞在血中滞留时间较长，24h 反复显像无须注射示踪剂，特别适合于间歇性出血的诊断。

（2）^{99m}Tc 硫化胶体扫描：^{99m}Tc 硫化胶体显像对急性活动性出血的诊断具有操作简便

和出血部位之间比较度较高的优点，可检测出血速度为 0.05～0.1ml/min 的病灶。此方法可隔几小时反复应用，以监测再出血，但由于消除快，在不出血间期必然是阴性结果。

6. 血管造影检查 选择性肠系膜动脉造影检查，如造影时出血量＞0.5ml/min，则可能显示对比剂外溢，可以通过对比剂外溢进入胃肠道，异常血管的显现和肿瘤染色，对消化道出血做出定位、定性诊断，并具有以下优点：

（1）胃肠道内积血不影响检查结果，无须肠道准备，且在造影时出血量越大，阳性率越高。

（2）只需麻醉穿刺部位，痛苦较小，危重患者也可检查，如失血性休克者可边输血边检查。

（3）若结果阳性，不仅了解是哪处血管出血，且可根据造影表现，判断出血病变的性质。

（4）动脉造影是血管病变尤其是黏膜下血管病变的重要诊断方法。

（5）便于术前明确诊断，有利于手术时准确切除，以免盲目切除而增加手术死亡率。

（6）动脉造影不仅有诊断价值，且可经导管动脉灌注加压素及进行栓塞治疗。

二、常见下消化道出血疾病的诊断

（一）肠息肉

大肠息肉所致下消化道出血在国内较常见，大肠息肉可分为腺瘤性、错构瘤性、炎症性和增生性四类。腺瘤性息肉最多见，约 20%位于直肠，40%位于左半结肠，40%位于右半结肠。多数大肠息肉患者无临床症状，有症状者多表现为便血，一般为间断小量出血，血便的颜色与出血部位有关，越接近肛门，颜色越鲜红，直肠或乙状结肠息肉发生出血时，血附于大便表面。息肉表面糜烂、坏死、并发感染时，可导致黏液脓血便。大肠息肉偶可自行脱落，残蒂部血管发生大量出血。

结肠镜下表现及获取活体组织病理学检查，结合每种息肉及息肉综合征的临床病理学特点往往可作出明确诊断。

（二）结肠癌

癌肿引起消化道出血是癌细胞侵蚀血管所致，常表现为少量反复亚急性便血。盲肠或升结肠等右侧结肠癌常引起慢性隐性失血，导致小细胞低色素性贫血，不少患者以贫血为首发症状，并以不明原因贫血就诊，因此对贫血原因不明的患者应警惕结肠癌的可能。右侧结肠癌也发生便血，其特点是血液与粪质混合呈暗红色或褐色便，量较大。有时可在右侧腹部扪及包块，出现右侧腹部隐痛。因盲肠、升结肠管腔的直径较大，很少发生肠梗阻。降结肠和乙状结肠等左侧结肠癌肠腔相对狭窄且多弯曲，故左侧结肠癌易引起肠梗阻和肠绞痛症状，多伴血便，呈鲜红色或暗红色，附于大便表面；若继发感染后可有脓血便，里急后重，肠癌初期易误诊为痢疾。出现低位肠梗阻时，可发生腹绞痛，多发生在餐后，且常伴有排便习惯的改变，便秘与排便次数增多相交替。直肠癌也可引起梗阻或排便习惯的改变，粪便表面带有鲜血或黏液，粪便有时变细或有压迹，并有里急后重或排便不净感。

诊断方法：

（1）直肠指诊：是一种既简单又非常重要的诊断方法，手指可触及直肠 7cm 内的病变，大部分直肠癌病灶在手指可触及范围内，故约 75% 的直肠癌可通过直肠指诊触及。有人报道直肠指诊涂片细胞学检查 841 例，469 例诊断为直肠癌，阳性检出率为 56%。此方法简单易行，无痛苦，检出阳性率高，不会引起肿瘤的扩散和转移，还可进行分型，与病理切片诊断互为补充。

（2）钡剂灌肠检查：简单、安全、价格低廉，是诊断大肠癌的重要方法之一，尤其是气钡双对比造影可清晰地显示肠黏膜肿物、溃疡和狭窄等病变，但对肠管皱褶重叠处病灶及小于 0.5cm 病灶有时会出现漏诊。

（3）结肠镜检查：对直肠指诊未发现病灶的下消化道出血患者，应作结肠镜检查。结肠镜检查不仅可以直接观察到病变，并可钳取组织病变和切除可疑恶变的息肉做病理学检查。结肠镜对结肠肿瘤的误诊率小于钡灌肠，但对肿瘤导致肠腔狭窄不能继续进行全结肠检查时，可能遗漏狭窄以上部位的多发肿瘤，此时，辅以钡灌肠术或术中、术后及时肠镜复查可弥补其不足。

（4）肿瘤标志物检查：如癌胚抗原（CEA）等。

（三）炎性肠病

临床上常见疾病为溃疡性结肠炎、克罗恩病，其中以溃疡性结肠炎最常见。表现为黏液血便、脓血便或腹泻的占 70%～90%，全血便并不十分多见，但大便带血较常见。当病变局限于直肠时，可出现鲜血附于粪便表面。若病变累及范围较广泛，甚至累及横结肠或右半结肠，则血与粪便相混。克罗恩病的病变可累及从口到肛门整个消化道的任何部位，但主要受累部位为末端回肠，其次是各段小肠和结肠。下消化道出血是常见的并发症，可见的出血患者甚至以下消化道出血为主要的临床表现。国内文献报道溃疡性结肠炎和克罗恩病发生下消化道大出血的概率相似，但前者引起的出血似乎更为严重，预后也较差。国外学者认为溃疡性结肠炎无论儿童和成人，只在病变十分广泛而严重时才发生大出血，占 3%～4%。而克罗恩病的病变和溃疡常累及黏膜下层，虽病变局限，但约 6% 可发生大出血。国内炎性肠病所致下消化道出血仅次于结直肠癌和肠息肉，位居第三位。

诊断方法：

（1）X 线检查：溃疡性结肠炎见黏膜粗乱，多发性浅溃疡，结肠袋消失等表现；而克罗恩病见裂隙状溃疡、鹅卵石征、假息肉、单发或多发性狭窄、瘘管形成等。

（2）肠镜检查：溃疡性结肠炎肠镜下其特点为病变呈连续性，从远端直肠向近端发展，大肠黏膜明显充血、水肿，血管网模糊，黏膜粗糙呈细颗粒状，质地变脆，触之易出血及自发渗血；黏膜有多发性浅溃疡，大小不等，形态各异。

（四）缺血性肠病

缺血性肠病是一组因小肠、结肠血供不足引起的局部肠坏死的疾病，患者以急腹症或血便症状而就诊，随着社会老龄化，缺血性肠病发病率增加。诊断方法：

（1）钡剂检查：坏疽性缺血性结肠炎时，可见结肠边缘有弧形切迹为"指压征"或"假性肿瘤征"。

（2）结肠镜检查：考虑缺血性结肠炎的患者可行此检查，镜下可见肠黏膜节段性病变和溃疡，发病 24h 后，肠腔内充满血性液体，局部黏膜充血，易出血；48h 后，局部发白、水肿，并间有充血红斑，伴黏膜下瘀点或散在浅溃疡。由于某些血管的病变造成血供不足，使缺血病变部位与非病变部位有明确的界线。直肠为双重血管供血，因此很少累及直肠黏膜病变。

一些症状比较重的患者，肠镜下见到局部黏膜明显水肿、隆起、充血、出血，以及肠腔狭窄，肠镜不能通过，可能会误诊为结肠癌，因此要注意鉴别诊断。

慢性期时结肠黏膜苍白、萎缩、血管纹理不清。慢性期可出现肠腔狭窄，使肠镜不能通过。结肠镜检查必须慎重操作，以免穿孔。

（3）肠镜活检组织学检查：表现为非特异性改变，可见黏膜下出血和水肿，上皮细胞表面的黏液消失，固有层炎症细胞浸润，亦可见黏膜隐窝脓肿形成，腺体结构破坏，巨噬细胞内有含铁血黄素。慢性期黏膜萎缩伴纤维组织及肉芽组织增生和再生上皮形成。

（4）CT 和 B 超：可发现肠壁增厚，多普勒检查血流改变对诊断有一定帮助，但需更多的经验。

（五）肠血管畸形

肠血管畸形为黏膜下的微小病变，肉眼难以分辨。根据临床表现，病理改变和病变部位等，Moore 等将肠道血管畸形分为 3 型，Ⅰ型：以右半结肠多见，好发于老年人（55 岁以上），病变局限，常为单发，为后天获得性；Ⅱ型：病变可发生于肠道任何部位，以小肠多见。好发于青壮年，病灶较大，属先天性血管发育不良；Ⅲ型：呈多发性点状血管灶，包括遗传性毛细血管扩张症，可累及整个肠道，此型少见。除消化道出血外，肠道血管畸形可无任何症状，病程可几天到几十年，出血方式有慢性少量出血，反复间歇出血及急性大出血。

诊断方法：

（1）选择性肠系膜动脉造影：该方法是目前诊断肠道血管病变最准确的方法，对于出血位置定位和病因诊断有特殊价值，阳性率可达 75%～90%，而且在非出血期也能提示异常血管显示。如动静脉瘘现象在早期，呈"双规征"，提示动静脉间有交通支，引流静脉早显像出现在动脉相晚期和静脉相早期；局部异常增多的血管丛；动脉期显示末梢血管的密集排列或杵状扩张；血管结构紊乱呈蔓状或乱麻状改变；局部染色浓密；出现在动脉期或实质期，而且持续时间较长；静脉期显示细末缘肠壁内静脉扩张、迂曲、造影剂消退迟缓，提示黏膜下静脉扩张。

（2）肠镜检查：胶囊内镜和小肠镜有可能诊断空、回肠的血管性病变，如可发现黏膜和黏膜下层静脉及毛细血管呈网状扩张样改变等，特别是青年患者，血管发育异常通常在屈氏韧带远侧 20～80cm 内。老年患者血管发育异常多发生在右半结肠，但结肠镜的诊断率仅在 30%～50%。结肠血管畸形的镜下表现为直径 0.5～1.0cm 的蓝灰色半球状或扁平状隆起，质地柔软，有囊性感；有的则表现为黏膜下出血点或黏膜上圆形或星状红斑，或黏膜、黏膜下层血管扩张增多。

（3）同位素检查：对于镜检阴性患者，做核素显像检查，且同位素检查应在活动性出血期间进行，当活动性肠道出血时，^{99m}Tc 标记红细胞 ECT 检查，可以发现红细胞浓集现象，揭示有出血存在。一般认为该检查不能明确出血的原因和部位，仅适合筛选检查。

（六）寄生虫病

1. 钩虫病　由十二指肠钩口线虫与美洲板口线虫寄生于人体小肠上段引起的寄生虫

病。临床上有钩虫感染但无临床症状的称为钩虫感染，感染严重能引起贫血者称为钩虫病。致病主要原因是虫体运动所致的机械损伤和成虫吸取血液，成虫吸附在小肠壁靠吸取肠壁内血液生活，且成虫常更换吸血地点，可引发小肠壁内点状渗血或出血。据估计昼夜间每条钩虫所致失血量为 0.025~2ml，久之导致严重贫血。成虫主要寄居在空肠，如若一次严重感染，可使大量成虫繁殖，可引起急性消化道大出血，甚至造成失血性休克。热带、亚热带地区多见，我国除西北地区外均有发病。

诊断方法：主要是在粪中寻找钩虫卵，常依靠直肠指诊图片和饱和盐水漂浮法。如果粪便中虫卵较多时，应用粪便直接涂片法查找虫卵；如果虫卵较少时，则可用饱和盐水漂浮法使虫卵浮集于盐水表面，以提高虫卵的检出率。粪便中虫卵多少与感染程度和临床症状相关，虫卵数<1000 个/g，多无症状；1000~3000 个/g，为轻度感染；3000~10 000 个/g 为中度感染；>10 000 个/g 为重度感染。

钩虫孵育法：将适量粪便涂于滤纸上，置 20~30℃中孵育 3~5 天即可孵出钩蚴。

2. 肠鞭虫　鞭虫病是由于毛首鞭形线虫（简称鞭虫）寄生于人体所引起的肠道寄生虫病。轻度感染为中毒症状，严重者可出现腹痛、腹泻甚至直肠脱垂与贫血等症状。本病以热带、亚热带地区多见，鞭虫主要定居在盲肠和升结肠黏膜，严重时可累及整个结肠与直肠。致病原因主要通过成虫机械刺激导致肠黏膜的损伤和出血，每天每条成虫可使人体失血约为 0.005ml。

诊断方法：依靠粪便镜检鞭虫阳性即可确诊，采用浓集法（如沉淀法或漂浮法）均可提高虫卵检出率。脱垂直肠黏膜上看到虫体或肠镜检查在肠壁上发现鞭虫体均可确诊。

（李　立　甘志明）

思 考 题

1. 小肠镜包含哪几种类型？
2. 血管造影检查有哪些优点？

第二节　下消化道出血的发病原因与治疗现状

一、下消化道出血的发病原因

下消化道出血占消化道出血的 15%，下消化道范围广、出血的病因繁多，兹将下消化道出血的病因分述如下。

1. 肿瘤和息肉　恶性肿瘤有癌、类癌、恶性淋巴瘤、平滑肌肉瘤、纤维肉瘤、神经纤维肉瘤等；良性肿瘤有平滑肌瘤、脂肪瘤、血管瘤、神经纤维瘤、囊性淋巴管瘤、黏液瘤等。这些肿瘤以癌最常见，多发生于大肠，其他肿瘤少见，多发生于小肠。

息肉多见于大肠，主要是腺瘤性息肉，还有幼年性息肉及波伊茨-耶格（Peutz-Jeghers）综合征（又称黑斑息肉综合征）。

2. 炎症性病变　感染性肠炎有肠结核、肠伤寒、菌痢及其他细菌性肠炎等；寄生虫感染阿米巴、血吸虫、蓝氏贾第鞭毛虫所致的肠炎，钩虫或肠鞭虫感染所引起的下消化道出血。炎性肠病包括溃疡性结肠炎和克罗恩病。

3. 血管病变 血管瘤、毛细血管扩张、血管畸形（其中结肠血管扩张常见于老年人，为后天获得，常位于盲肠和右半结肠，可发生大出血）、静脉曲张（注意门静脉高压所引起的罕见部位静脉曲张可见于直肠、结肠和回肠末端）。

4. 肠壁结构性病变 憩室（如小肠梅克尔憩室）、肠重复畸形、肠气囊肿病（多见于高原居民）、肠套叠等。

5. 肛门病变 痔和肛裂。

6. 全身性疾病 白血病和出血性疾病、风湿性疾病如系统性红斑狼疮、结节性动脉炎、白塞综合征、恶性组织细胞病、尿毒症肠炎等。腹腔邻近脏器恶性肿瘤浸润或脓肿破裂侵入肠腔可引起出血。

二、下消化道出血的治疗现状

（一）下消化道出血的诊治程序

（1）先予输血等容量复苏。

（2）胃肠减压管内有血液者，先做胃十二指肠镜检查。

（3）胃肠减压管内无血液者，先做直肠镜检查以排除肛门直肠疾病。

（4）出血停止或减少，做结肠镜检查：①阴性者，观察，如再出血，按中等或大量出血处理；②阳性者，做内镜处理，若再出血做肠段切除。

（5）持续中等量出血，做紧急结肠镜检查或做 ^{99m}Tc-RBC 闪烁扫描：①闪烁扫描阳性者继续行肠系膜血管动脉造影，若发现出血部位可注入药物或栓塞治疗，否则做肠段切除；②闪烁扫描阴性者行手术探查。

（6）持续大量出血，做肠系膜动脉造影，其余处理方案同上述中等量出血者。

（二）下消化道出血的治疗

1. 补充血容量 对急性下消化道大出血的患者，首先要及时补充血容量，包括输液、输血浆或全血，可输平衡液或葡萄糖盐水。开始输液速度要快，待血压回升后可根据中心静脉压和每小时尿量决定输液速度和种类。出现低血容量性休克时，应尽早输全血。

2. 药物止血 常用止血药物包括以下几种，但目前缺乏科学的临床研究评论药物止血的疗效。

（1）生长抑素：醋酸奥曲肽 0.6mg 加入 500ml 液体中静脉滴注维持 12h；注射用生长抑素 3mg 加入 500ml 液体中静脉滴注维持 12h。

（2）垂体后叶素：通常将垂体后叶素 20U 加入 5%葡萄糖溶液或生理盐水中，20min 内缓慢静脉滴注。垂体后叶素滴注期间应专人监护，限制滴速，慎防心律失常。有冠心病和心肌梗死患者禁用。

（3）巴曲酶：活动性出血时，巴曲酶 1～2kU，肌内注射或静脉注射，每日 1 次。

（4）注射用血凝酶：一般情况下活动性出血时，可肌内注射或静脉注射 1～2kU，每日 1 次。紧急情况下，可立即静脉注射 1kU，同时肌内注射 1kU。

（5）去甲肾上腺素：去甲肾上腺素 8mg 加入冷生理盐水 200～300ml 中灌肠，必要时可重复应用，对直肠、乙状结肠出血可有止血作用。

3. 内镜下止血

（1）局部喷洒药物止血法：经结肠镜器械管道插入导管，对准出血病灶直视下喷洒药物进行止血。该法适用于结肠溃疡、糜烂、炎性病变、癌性溃疡、息肉摘除术后出血等。可酌情选用下列药物：去甲肾上腺素生理盐水溶液、1∶10 000 盐酸肾上腺素溶液、孟氏液、组织黏合剂等。

（2）局部注射药物止血法：对较局限的小出血病灶，尤其是血管性病变，可经结肠镜插入内镜注射针进行局部注射治疗。先用生理盐水冲洗出血灶表面，然后在出血灶周围选 2～4 个点，注射时注射针头倾斜 30° 插入黏膜下，针头不得与肠壁垂直，以免刺入过深造成肠穿孔。止血可选用下列药物：

1）1∶10 000 盐酸肾上腺素溶液：可在病灶周围选 3～4 个点，每个点黏膜下注射 0.5～1.0ml。

2）高渗氯化钠-肾上腺素溶液：该溶液内含有 3.6% NaCl 及 0.005%盐酸肾上腺素溶液，在血管病灶周围选 2～3 个点，每个点注射 1ml。

3）无水乙醇：在病灶周围选 3 个点，每个点注射 0.1～0.2ml，观察数分钟，若仍出血，可再注射 1～2 个点。每次注射量不宜超过 0.6～0.8ml，注射量过大易致溃疡。

4）硬化剂：1.5%乙氧硬化醇或 0.75%十四烷基磺酸钠，在血管病灶周围选 2～3 个点，各注射硬化剂 0.5ml。

（3）高频电凝止血法：结肠镜检查发现出血病灶后，用生理盐水或去甲肾上腺素生理盐水冲洗，以除掉血凝块及积血，然后根据病灶性质选用电热活检钳或电凝器止血。

（4）止血夹止血法：此法主要适用于小动脉出血，在内镜直视下经器械管道用持夹器送入止血夹，夹住出血部位，松去持夹器，观察 5min，若无出血可退镜。

（5）氩离子凝固术止血法：氩离子凝固术（argon plasma coagulation，APC）是一种新型可控制的非接触性电凝技术，该技术经离子化气体将高频能量传递至靶组织，使该组织表层获得有效凝固效应，从而达到止血和治疗病变的作用。

4. 介入性止血治疗

指施行选择性或超选择性血管造影，明确消化道出血部位后，经导管灌注药物或进行栓塞治疗，从而达到止血目的。目前最常用的灌注药物是垂体后叶加压素，成人最佳灌注速度为 0.2U/min，一般情况下肠系膜上动脉灌注速度为 0.2～0.3U/min，肠系膜下动脉为 0.1～0.2U/min。该药通常在动脉内灌注后 20～30min 减少血流作用最强。

5. 选择性动脉栓塞疗法

分暂时性栓塞和永久性栓塞两种，前者用自体组织、吸收性明胶海绵等，后者用聚乙烯醇、硅橡胶小球等。适用于严重下消化道出血但不能手术的患者，可先栓塞，待病情稳定后择期手术。

（三）常见下消化道出血疾病的治疗

1. 肠息肉

（1）一般治疗：嘱患者卧床休息，密切监测生命体征，注意病情变化，包括观察神色和肢体皮肤温度，记录血压、脉搏、呼吸、出血量、周围静脉充盈情况、每小时尿量，必要时测定中心静脉压。

（2）补充血容量：首先要及时输注液体、血浆、全血等补充血容量，开始输液速度宜快，待血压回升后可根据中心静脉压和每小时尿量决定输液速度。出现低血容量性休克时，应尽早输全血。如在补充血容量的同时，患者的血压仍较低而危及生命者，可适量静脉滴注多巴胺及间羟胺等血管活性药物，将收缩压暂时维持在 12kPa 以上，以避免低血压时间过长影响重要器官的血流灌注，并为进一步输血和止血争取时间，一般认为，在失血性休克时，应尽快补充血容量，不宜过早使用血管收缩剂。

（3）药物止血治疗

1）神经垂体加压素：通常应用垂体后叶素 20U 加入 5%葡萄糖溶液或生理盐水中，20min 内缓慢静脉滴注，必要时可重复静脉滴注，垂体后叶素滴注期间应专人监护，滴速不可过快，慎防引起心律失常。冠心病和心肌梗死患者属禁忌。垂体后叶素可选择性减少内脏动脉血流，有报道其控制下消化道出血有效率达到 80%左右。

2）注射用血凝酶：一般情况下活动性出血时，可肌内注射或静脉滴注 1～2kU，每日一次。紧急情况下，可立即注射 1kU，同时肌内注射 1kU。

3）其他：可静脉滴注酚磺乙胺、抗血纤溶芳酸和 6-氨基己酸。前者可减少毛细血管通透性，后两者可抑制纤维蛋白溶解作用。

（4）结肠镜下止血

1）高频电凝止血：结肠镜检查发现出血病灶后，用生理盐水或去甲肾上腺素生理盐水冲洗，以除掉血凝块及积血，然后根据病灶性质选用下列电凝方法。①电热活检钳止血法：操作时电热活检钳直接钳住病灶，并向肠腔内拉起而离开肌层，然后进行电凝，尽量减少电凝时组织损伤。凝固电流指数根据病灶大小而定，每次电凝 1～3s。②电凝器止血法：电凝器有单极、双极、多极三种，其止血原理系电流通过组织时产生热效应，导致组织蛋白凝固而止血。单极可凝固至黏膜下或肌层血管，止血效果好。双极凝固所用的指数级时间因病灶大小和高频电发生器不同而异。电凝通常自出血病灶周边开始，最后电凝中心部位。电凝头以刚接触病灶表面为宜，切勿压迫太紧，以免电凝后撤出电凝器时撕脱焦痂导致出血。此外，不得在同一部位重复电凝，否则凝固过深造成肠穿孔。在出血的血管上直接电凝可能破坏血管导致更多出血，因此主张将电凝器置于距出血血管周围 2～3mm 处，行环形电凝摘除术后残蒂（长度＞0.5cm）出血。操作方法与一般高频电凝息肉摘除术相似。

2）微波凝固止血法：该法通过组织凝固坏死、小血管痉挛、管腔痉挛、凝固血栓形成等，从而达到止血目的，应用于治疗消化道出血，并取得显著的疗效。

3）氩离子凝固术（APC）：是一种非接触型电凝固技术，利用高频电流以单极技术通过电离的有导电性的氩气（氩离子体）无接触地引导到需要治疗的组织产生凝固效应，内镜下氩气刀的最大优点是凝固深度的自限性，一般不超过 3mm，不会出现穿孔，其次是氩离子束可以自动导向需要治疗的组织表面，而不一定沿氩气流原来的方向，也不一定是喷头所指的方向，它可以进行轴向、侧向和自行逆向凝固，几乎可到病变的每一个角落，对息肉、出血等病灶的处理非常自如，与一般高频电刀相比，有止血快、失血少、无氧化和焦痂等良好效果。

4）止血夹止血。

2. 结肠癌　对于结直肠癌引起出血者，有药物、内镜和手术治疗等方法。

（1）药物治疗：抗纤溶药物氨甲环酸、6-氨基己酸等能抑制纤维蛋白溶酶原激活因子，使纤维蛋白溶酶原不能被激活为纤维蛋白溶酶，从而抑制纤维蛋白溶解，达到止血的目的；巴曲亭是一种酶性止血剂，具有凝血激酶和凝血酶的作用；维生素 K_1 参与凝血酶原的合成并能促进血浆凝血因子在肝脏合成，血管收缩剂如去甲肾上腺素 8mg 加入冰盐水 100ml

保留灌肠，使出血的小动脉强烈收缩而止血，可在内镜直视下喷洒止血药物，也可采用微波或激光进行凝固止血。

（2）内镜治疗：肿瘤组织发生出血，可在内镜直视下喷洒止血药物，也可采用微波或激光进行凝固止血。

（3）手术治疗：对于内科保守治疗无效者，可考虑外科手术止血。

3. 炎性肠病

（1）止血药物治疗：应用氨甲环酸、6-氨基己酸、注射用血凝酶、维生素 K_1 等止血药。

（2）除了止血治疗外，溃疡性结肠炎应给予氨基水杨酸制剂（ASP，美沙拉嗪、奥沙拉嗪和八柳氮等）、糖皮质激素、免疫抑制剂等药物；克罗恩病除了给予上述药物外，还可给予抗生素治疗（如甲硝唑、环丙沙星等）对控制病情活动有一定疗效，还有抗 TNF-α 单克隆抗体等药物治疗。

（3）手术治疗：大出血内科治疗无效，可行手术治疗，但手术对于克罗恩病而言，术后复发率高。

4. 缺血性肠炎 根据发病的原因、病情缓急和严重程度进行治疗，一般为非手术治疗，因病情难以预测，必须住院治疗，及时内科治疗能缓解病情的发展，包括禁食、补液、纠正低血容量，可用血浆、低分子右旋糖酐和葡萄糖降低血液黏度，维持水、电解质平衡，静脉给予营养。如有肠麻痹时，要置胃管给予胃肠减压。

近年来发现吸氧、罂粟碱、异丙肾上腺素、血管舒缓素、组胺、血清素、血管活性肽和胰升糖素能扩张结肠血管，增加结肠的血流量或组织的氧供。给予广谱抗生素对控制或防止继发感染非常重要。

一般缺血性肠炎经上述治疗后，患者症状能很快缓解，7~10 天痊愈。

慢性发病手术治疗指征：反复发作霉菌症的慢性节段性肠炎；有肠狭窄症状者。

5. 肠血管畸形

（1）非手术治疗

1）药物治疗：可选择促进肝脏合成凝血酶原，增加血小板数量，抑制纤维蛋白生成的药物。

2）介入栓塞治疗：对血管病变所致的下消化道出血安全有效。

3）内镜下注射硬化剂、电凝止血或激光照射止血疗法。

（2）手术治疗：在肠道血管畸形所致的下消化道出血中具有极其重要的地位，对于反复发生出血者可考虑行手术治疗，手术方法为切除病变肠段。

6. 寄生虫病

（1）钩虫病：一旦明确诊断后，服用驱虫药治疗后止血即可停止，再经过适当补铁治疗，预后良好。

1）驱虫治疗

A. 噻嘧啶：11mg/kg，睡前顿服，连续服 3 天，治愈率达 90%以上，肝、肾、严重心脏病或发热患者暂缓用药。孕妇、有冠心病及严重胃溃疡病史者慎用。

B. 复方噻嘧啶：系双羟萘酸嘧啶与澳客太尔混合压片而成。每次 3 片，一日 2 次，连服 2 天。十二指肠钩虫阴转率为 94.3%~96.7%，美洲钩虫阴转率为 94%

C. 甲苯达唑：100~200mg，每日 2 次，连服 3~4 天，钩虫卵阴转率为 98.7%~100%。

D. 丙硫苯咪唑：成人，400mg，顿服，隔 10 天再服一次。十二指肠钩虫阴转率为 82%~

97%，美洲钩虫阴转率为 81%～96%。

E. 氟苯咪唑：100mg，每日 2 次，连服 3～4 天，钩虫卵阴转率为 95.6%～100%，剂量不随年龄改变。

F. 奥苯达唑：10mg/kg，每日 1 次，连服 3 天，2 种钩虫的阴转率可达 100%。

2）补充铁剂：对于此类贫血患者同时补充铁剂，硫酸亚铁 0.3g 或 10%枸橼酸铁 10ml，每日 3 次，一般治疗 2 个月后贫血可得到纠正，严重贫血可少量输注新鲜血液，另外加强营养支持，宜食富含蛋白质和维生素的食物。

（2）肠鞭虫：治疗鞭虫感染的疗效常与感染程度有关。

1）病因治疗：甲苯达唑：公认最好的驱治鞭虫药。100mg，每日 2 次，连服 3 天，必要时可重复使用，治愈率达 90%以上。氟苯咪唑：200mg，每日早饭后顿服，连服 3 天，治愈率为 91%。奥客太尔：10mg/kg，每日 2 次，连服 2 天，虫卵阴转率 88%。噻嘧啶：轻型病例剂量为 15mg/kg 顿服，重型病例可连服 2 天。

2）支持治疗：凡明显贫血、营养不良者可给予补充血容量等治疗。

（李　立　甘志明）

思　考　题

1. 内镜下止血包含哪几种方法？
2. 简述下消化道出血的诊治程序。

第三节　急性下消化道出血的处理策略与挑战

急性下消化道出血（acute lower gastrointestinal bleeding）是指回盲部远端的消化道短时间内大量出血，一般不如上消化道出血凶猛，80%～90%的患者可自行止血或通过非手术治疗进行止血，仅有少部分患者会由于急性大量便血引起血流动力学改变而发生休克。对于急性下消化道出血的处理，首先应仔细完成病史询问、体检、化验和相关检查，初步确定出血的病因和部位。对于大量急性出血、血流动力学不稳定的患者，应在积极补液扩容复苏的同时快速完成各项检查，寻找出血原因，从而采取及时有效的治疗措施。

一、急性下消化道出血的初步评估

（一）病史

了解便血情况是诊断下消化道出血的第一步，下消化道出血主要表现为鲜血便、暗红色或黑色大便，病史中要着重了解血便的特点：棕色粪便混有或沾有血迹，出血多来源于乙状结肠、直肠或肛门；大量鲜红色血液，提示出血来自结肠；栗色粪便意味着出血位于右侧结肠或小肠；柏油样或者黑色粪便表示出血多来自上消化道。无痛性大量出血，通常提示憩室出血或血管畸形引起的出血。血性腹泻伴有腹部阵发性绞痛、急迫感或里急后重的症状，是炎性肠病，感染性结肠炎或缺血性结肠炎的特点。另外年龄与便血关系不可忽视，如息肉、肠套叠、急性出血性肠炎多见于儿童、少年，结肠肿瘤及血管病变则常见于中老年人。既往史中，有无类似出血史，以往出血时的检查，诊断及治疗方法也很重要，如血管发育畸形的患者既往常有反复发作性出血的情况。在询问家族史时应注意有无遗传性疾病，如家族性结肠息肉病、出血性毛细血管扩张症和血友病等。

（二）体格检查

一般情况检查，观察贫血貌程度，注意有无皮疹、紫癜、毛细血管扩张；全身浅表淋巴结有无肿大；腹部有无触及肿块，听诊肠鸣音有无改变。特别需要强调的是，急性下消化道出血应常规进行直肠指诊，能在出血早期快速发现直肠肛管内病变，简单高效。

（三）实验室检查

血常规（血红蛋白、红细胞计数、血细胞比容、血小板计数）；肝功能检查（胆红素、谷丙转氨酶、谷草转氨酶、血清白蛋白、碱性磷酸酶）；凝血功能（凝血酶原时间、部分凝血活酶时间、纤维蛋白原）。血尿素氮和血肌酐比值有助于确定消化道出血的位置：95%以上的上消化道出血 BUN：Cr＞25：1，而 90%以上的下消化道出血 BUN：Cr＜25：1；怀疑肿瘤者要进行肿瘤标志物检查；疑伤寒者要做血培养及肥达试验。

（四）辅助检查

对于急性下消化道出血目前仍然没有最明确有效的检查方法，美国消化内镜协会指南推荐纤维结肠镜检查作为急性下消化道出血的早期诊断方法，然而该指南并未对何为早期做出定义。因此，对于进行肠镜检查的时机仍然存在争议。其他有效的检查方法有 CT 检查、放射性核素检查、选择性动脉造影、超声检查等。一项国外回顾性研究提示，增强 CT 检查能够帮助决定选择肠镜检查的最佳时机，结肠憩室引起的出血在增强 CT 影像学上表现为肠腔局部因造影剂外泄而出现浓集现象，一旦发现这种结果应立即行纤维结肠镜检查，可以快速明确出血部位进行止血治疗。此外，当增强 CT 影像学结果表现为肠壁的增厚时，出血原因可能为结肠炎性改变或存在结肠占位性病变，在血流动力学稳定后可以择期行肠镜检查。当结肠镜检查找不到出血病灶时，应考虑小肠出血的可能性，对此，选择性动脉造影是非常有效的检查手段，它的检出率能达到 40%～78%。

二、急性下消化道出血的非手术治疗

（一）急性下消化道出血导致出血性休克的处理

有以下情况之一应考虑为急性大出血：①鲜血便每次达 200～300ml；②面色苍白、出冷汗、脉搏 120 次/分以上，收缩压在 90mmHg 以下，一般失血量成人在 800～1000ml 及以上，仍不能使血压、脉搏保持稳定者。

急性下消化道出血失血性休克主要病理生理改变为有效血容量减少，及时补充血容量至关重要，微循环开放导致的毛细血管床扩大是休克的病理生理改变之一，补液时不仅要补充已经丢失的血容量（全血、血浆和水电解质），还要补充由于毛细血管床扩大所增加的液体量。休克发生的时间与微循环开放、毛细血管床扩大的严重程度关系密切，休克发生后，持续的时间愈长，需要补充的血容量愈多。因此，抗休克治疗的早晚直接关系到休克治疗的临床疗效。在确定补液量时，要充分考虑休克发生的时间，并结合血压、脉搏、心律、中心静脉压、实验室检查结果和临床疗效综合判断。通常临床补液过多发生率远高于补液不足，原则上是宁少勿多，分次补足，避免补液过多造成急性左心力衰竭和肺水肿。

补液种类和成分：原则上讲，以补充全血、红细胞或血浆为主，但是，在临床操作过程中输血需要一定时间，最便捷的方法就是补充晶体液和代血浆，此外，为了降低血液黏滞度改善微循环，主张补充含钠的晶体溶液。含钠溶液不仅能很快纠正功能性细胞外液减少，恢复机体内环境稳定，适量输入含钠溶液还能改善和维护肾小管功能和肾小球滤过率。常用的晶体液有平衡盐溶液、生理盐水、林格液、5%～10%葡萄糖盐水等，主要是含钠溶液。当然还应补充胶体溶液，胶体液有全血、红细胞、血浆、各种代血浆等，胶体液有维持血浆胶体渗透压的作用，防止水分从毛细血管渗出，能维持有效血容量。此外，补充全血和红细胞能提高血液的携氧能力，改善贫血和组织缺氧，避免或改善器官功能障碍；血浆除了能补充各种凝血因子外，还能补充一些抗体；各种代血浆的产生，除了能有助于维持血浆胶体渗透压、保留血容量、维持血压外，还能缓解血源紧张和短缺的难题。但是，各种晶体和胶体的补充，以维持血细胞比容（HCT）在30%～35%之间为限，主要是考虑避免血液黏滞度增加影响血液循环和重要脏器的灌注。低分子右旋糖酐有扩容、维持血浆渗透压、减少红细胞聚集和防止DIC的作用，但可能干扰凝血机制，不宜大量使用。

补液速度：严格意义上讲，对于下消化道出血引起的失血性休克，恢复血容量的速度越快越好，但鉴于患者的心肺功能，盲目快速补液的结果是诱发心力衰竭和急性肺水肿，有心脏器质性病变患者尤为突出。因此，补液速度的快慢应依据不诱发心力衰竭和肺水肿情况下的最快速度，必要时还须借助强心剂预防和纠正左心衰。

下消化道出血引起休克进行大量补液时，应严密监测血压、脉搏或心率、尿量、皮肤弹性、口唇干燥和口干的程度等，以便于判断和确定补液的量、种类、成分、补液速度等。CVP是目前被公认的最能反映和衡量机体容量水平多寡的监测指标，很多情况下将CVP值的绝对值作为机体容量水平的主要标志，并依据CVP值决定补液量。当然一味地强调CVP值并不科学，需要动态观察CVP值变化并结合临床症状综合判断。血管收缩药物虽然可暂时升高血压，但组织缺血加重，尤其是重要脏器缺血，以至于在血压基本正常的情况下也可造成脏器的功能障碍。在急性下消化道出血的治疗中，应慎用血管收缩药物。

（二）纤维内镜下止血治疗

纤维内镜不但是有效的检查方法，通过内镜下止血方法也多种多样，内镜下局部喷洒药物如去甲肾上腺素、凝血酶、医用黏合胶等止血；高频电凝、激光或微波，钛夹夹闭止血；局部注射止血药物：于出血灶周边注射1∶1000肾上腺素液2～3ml，或用高渗氯化钠与0.005%肾上腺素液混合于出血灶局部注射，达到止血目的；硬化剂局部注射，主要使用无水乙醇，每次0.2～0.3ml，注射于病变出血的血管周围，无水乙醇注射时要慎重，不宜超过1ml，以免导致溃疡或穿孔。

（三）选择性血管造影下治疗

下消化道出血尤其是小肠出血，选择性或超选择性动脉造影不仅可明确出血部位和性质，同时可进行有效止血，治疗方法有药物灌注和栓塞治疗，常用的灌注药物有血管升压素、肾上腺素、去甲肾上腺素和麻黄碱等，血管升压素灌注最常用，但是需要持续用药，且严密观察，其并发症包括低血压、心律失常和心搏骤停等，止血成功后发生再出血的概率有36%～50%。随着介入技术和材料的发展，超选择性肠系膜动脉栓塞逐步被推广用于急性下消化道出血的治疗，微弹簧圈是目前临床上最常用的栓塞材料，大小仅有 2～5mm，将微弹簧圈通过导丝置入肠系膜血管远端的终末血管分支并到达相应区域完成栓塞，止血成功率可以达到 80%～90%，如果发生再出血，可以重复进行栓塞。对消化道出血严重，但又不能手术者，也可先栓塞治疗，待病情稳定后择期手术。栓塞也可作为永久性治疗，适用于小肠动脉畸形、海绵状血管瘤、小动静脉瘘引起的出血等。肠道缺血是栓塞治疗最主要的并发症，发生率在 10%～22%，该并发症通常发生于肠系膜边缘动脉的栓塞后，栓塞的部位应尽量靠近肠系膜动脉终末的直小血管。

三、急性下消化道出血的手术治疗

大多数急性下消化道出血甚至持续性出血患者通过保守治疗能够成功止血，在积极复苏的情况下，血流动力学仍然不稳定时，则需要急诊外科手术干预。出血部位及病因明确，非手术治疗病灶处理不满意，根据病情可采取急诊手术或择期手术。

急诊手术的适应证：①大量液体复苏仍然存在低血压或休克无改善。②持续输血（大于 6U 红细胞）的情况下，急诊肠镜检查、动脉造影、放射性核素等检查仍然无法明确出血点。病情稳定，诊断明确，全身情况好转，但继续有出血。③出血同时伴急腹症，如肠梗阻、肠穿孔、肠套叠、急性腹膜炎等。④诊断明确，出血虽已停止，考虑到过去有消化道出血特别是多次出血史，此次属间歇性出血，出血为暂时性停止，可能在短时间内再次大出血。手术在制止出血的同时，根据病情对原发病作相应的处理。对于一些非梗阻性结肠缺血性疾病，尤其是肾衰竭或重度动脉粥样硬化引起的急性下消化道出血，常常是暴发性出血，如不及时手术，病死率很高。

对于出血部位诊断明确并且各种保守治疗无效的患者应该行手术治疗，术前精确的定位对手术切除范围至关重要，不要盲目选择结肠次全切术，其术后再出血率高达 33%，病死率达到 33%～57%。术前有效的检查明确出血部位后进行相应肠段局部切除能有效降低术后病死率。

手术中应仔细探查整个消化道，做到不遗漏。首先排除有无上消化道出血病变，如有可疑出血，可通过术中胃十二指肠镜检查或细针穿刺检查方法排除。积血肠段检查：一般出血位置在积血肠段以上，从积血处向上探查，可发现肿瘤、息肉、憩室等病变，但也不可忽视积血肠段以下部位的探查。小肠出血时大量出血流向结肠，并积在结肠内，有可能会误以为结肠出血，而错误地进行结肠肠段切除。因此，即使整段结肠内充满积血，也不能遗漏掉对小肠的探查，尤其是小肠内也有积血的情况下。肠段隔离法：在积血肠段以上肠管，每隔 50cm 上一肠钳，若病变正在出血，则肠钳间肠段内即可有积血出现，认定病灶处可行肠管切开探查或必要时作切除，并解剖切下肠管，找出出血部位送病理科化验。术中纤维结肠镜检查多用于不明原因的小肠出血，术中在小肠中段切开，将纤维结肠镜经切口分别插入近端和远端小肠，边进镜边观察，退镜时再仔细观察，术中应熄灭手术室灯光，在肠腔外同时观察，以发现病变的部位、数量、大小，尤其对辨认小的血管异常特别重要。

（赵　任　陈献则）

思 考 题

1. 急性下消化道出血的非手术治疗方式有哪些?
2. 急性下消化道出血的急诊手术指征包括哪几项?

第四节 肛周坏死性筋膜炎病因及发病机制探索与思考

一、病因

对于坏死性筋膜炎而言,其具体病因尚无定论,对于肛周坏死性筋膜炎(perianal necrotizing fasciitis,PNF),多数患者均有一些明确的诱因,如肛周局部皮肤的破溃感染、直肠泌尿生殖系统的感染等,同时大多数患者在发病前存在一些高危因素,如糖尿病、免疫力低下等,并且基于肛周特殊的生理、解剖结构,导致肛周更加易感坏死性筋膜炎,以下从三个方面分别进行阐述。

(一)解剖学特征

在坏死性筋膜炎的所有病例中,肛周坏死性筋膜炎占总数的21%,肛周坏死性筋膜炎通常发生于肛周及生殖三角,这与会阴部特殊的解剖结构有着很大的关系,会阴部组织疏松、存在较多的生理腔隙,并且会阴部通常处于潮湿的环境,容易滋生细菌,甚至在正常情况下,会阴部也有厌氧菌寄殖。肛周坏死性筋膜炎往往会沿着筋膜层扩展蔓延。因此,了解掌握盆底、肛管会阴部解剖筋膜结构对于理解肛周坏死性筋膜炎的发生、发展有重要作用。会阴部中存在重要的会阴浅筋膜 Colles 筋膜,它同尿生殖膈相融合。会阴浅筋膜可以包裹阴茎,并且向腹部延续为腹壁浅筋膜深层(Scarpa 筋膜)。基于此解剖基础,会阴部的任何感染,可以迅速地侵犯阴囊、阴茎的皮肤并且蔓延至腹壁的浅筋膜。Buck 筋膜是包绕阴茎的深筋膜,尿道的感染通常会被 Buck 筋膜限制于阴茎腹侧,但是一旦 Buck 筋膜受到感染侵犯,则炎症可以通过会阴浅筋膜侵犯会阴部并且蔓延至腹壁。其次,肛提肌和肛门外括约肌可以在肛管直肠后侧融合,形成肛门括约肌的复合体,若受到感染侵袭,感染会沿着直肠进入骶前间隙、膀胱后间隙、骨盆直肠窝,引起肛周会阴部、生殖三角处的整体的感染。

(二)高危易感因素

肛周坏死性筋膜炎最常见的诱因就是感染,包括肛管直肠的感染、尿道生殖区的感染、会阴部皮肤的感染等。根据文献所报道,在大样本量的肛周坏死性筋膜炎相关回顾性研究中,24%的病例感染来源于皮肤的感染,皮肤感染的原因有很多,如蚊虫叮咬、皮肤擦刮伤等,皮肤软组织创伤导致天然生理防御屏障的破坏,这也是肛周坏死性筋膜炎重要的易感因素;其次21%的肛周坏死性筋膜炎来源于肛管直肠的感染,肛管直肠的感染是肛周坏死性筋膜炎重要的独立危险因素,肛管直肠的感染也可分为原发性和继发性。原发性感染如肛窦炎等,继发性感染通常是由于肛管直肠手术所致的外科感染;其余多数感染来源于泌尿道的感染(占19%)。但部分患者无法确定原始感染病灶的来源,通常这些患者的感染往往来源于腹腔,来源腹腔感染的病因通常有阑尾炎、克罗恩病、溃疡性结肠炎、肠梗阻等。

其次，糖尿病是肛周坏死性筋膜炎的一个重要危险因素，在肛周坏死性筋膜炎的病例中，大部分患者均患有糖尿病。糖尿病患者自身的免疫系统较弱，趋化功能、吞噬功能均因糖尿病而受到抑制，并且糖尿病所致的血管病变会对病变部位的微循环造成不利影响，给厌氧菌提供了很好的局部感染环境。

此外，高龄、吸烟、肥胖、高血压、恶性肿瘤、肾衰竭、肝硬化、长期使用类固醇药物、接受放化疗、存在免疫抑制以及存在酗酒史的患者，均存在相对高发肛周坏死性筋膜炎的风险。

（三）致病微生物

坏死性筋膜炎按照致病微生物类型通常可分为 4 种类型，包括：Ⅰ型，多种微生物协同作用型；Ⅱ型，单一微生物型；Ⅲ型，革兰氏阴性细菌或者弧菌型；Ⅳ型，真菌型。其中肛周坏死性筋膜炎常见于Ⅰ型，即肛周坏死性筋膜炎通常由多种致病菌协同作用所致。

肛周坏死性筋膜炎常见的致病细菌有：链球菌、葡萄球菌、大肠埃希菌、拟杆菌、梭状芽孢杆菌、念珠菌等，其中最常见的为大肠埃希菌。这些细菌通常会存在于肛管及远端直肠。在生理状态下，这些病原菌毒性较低，不会对人体造成危害，然而存在坏死性筋膜炎易感因素之后，这些细菌就会变成致病菌，协同作用产生较强的毒性。也有不少病例存在厌氧菌、需氧菌的混合感染，许多患者局部培养的结果提示存在 3 种及 3 种以上的细菌混合感染。也有极少数的病例伤口分泌物培养，提示无细菌生长。

二、发病机制

肛周坏死性筋膜炎的发病机制通常是由两个方面协同促进的，一方面是局部感染的细菌所产生的内毒素、外毒素的作用；另一方面，则是局部的炎症反应。同时两者之间也并不独立，相辅相成，共同引起肛周坏死性筋膜炎的发生发展。

（一）多种细菌的协同作用

肛周坏死性筋膜炎通常是由多种细菌感染协同作用所致，细菌体在机体内产生胶原酶、肝素酶等；需氧菌还可以诱导血小板聚集、补体沉积，对局部微循环造成不良影响，导致微血管血栓的形成，更进一步加深皮肤的坏死；厌氧菌包括拟杆菌等可以产生肝素酶、胶原酶等，肝素酶可以激活血管中血栓的形成，也会促进微血管中血栓的形成，导致局部缺血坏死，同时厌氧菌也可以产生氢气、氮气等产物，在皮下聚集，产生局部捻发音；链球菌、葡萄球菌等可以产生透明质酸酶、链激酶等，使得炎症坏死部位的免疫功能受到抑制，吞噬细胞功能受限，导致感染加重，发展为水样坏死。

（二）炎症反应

炎症反应的主要表现在局部组织的变质及渗出上。首先炎症局部组织会发生变性和坏死，即为变质。变质是致炎因子引起的损伤过程，是局部细胞和组织代谢、理化性质改变的形态所见。变质可发生在实质细胞，也可见于间质细胞。实质细胞发生的变质常表现为细胞水肿、脂肪变性、细胞凝固性坏死及液化性坏死等；间质发生的变质常表现为黏液样变性，结缔组织玻璃样变性及纤维样坏死等。变质是由致炎因子直接作用，或由炎症过程中发生的局部血液循环障碍和免疫机制介导，以及炎症反应产物间接作用的结果。变质的轻重取决于致炎因子的性质、强度和机体的反应性两个方面。组织、细胞变性坏死后释放的水解酶使受损组织和细胞溶解、液化，并进一步引起周围组织、细胞发生变质，出现器官的功能障碍。

其次，炎症局部组织血管内的液体和细胞成分通过血管壁进入组织间质、体腔、黏膜表面和体表的过程称为渗出。以血管反应为中心的渗出病变是炎症最具特征性的变化。此过程中血管反应主要表现为血流动力学改变（充血）、血管通透性增加（渗出）、液体渗出和细胞渗出（浸润）。同时，局部的炎症反应导致机体释放炎症介质、细胞因子等产物，炎症介质、炎症细胞、细胞因子相互作用，导致细胞、组织乃至器官的损伤。炎症会导致血管内皮细胞损害、毛细血管通透性增大、血小板黏附、纤维蛋白沉淀沉积、蛋白酶和氧自由基释放等，进一步造成局部血管扩张、血液缓慢，血浆以及白细胞等血液成分渗出到组织内，引起局部的肿胀坏死。同时，肿胀的组织也会压迫局部血管，并且由于多种细菌协同作用所致的局部微循环血栓的形成，组织发生凝固性坏死，也进一步加重了细菌的繁殖，形成恶性循环。

三、思考

肛周坏死性筋膜炎实质上属于坏死性筋膜炎的一种，目前对于坏死性筋膜炎的发病机制仍无明确定论。然而大部分坏死性筋膜炎患者均存在外伤史，如昆虫叮咬、皮肤擦刮伤、钝性挫伤等皮肤或软组织损伤。对于肛周坏死性筋膜炎而言，更具有特殊性，由于肛周会阴部的解剖位置特殊，以及肛门所行使的生理学功能，导致该部分长期处于潮湿的环境，致使很多细菌容易生长，并且在正常生理情况下，也存在厌氧菌寄殖，也正因为如此，肛周也是坏死性筋膜炎常见的发病部位。根据目前主流的学术理论，笔者对肛周坏死性筋膜炎的发病机制进行总结及思考：在皮肤破损的基础上，致病菌抑或是生理状态下存在的正常细菌由破损部位侵入皮下，于皮下浅、深静脉引起相应的炎症反应，然后导致红、肿、热、痛的相应临床反应，其中肿大的组织压迫血管、淋巴管，导致局部组织血运、淋巴回流障碍，进一步导致相应部位的皮肤、皮下筋膜大面积缺血、变黑、坏死，渗出恶臭性液体。同时，这些细菌本身会产生许多溶解酶，造成局部皮下脂肪和筋膜层组织积气、坏死液化，将组织内蛋白质分解并产生具有臭味的硫化氢，致使坏死部位恶臭。除此之外，如透明质酸酶等蛋白酶的释放，可以导致真皮基质的分解和感染沿筋膜层蔓延。并且在多种细菌合并的作用下，机体也会产生大量的炎性介质，引起全身炎症反应综合征，这种反应一旦激发，即可产生级联的"多米诺骨牌效应"，进一步导致多器官脏器的损害。

（何国栋）

思　考　题

1. 肛周坏死性筋膜炎和坏死性筋膜炎的关系如何？
2. 肛周坏死性筋膜炎发病的高危因素有哪些？

第五节 肛周坏死性筋膜炎手术时机与外科治疗新进展

一、概述

肛周坏死性筋膜炎（perianal necrotizing fasciitis，PNF）是极为少见的一种以由多种细菌混合感染导致的肛周会阴、外生殖器筋膜坏死为特征的爆发性感染性疾病。Fournier 在1883 年首次报道了 PNF。其发病较为隐秘，早期临床表现无特异性，难以早期诊断且进展迅速，感染沿筋膜组织快速、潜行蔓延，可累及肛周皮肤和软组织，易与肛周脓肿等肛周其他感染性疾病混淆，如未能正确认识该疾病、治疗不及时，可能耽误最佳的清创时机，导致脓毒血症及多器官衰竭甚至死亡；且该疾病病死率较高，最新文献报道病死率为 9%～25%，甚至更高。所以早期对 PNF 的诊断及治疗是尤其重要的。

二、病因及致病机制

PNF 的致病菌一般并非为单一的细菌，而是由多种细菌混合感染所致，是厌氧菌与需氧菌联合作用所导致的，其中主要致病菌包括大肠埃希菌、葡萄球菌、链球菌、拟杆菌类、梭状芽孢杆菌、克雷伯菌和念珠菌等。以上致病菌在正常生理情况下一般不会对人体产生危害。其致病的原因主要是各种创伤所致局部感染，如非清洁注射、擦伤及蚊虫叮咬、肛周脓肿等；而部分手术，如肛周脓肿引流、直肠手术等亦可引起 PNF。其易感因素可包括糖尿病、免疫抑制及肝功能异常，肿瘤、长期类固醇类药物的治疗、放化疗等。其中糖尿病是最为常见的易感因素，36.4%～76.9%的 PNF 患者合并有糖尿病。

该病主要破坏肌肉和皮肤之间的结缔组织，具体表现为皮下组织及筋膜的广泛坏死，肌肉可无受累或仅有轻度受累；镜下为明显的白细胞浸润，皮下小动脉和小静脉常完全闭塞。目前 PNF 的发病机制尚不确切，随着感染学的发展，大多数学者认为感染引起人体产生大量的炎性介质，从而发生全身瀑布样炎性反应，引起全身炎症反应，严重时可导致全身多器官功能衰竭；此外，致病菌在感染灶处大量繁殖并产生胶原酶和肝素酶等，诱导血小板的聚集和补体沉积，从而使局部软组织及筋膜的微血管血栓形成，造成局部缺血加重。

三、临床表现及实验室检查

PNF 通常发病隐匿，且发展迅猛，疾病早期局部症状体征还比较轻微，临床症状难以与肛周脓肿区别；肛周脓肿基本为肛窦和肛腺的感染，是肛周软组织的化脓性改变，主要表现为局部的红肿、疼痛、破溃流脓，感染常较为局限；而 PNF 主要以会阴体或肛管直肠周围异常疼痛为首发症状，伴有发热、肛周皮肤红肿，出现捻发音，其中皮肤肿胀为最常见的体征。发病数日后，症状逐渐加重，肛周皮肤逐渐发紫、变黑，继而出现水疱，表皮及水疱破溃后有恶臭的洗肉水样液体；若未得到及时有效的医治，疾病可迅速发展，发生脓毒血症、感染性休克、多器官功能衰竭，严重可危及生命。

检验学可见白细胞计数及 C 反应蛋白显著增多，影像学检查 CT 及 MRI 显示肛周组织结构紊乱及皮下气肿形成；X 线片检查可见皮下气体影；超声检查可见肛周大面积脓肿，内可见强气体回声；组织学检查则为筋膜坏死及皮下组织中可见多形核细胞浸润及筋膜中血管血栓形成，且血管壁呈纤维蛋白样坏死。

四、诊断

PNF 发展迅猛，且病死率极高，尽快对该病进行诊断则显得尤为重要；PNF 的诊断主要依靠患者的临床表现结合各项实验室检查及影像学资料；目前坏死性筋膜炎实验室风险指数（laboratory risk indicator for necrotizing fasciitis，LRINEC）是诊断 PNF 中应用最多的诊断评分系统，该评分系统将患者六项实验室指标（C 反应蛋白、血红蛋白、白细胞计数、血清钠、血清肌酐、血清葡萄糖）进行量化评分，见表 8-1。依据总分将患者分为低、中、高三个危险组，LRINEC 评分≤5 分为低危组，LRINEC 评分为 6~7 分为中危组，LRINEC 评分≥8 分为高危组，各组与 PNF 的关联程度分别为＜50%、50%~75%、＞75%，但因 PNF 进展迅猛，如单纯依靠此评分系统，容易延误诊疗，增加患者死亡风险。因此，在参考 LRINEC 评分系统时，更要结合患者的临床表现及影像学检查对疑似患者进行诊断，如 CT 及 MRI 等检查显示肛周组织结构紊乱及皮下气肿形成；放射线检查可见皮下气体影；B 超可见肛周大面积脓肿，内可见强气体回声，以便尽快对 PNF 患者进行诊断。

表8-1　LRINEC评分表

变量	数值	分值
C 反应蛋白（mg/L）	≤150	0
	＞150	4
白细胞计数/（个数/mm）	＜15	0
	15~25	1
	＞25	2
血红蛋白/（g/dl）	＞13.5	0
	11~13.5	1
	＜11	2
血清钠/（mmol/L）	≥135	0
	＜135	2
血清肌酐/（mg/dl）	≤1.6	0
	＞1.6	2
血清葡萄糖/（mg/dl）	≤180	0
	＞180	2

五、手术时机与外科治疗新进展

PNF 疾病发展迅速，病死率高，一经临床诊断，则需要立即进行有效的临床合理治疗。其治疗原则是以手术清创为主，辅以消炎抗感染、纠正内环境紊乱及全身的支持对症治疗，因为患者常常伴有易感因素，所以还要对患者的病因及易感因素进行合理的处置。

在对 PNF 患者进行治疗时，根据患者的病情，选择合理的手术时机往往是重中之重，也是每个外科医生必须要考虑到的问题；前面有提到如果单纯依靠 LRINEC 评分系统往往容易延误患者的手术清创时机，所以，我们需要在结合患者的临床表现及相关影像学检查后，在疾病的治疗过程中选择合理的手术时机来为患者排忧解难。

疾病初期，某些患者的临床症状并不明显，只有局部皮肤的感染性病变，但疾病可迅速发展，引起感染性休克等，严重时可致人死亡；对未能确诊但怀疑有 PNF 的患者需进行早期清创手术，在病变明显处切开并分离皮肤与筋膜，清除病灶，通过早期的手术介入来消除感染灶，阻断疾病的病程发展。

如患者症状明显，肛周皮肤病变严重，有明显的皮肤肿胀，甚至出现水疱或破溃渗液，并结合各项影像学检查显示肛周组织结构紊乱及皮下气肿形成及参考 LRINEC 评分确诊为 PNF 时，外科医生在完善必要的术前准备后，需要立即进行彻底的手术清创，在术中应根据病变范围合理选择多切口清创并彻底探查病灶界线，实现彻底切除感染灶，切口之间行对口引流，对感染累及深部的腔隙予置管引流。术中应行多点细菌培养，确认致病菌，以便术后抗菌药物的应用。使用广谱抗菌液，如 0.025% 次氯酸钠或过氧化氢溶液反复冲洗伤口，但对深部组织不推荐使用过氧化氢溶液冲洗，以防发生气体栓塞。

PNF 发展迅猛的特征往往导致患者就医时，已经出现严重的全身症状，患者此时的生理状况往往极差，甚至难以耐受麻醉及手术的二次打击，所以，在不耽误初次清创时间的前提下，应尽量改善其生理情况。对于血氧饱和度低的患者必要时可行气管插管和机械通气；伴有感染性休克等危重患者，应开放中心静脉通路并积极行液体复苏和正性肌力或血管活性药物支持，与此同时需积极联系血库准备血液制品；必要时可行导尿术及鼻饲管置管，并行肠内、肠外营养支持。

尽管在手术时，外科医生已尽量进行了清创，但部分病灶有可能比较隐蔽且位置较深，而有所遗漏，术后患者出现病情恶化。术后需定期检查患者的降钙素原、C 反应蛋白等指标，换药时需要及时清理微小病灶，当怀疑有较大病灶遗漏情况发生时，可行影像学检查，必要时可行再次清创。

因为 PNF 病变范围广泛，常可累及腹部及会阴部，如彻底清创常会导致创面大，皮肤二次破坏严重，且在术后换药时难以实施，频繁的深部组织换药常会导致患者疼痛难耐。对于深部小腔隙感染灶可使用负压封闭引流技术或黎氏双套管进行负压冲洗引流。当病灶处产生新的坏死物质或渗出物时，可通过持续负压冲洗引流及时将之清理，这不仅能避免因病灶较深清创对皮肤组织的破坏，也可减少术后患者换药的频率，减轻患者的痛苦。

（迟　强）

思 考 题

1. 什么是肛周坏死性筋膜炎？
2. 简述肛周坏死性筋膜炎的治疗原则。

第九章　肛肠外科的科学研究与方法

第一节　肛肠外科研究方向探索与思考

一、肛肠外科学研究现状

肛肠外科是主要诊治发生在肛门和大肠部位的肿瘤、外伤等疾病的临床学科，诊治疾病发生部位多见于肛门直肠段。简单地可以分为两类：一类是以肿瘤为主的肛肠肿瘤外科，另一类是急慢性肠道疾病。随着科技进步、解剖知识深入及各类组学的飞速发展，肛肠外科的诊疗已不仅仅只通过传统的影像及病理检测手段来指导外科手术，新的技术也逐步运用于临床，并取得一定成效。

（一）免疫评分

自 20 世纪初以来，癌症的免疫浸润被认为是癌症患者预后的积极因素。免疫癌症治疗协会的多中心研究，通过免疫评分系统（immunoscore）进行免疫分析评估了肿瘤浸润性 T 细胞（CD3$^+$）和毒性 T 细胞（CD8$^+$）在 I ～ III 期结肠癌患者中的浸润程度，一定程度地反映了肿瘤患者的免疫微环境状态。免疫评分系统预测的预后能力强于肿瘤 TNM 分期、分化程度及微卫星不稳定性（microsatellite instability，MSI）等。Immunoscore 是一个评分系统，可用于总结肿瘤内 CD3$^+$ 和 CD8$^+$T 细胞效应物的密度及其侵袭边缘。通过评估免疫状态及进行免疫治疗，最大可能地唤醒患者之前存在的肿瘤内免疫细胞，现在也可以通过数字化评估存在于肿瘤内的免疫细胞。

（二）液体活检

液体活检（liquid biopsy）又称液态活检，这个词是相对于传统的实体肿瘤穿刺而言，实体肿瘤的活检指的是手术活检和穿刺活检后对切片进行观察，局限性为对于操作和取样的要求极高，是一种有创检查。液体活检是通过抽取癌症患者血液并检测其中少量游离的循环肿瘤细胞（circulating tumor cell，CTC）及坏死癌细胞释放的少量循环肿瘤 DNA（circulating tumor DNA，ctDNA），进而实时、动态地对癌症进行辅助诊断、治疗检测、复发转移及预后判断。2021 年，美国国立综合癌症网络（National Comprehensive Cancer Network，NCCN）指南也将 ctDNA 作为辅助评估结直肠癌患者治疗及决策的检测方法之一。液体活检的研究内容包括以下几个方面：肿瘤标志物；外泌体；CTC；ctDNA；循环肿瘤 RNA；肿瘤内皮细胞。而前文所提到的外周血 ctDNA、CTC 在早期患者预后判断、检测复发及疗效评估、指导精准治疗方面已具有一定的临床价值。随着对结肠癌肿瘤分子特征的逐渐认识，发现对 ctDNA 的探究会辅助临床得到更精确的早期诊断、预后预测、疗效预测、复发检测等。故而将多种技术相结合的液体活检便应运而生，并很有可能实现肿瘤的个体化治疗。前文所提到的免疫治疗作为目前恶性肿瘤诊断和治疗过程中的热点，与其相关的免疫标志物在相关的检测技术上也需要标准化。在预测免疫治疗疗效方面，肿瘤进展程度的判断是免疫治疗的难题。而当传统的影像学无法帮助判断时，液体活检在区分肿瘤进展方面便可能展现出其优势。液体活检不仅在结直肠癌，也可能在其他癌种中成为抗癌筛查的重要工具。液体活检这一技术还需要朝着精准化、个体化的方向继续开发，争取能为更多癌症患者找到适合的治疗选择。

二、肛肠外科学发展趋势

考虑到现阶段肛肠外科研究存在的问题，其难以进行更加深入的研究并获得有较高转化价值的研究成果。研究人员应展望肛肠外科学研究与方法的发展趋势，明确未来的研究方向。

（一）肛肠外科与免疫治疗

2015 年由美国霍普金斯医院的 LE 等首次发现了具有错配修复缺陷（dMMR）或高频率微卫星不稳定性（MSI-H）分子表型转移性结直肠癌（CRC）能从免疫检查点抑制剂程序性死亡配体-1（PD-L1）帕博利珠单抗免疫治疗中获益，开启了结直肠癌免疫治疗的 MSI 时代。近几年在免疫治疗领域的研究不断涌现，如果按照 MSI 状态划分人群，MSI-H 型 CRC 则属于对免疫治疗敏感的所谓"热肿瘤"，近几年取得众多进展；而微卫星稳定性（MSS）CRC 则属于对免疫治疗不敏感的所谓"冷肿瘤"，近几年尽管多方努力，目前仍然一筹莫展。

1. 热肿瘤 MSI-H 型 CRC dMMR 或 MSI-H 肿瘤，由于错配修复基因的先天功能缺陷，最终会在 DNA 合成过程中产生成百上千的新突变，这些突变编码产生的蛋白也就成为机体免疫系统潜在识别和攻击的靶点。当然，肿瘤细胞表面可以表达 PD-L1 和 PD-L2，并通过与效应 T 细胞上的 PD-1 受体结合从而来抑制 T 细胞对癌细胞的免疫杀伤效应。众多的恶性肿瘤，包括 CRC，会上调 PD-L1 的表达，从而侵袭并抑制机体的免疫系统。CRC 患者可以通过 MSI-H/dMMR 这一特殊的分子标签来划分出免疫检查点抑制剂敏感的免疫治疗"优势人群"，即"热肿瘤"群体，对于这个特殊的群体，目前的临床研究证据已经有迹象表明，不管处于何种疾病状态（早期、晚期或初治、经治），均可能从免疫治疗中获益，可以预见不久的将来，这一群体的治疗格局将因此发生天翻地覆的变化，免疫治疗可能会成为主流治疗手段。而对于未来如何提高 MSI-H 群体免疫治疗疗效，应当进一步筛选出优势人群。如果在 MSI-H 这一表型的基础上，结合肿瘤突变负荷（tumor mutational burden，TMB）和肿瘤新抗原（TNB）进一步地去细分 MSI-H 的类型会更加具有优势。

2. 冷肿瘤 MSS 型 CRC 对于错配修复正常（pMMR）/MSS CRC 患者，均未见到治疗应答，2015 年以来，业界采用了很多方法尝试将 MSS CRC 这种对免疫抗拒的肿瘤（"冷肿瘤"）变为对免疫治疗有效的"热肿瘤"，核心内容就是联合治疗。如何将"冷肿瘤"变为"热肿瘤"，在肠癌领域，还未曾看到曙光，目前还在研究中的方法，又能有几成胜算？正如癌症免疫治疗先驱、华人科学家陈列平教授说的那样，"癌症免疫治疗能走多远取决于人类免疫学基础研究能走多远"，看来要解决 MSS 免疫耐受这个问题，只得依靠像陈列平教授一样潜心于基础研究的科学家做出突破，希望那一天不要太远。在临床实践中，对于一个 MSS 晚期肠癌患者，建议筛选其他潜在的免疫标志物，如高 TMB、

POLE/POLD 基因突变等，来寻找为数极少的免疫治疗潜在有效人群。除此以外，除非是临床研究，否则不建议使用目前的这些免疫检查点抑制剂进行免疫治疗。

（二）肛肠外科与肠道菌群

人体肠道中定植着数量巨大的微生物，肠道微生物与宿主的相互作用形成了稳定的微生态环境，对维持机体的正常生理功能具有重要意义。结直肠手术是肠道肿瘤、肠道炎性病变等多种消化道疾病的主要治疗手段。随着手术技术的进步、器械的更新及围术期管理的完善，近些年结直肠手术的疗效得到了明显提高。而术后感染、吻合口瘘及术后疾病复发等情况依然困扰着临床工作者。随着各种测序技术的普及，肠道菌群与肛肠外科治疗的联系也渐渐明了。现有的研究认为，肛肠外科围术期的处理可以改变肠道菌群的动态变化，肛肠外科术后肠道菌群的变化也会反过来影响术后恢复。肠道菌群失调，有可能增加术后并发症，二者之间主要联系有以下几种。

1. 肠道切除后对肠道微生态产生变化 有动物研究发现，行肠切除术后的大鼠黏膜上的肠球菌属与肠杆菌属可以增加几百倍。这可能是由于手术后肠道结构发生改变影响了厌氧环境，从而改变了肠道菌群的定植。而在肛肠外科手术中，厌氧环境的暴露本身对于肠道的厌氧环境就是一种改变。除了结构发生改变导致菌群平衡失调，在手术中出现的缺血也可以导致肠道菌群发生变化。大鼠肠系膜上动脉缺血再灌注模型显示发生短暂缺血后，肠道内肠杆菌数量增加而乳酸杆菌数量降低。而临床上在接受胃肠道切除或重建的患者术后使用双歧杆菌等益生菌可调节肠道菌群的平衡。

2. 炎性肠道疾病与肠道微生态的联系 炎性肠病通常也需要手术干预，有研究发现，克罗恩病在术后 1 年的复发率可达到 50%，术后 3 年的复发率可达到 58%，系膜扩大切除可明显降低克罗恩病术后的再手术率。另有研究显示，克罗恩病患者病变系膜组织中存在着易位细菌，这些细菌可以促进脂肪细胞分泌 C 反应蛋白。因此手术扩大切除系膜降低克罗恩病复发的原理很可能是通过减少定植于系膜的病原微生物数目而降低复发。

3. 术后感染与肠道微生态 一般地，术后应激创伤 6h 后肠道菌群便开始逐步恢复。然而，肠道菌群重建不充分将会增加术后并发症发生的风险，如术后感染、肠道功能障碍、吻合口瘘甚至疾病复发。其中术后感染是肛肠外科中最常见的并发症。肠道感染的主要来源即为肠道菌群，如大肠埃希菌、铜绿假单胞菌和粪肠球菌等，这些细菌含量的增加会增大术后感染的风险。而通过小鼠模型，利用乳酸杆菌可以抑制金黄色葡萄球菌的感染。而通过口服益生菌等方法调整胃肠道菌群的平衡可以降低术后感染的发生率，从而达到更短时间的恢复。

4. 吻合口与肠道微生态 临床研究表明，肛肠外科手术后发生吻合口瘘的概率为 3%～20%，低位直肠和结肠肛门吻合口瘘发生率高达 24%。术前放疗合并铜绿假单胞菌感染可促进大鼠吻合口瘘的发生。除了肠道致病菌的增加，肠道共生菌的减少可能也会增加吻合口瘘发生。例如，乳酸杆菌可以通过刺激上皮细胞分泌 ROS，从而促进上皮细胞迁移和恢复。如果这些具有保护作用的细菌在肠吻合口附近组织中的丰度较低，会不同程度地增加吻合口瘘的风险。

可见，肛肠外科多种干预对肠道菌群的平衡都会带来不同程度的影响，患者术后的恢复也离不开肠道菌群的重构，肠道菌群失调与术后并发症常息息相关。基于肠道菌群的学说，应当注意维持围术期肠道菌群的稳定。虽然肛肠外科与肠道微生态的关系已有阐述，但是其中的因果关系及作用机制尚不明确，仍需要临床及基础的研究进一步证实。

（三）肛肠外科与5G技术

5G也称第五代移动电话通信标准，相比于4G，5G拥有高性能传输、连续广域覆盖、低延时、高可靠、低功耗、大连接等特点。新兴网络的发展不应只局限于技术层面的迭代更新，只有真正应用于实际生产环境才能发挥其最大价值。结合肛肠外科发展现状，探讨5G在肛肠外科中应用的机遇和挑战。希望利用网络技术的独特优势，解决肛肠外科现有问题并创新诊断与治疗方法，推动肛肠外科的多元化发展。目前，国内经济发达地区的大型医院已形成以手术为主，放疗、化疗、靶向治疗和免疫治疗为辅的综合治疗模式，治疗效果与西方发达国家的差距也不断变小。然而我国肛肠外科的发展仍存在许多不足。首先，我国幅员辽阔且地区之间发展不平衡，医疗资源分配不均，医疗水平参差不齐，肛肠外科的标准化手术以及规范化治疗理念仍需普及和提高。其次，目前国内大多数医院仍在普通外科等综合科室诊断与治疗肛肠疾病，仅有少数大型医院成立肛肠专科，专科化建设较为落后。此外多数外科医师精力集中于肛肠外科手术，对患者的术后随访和治疗重视不足。

1. 肛肠外科远程会诊与5G技术 现有的4G网络条件不足以支持高清视频通话，远程会诊质量差，且难以普及。5G高通量带宽可实现医患之间4K高清音频、视频交互，远程会诊如同与患者面对面诊断与治疗。医学影像检查数据庞大，远程传输需要较高的网络带宽。4G网络环境下常出现图像不清晰、非同步等问题，严重影响外科医师的判断。5G网络的用户体验速率提升了技术保障，可极大提升远会诊质量和效率。通过远程会诊，上级医院专家帮助下级医院进行疑难病例的诊断与治疗，提升其医疗水平，可达到患者分流的效果，有助于缓解"就医难"问题。这样能最大限度地合理利用医疗资源，同时也节省了其他成本，更好地适应国家的分级诊疗政策。通过5G技术可以更好地实现跨境医疗等事项。

2. 肛肠外科远程操作与5G技术 达芬奇机器人手术系统应用于结直肠癌手术日益增多，与传统的腹腔镜手术相比较，达芬奇机器人手术系统除具有手术视野清晰、操作精细灵活、过滤不自主震颤和降低术者疲劳等优势，还可远程控制。通过网络将分隔两地的机器人手术系统的操作控制台和自由机械臂连接，专家可远程操作机器人手术。而网络时延严重影响术者操作，制约远程手术发展。现有4G网络时延较长，远程操纵缓滞、不连贯，导致精细操作，如分离细小血管、神经难以实现。5G低延时特点可破解该难题，推动远程操作治疗的发展。2018年12月，解放军总医院肝胆外科刘荣教授利用5G网络，远程无线操控机器人床旁系统，为50公里外的一只实验动物猪进行肝小叶切除手术。这是国际上5G远程外科手术的首次测试，术中高清3D影像及声音传输及时、稳定，手术操作平均时延<150ms。该实验初步验证了5G远程机器人手术的可行性。2019年3月，解放军总医院海南医院神经外科凌至培教授跨越3000km，通过5G网络为位于北京手术室内的患者远程实施帕金森"脑起搏器"植入术，这是我国首例基于5G的远程人体手术。随着5G的发展和优化，极低时延的远程手术指日可待。未来，偏远地区医师执行基本手术操作，专家远程操纵机器人手术系统实施难度较大的关键手术步骤，施行复杂结直肠癌根治术，使先进医疗技术下沉，有望实现医疗资源的二次分配。

3. 结直肠肿瘤诊治与5G技术 我国自20世纪70年代开展结直肠肿瘤的早诊早治工作以来，依从性差一直是我国肛肠肿瘤筛查面临的主要问题之一，开发新型、便利的监测方法有利于提高人群肛肠肿瘤筛查率。而 5G 的发展目标是万物互联，其广连接性的特点可促进远程监测发展。未来有望开发针对肠道微生物的粪便监测仪，用于指导肛肠外科高危人群进行大便的日常监测，通过 5G 网络即可自动将监测数据反馈至随访医师，有利于结直肠肿瘤的早期诊断。肛肠肿瘤患者术后需要规范的辅助治疗和随访团队支持。已有的研究结果显示，结直肠肿瘤患者术后长期随访率仅 20%。随着 5G 的发展，未来可通过远程医疗应用程序构建医疗中心与每例患者的专属连接通道。随访医师可详细了解患者出院后进展，包括肠道功能恢复、疼痛缓解和造口护理等情况，指导并督促肛肠患者进行术后复查。患者不必来回奔波，节省时间、成本和精力，有利于完善肛肠外科的随访工作。此外，随访医师通过网络给予患者适当的心理督导，可改善结直肠肿瘤患者的生活质量。

4. 5G 技术运用于肛肠外科需要面对的挑战

（1）5G 技术尚未成熟：2017 年，我国工业和信息化部确立了大力发展 5G 的决定。5G 网络发展如火如荼。截至 2019 年 6 月，工业和信息化部经履行法定程序向各运营商发放向中国电信、中国移动、中国联通、中国广电发放 5G 商用牌照。5G 采用毫米波技术，高频波的波长短，传输衰耗大，每个 5G 基站的覆盖范围远小于 4G，建设 5G 网络所需基站约为 4G 的 3 倍，且单个 5G 基站价格不菲。因此，大规模部署 5G 成本巨大，这严重阻碍了 5G 的发展与普及。

（2）5G 的可靠性和安全性：目前，我国肛肠癌手术以直肠癌症为主，占比接近 60%，其中中低位直肠癌的比例高达 90%（低位直肠癌占 53.9%）。患者对治疗的效果要求提高，手术既要保证肿瘤切除的根治性，又要尽可能保留患者器官的功能性，诊断与治疗难度大。因此，以 5G 为基础的远程肛肠手术，要求极高的传输稳定性，以保证复杂手术顺利进行，且能应急处理术中不良事件。此外，肛肠外科涉及大量患者的隐私权，移动通信在资源共享的同时必须保证信息传输的安全性，防止个人信息泄露，被他人非法利用。在远程诊断与治疗正式运作前，需要相关部门制定法律法规以保障远程操作安全、可靠。

（3）医患双方的适应：20 世纪 90 年代，20 例腹腔镜肛肠外科手术被报道，证明了腹腔镜肛肠肿瘤切除的可行性。历经 20 余年的发展，腹腔镜肛肠外科肿瘤切除术逐渐成为各指南推荐的手术方式。经过 10 年的努力，诸多证据表明机器人手术系统应用于肛肠手术安全、可行，具有创伤小和术后恢复快等优势。未来，5G 与机器人手术系统的结合同样需经历一个较为漫长的过渡期，获得足够的医学证据，以得到医患双方的接受与认可。

过去数十年，我国肛肠外科手术取得长足进步和发展，但在诊断和治疗规范化、专科化建设和临床研究方面仍较薄弱。5G 是未来我国网络发展的主流方向，通过 5G 与肛肠外科诊断与治疗的各环节相结合，可将远程检测、远程会诊、远程手术、远程随访以及 5G 临床数据平台应用于日常医疗活动中，从而推动肛肠外科向规范化、现代化、科技化方向发展，进而提升我国肛肠外科的诊断与治疗综合能力，更好地服务患者。

三、思考

医学科学的飞速发展，对未来医生提出了更高的要求，研究型临床医生是医生职业发展趋势。而其中强调转化医学理念，对我们未来的临床实践工作及相关基础研究工作大有裨益。但是基于分级诊疗、医疗安全和人员数量等原因，目前基层医院难以开展相关科学研究，如何在国内构建高水平的临床研究中心就具有了现实意义。除了以上几个方面，其他有待临床医生继续探索与解决的临床问题都应当以临床为核心来进行，只有当临床医师完善了其专业知识和临床基本技能后，才能了解患者的需求、临床的需求，才能发现临床工作中亟待解决的问题，从而确立研究方向。同时，来自临床问题的科研课题本身也是促进医、教、研共同发展的重要手段，有意义的临床科研才能推动医学科学的发展，两者是相互促进的。

（姜可伟）

思　考　题

1. 手术扩大切除系膜是通过什么机制降低了克罗恩病的复发？
2. 液体活检的研究内容包括哪几个方面？
3. 肿瘤细胞如何抑制 T 细胞的杀伤效应？

第二节　医学文献信息检索方法与技巧

一、医学文献信息检索基础

（一）文献信息检索的起源

1985 年，"信息素养"一词出现于医学信息检索有关的文献中，自 2001 年《全球医学教育最低基本要求》发布以来，信息素养开始渗透到医学教育的各个领域，各国逐渐重视医学生的信息素养能力并将其作为对医学人才的知识结构要求之一。医学是一个对信息依赖度极高的学科，要想成为一名合格的医生，具备信息素养十分重要。

文献信息检索是指在一定信息需求的驱动下，利用现有的文献信息资源进行有效文献信息内容获取的活动及过程。

（二）文献信息检索语言

1. 概述　文献信息检索语言简称检索语言（retrieval language），是文献信息检索系统的标识系统，也是使用者与检索系统相互沟通的语言系统。它用于检索系统的构建、检索工具的编制和使用，并为检索系统提供统一的、基准的、用于信息交流的一种符号化或语词化的专用语言。检索效率的高低在很大程度上取决于所采用的检索语言的质量以及对它的使用是否正确。

2. 构成　若要将文献中使用的自然语言转换成检索时使用的检索语言，并用一定的文字、符号形式予以固定和表达，则需要建立检索词典。检索词典（retrieval thesaurus）是文献标引用语和检索用语的语源和依据性文本。它是对各学科的名词术语、概念、代码、分类号等进行规范化的记录，起着规范控制自然语言的作用。

无论是何种检索词典，构成检索语言通常应具备 3 个基本要素：

（1）一套用于构词的专用字符。

（2）一定数量的基本词汇用来表述各种基本概念。

（3）一套专用语法规则用来表达由各种复杂概念所构成的概念标识系统。

3. 常见的检索词典

（1）国际疾病分类（International Classification of Diseases，ICD）：就是按照既定疾

病分类标准将各种疾病名称归入相应类目的一种系统。它是对疾病现象进行数量研究和在国际进行医学科研学术交流的基础工具。其目的是对不同国家或地区以及在不同时间内收集到的死亡和疾病数据进行系统的记录、比较、分析和解释。同时它还把疾病诊断和其他健康问题的词句转换成字母数字编码，从而易于对数据进行储存、检索和分析。

目前使用的国际疾病分类是由世界卫生组织于 1993 年编撰的第十次修订版本（ICD-10），也称为《疾病及有关健康问题国际统计分类法》（The International Statistical Classification of Diseases and Related Health Problems）。

（2）医学主题词表（MeSH）：是美国国立医学图书馆（NLM）研制的用于标引、编目和检索生物医学文献的英文受控词表。目前，NLM 使用 MeSH 为 MEDLINE/PubMed 数据库的 5200 多种世界一流的生物医学期刊进行标引，同时也对 NLM 包含图书目录、文档和视听资料的数据库进行标引。通常数据库中每条书目信息和一组描述其内容的 MeSH 词相连，因此可以使用这些 MeSH 词汇来查找这些特定主题的文献。另外，MeSH 表在全世界其他多个国家也得到了广泛的应用，如中国医学科学院医学信息研究所等机构将英文版的 MeSH 翻译成了中文，并在中国生物医学文献数据库中提供 MeSH 中文及英文的电子版，便于中文文献的主题标引和检索。

二、常见国内外医学文献数据库简介

（一）中文医学数据库

1. 中国生物医学文献服务系统（SinoMed）　由中国医学科学院医学信息研究所开发研制。SinoMed 收录了 1978 年以来 1800 余种中国生物医学期刊以及汇编、会议论文文献题录 820 余万篇，1989 年以来中文参考文献 400 余万篇，并不断更新和增加；中国医学科普文献数据库收录 2000 年以来国内出版的医学科普期刊近百种；中国医学科学院北京协和医学院博硕学位论文库收录 1981 年以来协和医学院培养的博士、硕士研究生学位论文，可在线浏览全文。此外，SinoMed 还收录了西文期刊、英文文集汇编、英文会议文献以及日、俄文期刊等文献，目前共可检索 8 个中外文数据库。

目前，SinoMed 题录数据与维普科技期刊全文数据库无缝链接，1989 年以来的全文可直接通过链接获取。同时，SinoMed 提供西文期刊免费全文直接获取、非免费全文多渠道链接及在线索取等服务，方便用户经济、便捷地获取全文（图 9-1）。

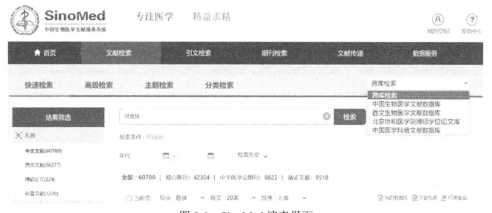

图 9-1　SinoMed 搜索界面

2. 中国医院知识总库（China Hospital Knowledge Database，CHKD）　是清华同方公司面向医药领域信息需求的数据库产品。其中 CHKD 期刊全文数据库收录自 1915 年至今我国公开出版发行的医学类期刊 1534 种，医学相关期刊 5600 多种（收录部分期刊内容），独家授权期刊共 415 种，累计收录文献量超过 1000 万篇，作为中国知识基础设施工程（China National Knowledge Infrastructure，CNKI）旗下的子数据库，CHKD 收录文献以医学为主，涉及基础医学、临床医学、预防医学、中医学、中药学、信息管理、卫生政策研究等各领域。

CHKD 提供 CAJ 和 PDF 两种全文格式。点击"CAJ 下载"或"PDF 下载"，根据系统提示选择打开或保存（注：CAJ 格式文件需用同方独有全文浏览器 CAJ Viewer 进行阅读），见图 9-2。

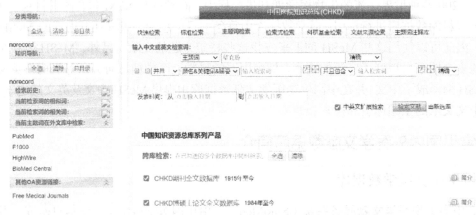

图 9-2　中国医院知识总库（CHKD）搜索界面

3. 万方医学网　是万方数据股份有限公司于 2009 年推出的医药信息专业服务平台，收录生物医学期刊、学位论文、会议论文等多种类型中文资源的全文，同时也提供来自 PubMed、OA 期刊、NSTL 生物医学论文的外文资源的整合检索。在中文期刊上，万方医学网收录 1998 年以来的医学期刊 1100 多种，其中包括 200 多种中华医学会和中华医师协会独家授权数字化出版的期刊。在中文学位论文上，万方医学网包含了 1999 年以来博硕士学位论文文摘 35 万余条，学位论文全文 22 万余篇。此外，万方医学网还提供医学视频、临床诊疗知识库、医学图书、中医药知识系统等特色资源（图 9-3）。

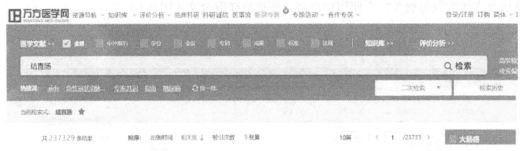

图 9-3　万方医学网搜索界面

4. 维普期刊资源整合服务平台　由重庆维普资讯有限公司研制开发，是其中文科技期刊库的升级版。整个平台收录了 1989 年以来国内公开出版的 12 000 余种期刊，含中文核心期刊 1980 余种、近 4000 万篇科技文献，年增文献约 300 万篇。学科范围涵盖社会科学、自然科学各个领域。2006 年开始维普中文科技期刊全文数据库与 Google Scholar 学术搜索合作服务,通过 Google Scholar 可直接检索中文科技期刊全文数据库的题录信息(图 9-4)。

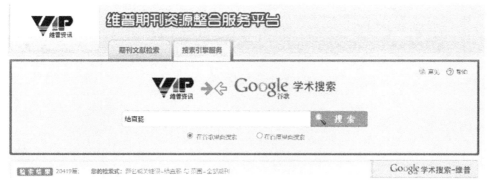

图 9-4　维普期刊资源整合服务平台搜索界面

(二)英文医学数据库

1. PubMed　是生物医学领域最重要也最权威的数据库之一,由 NLM 下属的国家生物技术信息中心(NCBI)研制开发,收录了来自全世界 80 多个国家和地区的 5600 多种生物医学期刊及部分在线图书的摘要信息,截至 2022 年 2 月,累计文献记录超过 3300 万条,绝大部分期刊文献可回溯至 1946 年,最早可回溯至 19 世纪初。

PubMed 中每条记录都有唯一的识别号 PMID(PubMed unique identifier),对于出版商通过在线平台优先发布的电子期刊文献,PubMed 标注为【Epub ahead of print】,并提供每篇文献的 DOI(数字对象唯一标识符)及全文链接地址。

PubMed 整合在 NCBI 的统一检索平台上,与该平台上的其他 40 多个数据库相互链接,全面提供了生物医学研究必需的文献信息与分子生物信息,包括文献库(Literature)、健康库(Health)、基因库(Genes)、基因组库(Genomes)、蛋白质库(Proteins)以及化学物质库(Chemicals)等六个大类。这些数据库均可免费访问,并实现跨库检索(图 9-5)。

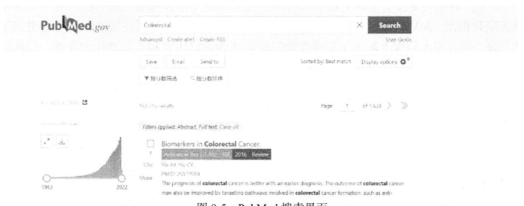

图 9-5　PubMed 搜索界面

2. Embase　是生物医学和药学研究领域最重要的文摘数据库之一,最早源自 1947 年荷兰 Elsevier(爱思唯尔)公司出版的印刷型检索工具 Excerpta Medica(EM,《医学文摘》),20 世纪 70 年代发展为 EM 文摘数据库。Embase 收录了全世界范围内 8400 多种生物医学和药学方面的同行评议期刊,每年新增文献记录 130 多万条,总文献记录超过 2800 万条,其中包括 MEDLINE 数据库未收录的 2700 多种期刊以及 600 多万条文献记录，文献可回溯至 20 世纪 40 年代早期（图 9-6）。

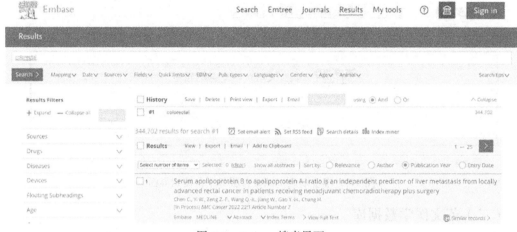

图 9-6　Embase 搜索界面

3. BIOSIS Previews　是世界知名的有关生命科学研究的文摘数据库，由美国生物科学信息服务社（BIOSIS）编辑出版。BP 收录了来自 90 个国家和地区的 6000 多种生物学和生命科学的期刊，以及相关的国际会议、专著和美国的专利信息，最早可回溯至 1926 年，内容覆盖生命科学的所有相关领域，包括生物学、生物化学、临床和实验医学、药理学、生物工程学、植物学、动物学、农学和兽医学等。BP 的数据每周更新，现已累计 1800 多万条文献记录，每年新增数据约 56 万条。BP 采用系统独有的关联性索引（relational indexing）对文献进行标引，能深入揭示每一个检索字段与索引词表的关联性，使用户能从多个字段迅速准确地找到相关文献。

4. 美国视频实验期刊（Journal of Visualized Experiments，JoVE）　创刊于 2006 年，是全球第一个基于视频的同行评议实验期刊，并被 PubMed 所收录。

JoVE 的期刊专注于发表生物学、医学、化学和物理学领域的视频资源。与传统文本格式期刊相比，JoVE 突出的特色在于综合了多媒体的优势，运用视频使知识传递更加生动直观，也在很大程度上解决了复杂生物、医学实验难以还原和重复进行的问题。借助这一新型互联网出版模式，JoVE 帮助全球的科研工作者节省了宝贵的时间和精力，足不出户可抵达全球顶级实验室。该数据库每日更新，每月新增 50 项实验视频资源（图 9-7）。

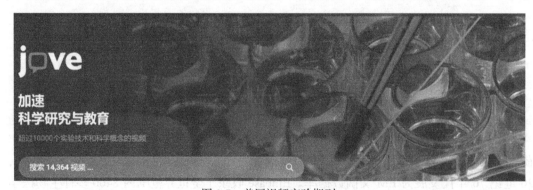

图 9-7　美国视频实验期刊

三、常见医学文献数据库的使用方法

本小节主要介绍常见中英文医学文献数据库的使用方法与技巧，中文医学文献数据库常用的主要有中国生物医学文献服务系统、中国医院知识总库和万方医学网，英文医学文献数据库常用的主要有 PubMed。

（一）中国生物医学文献服务系统检索方法与技巧

SinoMed 平台包括 8 个中外文数据库，各子数据库的检索功能基本相同，以中国生物医学文献数据库为例，主要包括以下检索方式。

1. 快速检索 是 SinoMed 的默认检索方式，其功能类似于搜索引擎，用户无须选择检索入口，系统默认在各数据库的全部可检字段中进行"智能检索"。例如，输入多个检索词，中间用空格隔开，系统默认对检索词进行逻辑"与"检索，具体见图 9-8。

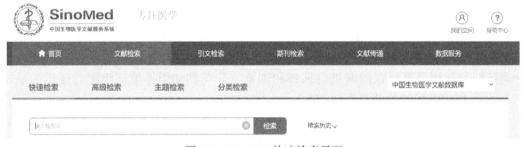

图 9-8　SinoMed 快速检索界面

2. 高级检索 采用自由词检索和字段检索结合的方式，通过表达式构建器生成专业的检索表达式，具体操作步骤如下：

（1）根据需要选择检索入口：SinoMed 现提供常用字段、全部字段、中文标题、英文标题、摘要、关键词、主题词、作者、第一作者、作者单位、刊名、基金等 19 个检索入口，其中"常用字段"是为方便同时在多个字段中进行检索而设置的，是中文标题、摘要、关键词和主题词这 4 个常用检索项的组合。

（2）在表达式构建输入框中输入检索词：根据需要选择是否进行"智能检索""精确检索"，并选择逻辑组配符，点击"发送到检索框"按钮；如需要构建多个检索词组配的表达式，只需再次执行上述操作并选择合适的逻辑组配符即可；对检索框中的检索表达式确认无误后，点击"检索"按钮执行检索。

（3）智能检索：SinoMed 智能检索指自动将用户输入的检索词转换成表达同一概念的一组词进行查询，"常用字段""全部字段""中文标题""英文标题""摘要""关键词"均支持智能检索功能。如在"常用字段"输入"艾滋病"，勾选"智能检索"执行检索后，系统自动检出"中文标题""摘要""关键词"，"主题词"中含"艾滋病""AIDS"和"获得性免疫缺陷综合征"的所有文献。

（4）主题检索：指采取规范化的主题词进行检索。与"自由词检索"相比，"主题检索"能有效提高查全率和查准率。

（5）分类检索：从文献所属的学科角度进行检索，具有分组检索的功能。检索入口包括分类导航、类号和类名，可通过选择是否扩展、是否复分使检索结果更为贴切。

（6）检索方法的综合运用：面对一个检索任务，经常要综合运用多种检索方法，发挥不同检索方式的优势，检索结果才能更为全面、准确。实际上文献检索的过程也是科研过程的一部分，根据检索结果的情况调整检索策略和检索方式。

（二）中国医院知识总库（CHKD）检索方法与技巧

作为 CNKI 旗下的子数据库，CHKD 收录文献以医学为主，涉及基础医学、临床医学、预防医学、中医学、中药学、信息管理、卫生政策研究等各领域，CHKD 提供 WEB 版（网上包库）、镜像站版、光盘版、流量计费等多种服务方式，网络版内容每日更新。通过统一的检索界面，可对期刊、论文、会议、报纸多个数据库进行跨库检索及导航浏览检索。下面以 CHKD 全文期刊为例介绍 CHKD 主要的导航浏览和检索方法。

1. 资源导航 CHKD 检索首页上方显示"资源导航"栏，包括医学学科馆、中华预防医学会期刊、中国药学会期刊、人民军医图书等栏目。点击"资源导航"标签，可展开"期刊导航""博硕导航""年鉴导航"。

（1）分类导航和知识导航：在 CHKD 单库检索的页面，系统提供分类导航和知识导航功能。分类导航是中国图书分类法的导航，点击分类名称可了解某一个学科类目下文献的相关情况。知识导航即主题词导航，可点击知识导航相关主题，逐级深入即可检索和浏览。分类导航和知识导航可以同时进行选择和浏览，分类和知识导航间组配的逻辑关系是"与"，导航内组配的逻辑关系是"或"。

（2）期刊导航：在 CHKD 全文期刊数据库页面点击"期刊导航"按钮，可从期刊刊名首字母、期刊类别对所有收录期刊进行导航浏览。如点击"核心期刊导航""独家授权期刊导航"等即显示相应各类的期刊，并进一步显示该刊某一卷期的文献内容。

2. 检索方法

（1）快速检索：在 CHKD 首页提供了快速检索的检索方式。快速检索类似搜索引擎，只需在检索框中输入所要找的关键词，点击"检索"就可以查到相关的文献。

（2）标准检索：点击 CHKD 首页的检索输入框右上方的"高级检索"，可进入到提供多种检索方式（包括标准检索、主题词检索、检索式检索、科研基金检索等）的页面。在标准检索中，可先输入检索相关的常用限定条件如发表时间、文献来源（期刊、报纸、年鉴或博硕士学位授予机构）、作者、作者机构等，再选择检索项（检索字段）输入检索词。检索词可限定在"题名&关键词&摘要""题名""关键词""摘要""全文""参考文献"6 个检索字段。检索词间可使用"并且""或者""不包含"三种方式进行逻辑关系的组合检索。CHKD 提供了灵活多样的检索限定，包括检索用词出现的次数（频率）、检索年代范围、期刊范围、是否精确匹配等。

（3）主题词检索：CHKD 数据库提供强大的主题词检索功能，可利用主题词树形结构进行检索范畴的自选及限定，并实现关键词自动转化为主题词功能。主要包括：

1）中英文主题词相互自动转换：输入英文或中文主题词，系统便自动转换为检索项设定的主题词，同时输出检索结果。例如，在主题词检索项中输入英文主题词"Uterine Artery Embolization"，系统自动将其转换为中英双语种主题词"子宫动脉栓塞术【Uterine Artery Embolization】"，同时输出检索结果。点击"导航定位"左侧显示主题词"子宫动脉栓塞术"树形结构，表明"子宫动脉栓塞术"归属"栓塞，治疗性"和"妇科外科手术"概念范畴。

2）关键词自动转换对应中英文主题词：选择主题词检索项，输入英文或中文检索词，系统可自动转换为该词所对应的中英双语种主题词，同时输出检索结果。例如，在主题词检索项中输入检索词"麻醉后觉醒延迟"，系统自动将其转换为所对应的中英双语种主题词"麻醉后苏醒延迟【Delayed Emergence from Anesthesia】"且在检索结果上方提示"精确查到主题词 1 个：麻醉后苏醒延迟【Delayed Emergence from Anesthesia】"以及相应的文献检索结果。当所输入检索词无法实现主题词的自动转换时，系统自动以"题名&关键词&摘要"进行检索并输出结果，同时在结果上方显示所用检索词提示。

3）利用主题词树形结构进行检索范畴的自选及限定：选择主题词检索项，输入检索词，输出检索结果，点击导航定位，左侧知识导航显示该主题词的树形结构，包括主题词、本位词、上位词、同位词和下位词。利用主题词树形结构可进行主题词检索、本位词检索、上位词检索、同位词检索、下位词检索，来自选及限定检索范畴。

4）主题词模糊查询：选择主题词检索项，输入中文检索词，匹配中选择"模糊"，系统可自动对应出全部含有所输入检索词词素的中英双语种主题词，同时输出首词检索结果。例如，在主题词检索项中输入中文检索词"巨核细胞"，模糊查询结果为含有"巨核细胞"一词的"巨核细胞-红系祖细胞【Megakaryocyte Progenitor Cells】"等三个中英双语种主题词，且以词首字汉语拼音顺序横向排序。页面显示的是首词（即排序为首位中英双语种主题词"巨核细胞【Megakaryocytes】"）的检索结果。

（三）万方医学网检索方法与技巧

万方医学网是万方数据的子数据库，其中的期刊、学位论文和会议论文同时也可以通过万方数据平台获取全文。

1. 资源导航　主页上提供了期刊导航、学位导航、会议导航、中华医学会期刊导航等导航方式。期刊导航可以按学科分类、数据库收录、特色期刊群、推荐期刊等方式浏览，如图 9-9 所示。

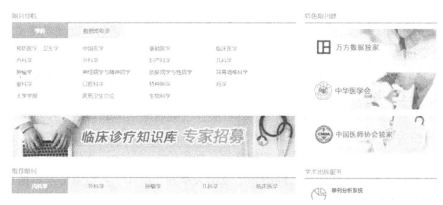

图 9-9　万方医学网期刊导航界面

2. 检索

（1）快速检索：主页的上方可直接进行快速检索。快速检索的默认状态是不限定检索字段同时检索期刊、学位论文和会议论文。点击快速检索框上不同的限定标签，即可限定在不同的字段和范围内进行检索。例如，点击"期刊"标签，在检索框输入"肛肠"，即在期刊刊名字段进行检索，检索结果是刊名中包括了"肛肠"的期刊；点击"作者"标签，在检索框输入"李芳"，即是在作者字段进行检索，检索结果可以浏览包含了"李芳"的不同作者名称及其对应的机构、发表论文数量。

（2）高级检索：高级检索帮助进行更精确的检索，可输入多个检索词，并将检索词限定在不同的检索字段（检索项），并进行检索词间的"与""或""非"的逻辑组配。在主页上方快捷搜索的右侧，点击高级搜索，即可进行高级检索。例如，查找 2010 年以来发表的如何预防肛肠疾病的相关文献，可将检索字段限定为摘要，检索词的关系为"与"（图 9-10）。也可在检索栏的下方进行限定，限定在期刊论文或者学位论文等，进一步限定特定类别的文献信息。

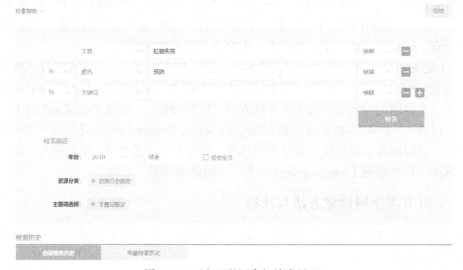

图 9-10 万方医学网高级检索界面

（四）PubMed 数据库的使用方法与技巧

PubMed 是生物医学领域最重要也最权威的数据库之一，由美国国立医学图书馆（NLM）下属的国家生物技术信息中心（NCBI）研制开发，可通过互联网免费访问。

1. 检索技术

（1）自动词语匹配检索：自动词语匹配（automatic term mapping）是 PubMed 的特色检索技术，其基本原理是系统自动对输入的检索词进行概念分析，在多个索引词表（包括 MeSH 转换表、刊名转换表、著者索引及转换表、研究者索引及转换表）中搜索、比对、匹配，并转换为相应的 MeSH 主题词、刊名、著者或研究者，再将检索词在所有字段【All Fields】中检索，最后执行"O"布尔逻辑运算。如果检索词是短语词组，系统会将其拆分为单词后在所有字段检索，单词之间的布尔逻辑关系为"AND"。检索结果页面右下方的 Search Details 栏目中会显示。

PubMed 实际执行的检索式。例如，输入 aspirin heart attack，Search Details 显示的检索式为：（"aspirin"【MeSH Terms】OR "aspirin"【All Fields】）AND（（"myocardial infarction"【MeSH Terms】）OR（"myocardial"【All Fields】AND "infarction"【All Fields】）OR "myocardial infarction"【All Fields】OR（"heart"【All Fields】AND "attack"【All Fields】）OR "heart attack"【All Fields】））。

可以看出，PubMed 自动将"heart""attack"及"aspirin"这三个词确定为"heart attack"

（心脏病发作）与"aspirin"（阿司匹林）两个概念，并转换为相应的 MeSH 主题词"myocardial infarction"与"aspirin"，同时将检索词拆分后在所有字段检索，再进行逻辑组配。因此，自动词语匹配是一种智能化的检索过程，能保证较好的查全率。

（2）布尔逻辑检索：PubMed 支持布尔逻辑检索，运算符"AND""OR""NOT"分别表示逻辑"与"、逻辑"或"、逻辑"非"，运算规则是按照检索式自左向右顺序运算，圆括号为优先运算符，可改变运算顺序。

（3）截词检索：PubMed 支持右截词检索，以提高查全率，截词符为星号"*"。截词检索时，PubMed 关闭自动词语匹配功能。

（4）短语检索：PubMed 的短语检索是将短语加上双引号进行精确检索，含有连词符的短语，或者将短语限定在特定字段如【tw】（文本字段）也可以进行精确检索。精确检索时，PubMed 关闭自动词语匹配功能，不进行短语拆分。

（5）限定字段检索：PubMed 支持限定字段检索，格式为：检索词【字段标识】。

2. 检索方法　PubMed 的检索方法包括基本检索、高级检索、主题词检索及临床查询。

PubMed 主页面（图 9-11）上方为检索区，页面中部为 PubMed 的 4 个专栏，分别是 Learn、Find、Download 和 Explore。页面底部是 NCBI 资源总览及系统其他汇总。

（1）基本检索：进入 PubMed 主页，默认为基本检索，可在检索框中直接输入有实际意义的检索词，如关键词、著者、刊名等，点击"Search"（图 9-11），系统执行自动词语匹配检索，显示检索结果。

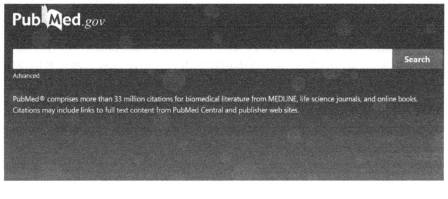

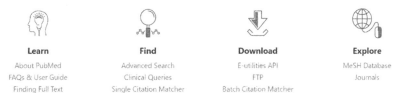

图 9-11　PubMed 主页面

输入检索词时，PubMed 有智能拼写检查及词语自动提示功能，帮助用户正确选词。PubMed 的自动词语匹配检索功能强大，简单好用，能满足一般的查询需求。基本检索还可以通过著者检索、期刊检索、短语检索、截词检索、限定字段检索、布尔逻辑检索等途径，实现复杂课题的检索。以下重点介绍著者检索和期刊检索。

1）著者检索：PubMed 自动执行前方一致的截词检索。例如，输入 Smith M，系统自动检索出 Smith MB 和 Smith MR 等所有姓为 Smith、名字首字母为 M 的著者。要关闭自动截词功能，可将姓名加上双引号并限定在著者字段检索，如输入"Smith M"【au】，可实现著者精确检索。

2）期刊检索：可直接输入刊名全称、标准的 MEDLINE 刊名缩写或期刊的 ISSN 号。例如，要查询《美国病理学杂志》的文献，可输入刊名全称"the American Journal of Pathology"、该刊的标准缩写"amj pathol"或者该刊的 ISSN 号 0002-9440。当刊名与 MeSH 主题词相同时，为避免误检，可将刊名加双引号并限定在刊名字段，如"Cell"【ta】可检索出期刊 Cell 被 PubMed 收录的所有文献。

（2）高级检索：PubMed 的高级检索（Advanced Search）页面主要有检索输入框、检索构建器（Search Builder）及检索史（Search History）三部分（图 9-12）。

其中，应用检索构建器可以很方便地实现多个字段的组合检索，提高查准率，结合检索历史的操作，可完成复杂的布尔逻辑运算。检索时，先在左侧的下拉菜单中选择检索字段（默认为 All fields），输入检索词（点击右侧的"Show index list"按钮，系统显示该检索词的相关索引词，可帮助正确选词），选择布尔逻辑运算符"AND""OR"或"NOT"，上方的检索框中即显示输入的检索词及运算符，点击"Edit"按钮可编辑检索式。完成检索式的构建后，点击"Search"按钮，返回检索结果。也可以点选"Add to history"按 Notes 钮，将检索式及其结果送入检索史中。

例如，检索哈佛大学医学院附属麻省总医院（Massachusetts General Hospital）Smith MR 发表的有关前列腺癌的随机对照临床试验的文献，用检索构建器的检索步骤如下：①在左侧的下拉菜单中点选【Author】字段，输入"Smith MR"，点选"AND"；②点选【Affiliation】字段，输入"Massachusetts General Hospital"，点选"AND"；③点选【Title/Abstract】字段，输入"prostate*cancer"，点选"AND"；④点选【Publication Type】字段，点击输入框右侧的"Show index list"，下拉框中出现所有的"出版类型"选项及记录数，点选"randomized controlled trial"，完成检索式构建。页面上方的检索框中显示的检索式为：（"Smith MR"【Author】）AND（"Massachusetts General Hospital"【Affiliation】）AND（"prostate*cancer"【Title/Abstract】）AND（"randomized controlled trial"【Publication Type】），点击"Search"按钮（图 9-12），检索结果为 50 篇。

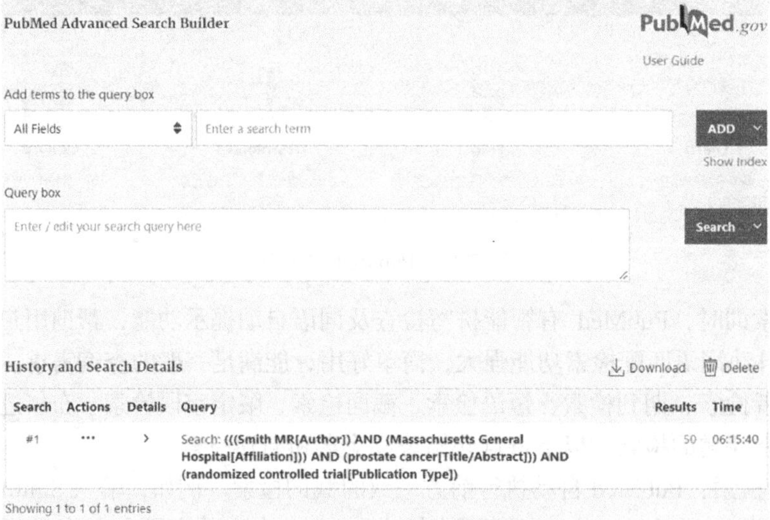

图 9-12　PubMed 高级检索页面

（3）主题词检索：是 PubMed 最有特色的检索方法，能保证较好的查全率和查准率。在 PubMed 主页面或高级检索页面的 "More Resources" 栏目下点击【MeSH Database】，进入 MeSH 主题词检索页面。主题词检索的步骤：①点击【MeSH Database】进入 MeSH 主题词检索页面；②输入检索词，点击 "Search" 按钮，页面显示与检索词相关的主题词列表，浏览选择合适的主题词；③点击选定的主题词，页面显示该主题词的详细信息，包括主题词的定义、收录 MeSH 主题词表的年份（Year introduced）、可匹配的副主题词（Subheadings）、树状结构号[Tree Number（s）]、款目词（Entry Terms，也称入口词，一般为主题词的同义词或相关词）、相关参照（See Also）、历史注释（Previous indexing）等；④选择副主题词：PubMed 共有副主题词 83 个，每个副主题词均有其特定含义及使用范围，主题词/副主题词的组配可使检索结果更专指。若无法确定合适的副主题词，也可不选，系统默认选择全部副主题词；⑤其他检索限定：点选 "Restrict to MeSH Major Topic" 表示将检索词限定在 Major Topic（主要主题词），可提高查准率，此外，若点选 "Do not include MeSH terms found below this term in the MeSH hierarchy"，表示不扩展检索该主题词的下位词，易造成漏检，一般不建议点选；⑥点击页面右上方 PubMed Search Builder（检索构建器）的 "Add to search builder" 按钮，其上的 PubMed Search Builder 中显示选定的主题词/副主题词及检索限定（图 9-13）；⑦若检索课题有多个主题词，可重复上述步骤，通过下拉菜单选择布尔逻辑算符，构建检索式，最后点击 "Search PubMed" 按钮，完成主题词检索。也可以先分别检索每个主题词的文献，最后在高级检索的检索史中完成主题词的布尔逻辑组配。

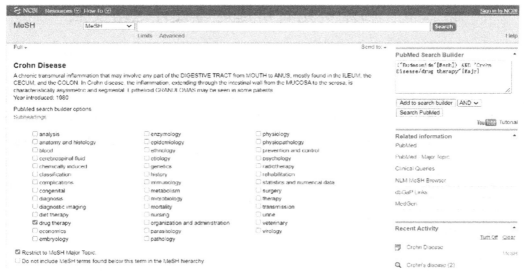

图 9-13　PubMed 主题词检索页面

（4）临床查询（Clinical Queries）：其是专门为临床医生设计的检索服务。在 PubMed 主页面的 "Find" 栏目下点击 "Clinical Queries"，即可进入临床查询页面，包括 Therapy、Clinical Prediction Guides、Diagnosis、Etiology 及 Prognosis 五类检索（图 9-14）。

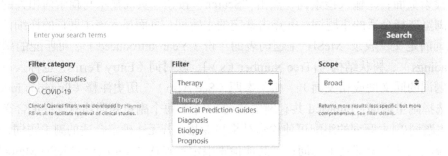

图 9-14　PubMed 临床查询页面检索

（姜可伟）

思　考　题

1. 简述检索语言的作用。
2. 简述 ICD 的概念。
3. 通过哪些数据库可以查找到国内学位论文？

第三节　临床研究科研选题与设计思路要点

A New Approach to Teaching the Practice of Medicine 的文章，第一次正式提出循证医学的概念，也代表着循证医学正式进入高速发展时代。循证医学的飞速发展，为临床实践指南的制定提供了坚实的证据来源。但是外科领域的新技术、新理念的涌现却缺乏循证医学证据的支持。很多外科医师所开展的临床研究长期以来广受诟病。众所周知，美国的 NCCN 指南、欧洲的 ESMO 指南以循证医学证据为基础，为肿瘤的诊治流程提供了不同等级的推荐方案，成为肿瘤外科医师所遵循的诊疗规范。近年来国内普外科医师积极开展高级别循证医学证据的临床研究（如 CLASS 研究、FOWARC 研究、RELARC 研究），取得了瞩目的结果。接下来我们将从如何开展高质量的临床研究、科研选题等角度展开叙述。

一、科研选题要点

作为结直肠肛门外科医师或研究生应在日常临床工作之余，密切关注学科发展的热点问题，了解相关领域的前沿知识，把握发展的方向，以激发科研的思想，这是培养科研思维的基础和前提。

临床研究的源头是临床工作中遇到的问题，然后将背后的科学问题凝炼出来，针对这一科学问题提出研究原理和（或）提供解决方案的科学假说，这一过程是科研创新的核心内容。

以北京协和医院牵头的腹腔镜右半结肠癌淋巴清扫范围的研究（RELARC）为例，在开腹手术的年代，右半结肠切除术以清扫第 1、2 组淋巴结为主，即 D_2 手术。随着腹腔镜技术的广泛开展及 CME 理念的提出，进一步清扫中央组淋巴结的 D₃ 或 CME 手术逐渐成为右半结肠手术的"规范"术式。但是腹腔镜下完成中央组淋巴结清扫需要全程裸化肠系膜上静脉，存在较大风险，需要很高的技巧和较长时间的经验积累。由于此前的依据全部来源于回顾性研究，难以避免选择性偏倚造成的误差，因此需要一项随机临床试验，以探讨腹腔镜下右半结肠癌手术的淋巴结清扫范围。

作为结直肠外科专业学生，在导师的指导下，也可以参与一些小的临床研究。全直肠系膜切除（TME）的理念深入人心，腹腔镜 TME 手术已逐渐成为中下段直肠癌的标准术式。由于肠系膜下血管的属支血管存在较多的变异情况，加之腹腔镜手术无法根据手的触感进行解剖游离，腹腔镜下完成肠系膜下血管的裸化和淋巴结清扫操作一旦出现重要分支或主干血管、神经的损伤将导致严重后果。开展此前瞻性观察性研究旨在研究肠系膜下动脉属支分型变异情况，观察不同分型患者手术近期并发症的差异，了解不同分型对于第 253 淋巴结清扫率是否存在影响，也可为肠系膜下血管的精细化解剖提供术中活体解剖的数据。

机会总是留给有准备的人，时刻关注行业发展趋向、阅读文献、参加学术会议、与同行沟通交流，是发现科学研究问题的常见途径。外科医师不仅应该关注手术操作，还应该关注相关技术的风险收益、成本效用、生存获益、生活质量等。

二、设计思路要点

（一）研究方式的选择

基于医院病例数据库的资料，可以实施观察研究、队列研究等。收集既往病例资料进行的由果及因的回顾性病例分析，由于已成事实，资料可能不完整，且无法增加新的内容或指标；手术等治疗措施可能由主刀医师主观决定，或者因年代问题而存在治疗选择偏差。在一些回顾性登记研究中，病例、数据的选择完全由研究者主观决定，选择性录入数据的情况更加严重，无法准确反映真实情况。因此，回顾性研究在病例选择上不可避免地存在选择偏倚和数据缺失，削弱了统计结果的可信度。对回顾性资料进行比较研究时，可以采用倾向性评分匹配法，将既往的干预组和非干预组的患者按某些基本特征进行匹配，以尽量减少选择偏倚。这些"基本特征"的选择取决于干预的手段，多为可能影响治疗结局的混杂因素，将其在两组之间进行匹配后得出的统计学结果能更有效地佐证干预手段的治疗效果。对于干预研究，随机对照是较适合的研究方法，可在很大程度上消除因新技术学习曲线、术者习惯、手术熟练程度产生的选择偏倚，以及其他混杂因素（如年龄、体重指数等）带来的偏倚。随机对照试验结果的循证医学证据级别提高，多中心随机对照试验尤其耗时耗力，随机对照试验需遵循《赫尔辛基宣言》的原则和《药品临床试验管理规范》（GCP）指南，同时需要在 Clinical Trials.gov 官网上进行注册。以中山大学附属第六医院汪建平教授团队 2011 年牵头的 FOWARC 研究为例，该随机对照试验联合了全国 15 家高水平医院。"改良 FOLFOX6 联合或不联合放疗对比 5-氟尿嘧啶联合新辅助治疗局部进展期直肠癌"即是 FOWARC 研究。该前瞻性、多中心、随机研究的研究成果发表在国际顶级肿瘤学期刊——*Journal of Clinical Oncology*。以此研究的随机化和双盲方法为例，有研究人员对患者进行登记，通过计算生成的随机码（顺序排列的区块）将患者随机分配到各治疗组，随机分配是集中进行的，患者分配由中山大学医学统计系统系通过传真或者互联网接口完成。

（二）样本量的估算

样本量的估算首先取决于研究目的，如果以肿瘤手术治疗的疗效作为研究目的，较常使用的研究指标是生存率，包括总体生存率、无病生存率等。此时，需要通过查阅文献来确定两种手术方式可能存在的差异，再根据研究类型、选择的统计学参数，计算所需样本量。高质量的回顾性或前瞻性研究都需要进行合理的样本量估算，此过程必须有生物统计学专业人员的参与。样本量估算需围绕主要研究终点而定，研究的结论也应围绕主要终点指标而定。

（三）研究终点的选择

临床研究终点指标的选择取决于研究目的，以及期望得到的结果或结局。作为一名外科医师，应该经常思考外科手术能否给患者带来生存的获益，或生活质量的改善。因此，外科临床研究的终点指标一般包括生物学指标、卫生经济学评价、生活质量评价。外科临床研究多选择生物学指标作为反映外科手术治疗结局的指标，如不同手术方式、不同手术入路对治愈率、生存率的影响。比如胃肠道肿瘤的研究中多选用 5 年总体生存率或 3 年无病生存率作为研究终点指标，用来说明肿瘤治愈情况。再者，传统的痔切除术被证明是治疗痔疮疾病有效手段，术后疼痛仍令患者和临结直肠肛门外科医师困扰。传统痔切除术的替代方法有经肛门痔脱动脉术（transanal hemorrhoidal dearterialization，THD）和钉痔固定术（stapled hemorrhoidopexy，SH）。Solveig E.教授团队设计随机对照研究来比较 THD 和传统痔切除术对于患者术后疼痛的影响。此痔疮研究的研究终点评价就是患者术后围手术期疼痛情况，探究不同手术方式对患者生活质量的影响。

（四）科学研究中的数据保存

对于数据，务必保存真实、准确的数据。纳入人员和随访人员经训练能够保证高质量随访工作的完成。研究数据将统一录入到数据库中以供随时督查，纸质随访记录将被封存以供随时查询。

三、总结

在临床工作、文献阅读时遇到有趣、有价值的临床问题，可以通过查阅文献了解目前的研究现状，通过科学的设计方法，设计高质量的临床研究方法，无论最终临床试验是否实施，医学生的临床能力和科研思维都可以在这过程中得到提高。

（吴 斌）

思 考 题

请同学们通过临床发现或检索文献，自己思考并设计一个可以通过临床研究解决的结直肠外科临床问题，并向导师反馈。

第四节 如何撰写结直肠方向的医学论文

科学研究在某种意义上从属于以促进人类健康为目的的医学研究。从临床医生角度，临床科学研究通常指以患者为特定研究对象，以临床现象为主要切入点，以提高疾病诊疗水平为目的而开展的科学研究。高水平的科学研究可以帮助临床医生认识疾病特征或本质，并进行有效的预防、诊断和治疗。在科学研究之前，临床医生明确研究的具体目的，设计周密的研究方案，纳入合理的观察指标，并详细记录临床观测数据，通过归纳、整理、统计、分析，最终得出某一结论，通常具有较高的循证医学证据等级及可信度。同时，科学研究也是临床学科建设的核心内容之一，是学科发展水平的核心评价指标之一，也可以融入我国当前的专科医师、外科住院医师规范化培训和科研能力训练体系，支撑学科发展、人才培养的可持续性。

结直肠癌（colorectal cancer，CRC）是最常见的消化道恶性肿瘤之一。2018 年全球癌症统计数据显示，CRC 发病率居第三位（10.2%），病死率居第二位（9.2%）。2018 年中国癌症统计报告显示：我国 CRC 发病率、病死率在全部恶性肿瘤中分别位居第 3 及第 5 位，新发病例 37.6 万，死亡病例 19.1 万。随着工业化、城镇化程度不断提高，老龄化趋势加快以及疾病模式的转变，其发病率、病死率近年来呈明显上升趋势。笔者所在团队长期重视科学研究的开展，并以项目负责人身份主持多项国家级课题，以主要完成人身份参与多项国家多中心临床合作课题，下面介绍结直肠癌部分研究思路，供各位同道参考。

一、基因、细胞产物与肿瘤

大肠癌的发生是一个多阶段多步骤的、涉及多个基因改变的复杂过程。许多研究表明，结直肠癌变是一个涉及原癌基因激活、抑癌基因失活等多基因、多阶段、多步骤渐进演化的积累过程。与结直肠癌相关的抑癌基因有 *p53*、*APC*、*DCC*、*MMR* 等，原癌基因有 *K-ras*、*c-Myc* 等。一般认为大肠腺瘤性息肉的发生与 *APC* 基因突变有关，*APC* 基因突变可引发大肠腺瘤性息肉，而在非肿瘤性息肉中则未检出 *APC* 基因突变。在 <1cm 的腺瘤中也检测出 *APC* 基因的突变，提示 *APC* 基因突变是大肠肿瘤发生的早期事件。APC 蛋白表达的缺失或降低可能导致 β-catenin 免于降解，游离的 β-catenin 在胞质内集聚并进入核内，激活相关靶癌基因，导致细胞癌变的发生。

1. 错配修复（mismatch repair，MMR）**基因**　MMR 发生突变，表达产生带有缺陷的错配修复蛋白，不能发挥其正常的错配修复功能，导致微卫星不稳定或 DNA 复制错误，细胞基因组不稳定，引起细胞增殖及分化异常，促进家族性非息肉病性大肠癌（hereditary nonpolyposis colorectal cancer，HNPCC）和部分散发性大肠癌（sporadic colorectal cancer，SCC）的发生和发展。MMR 基因突变也是大肠癌发生的早期事件之一。任意一种 MMR 蛋白表达的缺失可造成错配修复缺陷（deficient mismatch repair，dMMR），从而使 DNA 复制过程中的碱基错配丧失修复功能而造成肿瘤突变负荷的累积，导致微卫星不稳定性（MSI）的发生。目前研究和应用最广泛的肿瘤免疫检查点抑制剂（immune-checkpoint inhibitor，ICI）包括 CTLA-4、PD-1 及其配体 PD-L1 的抑制剂。PD-L1 这一免疫检查点通路在肿瘤微环境中通过与 T 细胞上的 PD-1 和 CD80 相互作用而在抑制 T 细胞介导的抗肿瘤免疫应答中发挥关键作用。PD-L1 抑制剂通过抑制 PD-L1 免疫检查点活性，释放肿瘤微环境中的免疫刹车，诱导 T 细胞活化，重新激活 T 细胞对肿瘤的免疫应答效应及重建机体免疫系统监测，从而发挥抗肿瘤作用。

2. 结直肠癌缺失（deleted in colorectal carcinoma，DCC）**基因**　DCC 变化发生在中期

腺瘤向晚期腺瘤转化阶段，在时间上，它的出现略晚于 *APC* 基因。在大多数正常组织包括结肠上皮细胞中均有 DCC 表达，而在 50% 以上大肠癌组织和腺瘤中发现有 DCC 表达缺失或下调。在大肠癌中，*DCC* 基因表达缺失与大肠癌患者的性别、年龄、肿瘤部位无明显相关性，与分化程度有关，分化程度越低突变率越高，提示 *DCC* 基因突变相对于 *APC* 基因为晚期事件，其表达缺失与大肠癌的发生及侵袭、转移能力增强有关。*DCC* 基因启动子甲基化可能是大肠癌中 DCC 失表达的主要机制之一。RAS 基因家族中以 *K-ras* 基因在大肠癌中的突变发生频率最高。已报道的 *K-ras* 基因突变率为 30%～68%。有研究表明，Ras 蛋白过度表达是细胞增生的标志，其基因突变常在肿瘤恶性进展前就已发生，因此认为改变可能为大肠癌发生的早期事件，*K-ras* 的基因突变更赋予肿瘤极大的浸润与转移倾向的可能。Ras 蛋白在癌旁黏膜中的表达也说明癌旁黏膜中存在一种潜在的癌变状态。研究表明 *K-ras* 的突变也存在于正常的大肠黏膜上皮细胞。

3. *p53* 在大肠肿瘤中，*p53* 突变主要发生在晚期腺瘤向癌转变的最后阶段，提示 *p53* 突变可能是腺瘤向癌转化的最关键因素。大肠癌中 *p53* 基因突变和 P53 蛋白过表达的检出率为 40%～75%。*p53* 的改变与侵袭性病理学及生物学特征显著相关，包括肿瘤的病期、非整倍体程度、肿瘤低分化和血管浸润与转移。*p53* 基因突变还与大肠癌的预后相关，可以作为一个独立的预后指标。*nm23* 的等位基因缺失与大肠癌术后发生远处转移相关。Leone 等发现 nm23H1 的表达与直肠癌浸润深度及分期呈负相关，与淋巴结及肝脏等脏器转移和术后生存期呈正相关，认为 *nm23* 基因在直肠癌浸润和转移过程中发挥负性调控作用，检测直肠癌组织中 nm23H1 的表达有助于预测直肠癌的生物学行为判断。

4. STAT3 是信号转导和转录激活因子（signal transducers and activators of transcriptions，STAT）家族的重要成员。它与肿瘤的增殖分化、细胞凋亡、新血管生成和免疫逃逸密切相关，被认为是一种癌基因。国内外已有许多关于 STAT3 在肿瘤发生、发展中的可能作用及其临床病理意义的研究，但 STAT3 及其通路相关基因在结直肠腺瘤性息肉组织中的表达及相关性研究鲜见报道。STAT 是细胞质内具有信号转导和转录激活因子双重功效的 DNA 结合蛋白，是一族具有高度同源性的转录因子，其分子有 750～900 个氨基酸，分子量 84～113kDa，由 STAT1—4、STAT5a、STAT5b、STAT6 等 7 个成员组成，代表一条从膜到核的信号转导系统。在正常情况下 STAT 激活是一个瞬时过程，并受严密调控，其持续激活则与细胞的恶性转化密切相关。STAT3 是 EGFR、IL—6/JAK、Src 等多个致癌性酪氨酸激酶信号通路的汇聚点。

5. PTEN 基因（人第 10 号染色体同源丢失性磷酸酶-张力蛋白基因）**和 COX-2**（cyclooxygenase-2，环氧合酶-2） 可能共同参与结直肠腺瘤癌变，并起重要负协同作用。PTEN 基因是继 *p53* 之后新发现的另一个重要的抑癌基因，位于 10q23.31，是目前发现的第一个具有磷酸酶活性的抑癌基因。环氧合酶是分解花生四烯酸产生各种内源性前列腺素的重要限速酶，包括 COX-1 和 COX-2。后者在正常生理情况下不表达，当细胞受到生长因子、促癌因子等因素刺激，COX-2 可被诱导表达，通过产生过量前列腺素启动炎性反应，并可通过调控癌基因表达、促肿瘤微血管形成、抑制癌细胞凋亡等介导肿瘤发生发展。国内外研究发现在腺瘤性息肉和肠癌组织中 PTEN 和 COX-2 表达呈负相关，目前认为二者相关抑癌机制在于通过 PIP3 去磷酸化负调控 PIP3/AKT 途径调节增殖和凋亡，COX-2 可通过调节 PTEN 和 AKT 抑制由 Fas 介导的细胞凋亡。PTEN 低表达或缺失可能导致 COX-2 高表达，二者相互调节。但在结直肠腺瘤癌变过程中，PTEN 和 COX-2 谁占主导作用抑或是二者相互影响，具体机制尚需进一步研究。

6. 蛋白基因产物 9.5（protein gene product，PGP9.5）　是一个泛素水解酶，它广泛表达于神经元分化的各个阶段，针对细胞蛋白的经泛素水解酶的泛素化和靶蛋白降解，被认为是调节细胞周期基因的重要机制。在肿瘤组织中，PGP9.5 诱导细胞周期蛋白泛素化的增加，导致未分化体细胞生长失控，而且通过基因表达序列分析法也发现，PGP9.5 在非小细胞性肺癌高表达且与肺癌进展、恶化密切相关。PGP9.5 与结直肠癌发生、进展及预后的关系，国内少有报道。

7. 泛素特异性蛋白酶 10（ubiquitin-specific protease 10，USP10，又名 UBPO）　位于16 号染色体长臂 24.1 上。该基因编码的蛋白由 798 个氨基酸构成，能特异性地将泛素分子从泛素结合的蛋白底物中切割出来，主要参与泛素依赖的蛋白分解代谢、泛素周期等生命过程。近年来，USP10 与肿瘤相关的分子机制研究有了较大进展，相继发现 USP10 与P53、T-bet、PCNA、Beclin1、SIRT6 及 NEMO 等蛋白的去泛素化密切相关，进而参与细胞增殖、分化及自噬等生物学过程。其中最具代表性的研究成果是：USP10 通过去泛素化作用调节 P53 蛋白的稳定性，从而逆转泛素连接酶 Mdm2 诱导的 P53 转运和泛素化降解过程。进一步研究发现 USP10 不仅可以稳定野生型 P53 蛋白，而且还可以稳定突变型 P53蛋白，并在结直肠癌的发生过程中起重要作用。

8. 内质网应激（endoplasmic reticulum stress，ERS）　是最新提出的有别于由死亡受体和线粒体介导的传统细胞凋亡途径之外的第 3 条重要的细胞凋亡调控途径。当存在缺氧等应激时，活化的内质网跨膜蛋白（PERK、IRE1 和 ATF6）胞质部分进入核内，与 ERS反应元件（ERS response element，ERSE）保守基序 CCAAT（N9）GCACG 中的 GCACG结合，启动特异转录因子 C/EBP 同源蛋白（C/EBP homologous protein，CHOP）转录与表达。CHOP 属于 C/EBP 转录因子家族成员，也叫 DNA 损伤诱导转录因子 3（DNAdamage-inducible transcript 3，DDIT3），或生长抑制 DNA 损伤基因 153（growth arrest andDNA damage-inducible gene 153，GADD153），分子量为 29kDa，人 CHOP 由 169 个氨基酸残基构成，含有一个 N 端转录激活域和 C 端的碱性锌指（bZIP）结构域。CHOP 是 ERS特异转录因子；静息状态下，即不存在 ERS 时，在多种类型的细胞胞质中低水平表达；当ERS 通路被激活，其表达显著增加。在结直肠腺瘤癌变—肠癌形成过程中，由于癌细胞失控性生长消耗大量的营养和氧气，而新生血管网又不能及时建立，氧供应远少于氧需求，癌细胞常处于缺氧微环境。研究发现缺氧在 CRC 恶性进展中起着至关重要的作用。有研究通过对结直肠腺瘤及癌变组织 CHOP 蛋白的检测发现，伴高级别上皮内瘤变和恶变的腺瘤和腺癌 CHOP 阳性表达率均显著高于正常肠黏膜和早期腺瘤，提示在结直肠腺瘤癌变过程中 ERS 被激活。

二、铁死亡与肿瘤

2012 年，研究人员发现抗肿瘤药物伊拉斯汀（Erastin）在 RAS 突变型肿瘤细胞中引发独特的铁依赖非凋亡性细胞死亡。这种细胞死亡过程无法被调节性细胞死亡（regulatedcell death，RCD）特异性抑制剂抑制，但抗氧化剂和铁螯合剂可以阻止并扭转这一过程。铁死亡（ferroptosis）无论在形态学，还是在生物合成上均与其他细胞死亡形式不同。发生铁死亡的细胞形态学上出现线粒体嵴和膜断裂特征性改变。生化水平上，细胞内铁死亡的发生与铁的蓄积，过多的铁离子导致活性氧（reactive oxygen species，ROS）的产生与累积以及与脂质过氧化发生有关。一旦超出抗氧化系统清除 ROS 的能力，就会发生氧化应激反应，导致脂质过氧化，从而损坏细胞结构发生细胞死亡。简而言之，铁死亡的发生核心机制是铁依赖的脂质 ROS 的累积导致脂质过氧化。芬顿反应产生的 ROS、多不饱和脂肪酸（polyunsaturated fatty acid，PUFA）和脂质过氧化均能促进铁死亡的发生，而抗氧化系统 Xc-系统/谷胱甘肽（glutathione，GSH）/谷胱甘肽过氧化物酶 4（glutathione peroxidase 4，GPX4）轴通过影响细胞的氧化还原状态可抑制铁死亡。

铁死亡刺激因子在结直肠癌中的干预作用，目前已鉴定出多种靶向脂质过氧化过程的小分子，这些小分子在细胞铁死亡中发挥关键作用。ACSL4 是铁死亡发生过程中的关键蛋白，作为一种多不饱和脂肪酸活化酶，能将 PUFA 活化，参与细胞膜磷脂的合成。ACSL4 起到促进花生四烯酸（arachidonic acid，AA）和肾上腺素酸（adrenic acid，AdA）的磷脂酰乙醇胺（phosphatidylethanolamine，PE）脂质过氧化的作用，进而推动铁死亡的进程。

三、肠道菌群与肿瘤

正常肠道菌群是人体内最复杂和最大的微生态系统，由 1000 种以上的细菌所构成，含有 $10^{13}\sim10^{14}$ 个细菌体，比人类体细胞数量多出 1 个数量级，其主要包括厚壁菌门、拟杆菌门、放线菌门和变形杆菌门。正常肠道菌群对维持人体健康具有重要意义，不仅可通过刺激 T 细胞分化，增强宿主免疫功能，以保护肠黏膜，还可通过控制代谢途径，从而产生氨基酸及多种维生素。肠道菌群紊乱是导致很多疾病的病因，如溃疡性结肠炎、抗生素相关性腹泻、重症胰腺炎的全身炎症反应综合征、肠易激综合征等消化系统疾病。近年来，研究发现肠道菌群紊乱还与结直肠息肉密切相关。肠道菌群紊乱后，可导致肠道免疫功能异常、有害产物积累、肠黏膜炎症反应，以及肠上皮细胞损伤，这些均是结直肠息肉发生发展的重要原因。

肠道有益菌对维持肠道健康具有重要作用。研究发现双歧杆菌、乳酸杆菌在腺瘤性息肉患者肠道中减少。双歧杆菌及乳酸杆菌可产生大量乳酸，一方面可降低肠内 pH，从而抑制氨基酸降解，另一方面可促进肠上皮细胞更新，从而维持肠黏膜完整性。且双歧杆菌还可通过降低 β 葡糖醛酸糖苷酶活性，使得异常隐窝病灶形成减少，从而抑制息肉发生发展。此外，研究发现在腺瘤性息肉患者肠道内，产短链脂肪酸相关厌氧菌逐渐减少。短链脂肪酸作为肠上皮细胞的主要能量来源，不仅可降低炎症因子的表达，从而产生抗炎作用，还可以诱导产生分泌型 IgA，以增强肠道黏膜免疫力。丁酸梭菌作为肠道有益菌，也被发现在早期腺瘤性患者粪便中有减少，主要是通过诱导巨噬细胞产生 IL-10，从而抑制肠道炎症反应。

肠道致病菌的增加，会促进腺瘤性息肉的发生发展。研究发现腺瘤性息肉患者肠道内沃氏嗜胆菌、链球菌、大肠埃希菌、牙龈卟啉单胞菌等致病菌是增加的。其中沃氏嗜胆菌是相关胆汁耐受菌，在肠道内可产生硫化氢、次级胆汁酸等毒性产物，与促炎细菌共同导致上皮细胞损伤并产生炎症。链球菌属可定植于早期结肠腺瘤肠道黏膜中。研究发现腺瘤性息肉患者肠道内分泌增加的胆汁酸，可进一步促进链球菌在肠上皮的定植，它们共同作用导致肠上皮细胞异常增殖。此外，链球菌属也可通过介导炎性反应，从而促进息肉形成及发展。体外试验，发现牛链球菌细胞壁所分泌的抗原能够表达环氧合酶 -2（COX-2），COX-2 可代谢产生前列腺素 E2（PGE2），从而强烈刺激上皮细胞增殖并抑制其凋亡，最终导致息肉发生，且 PGE2 还可以通过增加血管生成刺激息肉发展。大肠埃希菌已被证实可促进腺瘤性息肉发生发展。一方面带有聚酮合酶（polyketide synthase）基因岛的致病性大肠埃希菌可以编码聚酮肽基因毒素，从而导致肠上皮细胞 DNA 损伤；另一方面，致病性大肠埃希菌和产肠毒素脆弱杆菌可共同定植于腺瘤性息肉患者肠道内，形成斑状细菌生物膜，并破坏肠道黏液层，使得肠道黏膜发生慢性炎症反应。此外，大肠埃希菌与 C 反应蛋白水平密切相关，已有研究证实大肠埃希菌和血浆炎性因子随着结直肠腺瘤—肠癌序列改变而改变。而 C 反应蛋白是一种急性炎症反应标志物，但是大肠埃希菌是否可以引起急性炎症反应，促进息肉发生发展，还有待进一步证实。牙龈卟啉单胞菌属作为口腔致病菌，已经证实与腺瘤性息肉发生发展密切相关，然而其作用机制尚不明确。结肠不同部位腺瘤性息肉，由于肠内环境不同，其肠道菌群表现差异，且作用机制不完全相同。近端腺瘤性息肉患者肠道黏膜内类芽孢杆菌、γ-变形菌属、放线菌属、棒状杆菌属、链球菌等致病菌是增加的，这些黏膜致病菌可直接作用于近端肠上皮细胞，从而产生局灶性病变。

四、传统药物与肿瘤

中国科学家屠呦呦凭借对于青蒿素的研究获得了 2015 年诺贝尔生理学或医学奖。双氢青蒿素（DHA）是青蒿素的衍生物，具有水溶性好、毒性低的特点。它被认为是一种既能作用于炎症反应又能作用于癌症发展的制剂。除了广泛应用于抗疟疾治疗外，DHA 还对其他自身免疫性疾病如系统性红斑狼疮和系统性血管炎等具有免疫调节作用。有研究表明，在炎性肠病治疗中，DHA 通过调节 T 辅助细胞（Th）/T 调节细胞（Treg）平衡来改善结肠炎症状。DHA 还可以调节 PI3K/AKT 和 NF-κB 信号通路。此外，越来越多的证据表明，DHA 通过多种机制发挥抗肿瘤作用，如在卵巢癌、胃癌、肝癌、大肠癌和其他实体肿瘤中，起到凋亡、细胞迁移抑制、铁下垂和细胞周期阻滞等作用。此外，DHA 还可以作为化疗和免疫治疗的有效增强剂。Duan 等发现奥沙利铂和 DHA 联合 PD-1 对激活免疫反应的活性氧的产生有很强的协同作用，可用于治疗小鼠结直肠癌。

五、纳米材料与肿瘤

随着纳米技术的发展，具有丰富的物理化学性质的纳米药物（尺寸小、比表面积大、易于表面修饰、独特的磁性和光学特性等）为癌症的治疗带来了新的契机。纳米药物具有独特的肿瘤靶向能力，可通过增强的渗透性和滞留效应增加肿瘤聚集量，从而提高肿瘤的抑制能力。此外，可以针对独特的肿瘤微环境（弱酸性、过氧化氢和谷胱甘肽过表达、氧化还原电位和酶）或外部刺激（光、磁力、超声和 X 射线）设计"刺激响应"性纳米医药，以实现激活的治疗作用。因此，纳米医药可显著提高治疗效果，并避免毒副作用。

1. 光热治疗（PTT）　通过利用光热转化试剂（PTAs）在外部光源的激发下将光能转化为热能，产生局部过热，引起蛋白质变性，DNA 损伤和细胞膜破坏，从而导致肿瘤消融，具有时空可控性、非侵入性、选择性高、成本低等优点，在癌症治疗领域已取得了令人瞩目的进展。由于 PTT 可以精确地控制激光功率密度、辐照时间、光波长等激光参数，其具有较好的选择性。特别是在近红外（NIR）生物窗口区（700～1400nm），由于自体组织吸收和散射较低，其能够实现对组织的深度穿透。因此，高效且安全的 NIR 激发的纳米 PTAf 的研发对于肿瘤的 PTT 研究具有重要意义。

2. 稀土钒酸盐 作为一种重要的无机功能材料，由于其特有的 4f 壳层内电子跃迁和对电磁辐射的有效吸收，其在电学、磁学和光学等领域得到了广泛的应用。其中，$CeVO_4$ 和 $NdVO_4$ 具有优异的光转换性能，已被应用为光催化剂、荧光粉和激光基质。但由于 $CeVO_4$ 和 $NdVO_4$ 是一种响应于紫外线的宽带隙半导体，其在 Vis/NIR 波段缺乏吸收，因此限制了其生物医学领域的应用。为了提高宽带隙半导体 Vis/NIR 吸收，科研工作者付出了巨大的努力，如合成特定形貌尺寸的纳米颗粒、掺杂特定元素以调节宽带隙半导体的带隙、负载具有等离子体共振效应的金属作为光敏剂等。由于金属/半导体界面之间电子空穴对分离效率的增加以及具有局域表面等离子体共振（LSPR）效应的等离子体金属在可见光区的强吸收，在半导体表面负载贵金属以形成贵金属/半导体异质结构纳米晶体可增强半导体的光转换性能。

3. 光热治疗 这种独特的肿瘤微环境可促进肿瘤的增殖和转移，使得单一疗法很难彻底治愈癌症。近年来，纳米酶作为一种具备酶活性的纳米材料，其催化活性可与天然酶相媲美，但比天然酶更加稳定，并且具有多功能、可大规模化制备、成本较低等特点，已成为多学科交叉研究的前沿热点。其中，基于可变价金属离子（如 Fe^{2+}/Fe^{3+}、Cu^+/Cu^{2+}、Mn^{2+}/Mn^{4+}）催化反应构建的纳米酶可有效调节肿瘤微环境并提高抗肿瘤治疗效果。因此，构建具有纳米酶活性的疫苗类纳米光热治疗剂可以提供一种具有肿瘤微环境调制能力的联合治疗方式，对根治原发性肿瘤和同步抑制癌症转移至关重要，也是实现协同抗癌治疗的关键。Cu_2MoS_4（CMS）具有过氧化氢酶活性，可与肿瘤中过量的过氧化氢反应产生氧气，极大程度地缓解肿瘤组织乏氧的情况，增强肿瘤需氧治疗的效率。CMS 纳米酶中存在 Cu^+/Cu^{2+} 和 Mo^{4+}/Mo^{6+} 两对氧化还原电对，其可与过氧化氢反应生成高毒性羟自由基，产生显著的化学动力学疗效。同时，CMS 还具有过氧化物酶活性，可消耗肿瘤中过表达的谷胱甘肽（GSH），进而破坏肿瘤的抗氧化防御系统，增强化学动力学治疗效率。CMS 在整个近红外区域都有很强的吸收，可实现近红外二区 1064nm 激光照射下的光热治疗。

4. 硫化铜 由于其等离子体性质、催化活性和氧化还原电对的存在而被广泛应用于光热治疗（PTT）、光动力治疗（PDT）和化学动力学治疗（CDT）。虽然 PTT/PDT 可实现病灶的光定位治疗，有效抑制肿瘤，但当光线穿透纳米药物聚集的健康组织时，往往会发生不可避免的损伤。因此，$Cu_{2-x}S$ 对肿瘤位点缺乏特异性的特征严重阻碍了其临床转化。此外，无机纳米颗粒在体内的长期滞留也对健康造成巨大的威胁。对于未来的临床应用，$Cu_{2-x}S$ 的肿瘤特异性和生物可降解的新陈代谢性是需要解决的技术问题。令人鼓舞的是，研究发现 Cu_2O 可以通过与 H_2S 的原位硫化反应转化为 $Cu_{2-x}S$，这为降低纳米颗粒的尺寸和促进新陈代谢提供了可能性。此外，Cu_2O 向 $Cu_{2-x}S$ 的转化也提高了其在 NIR II 的光吸收效率。因此，Cu_2O 可以作为 $Cu_{2-x}S$ 治疗剂的前驱体，实现 H_2S 激活的 PTT/PDT。

六、结语

尽管各种科学研究提供了高级别的循证医学证据，为临床治疗的进步做出了不可替代的贡献，然而，"研究方向的不明确"仍是目前所面临的一个重大挑战。这意味着低效的科学研究被开展、有限的资源被滥用，且增加了研究参与者的风险。

尽管科学研究现在已被外科医生广泛开展，但需要更多的努力来了解外科研究成果如何影响临床实践。第一，临床试验人员尽了最大的努力在"规范化"和"个性化"之间建立动态平衡，但是研究不能回答新的外科疗法是否有利于所有患者。因此，临床医生必须判断研究标准对一般人群的普遍适用性。在研究取得进展的基础上，补充更多的研究数据，可能有助于对疾病本质的全面认识。第二，与药物试验相比，外科试验在实施过程中通常需要面对更明显的学习曲线，而且这种学习曲线已在微创手术中被证明。第三，有研究结果显示，外科医师主导的科学研究有必要在设计、实施和报告等方面进行改进。例如，在肿瘤靶向治疗时代，试验设计的重要挑战之一是根据肿瘤的分子特征确定哪些患者子集可能受益于一种新的治疗方法。需要不断增加临床试验样本量才能得到的"患者收益"被认为并非最理想。因此，临床医生可能需要与生物学家联合，探索高敏感度和特异度的生物标记物。第四，前瞻性临床研究无须一味追求"$P < 0.05$"。虽然达不到统计学差异的"微小"改善本身不能改变治疗指南，但在某些情况下，这些"微小"的进步可能会随着时间的推移带来实质性的累积效益。

综上所述，积极开展临床研究对于当代青年外科医师成长和学科发展均具有重要意义。临床研究可能使本就"复杂"的临床工作变得有序，能够使外科医师对临床现象更有思考，临床诊疗更加规范，有助于研究方向和成果的形成。

（迟　强）

思　考　题

1. 系统评价与 Meta 分析是一回事吗？
2. 文献按照加工程度可以分为哪几类？请各举一例来阐述。

第五节　肛肠外科研究相关期刊及投稿

一、肛肠外科研究相关期刊

肛肠外科领域内的相关期刊可选范围很广，首先临床医学、临床外科学相关期刊均会收录肛肠外科领域的文章，因此，该两大类的相关期刊均可供参考学习，也可作为投稿的目标期刊。其次，肛肠外科领域也有许多专业期刊可供阅读及投稿。由于临床医学、临床外科学相关领域内可选杂志数目太多，在本节中不做详细阐述，本节主要针对肛肠外科领域的专业期刊进行罗列与介绍。

（一）中文期刊

1.《结直肠肛门外科杂志》　该杂志为双月刊。杂志由广西医科大学主办，广西医科大学第一附属医院承办，该杂志创办于 1995 年，是我国创办较早的结直肠肛门外科领域专业学术期刊。杂志由高枫教授主编，编委会成员有国内、国外诸多结直肠外科的专家。该杂志在学术界及专业领域内有深厚的影响力。自 2008 年至 2022 年以来，一直被评为中国科技核心期刊，曾获 2007 年"广西优秀自然科学期刊"及 2017～2018 年度"广西优秀科技期刊"的殊荣。该杂志的创刊理念为"推广学术、繁荣学术、服务专业"，主要报道结直肠肛门外科领域的前沿科学、基础研究与临床实践中所涌现的新观点、新技术、新方法及取得的新成果。

2.《中国肛肠病杂志》 该杂志为月刊，创刊于 1981 年，杂志主管单位为中华中医药学会，主办单位为山东中医药学会、中华中医药学会肛肠分会。该杂志内容包括中医、西医、中西医结合三方面，其在中医学、中西医结合方面，对肛肠疾病的防治和研究做出的贡献是国外同种类期刊无法比拟的。期刊在选题上内容非常丰富，既有临床研究、基础理论研究、文献综述、专题讲座等内容，也有相当数量常见病、疑难病的诊治经验。同时，该期刊在学科建设中，还注意介绍我国老一辈专家学者的治学经验和献身祖国肛肠事业的崇高品德。该期刊多次被评为优秀期刊。

3.《中华结直肠疾病电子杂志》 该刊物为双月刊。该杂志由中华人民共和国国家卫生健康委员会主管，中华医学会主办，国家癌症中心/中国医学科学院肿瘤医院承办，是中华医学电子音像出版社有限责任公司出版的专业学术电子期刊。中国医学科学院北京协和医学院肿瘤医院结直肠外科主任王锡山教授为该杂志的总编。杂志属于中国科技核心期刊。目前，《中华结直肠疾病电子杂志》是我国唯一的结直肠疾病专业学术期刊。该杂志重点刊登结直肠疾病及相关学科的主要研究成果和最新进展方面的文章，具有较高的学术权威性及一定的学术导向性。该刊物栏目种类丰富，涵盖了结直肠的肿瘤、炎性肠病、痔、便秘、肠内外营养等相关领域的基础与临床文章。同时期刊也积极参与举办多种学术会议，参与主办了 2020～2021 年中国胃肠 NOSES 百场公益系列学术活动。

（二）英文期刊

1. *Colorectal Disease* 2020 年影响因子：3.788，该期刊发表结直肠疾病相关的研究，是部分国外学术团体的官方期刊，包括大不列颠及爱尔兰结肠直肠病学协会（ACPGBI）、欧洲结肠直肠学会（ESCP）、西班牙结肠直肠协会（AECP）、马来西亚结直肠外科医生协会（MSCRS）、希腊结肠直肠学会（GSCP）。该期刊发表有关下消化道疾病的流行病学、病因学、诊断、护理、预后等方面的原创性研究及综述。

2. *International Journal of Colorectal Disease* 2020 年影响因子：2.571，发表涉及胃肠道疾病的生理学和病理生理学方面的创新性研究。除了高科学质量的原创研究外，该杂志还刊登胃肠外科领域的一些存在争议的问题的评论。同时，该杂志为与胃肠道疾病相关的临床科学以及基础分子研究提供了一个跨学科的论坛。期刊接受文章类型还包括综述、病例报告、致编辑的信等。

3. *Journal of the Anus，Rectum and Colon* 该杂志为季刊，由日本结肠直肠学会主办发表。该杂志的目的是促进结肠直肠学相关研究的交流。该杂志发表文章种类繁多，包括原创性研究、临床实验方案、综述、临床指南、病例报告等。

4. *Diseases of the Colon & Rectum* 2020 年影响因子：4.785，该杂志是全球公认的卓越的结直肠专业领域的杂志，该杂志创办的目的是推动结直肠领域内的卓越研究、促进结直肠外科技术的创新、推动结直肠领域知识的传播，从而促进结直肠的健康。它是世界领先的结直肠外科领域杂志，排列在所有同行评审的外科期刊排名前 10% 中。同时，该杂志还是美国结肠和直肠外科医生学会（The American Society of Colon and Rectal Surgeons，ASCRS）的会刊。

二、投稿流程与技巧

（一）发表流程

1. 投稿前，研究者需要仔细阅读目的期刊的投稿须知，保证文章符合目的期刊的要求格式，并且确保文章在目的期刊的收录范围内。

2. 通过官方的投稿途径进行投稿，以防止研究论文、数据外泄。

3. 预估好目的期刊投稿、审稿、修稿所需要的时间，合理安排研究开展、论文撰写等计划。

（二）发表技巧

1. 研究者可以提前锁定目的期刊，选取上面的具有代表性的文章，进行阅读学习，掌握期刊所偏爱的研究方向、写作技巧等。

2. 严格按照目的期刊的规定撰写文章，把握好方向，保证文章在目的期刊所收录的范围内。

3. 研究设计时，尽量不要选取太过于小众的研究方向。杂志编辑因为研究方向过于小众，选择直接拒稿的案例屡见不鲜，也有很多文章因为研究方向过于小众，难以找到合适的审稿人而被长期搁置。

（三）注意事项

1. 首先需要根据目标期刊的要求，调整降低文章的重复率。

2. 要提高论文的质量，研究性论文一定要有临床数据等数据的支持，同时合理运用多种统计学方法。

3. 提高文章的创新性和实践价值。

（何国栋）

思 考 题

1. 肛肠外科研究中中医相关的研究国内哪本杂志涉及较多？

2. 英文期刊中，哪本肛肠外科杂志质量较高，比较具有代表性？

第六节　如何应对肛肠外科疾病相关主体的伦理责任

一、伦理概述

医学伦理包括技术伦理、资本伦理和责任伦理三个维度。其中责任伦理（ethics of responsibility）是医学伦理学研究最集中的问题，它基于患者权利，以引导社会敬畏生命、尊重生命为最终价值导向。责任伦理贯穿在医疗活动的各个方面和环节，构成医学伦理的灵魂和内核，它还是我国当前医学伦理建设中迫切需要予以重视和解决的难题。

伦理责任是一个复杂的多关系的结构性概念范畴，是伦理行为主体在履行伦理原则和规范的行为过程中对他人及社会所承担的责任。具体是指一个具有理性能力和意志自由的行为主体基于一定的物质利益和道德认识，以社会客观道德价值为评价标准，履行一定社会赋予的对自身、他人、社会及自然的责任。

二、肛肠外科伦理责任

（一）责任主体

肛肠外科疾病相关主体包括肛肠外科疾病诊治医生、有肛肠外科疾病的患者，还包括肛肠外科疾病诊治过程相关的政府法律法规制定部门、医院责任制度制定及伦理部门、医疗技术研发推广宣传机构等。医生责任是肛肠外科职业责任的关键因素，在很大程度上决定着医疗质量和安全，是医学责任伦理最重要的主体。

（二）责任限度

肛肠外科责任伦理限度包括"近期与远期责任"或"有限与无限责任"。具体而言，近期或有限责任是肛肠外科疾病相关主体对医学行为应该承担的责任，包括对自身、患者、安全等方面所负的医疗责任。远期或无限责任则是医学行为对人类、社会及医学可持续发展所应承担的普遍责任。医学伦理准则从早期主要强调医生对患者的义务、职业良心，到后来更加重视对人类健康、社会的可持续发展以及人类福利负责，标示了医学责任伦理从一种"有限责任"向"无限责任"的延展。

（三）责任分层

汉斯·伦克（Hans Lenk）将责任分为 4 个层次：行为责任、角色与任务责任、道德责任、法律责任。行为责任是指某种伦理行为的直接责任，如随意在公众场合谈论患者的私密，造成不良后果，行为者要对行为负直接责任；角色与任务责任则不那么直接，如一个值班医生在值班期间，对某患者观察不及时或不仔细，这是一种角色与任务责任；道德责任一般没有行为责任，只是体现在道义上，如对某件事情宣传不够，一些患者未能注意，给患者造成不良后果；法律责任则是对行为造成的严重后果负法律责任，如应及时上报的传染病，因未及时上报，使更多的人感染了此病，则要承担法律责任。

三、肛肠外科疾病相关医生主体的伦理责任

随着医学模式从生物医学模式向生物-心理-社会医学模式转变，以及医患关系从主动-被动型向指导-合作型和共同参与型转变，患者就医的权利意识越来越强，对诊疗效果和就医体验满意度要求越来越高。

肛肠外科工作与所有医疗实践一样，应尽量减少医疗伦理损害责任。医疗伦理损害责任是指医疗机构及医务人员从事各种医疗行为时，未对患者充分告知或者说明病情、未提供患者及时有用的医疗建议、未保守与病情有关的秘密或未取得患者同意即采取某种医疗措施或停止继续治疗等，从而违反医疗职业良知或职业伦理上应遵守的规则所应承担的侵权赔偿责任。因此，在医学伦理学及生命伦理学内容的指导下，对肛肠外科疾病诊治过程中医生相关的伦理责任提出了更高的要求，主要体现在以下方面。

（一）构建和谐的医际关系

肛肠外科的医疗活动需要各个学科之间、不同的专业人员之间密切配合，相互支持，

优势互补，只有这样才能形成医疗团队的整体合作。如一台肛肠外科手术，除了手术医生，还需要麻醉师、洗手及巡回护士等人员共同努力才能完成。这就需要构建和谐的医际关系，互相尊重，互相配合，和谐共事；还需要取人之长，补己之短，相互学习，共同提高。

（二）构建和谐的医患关系

医患沟通是保障患者诊疗效果和提高患者就医满意度的重要途径，而医生履行医患沟通伦理责任的主观能动性，是取得医患双方一致性满意成效的重要影响因素，也是构建和谐医患关系的重要保障。

1. 原则 医疗主体在医疗工作中要坚持患者至上、知情同意、最优化、医疗保密原则。

（1）患者至上原则：要求肛肠外科医务人员在临床诊疗过程中，应始终坚持以患者为中心，尊重患者，把患者的生命和健康放在首位，以患者的利益和需求为重，利用专业技术知识和技术操作对患者进行系统的、全方位的服务。医务人员还要努力学习医学知识，切实掌握专业技术，严格遵守规章制度和操作规程，防止医源性疾病和医疗事故的发生。

（2）知情同意原则：要求医务人员在选择和确定诊疗方案时，患者要了解情况，经过深思熟虑之后做出选择与决定，并签署知情同意书。进行医疗告知时，医务人员应详细告知，包括患者的病情、诊断结果、需要接受的检查、治疗的方式等。

（3）最优化原则：是指医务人员在制订诊疗方案时以最小的代价获得最大效益的原则。医务人员结合患者的病情和家庭情况，采取使患者的痛苦最小、花费最少、效果最好、安全性最高的诊疗方案。

（4）医疗保密原则：要求医务人员不能随意传播患者的医疗信息及患者不愿向外泄露的个人信息，以避免给患者带来不利影响。对可能导致患者预后不良的医疗信息，如结直肠恶性肿瘤诊断结果，要采取保护性医疗措施，尽量使用安慰性语言而非刺激性语言进行告知；对于癌症晚期患者，需要结合具体情况进行抉择，可采用有限度地告知或逐渐告知的方式。

2. 影响医生履行医患沟通伦理责任的主观因素

（1）对医患沟通重要性认识不足。肛肠外科疾病有显著的特殊性，如恶性肿瘤患者的造口和保留肛门问题、隐私部位问题，若医务人员不注意与患者的情感交流和沟通，忽视患者利益第一和尊重患者的医学伦理学原则，一味追求技术容易造成其履行医患沟通伦理责任缺失。

（2）医生个体性格差异和社会阅历影响沟通成效。医生作为医患沟通中很重要的一方，其个体性格、成长经历等方面的差异会影响与患者的沟通成效。如针对理解能力较好、接受程度较高的患者与理解能力较差、接受能力较低的患者，医生就要有不同的沟通方式与技巧。

3. 影响医生履行医患沟通伦理责任的客观因素

（1）负向社会舆论及患者非理性就医态度导致医生自我保护意识增强。媒体以偏概全的负面效应使患者带着防备和抵触心理就医，影响医生进行正向情感的积极沟通。

（2）医生缺乏有效的沟通时间。当患者数量过多时，在了解病情之余，医生尤其是门诊医生便会缺少"积极倾听"患者倾诉的时间，对诊疗方案或替代方案解释不到位，难以做到给每个患者普及疾病相关知识、很好地照顾到患者的心理状况等。

4. 促进医生履行积极医患沟通伦理责任的对策

（1）激发医生履行积极医患沟通的内部心理动机。希波克拉底曾说，医生有"三宝"——语言、药物、手术刀。作为肛肠外科医生，要本着以患者为中心的服务理念，保持耐心，针对不同文化教育背景和个性的患者采用不同的沟通语言和沟通方式，充分运用口头语言、肢体语言、绘画讲解等沟通技巧，拉近医患之间的心理距离，让患者产生信任与好感。尤其在患者医学知识信息高度不对称情形下作出非理性医疗抉择时，医生应通过积极反复沟通，帮助患者作出正确的治疗选择，如患者在无法接受直肠癌手术不能保留肛门的情形下，应当从手术的必要性、安全性及手术预后、后期护理等方面沟通，达到患者对肛肠外科手术的正确理解。

（2）为医生履行积极医患沟通营造良好的外部支持环境。首先，要建立医学生医患沟通理论教育的促进与考核机制，在肛肠外科医生的培训中加入模拟医患沟通情景教学，增加人文医学考核内容。其次，要保障医生沟通时间，依托分级诊疗制度及各级肛肠外科学术协会及协作医院等合理地分配医疗资源，充分利用社区及基层医院资源，做好肛肠外科疾病诊治规范化培训。再次，要引导患者正确应用知情同意权和自主决策权，在肛肠外科疾病的诊治过程中结合患者的病情给出更加人性化个体化的治疗方案，在良好沟通的基础上达成最优的治疗决策。最后，媒体应引导正确的道德风向，引领正确的医患关系导向。

（三）规范行医

规范行医要求医生严格遵循临床诊疗和技术规范，使用适宜的诊疗技术和药物，因病施治，合理诊疗，不隐瞒或夸大病情，不过度医疗。

1. 询问病史的伦理责任　问诊是临床诊疗的首要环节及重要依据。在询问病史时，医生应该举止端庄、态度亲切，集中注意力，耐心倾听，使用通俗易懂的语言，可以使患者产生信任感和亲近感，从而获得全面、可靠的病史资料。反之，衣冠不整、举止轻浮、无精打采、打断患者的问诊方式通常难以获得系统全面的病史资料，从而影响疾病的诊断，甚至造成漏诊或误诊。另外，当询问与疾病有关的隐私时，要做好解释，讲明目的及意义，避免产生误会。

2. 体格检查的伦理责任　在体格检查过程中，医生应认真细致，动作轻柔，全面系统。医生在体格检查过程中，要根据患者病情选择舒适体位，注意保暖，检查时有疼痛的患者要边检查边安慰。要进行系统检查，不要遗漏部位和检查内容，避免漏诊或误诊。在肛肠外科疾病的检查过程中，通常需要暴露隐私部位，这更需要医务工作者尊重患者，保护隐私。男医生给女患者进行肛门指诊时要有女性医务人员在场，如遇不合作或拒绝检查的患者时不要勉强，认真解释获得同意后再检查。

3. 辅助检查的伦理责任　辅助检查要根据患者的诊疗需要、患者耐受性、患者支付能力等综合考虑确定检查项目。简单地说，就是简单检查能解决问题的，就不要做复杂检查；少数几项检查就能说明问题的，就不要做更多的检查；尽量选择无创或创伤低的检查。医生确定了辅助检查的项目以后，要向患者或患者家属告知检查的目的、意义、费用和风险，让其理解并表示同意后再行检查，尤其是一些比较复杂、费用较高或创伤较大的检查。有些患者对某些检查，如穿刺活检、肠镜检查等，心存恐惧或惧怕痛苦而拒绝检查，但这些是诊断必需的，医生应尽职尽责地向患者解释和规劝，以便尽早确定诊断和治疗。

4. 药物治疗的伦理责任　药物治疗是临床治疗的重要手段，要求对症用药、合理配伍、剂量精准、节约费用、公正分配。但药物常伴有轻重不等的毒副作用，特别是化疗药物，医务人员在药物治疗中要尽量发挥药物的有利作用，防止用药不当给患者造成危害。

5. 手术治疗的伦理责任　手术是肛肠外科的主要治疗手段，手术治疗具有损伤性、风险性和协作性等特点，因此在手术过程中医务人员应遵循以下伦理责任。

（1）手术前的伦理责任：①严格掌握指征，手术动机纯正。在手术之前，医务人员必须判断手术时机，对于其他疗法优于手术治疗的或手术可能加速病情恶化甚至加速患者死亡的，就不应当实施手术。医务人员不能抱着"切开看"的态度或者想通过手术来达到锻炼技术的动机。②知情同意。医务人员必须客观地向患者或患者家属（或监护人）介绍手术的必要性、手术方式、术中可能发生的不良情况、术前注意事项等，让其充分理解后自主地做出是否手术的决定并签署手术知情同意书。③积极完善术前准备。术前评估患者有无手术禁忌证，充分评估心肺功能。确定手术方式后，要充分评估术中可能发生的各种情况或意外，并做好应急预案，包括药品、配血、器械及设备等。同时，医务人员还要辅助和协助患者心理上、躯体上的准备，如手术区域的皮肤准备、术前禁食、机械肠道准备等。

（2）手术中的伦理责任：①全神贯注，态度严谨。患者进入手术室后，医务人员要关心、安抚患者以解除紧张情绪。在手术中，参与手术的医务人员要始终保持全神贯注、态度严谨的状态，避免谈论与手术无关的问题。②精诚团结，密切协作。参与手术的每一个医务人员都要以患者的利益为重，一切服从于手术的全局需要。

（3）手术后的伦理责任：是指手术结束不意味着手术治疗的终结，医生应与护理团队等合作，密切观察病情，及时恰当处理，以便促进患者尽早康复。

6. 饮食营养治疗的伦理责任　肛肠外科疾病患者常伴有饮食方面的问题，如肿瘤患者有营养不良问题，肛门疾病患者有进食与排便及伤口愈合问题，医护人员应利用专业知识，精准合理调配饮食结构和饮食时机，帮助患者更快康复。

（四）规范文书

医疗文书是医务人员诊疗过程的书面真实记录，也是探索医学科学规律、进行医学科学研究的基础资料。医生需认真执行医疗文书书写与管理制度，规范书写，妥善保存病历材料，不伪造或涂改、销毁医学文书及有关资料，不违规签署医学证明文件。规范医疗文书的书写、保管，确保医疗文书的客观、真实、准确、及时、完整，对保护医疗机构从业人员的自身权益和防范、解决医患纠纷具有重要的法律意义。

（五）科研伦理

医学科学研究的伦理准则就是热爱科学，实事求是，献身医学事业，团结协作，勇于创新。医生的成长离不开科学研究的经历，开展科学试验、撰写科学论文、申请科研课题、举办科学研讨会、手术视频展示等是肛肠外科医生成长的重要环节，而这些往往会利用到患者的个人资料、人体数据、细胞组织、影像等。在从事肛肠外科科研活动的过程中，需获得合乎伦理学要求的患者知情同意，详尽告知患者科学研究过程中对于患者各种资料的使用情况，若患者不同意，切不可伪造甚至违背患者意愿擅自开展科研，这将有违科研伦理对于肛肠外科医生的要求。

（六）临床实习伦理要求

临床实习是医学教育必须经过的训练，临床实习伦理是实习医生依据一定的伦理原则，在带教老师的指导下，合理地为患者选择诊疗手段，尽可能避免诊疗过程带来的不良影响，最大限度地维护患者的健康利益。

四、肛肠外科疾病相关患者主体的伦理责任

患者伦理责任的缺失是造成医患矛盾激化的重要原因之一，已成为导致医患关系恶化的重要因素。一是处理人际关系方面，不尊重、不信任医生，不尊重科学，对医务人员要求苛刻，脱离实际；二是对待医疗秩序方面，法治意识淡漠，不遵纪守法，动辄暴力相向；三是自我责任不强，消极心态、自暴自弃，并且常因自身遭遇而迁怒于医务人员。患者的行为直接影响医患关系、医疗秩序及疾病治疗，其责任伦理必须得到应有重视。

患者伦理责任要求：①推进和营造积极的医患沟通氛围。积极的医患沟通模式能更好地提升医患之间的信任，从而达到高效精准的治疗。②加强患者伦理责任普及性教育。一方面要通过医学科学知识的普及性宣传，提升患者对医学复杂性、异质性、不确定性的认识；另一方面还要注重加强医学伦理学普及性宣传力度，引导患者正确认识和履行就医期间的伦理责任，营造良好的医患关系氛围。如互联网的科普宣传、病区集中患者及家属进行专病专题交流教育会议、肛肠外科疾病病友联谊会等。③自律与他律相结合，强化患者正确的心理认知与伦理责任担当。以患者伦理责任自律为主，法律的他律作用为辅，构建和营造医患互信的和谐就医环境，避免暴力伤医事件对医生的伤害乃至整个医疗行业的打击。

五、肛肠外科疾病相关其他主体的伦理责任

社会责任是具有社会意义的责任，包括对国家发展目标、公共卫生、社区健康及保护环境的责任。政府完善《中华人民共和国执业医师法》《医疗事故处理条例》《中华人民共和国侵权责任法》等法律法规规范医疗行为、责任和义务，确保医疗活动的公益性；落实医生及医学生伦理责任教育及继续教育培训或考核，将医学人文教育贯穿于医学教育和医疗执业活动的始终；发挥伦理委员会监督监管作用；加大医疗卫生行业伦理责任宣传；建立健全多点执业管理监督制度。

规范媒体职业道德，普及医学知识，引导患者理性认识医学的专业性和特殊性。同时配合医疗卫生机构，积极传递构建和谐医患关系，在政府部门监督下督促网络媒体切实履行社会责任。

总之，每一位肛肠外科医生应牢记自身职责，以高度的责任心贯穿执业全过程，担负起救死扶伤、保护人民健康的神圣使命，责任心是医生职业道德的核心，责任心保障了医疗技术的实现和对有可能发生的医疗风险的预判，责任心也会成为医生不断进步的动力和成长的基石。

（张　森）

思　考　题

1. 肛肠外科责任伦理的主体包括哪些内容？
2. 如何理解医疗主体在医疗工作中要坚持的原则？
3. 医生在进行肛肠相关疾病体格检查时需注意哪些伦理责任？

参 考 文 献

曹晖, 陈亚进, 顾小萍, 等. 2021. 中国加速康复外科临床实践指南(2021 版). 中国实用外科杂志, 41(9): 961-992.

陈朝文, 谷云飞, 孙峰, 等. 2021. 肛门良性疾病手术加速康复外科专家共识. 中国微创外科杂志, 21(11): 961-966.

陈功. 2019. 结直肠癌免疫治疗现状及进展. 精准医学杂志, 34(1): 1-5.

陈孝平, 汪建平. 2013. 外科学. 8 版. 北京: 人民卫生出版社: 93-98.

陈孝平, 汪建平. 2019. 外科学. 9 版. 北京: 人民卫生出版社: 399-400.

陈媛媛, 魏娟, 孙晓伟, 等. 2021. 5-氨基水杨酸和免疫抑制剂药物预防上消化道型克罗恩病复发的疗效与安全性分析. 医学研究生学报, 34(3): 252-257.

代佳豪, 袁野, 余向南, 等. 2021. 5G 在结直肠外科应用中的机遇与挑战. 中华消化外科杂志, 20(1): 131-134.

戴莺莺, 李香娟, 蒋秀婵. 2018. 女性盆底功能障碍性疾病的诊治进展. 现代实用医学, 30(11): 1422-1424.

董磊, 王永玲, 李娜娜, 等. 2020. 铁死亡及其在心血管疾病中的研究进展. 中华生物医学工程杂志, 26(6): 571-575.

段训凰, 李道生. 2021. 基于精准医学与MDT 模式在进展期或复发结直肠癌中的临床应用价值. 实用癌症杂志, 36(5): 844-846.

范晓东, 朱颖军. 2019. 女性盆底功能障碍性疾病的手术治疗进展. 国际妇产科学杂志, 46(1): 27-31.

付婷婷, 李委蔚, 孙芳, 等. 2017. 盆底功能障碍性疾病非手术治疗进展. 青岛大学医学院学报, 53(5): 622-624.

付焱, 王自兵. 2019. 改良负压封闭引流术治疗肛周坏死性筋膜炎的临床疗效观察. 中华结直肠疾病电子杂志, 8(1): 54-57.

管天媛. 2021. 现代医学人文下的医患关系. 中国临床医生杂志, 49(9): 1130-1132.

韩梦云, 周琪, 丁义江. 2020. 快速康复外科在结直肠肿瘤手术围术期中的应用与思考. 结直肠肛门外科, 26(4): 516-518.

何启卓, 郭彩霞. 2019. 溃疡性结肠炎与克罗恩病患者肠道优势菌群的特征及与发病关系的研究. 中国中西医结合消化杂志, 27(11): 844-849.

克罗恩病肛瘘共识专家组. 2019. 克罗恩病肛瘘诊断与治疗的专家共识意见. 中华炎性肠病杂志, 3(2): 105-110.

兰平, 吴锦杰, 何真. 2020. 肠道微生态与结直肠外科. 中华胃肠外科杂志, 23(Z1): 21-26.

黎介寿, 江志伟. 2015. 加速康复外科的临床意义不仅仅是缩短住院日. 中华消化外科杂志, 14(1): 22-24.

李春雨, 朱兰, 杨关根, 等. 2021. 实用盆底外科. 北京: 人民卫生出版社: 330-332.

李春雨. 2013. 肛肠病学. 北京: 高等教育出版社: 6-7.

李春雨. 2016. 肛肠外科学. 北京: 科学出版社: 1-2.

李春雨, 汪建平. 2013. 肛肠外科手术技巧. 北京: 人民卫生出版社: 89-91.

李春雨, 汪建平. 2015. 肛肠外科手术学. 北京: 人民卫生出版社: 177-179.

李春雨, 徐国成. 2021. 肛肠病学. 2 版. 北京: 高等教育出版社: 2-3.

林静, 张文静, 覃斯, 等. 2020 对比 MRI 与直肠腔内超声诊断直肠阴道瘘. 中国医学影像技术, 36(5): 716-719.

林轩永. 2020. 溃疡性结肠炎治疗现状及进展. 临床医药文献电子杂志, 7(12): 191-193.

刘宝华, 刘沂. 2020. 我国结直肠外科良性疾病外科治疗现状和注意问题. 腹部外科, 33(6): 409-412.

刘刚, 刘彤. 2018. 重症溃疡性结肠炎的外科治疗策略. 中华消化外科杂志, 17(9): 896-900.

刘骞, 王锡山. 2021. 直肠癌侧方淋巴结清扫手术指征和清扫范围. 中国实用外科杂志, (3): 5.

龙飞, 李亮, 林昌伟, 等. 2020. 结直肠手术快速康复的关键节点和主要措施. 临床外科杂志, 28(5): 416-419.

潘玉婷, 范润佳. 2021. 液体活检与结直肠癌: 系统综述. 肿瘤综合治疗电子杂志, 7(1): 65-69.

任相海, 江琪, 刁美, 等. 2020. 腹腔镜辅助手术与后矢状入路手术治疗中高位一穴肛畸形的疗效比较. 临床外科杂志, 28(3): 266-269.

王冉, 包红霞. 2020. 肠道菌群代谢产物与宿主疾病. 中国现代应用药学, 37(23): 2936-2944.

王杉, 叶颖江. 2022. 结直肠外科 2021 年研究进展及学科展望. 中华胃肠外科杂志, 25(1): 22-29.

魏丞, 肖军, 滕文浩, 等. 2021. 单孔加一腹腔镜技术在根治性右半结肠癌手术中的应用. 中华胃肠外科杂志, 24(1): 54-61.

吴志杰, 袁紫旭, 蔡建, 等. 2021. 人工智能在结直肠癌方面的应用. 中华结直肠疾病电子杂志, 10(3): 313-317.

徐伟珏, 吕志宝, 吕逸清, 等. 2020. 一穴肛精准分型与手术方案决策的临床研究. 临床小儿外科杂志, 19(10): 891-896.

杨丹. 2017. 女性盆底功能障碍性疾病的研究进展. 中国计划生育和妇产科, 9(2): 11-15.

姚宏伟, 张忠涛, 郑民华. 2019. 直肠癌经肛全直肠系膜切除中国专家共识及临床实践指南(2019 版). 中国实用外科杂志, 39(11): 6-13.

叶黔, 罗家寿, 朱银芳, 等. 2020. Avaulta 前盆底修复系统行改良前盆底重建术治疗前盆腔功能障碍的疗效. 临床和实验医学杂志, 19(20): 2216-2219.

原野, 李峰永, 周宇, 等. 2020. 直肠阴道瘘外科治疗的现状与进展. 中国美容整形外科杂志, 31(7): 448.

张连阳. 2018. 损害控制时代的结直肠损伤手术变迁. 中华急诊医学杂志, 27(5): 465-468.

张明光, 王锡山. 2021. 结直肠外科术式的发展历程及挑战. 中华医学杂志, 101(44): 3620-3624.

赵玉沛. 2020. 普通外科学. 3 版. 北京: 人民卫生出版社: 278-279.

郑荣寿, 孙可欣, 张思维, 等. 2019. 2015 年中国恶性肿瘤流行情况分析. 中华肿瘤杂志, 41(1): 19-28.

曾智, 阎红琳. 2017. 结直肠腺癌组织中 USP10 的表达及生物信息学分析. 临床与实验病理学杂志, 33(10): 1063-1069.

中国临床肿瘤学会胃肠间质瘤专家委员会. 2018. 中国胃肠间质瘤诊断治疗共识(2017 年版). 肿瘤综合治疗电子杂志, 4(1): 31-43.

中华医学会外科学分会结直肠外科学组. 2022. 中国成人慢性便秘评估与外科处理临床实践指南(2022 版). 中华胃肠外科杂志, 25(1): 1-9.

Beck DE. 2013. 结直肠外科学. 2 版. 马东旺, 姜军, 王西墨译. 北京: 北京大学医学出版社: 515-527.

Abbasi J. 2019. TMAO and Heart Disease: The New Red Meat Risk. JAM A, 321(22): 2149-2151.

Adamina M, Bonovas S, Raine T, et al. 2020. ECCO Guidelines on Therapeutics in Crohn's Disease: Surgical Treatment. J Crohns Colitis, 14(2): 155-168.

Arafa A. 2021. Laparoscopic Rectal and Vaginal Pull-Through in the Same Setting in Cloaca with Common Channel of More Than 3cm Separation. J Laparoendosc Adv Surg Tech A, 31(8): 964-967.

Barbosa M, Glavind-Kristensen M, Moller Soerensen M, et al. 2020. Secondary sphincter repair for anal incontinence following obstetric sphincter injury: functional outcome and quality of life at 18 years of follow-up. Colorectal Dis, 22(1): 71-79.

Benhaim L, Bouché O, Normand C, et al. 2021. Circulating tumor DNA is a prognostic marker of tumor recurrence in stage Ⅱ and Ⅲ colorectal cancer: multicentric, prospective cohort study(ALGECOLS). Eur J Cancer, 159: 24-33.

Braini A, Narisetty P, Favero A, et al. 2013. Double PPH technique for hemorrhoidal prolapse: a multicentric, prospective, and nonrandomized trial. Surg Innov, 20(6): 553-558.

Bray F, Ferlay J, Jacques Ferlay ME, Soerjomataram I, et al. 2018. Global cancer statistics 2018: GLOBOCAN estimates of incidence and mortality worldwide for 36 cancers in 185 countries. CA: a cancer J Clin, 68(6): 394-424.

Capelletti MM, Manceau H. 2020. Ferroptosis in Liver Diseases: An Overview. Int J Mol Sci, 21(14): 4908.

Caruso R, Lo BC, Núñez G. 2020. Host-microbiota interactions in inflammatory bowel disease. Nat Rev Immunol, 20(7): 411-426.

Cavallarop, Bordeianoul. 2019. Implementation of an ERAS Pathway in Colorectal Surgery. Clinics in Colon Rectal Surgery, 32(2): 102-108.

Chase TJG, Quddus A, Selvakumar D, et al. 2021. VAAFT for complex anal fistula: a useful tool, however, cure is unlikely. Tech Coloproctol, 25(10): 1115-1121.

Clemente-Gutierrez U, Santes O, Sarre-Lazcano C. 2019. ERAS for appendectomy: a model that is here to stay. Cir Cir, 87 (5): 600-601.

Coffey CJ, Kiernan MG, et al. 2018. Inclusion of the Mesentery in Ileocolic Resection for Crohn's Disease is Associated with Reduced Surgical Recurrence. J Crohns Colitis, 12(10): 1139-1150.

Demehri, FR, Tirrell TF, Shaul, DB, et al. 2020. A New Approach to Cloaca: Laparoscopic Separation of the Urogenital Sinus. Journal of J Laparoendosc Adv Surg Tech A, 30(12): 1257-1262.

Elfeki H, Shalaby M, Emile SH, et al. 2020. A systematic review and meta-analysis of the safety and efficacy of fistula laser closure. Tech Coloproctol, 24(4): 265-274.

Emile SH, Elfeki H, Shalaby M, et al. 2018. A Systematic review and meta-analysis of the efficacy and safety of video-assisted anal fistula treatment (VAAFT). Surg Endosc, 32(4): 2084-2093.

Emile SH, Khan SM, Adejumo A, et al. 2020. Ligation of intersphincteric fistula tract (LIFT) in treatment of anal fistula: An updated systematic review, meta-analysis, and meta-regression of the predictors of failure. Surgery, 167(2): 484-492.

Feroz SH, Ahmed A, Muralidharan A, et al. 2020. Comparison of the Efficacy of the Various Treatment Modalities in the Management of Perianal Crohn's Fistula: A Review. Cureus, 3;12(12): e11882.

Franzosa EA, Sirota-Madi A, Arila-Pacheco J, et al. 2019. Gut microbiome structure and metabolic activity in inflammatory bowel disease. Nat Microbiol, 4(2): 293-305.

Gaines S, Shao C, Hyman N, et al. 2018. Gut microbiome influences on anastomotic leak and recurrence rates following colorectal cancer surgery. Br J Surg, 105(2): e131-e141.

Ganesh K, Stadler ZK, Cercek A, et al. 2019. Immunotherapy in colorectal cancer: rationale, challenges and potential. Nat Rev Gastroenterol Hepato, 16(6): 361-375.

Garg P. 2017. Transanal opening of intersphincteric space (TROPIS) - A new procedure to treat high complex anal fistula. Int J Surg, 40: 130-134.

Gheorghe G, Bacalbasa N, Ceobanu GI, et al. 2021. Gastrointestinal Stromal Tumors-A Mini Review. J Pers Med, 11(8): 694

Ha CWY, Martin A, Sepich-Poore GD, et al. 2020. Translocation of Viable Gut Microbiota to Mesenteric Adipose Drives Formation of Creeping Fat in Humans. Cell, 183(3): 666-683.

Hashiguchi Y, Muro K, Saito Y, et al. 2020. Japanese Society for Cancer of the Colon and Rectum (JSCCR) guidelines 2019 for the treatment of colorectal cancer. Int J Clin Oncol, 25(1): 1-42.

Katuwal B, Bhullar J. 2021. Current Position of Sacral Neuromodulation in Treatment of Fecal Incontinence. Clin Colon Rectal Surg, 34(1): 22-27.

Kazi MK, Gori J, Engineer R, et al. 2022. Incidence and Treatment Outcomes of Rectovaginal Fistula After Rectal Cancer Resection. Female Pelvic Med Reconstr Surg, 28(2): 115-120.

Kristo I, Stift A, Staud C, et al. 2016. The type of loose seton for complex anal fistula is essential to improve perianal comfort and quality of life. Colorectal Dis, 18(6): 194-198.

Lamb CA, Kennedy NA, Raine T, et al. 2019. British Society of Gastroenterology consensus guidelines on the management of inflammatory bowel disease in adults. Gut: Journal of the British Society of Gastroenterology, 68(Suppl 3): S1-S106.

Le DT, Durham JN, Smith KN, et al. 2017. Mismatch repair deficiency predicts response of solid tumors to PD-1 blockade. Science, 357(6349): 409-413.

Maeda K, Mimura T, Yoshioka K, et al. 2021. Fecal incontinence guideline preparation committee. Japanese Practice Guidelines for Fecal Incontinence Part 2-Examination and Conservative Treatment for Fecal Incontinence-English Version. J Anus Rectum Colon, 5(1): 67-83.

Maeda K, Yamana T, Takao Y, et al. 2021. Fecal incontinence guideline preparation committee. Japanese Practice Guidelines for Fecal Incontinence Part1-Definition, Epidemiology, Etiology, Pathophysiology and Causes, Risk Factors, Clinical Evaluations, and Symptomatic Scores and QoL Questionnaire for Clinical Evaluations-English Version. J Anus Rectum Colon, 5(1): 52-66.

Markowiak-Kopeć, P, Śliżewska K. 2020. The Effect of Probiotics on the Production of Short-Chain Fatty Acids by Human Intestinal Microbiome. Nutrients, 12(4): 1107.

Meekins AR, Siddiqui NY. 2020. Diagnosis and Management of Postpartum Pelvic Floor Disorders. Obstet Gynecol Clin North Am, 47(3): 477-486.

Mege D, Omouri A, Maignan A, 2021. Sielezneff I. Long-term results of dynamic graciloplasty for severe fecal incontinence. Tech Coloproctol, 25(5): 531-537.

Meister MR, Rosenbloom JI, Lowder JL, et al. 2018. Techniques for repair of obstetric anal sphincter injuries. Obstet Gynecol Surv, 73(1): 33-39.

Menees S, Chey WD. 2022. Fecal incontinence: pathogenesis, diagnosis, and updated treatment strategies. Gastroenterol Clin North Am, 51(1): 71-91.

Noureldin M, Cohen-Mekelburg S, Mahmood A, et al. 2021. Trends of 5-Aminosalicylate Medication Use in Patients with Crohn Disease. Inflamm Bowel Dis, 27(4): 516-521.

Parab TM, DeRogatis MJ, Boaz AM, et al. 2019. Gastrointestinal stromal tumors: a comprehensive review. J Gastrointest Oncol, 10(1): 144-154

Pasricha T, Staller K. 2021. Fecal incontinence in the elderly. Clin Geriatr Med, 37(1): 71-83.

Qi W, Yukun H, Jun S. 2017. The best surgical strategy for anal fistula based on a network meta-analysis. Oncotarget, 8(58): 99075-99084.

Qin H, Meng L, et al. 2021. A study on the clinical application of greater omental pedicle flap transplantation to correct anterior resection syndrome in patients with low rectal cancer. Regen, 18: 146-151.

Rentea RM, Halleran DR, Wood RJ, et al. 2020. The Role of Laparoscopy in Anorectal Malformations. Eur J Pediatr Surg, 30(2): 156-163.

Reza MM, Finlay BB, Pettersson S. 2019. Gut microbes, ageing & organ function: a chameleon in modern biology. EMBO Mol Med, 11(9): e9872.

Sartelli M, Guirao X, Hardcastle TC, et al. 2018. WSES/SIS-E consensus conference: recommendations for the management of skin and soft-tissue infections. World J Emerg Surg, 13: 58.

Schoeler M, Caesar R. 2019. Dietary lipids, gut microbiota and lipid metabolism. Rev Endocr Metab Disord, 20(4): 461-472.

Sen H, Bayrak O, Erturhan S, et al. 2016. Is hemoglobin A1c level effective in predicting the prognosis of Fournier gangrene. Urol Ann, 8(3): 343-347.

Shkoporov AN, Clooney AG, Sutton TDS, et al. 2019. The Human Gut Virome Is Highly Diverse, Stable, and Individual Specific. Cell Host Microbe, 26(4): 527-541.

Siegel RL, Miller KD, Goding Sauer A, et al. 2020. Colorectal cancer statistics, CA Cancer J Clin, 70(3): 145-164.

Sprockett D, Fischer N, Boneh RS, et al. 2019. Treatment-Specific Composition of the Gut Microbiota Is Associated with Disease Remission in a Pediatric Crohn's Disease Cohort. Inflamm Bowel Dis, 25(12): 1927-1938.

Tao Y, Han JG, Wang ZJ, et al. 2020. Long-term effect of anal fistula plug treatment on postoperative anal function in patients with trans-sphincteric perianal fistula and risk factors associated with anal function. Zhonghua Wei Chang Wai Ke Za Zhi, 23(8): 774-779.

Trompetto M, Realis LA, Novelli E, et al. 2019. Use of the Martius advancement flap for low rectovaginal fistulas. Colorectal Dis, 21(12): 1421-1428.

Tsukamoto S, Fujita S, Ota M, et al. 2020. Long-term follow-up of the randomized trial of mesorectal excision with or without lateral lymph node dissection in rectal cancer (JCOG0212). Br J Surg, 107(5): 586-594.

Turi S, Deni F, Lombardi G, et al. 2019. Sufentanil Sublingual Tablet System (SSTS) for the management of postoperative pain after major abdominal and gynecological surgery within an ERAS protocol: an observational study. J Pain Res, 12: 2313-2319.

Vila VA, Collij V, Sanna S, et al. 2020. Impact of commonly used drugs on the composition and metabolic function of the gut microbiota. Nat Commun, 11(1): 362.

Wang G, Huang S, Wang YM, et al. 2019. Bridging intestinal immunity and gut microbiota by metabolites. Cell Mol Life Sci, 76(20): 3917-3937.

Williams G, Williams A, Tozer P, et al. 2018. The treatment of anal fistula: second ACPGBI Position Statement - 2018. Colorectal Dis, 20(Suppl 3): 5-31.

Wu X, Lin G, Qiu H, Zhou J. 2018. Transanal Endoscopic Microsurgery for Patients with Rare Rectal Tumors. J Laparoendosc Adv Surg Tech A, 28(5): 546-552

Yachida S, Mizutani S, Shiroma H, et al. 2019. Metagenomic and metabolomic analyses reveal distinct stage-specific phenotypes of the gut microbiota in colorectal cancer. Nat Med, 25(6): 968-976.

Yang HJ, Li YW, Zhang ZX. 2020. Modified gracilis muscle transposition for fecal incontinence. Tech Coloproctol, 24(6): 609.

Yim SU, Kim SW, Ahn JH, et al. 2016. Neutrophil to lymphocyte and platelet to lymphocyte ratios are more effective than the Fournier's gangrene severity index for predicting poor prognosis in Fournier's gangrene. Surg Infect (Larchmt), 17(2): 217-223.

Zacharakis D, Prodromidou A, Douligeris A, et al. 2021. Pelvic floor reconstructive surgery under local anesthesia: A systematic review and meta-analysis. Neurourol Urodyn, 40(6): 1304-1332.

Zeng H, Umar S, Rust B, et al. 2019. Secondary Bile Acids and Short Chain Fatty Acids in the Colon: A Focus on Colonic Microbiome, Cell Proliferation, Inflammation, and Cancer. Int J Mol Sci, 20(5): 1214.

索　引